中文翻译版

# 骨质疏松症
# 与相关疾病诊疗及管理

The Osteoporosis Manual : Prevention, Diagnosis and Management

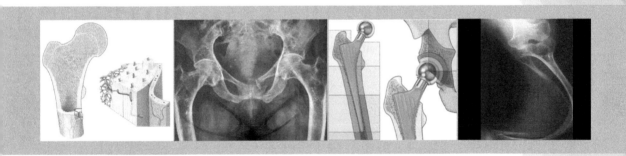

主　编　Reiner Bartl

Christoph Bartl

主　译　赵　宇　邱贵兴　陆　声

科学出版社

北　京

图字：01-2020-5127

## 内 容 简 介

本书对骨质疏松症进行了全面的讲解，详细介绍了骨骼的进化和生物学演变及生理特征（形态、结构、塑形、生长等）；骨病的诊断技术（临床评估、放射学检查、骨密度检测、实验室检验、活检等）；骨质疏松症的病理生理、诊断评估、危险因素及治疗策略；不同类型骨质疏松症的发病机制、临床表现、诊断鉴别与治疗预防（包括骨质疏松性骨折、特殊类型骨质疏松症、继发性骨质疏松症、系统性骨病、局部骨疾病、药物性骨质疏松症）；以及与骨质疏松症相关疾病的特点与诊治（骨髓疾病、骨转移、关节病、肾脏疾病、其他器官或组织病变）。书中汇集了各种相关研究成果。

本书适合骨科、内分泌科、免疫科、肾内科等多科室临床医师参考阅读，也适用于从事骨质疏松症及骨代谢相关疾病的研究人员参考阅读，可为骨质疏松症及相关疾病的诊断、治疗与预防提供理论依据。

**图书在版编目（CIP）数据**

骨质疏松症与相关疾病诊疗及管理 /（德）赖内·巴特尔，（德）克里斯托夫·巴特尔主编；赵宇，邱贵兴，陆声主译.—北京：科学出版社，2020.9
书名原文：The Osteoporosis Manual: Prevention, Diagnosis and Management
ISBN 978-7-03-065862-3

Ⅰ.骨… Ⅱ.①赖… ②克… ③赵… ④邱… ⑤陆… Ⅲ.骨质疏松－诊疗
Ⅳ.R681

中国版本图书馆CIP数据核字（2020）第150761号

责任编辑：王海燕 / 责任校对：刘 芳
责任印制：李 彤 / 封面设计：吴朝洪

**科学出版社** 出版
北京东黄城根北街 16 号
邮政编码：100717
http://www.sciencep.com

**北京建宏印刷有限公司** 印刷
科学出版社发行 各地新华书店经销

\*

2020 年 9 月第 一 版 开本：787×1092 1/16
2023 年 4 月第二次印刷 印张：25 1/2
字数：543 000
**定价：198.00 元**
（如有印装质量问题，我社负责调换）

# 主 编 名 单

Reiner Bartl
教授（医学博士）
德国慕尼黑骨质疏松和骨研究中心

Christoph Bartl
教授（医学博士）
德国慕尼黑骨质疏松和骨研究中心
德国慕尼黑骨科与运动医学中心

感谢 Andrea Baur-Melnyk 和 Tobias Geith 对本书的贡献

# 译者名单

主　　译　赵　宇　中国医学科学院北京协和医院骨科主任医师、教授

　　　　　邱贵兴　中国工程院院士、中国医学科学院北京协和医院教授

　　　　　陆　声　云南省第一人民医院骨科主任、主任医师

主译助理　（按姓氏笔画排序）

　　　　　李　晔　中国医学科学院北京协和医院骨科副主任医师、副教授

　　　　　常　晓　中国医学科学院北京协和医院骨科主治医师

　　　　　翟吉良　中国医学科学院北京协和医院骨科主治医师

译　　者　（按姓氏笔画排序）

　　　　　马维虎　浙江省宁波市第六医院脊柱外科主任、主任医师

　　　　　王　瑞　北京大学第一医院骨科主治医师

　　　　　王雍立　浙江省湖州市中心医院骨科主治医师

　　　　　牛　潼　中国医学科学院北京协和医院骨科博士

　　　　　尹若峰　吉林大学中日联谊医院脊柱外科教授

　　　　　司海鹏　山东大学齐鲁医院骨科副主任医师

　　　　　刘瑞端　桂林医学院附属医院骨科副主任医师、副教授

　　　　　刘新宇　山东大学齐鲁医院脊柱外科副主任、主任医师

　　　　　齐大虎　华中科技大学同济医学院附属同济医院骨科博士

　　　　　关振鹏　北京大学首钢医院副院长、主任医师

　　　　　李　乐　山东大学齐鲁医院骨科主治医师

　　　　　李　红　积水潭医院疾控处副处长、副主任医师

　　　　　李　雷　中国医科大学附属盛京医院骨科教授

　　　　　李江龙　兴义市人民医院副院长、主任医师

　　　　　李国庆　浙江省宁波市第六医院脊柱外科主治医师

　　　　　李春旭　中国医学科学院北京协和医院骨科博士

　　　　　李政垚　中国医学科学院北京协和医院骨科博士

　　　　　李嘉浩　中国医学科学院北京协和医院骨科硕士

　　　　　杨　强　天津医院脊柱外科一病区主任、教授

　　　　　杨大志　深圳市人民医院脊柱外科主任、教授

　　　　　肖　骏　华中科技大学同济医学院附属同济医院关节外科主任、教授

　　　　　吴　斗　山西白求恩医院骨科副主任、主任医师

张　为　河北医科大学第三医院脊柱外科副主任、脊柱三科主任、主任医师、教授

张　民　山西医科大学第二医院特诊科主任、副主任医师

郑龙坡　同济大学附属第十人民医院骨科创伤中心主任、教授

官丙刚　天津医院脊柱外科一病区副主任医师

屈　昊　中国医学科学院北京协和医院骨科博士

赵建民　内蒙古医科大学附属医院副院长、主任医师、教授

徐　韬　新疆医科大学第一附属医院脊柱外科副主任医师

郭　磊　河北医科大学第三医院脊柱外科主治医师

黄　霖　中山大学孙逸仙纪念医院脊柱外科主任、主任医师、教授

黄永灿　北京大学深圳医院脊柱外科副研究员

曹永平　北京大学第一医院骨科副主任、主任医师、教授

曹向昱　新疆医科大学第二附属医院骨科硕士

盛伟斌　新疆医科大学第一附属医院脊柱外科主任医师、教授

蒋雪生　浙江省湖州市中心医院骨科主任、主任医师

喻译锋　中国医学科学院北京协和医院骨科硕士

曾　晖　北京大学深圳医院副院长、教授

# 译 者 前 言

近年来，骨质疏松症作为影响全人类健康的十大疾病之一，其诊断、治疗与预防逐渐成为一项世界性的挑战。随着骨质疏松症发病率的增加，在过去的 10～20 年，大量的骨质疏松症相关研究也极大地促进了人们对骨质疏松症的认识。作为临床医师，在诊治工作中我经常会面对骨质疏松症的难题，因此当我阅读这本《骨质疏松症与相关疾病诊疗及管理》时，不仅被其详尽的知识与科学的循证依据所吸引，而且还拓宽了骨质疏松症相关疾病的知识。这本书所包含的骨质疏松症病因机制、检测手段、诊断标准、治疗策略及预防管理等内容能让读者更全面地了解这种疾病，推动骨质疏松症的标准化诊疗，提升公众预防意识。

本书汇集了近几十年来医学领域中与骨质疏松症相关的各种研究内容与成果。全书共分十七部分、97 章，对骨质疏松症进行了全面的讲解。第一部分主要对骨骼的进化、演变、形态结构及生理特征进行了系统性的概述；第二部分讲述了目前临床应用的各种骨骼疾病的诊断工具；第三至第六部分详细讲解了骨质疏松症的病理生理学与诊断、危险因素及治疗策略等内容。之后的十一个部分则分别介绍了不同类型骨质疏松症的发病机制、临床表现、诊断鉴别与治疗预防，具体如下：第七部分介绍了骨质疏松性骨折的预防和管理；第八部分介绍了特殊类型骨质疏松症的相关内容；第九部分逐一介绍了由心脏疾病、内分泌疾病、消化疾病等引起的继发性骨质疏松症；第十部分与第十一部分分别介绍了可引起骨质疏松症表现的各种系统性骨病与局部骨疾病；第十二部分重点介绍了不同种类的药物性骨质疏松症；第十三部分介绍了与骨质疏松症相关的骨髓疾病；第十四部分介绍了由肿瘤骨转移导致的骨质疏松症；第十五部分介绍了由类风湿性、代谢性、神经源性关节疾病引起的骨质疏松症；第十六部分介绍了肾脏疾病与骨质疏松症的关联性；第十七部分介绍了人体其他器官或组织（肌肉、皮肤、脂肪组织、中枢神经系统、免疫系统、牙齿等）与骨量的关系及造成骨质疏松症的潜在机制。

本书内容翔实全面，图文并茂，层次分明，条理清楚，是一本实用的骨质疏松症诊断和治疗手册。通过阅读本书，读者不仅能掌握骨骼的生物演变及其在人体中的发生发展、结构功能的基础知识，以及各种骨骼疾病诊断工具的适用范围与原理，从而对骨骼疾病的治疗有更深的理解和感悟，还能掌握各种类型骨质疏松症的发病机制、临床表现、病理改变、诊断和治疗的相关知识。丰富而又形象的插图及病理照片使读者能够一目了然地理解相关内容，紧扣内容的各种文献数据和表格为本书提供了充足的理论依据。本书除了介绍骨科诊治骨质疏松症的相关知识，还涉及全身多系统、多疾病相关的骨质疏松症的知识，因此不仅适合骨科临床医师，也适合内分泌科、肾内科、风湿免疫科、皮肤科、血液科、口腔科等临床科室的医师参考阅读，可以为临床工作中的诊治提供理论依据，使他们能够从多系统表现中敏锐地察觉骨质疏松症的症状，及时诊治，以免延误病情。我们衷心希望本书能够帮助各科室临床医师对患者的骨质疏松症做出临床诊断，从而制订更加合理的、个性化的治疗方案。

在本书翻译出版过程中，得到我的恩师中国工程院邱贵兴院士，以及云南省第一人民医院陆声教授及多位来自各地的骨科精英的帮助，参与本书翻译的专家多为临床一线工作者，大家在繁忙的科研与工作中抽出宝贵的时间，精益求精地保证了本书翻译工作的完成，在此向所有翻译人员表示衷心的感谢。

最后，期望本书的出版能促进我国骨质疏松症及相关疾病的基础诊断、治疗、预防、管理，帮助广大骨质疏松症患者早确诊、早治疗、早日摆脱病痛的困扰。由于翻译时间紧且翻译水平有限，本书的翻译难免存在不尽如人意之处，诚恳希望广大读者和同行对本书的不足之处提出批评指正，以便再版时及时修改，使之日臻完善。

赵 宇

中国医学科学院北京协和医院骨科教授

白求恩公益基金会理事兼副秘书长

《中华骨科杂志》编委

# 原 著 前 言

随着 21 世纪的到来，人们已经认识到在世界范围内骨与关节疾病是导致疼痛和身体残疾的主要原因。此外，根据世界卫生组织（WHO）科学委员会的报告，有超过 150 种肌肉骨骼疾病和综合征通常与疼痛和功能丧失有关，正因为如此，WHO 宣布 21 世纪的前 10 年是"骨与关节的十年——2000～2010"。这一宣言对国际、各个国家和医疗主管部门，以及全世界的医师、科学家和公民产生了巨大的影响，仅仅在过去几年里，关于这个主题的文章、研究和书籍大量涌现，当然也有报纸、杂志、广播和电视的相关报道，以及互联网上免费提供的所有最新信息。在发达国家和非发达国家，患有这些疾病的人数已成千上万，预计在未来 20 年内将翻一番。在许多国家，由于寿命延长导致老年人口增多，未来骨科疾病患病率的增长将会更大。因此，已经是天文数字的医疗保健费用将会不可避免地成比例增加。根据国际骨质疏松基金会（IOF）的预测，除非在国际上采取适合的预防措施，否则到 2050 年，全世界女性髋部骨折的发生率预计将增加 240%，男性增加 310%（图 1）。希望这本书能够对预防及治疗骨质疏松症起到积极的推动作用！

虽然发病人数增加给我们带来很多负面影响，但是从另一方面看，在过去 10～20 年，相关研究人员关于骨科疾病的大量研究工作使我们对骨质疏松症和其他骨科疾病的病因、治疗和预防有了更多、更深入的认识。最重要的是，现在人们对于骨组织有了崭新的看法，认为它是一个动态的器官，从头到脚，由生至死，其在人的整个生命历程中都在不断进行更新（图 2）。另外，目前已经肯定了骨骼几乎参与人体内可能影响器官和组织功能的所有状态。这尤其体现在目前已得到控制的骨质疏松症上！

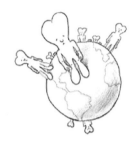

图 1　骨质疏松症：一个世界性的挑战！骨质疏松症现已被确定为影响全人类的 10 个最重要疾病之一

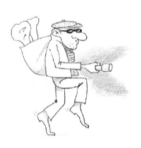

图 2　骨质疏松症：无声的小偷！骨质疏松症病情进展缓慢但肯定会蚕食骨骼，可能多年都不会引起人们的注意，直到最终发生不明原因的骨折而暴露出来

上述研究工作是怎么实现的呢?

• 阐明了骨重塑中涉及的许多因素。

• 开发了简单、快速、可靠和非侵入性的方法来测量骨密度,以及检测矿化、小梁结构、皮质厚度和骨细胞本身等方法。

• 确定了一般和个体危险因素,因此如果已经发生骨折,可以采取适当的措施来预防骨质疏松症的发生和(或)其进展。

• 最后,目前全球范围内都可获得预防和治疗骨质疏松症的有效药物。

许多涉及数百万人的大型多中心临床试验明确地证实了双膦酸盐、选择性雌激素受体调节剂(SERM)等化合物,以及最近出现的合成代谢性甲状旁腺激素(如阿巴拉帕拉肽)、地诺单抗和罗莫珠单抗的功效。此外,可以大范围地采用简单的方法,如健康的生活方式、摄入充足的营养、充分的体育活动、补充维生素 D 和所需的钙补充剂,这些方法可以让每个公民受益(图 3)。

引入和接受这些方法需要公众的知晓和支持,并认识到每个人都是自己骨骼的监护人和看守者,并对其结构和功能的完整性负责。幸运的是,这些工作已经取得了一些进展,最近世界各地发表的大量文章也能明确地说明该问题的流行程度。如今,许多良好的诊断技术和有效疗法(抗骨吸收和促骨合成代谢疗法)可用于预防、诊断和治疗骨质疏松症及许多其他骨骼疾病。需要强调的是,本书中推荐的治疗方法都是建立在循证医学(除非另有说明)基础上的,本书末尾处给出了相应的参考文献。

本书的主要目的是表达"关爱骨骼,人人有责"的观点,这关乎每个患者和医师,本书还提供从儿科学到老年医学相关的骨质疏松症诊断、治疗和预防指南。希望并期待本书能够提高人们维护骨骼健康的意识,并为寻求骨骼健康的人提供信息,特别是为各种"骨骼问题"相关学科的医师提供信息(图 4)。临床骨骼学现在是一个独立的专业,它涵盖了医学的所有分支,影响着我们每一个人。

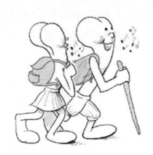

图 3　保持身心愉悦!维护骨骼健康的五个主要步骤:①不吸烟;②适当运动;③保持良好的饮食;④积极思考;⑤服用维生素 D

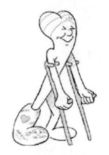

图 4　骨质疏松性骨折:不仅应关注预防和治疗,还应关注如何处理疾病的个人和社会问题,如疼痛、抑郁、丧失自尊和社交孤立

因此,我们严格坚持编写内容的简便性、全面性和实用性,包括最新检测技术、预防策略、诊断标准及可能的治疗方案,以达到我们自己的特定目标,即令本书尽可能"易于使用"。这样,任何寻求有关骨质疏松症相关信息的医师都可以轻松而省时地了解到这方面的知识。

在这个充满冲突的美丽星球上,我们祝愿所有的读者在帮助患者减少痛苦的努力中取得成功!

# 目　　录

# 第一部分

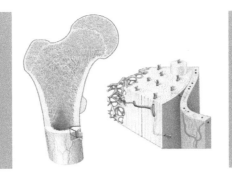

# 骨骼的进化和生物学

## 一、从原始海洋到前寒武纪

地球已经存在了约 45 亿年。从原始海洋到前寒武纪这个时期占据了自地球产生以来 1/3 的时间。最古老的动物化石（多细胞生物）来自人类进化之前的 5 亿～ 10 亿年。约 6 亿年前,原始海洋还是一片死寂。1000 万年前, 地球进入一个冰川时代并且持续了数百万年, 这个时期的赤道上都覆盖着冰川。地球经历了几百万年的时间, 其外观就像今天木星的卫星木卫二,其整个表面覆盖着非常厚的冰层。阳光和光合作用被阻断并且完全不存在。生命度过了一段艰难的时期,因此只有一些最简单的生物体存在于海洋中。海底被一层坚实的细菌覆盖, 通过蓝藻的光合作用,它们沿着海岸生长,形成了巨大的白垩岩,也称"叠层石"。

多细胞生物最早出现在前寒武纪末期：海绵动物和刺细胞动物是所有现代动物分支的原始前体。更为复杂的镜面构造的生命形式（左右对称的动物）的发展缓慢：这些动物首次具有不同的组织,如神经系统、血液循环、内脏器官,以及口腔和肠道开口。这些动物由于太小、太软,没有骨骼,所以在拥有 5.5 亿年历史的岩石中,几乎找不到这些动物物种存在的任何痕迹。

## 二、寒武纪大爆发

5000 万年后, 这幅景象发生了根本性变化：整个海洋布满了许多类型的生命形式。从距今 5.5 亿年的寒武纪沉积物中发现了大量小贝壳、小牙齿和小刺等。因为在超过 30 亿年的十分漫长的时期内, 只有原始单细胞生物在海洋中生存, 所以这个时期一定发生了引发"生命起源"导火索的一些事件。这种寒武纪大爆发可能既有内部原因,也有外部原因。

• 海洋的变暖和环流,以及大气中氧气浓度的增加：富含营养的深水流向顶部,营养物质充斥着大陆架区域。

• 海洋中钙的富集：随着原始大陆的侵蚀, 大量的钙和其他矿物质涌入海洋。过高的钙浓度实际上是一种细胞毒素, 然而生命体却能化险为夷；它们将钙加工成外壳和盔甲——外部骨骼,因此诞生（外骨骼）。刚开始的时候, 坚硬的外壳起到了抵御巨浪和洋流运动的保护作用, 随后骨骼的发育趋向更加精细化,从而保证了生存,这标志着寒武纪大爆发的开始。

• 肉食者的进化：第一批捕食者的出现是进化的重要催化剂, 它通过新的谱系——触手、棘、鳍和眼睛——使捕食者和被捕食者之间开始了一场持续的军备竞赛，使其充满无限可能性。随之而来的是世界进化的新秩序：要么吃，要么被吃。在这种情况下，那些可以用盔甲保护自己的物种自然就占据了优势。

• 盔甲和外壳的发展：水中大量的钙和其他矿物质加速了生物体各种坚硬部位的发育，以保护它们免受"猎人"的伤害。骨骼是进化的里程碑。碳酸钙在有机组织基质中的储存形成了保护性的盔甲："猎物"具备了外壳和棘（图 1-1A 和 B），"猎人"有了新型狩猎工具，如牙齿和爪子（图 1-2）。在原始海洋盆地沉积层中发现了寒武纪大爆发（地质周期只有 1000 万～ 2000 万年）时期动物身体的硬组织。

寒武纪海洋被证明是"进化的游乐场"，出现了各种标志性生物。最早的生命形式是一种 1.5cm 大小、细长的生物 *Cloudina*，它利用海洋中高浓度的矿物质产生管状结构并生活在其中，成功地保护自己不受敌

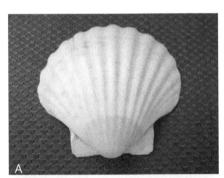

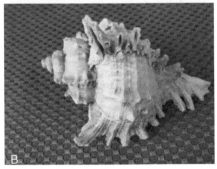

图 1-1　A ～ B.外骨骼的 2 个变种：有效外壳的例子，它们的形状很漂亮

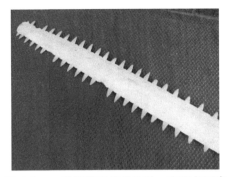

图 1-2　一种狩猎工具的变种，有许多牙齿

人的伤害。这些生物中的大部分已经灭绝了，但其中一些能够幸存下来，成为今天地球上所有动物的祖先。像单螺类（也就是蜗牛的原始前身）这些成功的生命形态，已经存活了 4.5 亿年且几乎没有变化。例如，新碟贝存在于太平洋 3000m 深处，可以被称为活化石。今天仍然存在一些具有外骨骼的生物，它们被外壳或盔甲包裹着，如贻贝、昆虫或蜘蛛。

## 三、外部骨骼的进化

只有少数像海蜇（刺细胞动物）这样的生物是完全没有身体支撑物的，然而它们部署了很强的毒物，进化出了其他的防御策略。身披盔甲或有壳的动物最大的缺点是行动不便，而且面对速度越来越快的猎人，它们逃跑的可能性也越来越小。肌肉的出现是一个重要的发展，它将蜗牛的身体与壳连接起来。在遇到危险的时候，它们能够撤退到保护壳内。外壳和肌肉之间的铰链连接使它能够向后和向前移动。得益于一个巧妙的肌肉骨骼系统及其分割，一个动物群体在多样性上超越了所有其他群体，即节肢动物。所有的昆虫、甲壳类动物、蜘蛛和多足类动物都是它们的后代。钙、蛋白质和碳水化合物巧妙地混合为甲壳素，使得触角、爪子、钳子和咀嚼器官等不同器官得以构建。但节肢动物的外部骨骼有一个很大的缺点：把动物束缚在一

件僵硬的"紧身衣"里，使其不能进一步生长。因为在危险的水下世界里，"蜕皮"的行为是致命的。

## 四、内部骨骼的进化

鱼类、两栖动物、鸟类和哺乳动物等具有内部骨骼，即软骨、骨或两者的结合。脊索动物的继承者，即现在的脊椎动物，把支撑它的外部骨骼（外骨骼）移到了身体内部（内骨骼），进化为一套巧妙的肌肉系统，从而获得了相当高的运动能力。从外部骨骼到内部骨骼的转换为运动器官的进化带来了决定性的优势，并增加了动物的运动半径。运动的速度是生存的决定性因素，也是进一步进化的驱动力。生命的形式更加多样了。

## 五、磷酸钙：新的构造材料

进一步发展牢固而轻盈的内部骨骼（内骨骼）并发展运动的关键在于化学环境：由碳酸钙构成的坚硬部分被结晶性磷酸钙取代。在海水中和陆地上，沉积了大量的含焦磷酸盐的矿物钙络合物。焦磷酸盐被酶分解成磷酸盐。这种高度不溶的磷酸钙以羟基磷灰石 $[Ca_{10}(PO_4)_6(OH)_2]$ 的形式储存在新形成的骨基质中。这种构造材料由胶原蛋白和几纳米大的磷酸钙晶体组成。与无弹性、易碎、易溶的有壳生物的碳酸钙相比，其更牢固、更有弹性、更耐酸，是满足轻质结构要求的理想材料。

## 六、脊柱的进化

约5亿年前，一种不起眼的原始小鱼出现了，它在生存斗争中不再使用盔甲，而是用身体内部的结缔组织构建了一个简单柔韧的柱状支撑，这赋予它特别迅速和敏捷的游泳能力。这种根柱状结构开始逐渐发育出骨节，最初是由软骨构成，后来演变为骨构成（软骨鱼纲和硬骨鱼纲）。伴随椎体而出现的骨骼（如肋骨）可以保护身体和提供进一步的肌肉支持。随着运动功能的优化，一些鱼类在鱼鳃区出现了颌骨，这些鱼可以通过颌骨来抓住和粉碎它们的猎物。一些物种成为海洋中最大的捕食者：最大的鲨鱼重量可达数吨。

## 七、主宰陆地

在志留纪/泥盆纪分界之后，陆地上出现了越来越多的植物，随后陆地上也出现了动物。在泥盆纪末期（约3.5亿年前），两栖动物从硬骨鱼群中分离出来，开始向陆地迁移（图1-3）。从石炭纪开始，由两栖动物发展而来的爬行动物成为陆地上主要的脊椎动物。由于陆地上的重力作用，骨组织承受的应力对骨组织的承载能力提出了特别的要求，但各种创新的轻质结构解决了这一问题：骨结构的"海绵化和分层化"。此外，骨内空腔的发育为血液和骨髓的形成提供了空间。

在下一个发展阶段，恐龙成为地球的主宰，直到白垩纪的结束（约6000万年前）。背甲龙的皮肤上有厚厚的骨板保护自己（用坚不可摧的外壳抵御食肉动物）。这种骨板是在出生后的第一年发展起来的，使用了大量的钙和磷酸盐。最近，德国波恩的古生物学家的研究表明，有背甲的恐龙用它们的长骨骼作为矿物质来源，而且可能在年轻时经历周期性的强烈骨质收缩。背甲的生长一旦完成，四肢的骨骼又重新得到强化。

在恐龙突然灭绝之前，出现了一种鸟类，其具有特别轻质的骨骼模型（有弹性的、承重的海绵状骨骼）。从今天来看，食肉动物的胜利之路开始于6000万年前恐龙的灭绝。

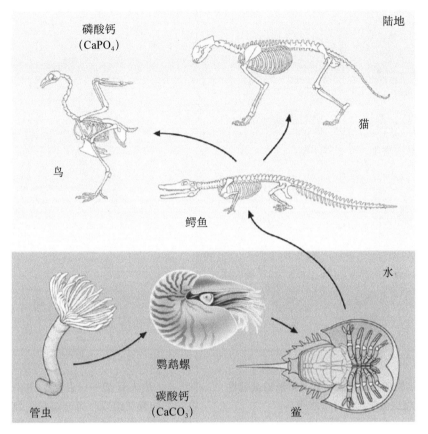

图 1-3  **骨骼的进化，从管状蠕虫到哺乳动物**

## 八、骨与血供的形成

骨骼进化的进一步发展是骨与血液供应的结合。骨髓在骨骼的许多海绵腔中得到保护；另一方面，重要的骨细胞直接从骨髓中募集（破骨细胞来源于造血干细胞，成骨细胞来源于基质细胞），因此，我们可以正确地提出一个功能解剖学单元,即"骨-骨髓系统"。 如果没有造血细胞的募集和邻近骨髓的供血，持续的骨重建（"生成和重塑"）和骨折愈合是不可想象的。

## 九、人类骨骼

陆地和水中的生命形式的发展可以通过发现的化石来证实。因此，我们可以通过化石来理解从简单的外壳和盔甲进化到智能的内骨架这一令人印象深刻的编年史。现代食肉动物的骨架一方面将其力量和灵活性（抵抗无处不在的重力）结合在一起，另一方面整合了轻质的性能（有利于运动和快速移动）。这尤其体现在鸟类的骨骼中，鸟类通过改进骨骼的轻质结构实现了飞行。

当今的现代人类骨骼，无论是微观分子结构还是宏观结构，都经历了 5 亿年的不断发展,这是自然界生物结构的杰作（图1-4 和图 1-5）。

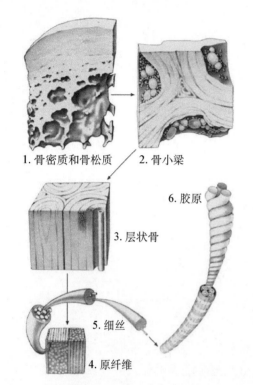

图 1-4 骨骼结构的组织层次，确保骨骼的柔韧性和强度：从宏观到微观再到分子水平

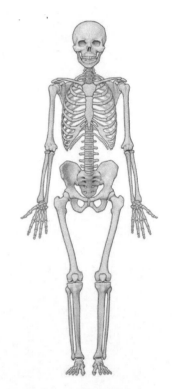

图 1-5 成人骨架——自然的杰作。它由约 210 块独立的骨头组成，每一块骨头都由"塑形"的过程塑造，并通过"重塑"的过程不断更新。它的总重量约为 10kg（矿物质 50%～70%，有机基质 20%～40%，水 5%～10%，脂肪 3%），占人体重量的 15%

# 第 2 章　骨的形态与结构

人体骨骼系统有 204 ~ 214 块骨。它重约 10kg，约占体重的 15%，可粗略地分为躯干骨（躯干或中轴骨）与四肢骨（周围骨）。主要包括以下骨骼。

- 29 块颅骨（包括 6 块听小骨）。
- 28 ~ 32 块椎骨。
- 25 块肋骨。
- 4 块肩胛带骨。
- 2 块髋骨。
- 60 ~ 62 块上肢骨。
- 60 块下肢骨。

## 一、骨骼的功能

骨骼有 5 个主要功能。

- 支持和运动：作为身体的整体和独立组成部分，如从最小的足趾到最大的腿和脊柱。
- 保护作用：骨骼保护体内脏器免受外界因素的伤害。例如，肋骨可以保护心脏和肺脏，而颅骨则可保护大脑。
- 矿物质贮藏库：骨骼是人体中最大的矿物质仓库。99% 的钙、85% 的磷酸盐和 50% 的镁储存在骨骼中。1 ~ 1.5kg 的钙以羟基磷灰石的形式存在于骨骼中。
- 骨基质蛋白贮藏库：矿化的骨骼由约 50% 的有机物质——25% 的基质和 25% 的水构成。基质含有 90% 的 I 型胶原蛋白

和 10% 的其他蛋白质，如糖蛋白、骨钙蛋白、骨粘连蛋白、骨唾液酸蛋白、骨桥蛋白、纤连蛋白和各种蛋白聚糖等。所有这些蛋白都是由成骨细胞合成和分泌的，具有多种功能，如形成种子晶体、钙结合晶体及作为骨细胞的附着位点。胶原还对骨细胞的重要功能产生直接影响，包括细胞凋亡、细胞增殖和分化，这些功能受到由细胞表面到细胞核等各个层次复杂的调控。虽然胶原蛋白对骨骼强度和硬度的影响不如矿物质，但它对骨骼的脆性有很大的影响。随着年龄的增长，胶原成分发生变化，骨骼韧性或硬度的降低是发生骨折的一个重要危险因素。骨基质还含有骨形态发生蛋白（BMP）、血小板反应蛋白 -2 和金属蛋白酶等蛋白，这些蛋白可以刺激或抑制骨细胞的活动。一些研究表明，骨骼内还含有生长因子和细胞因子，如 TGF-$\beta_1$。

- 能量的内分泌调节：通过瘦素和骨钙蛋白的机制调节能量，血糖水平和肥胖发生都受此影响。很明显，在这种情况下涉及能量平衡的过程会影响许多器官和组织，而能量不平衡会在肝脏、胰腺和骨骼肌中产生不利影响，进而影响骨骼。

骨骼有 2 个机械功能：负重和弹性（图 2-1A ~ C）。从宏观到微观再到分子等特定的组织结构使骨骼能够执行这些功能。

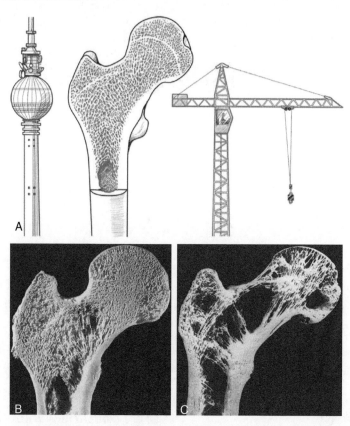

图 2-1 A. 股骨头、颈、干的结构组织，结合最大承重的两种构造原则：电视塔的管状结构和起重机的小梁结构。B. 股骨近端正常的皮质和小梁结构（摘自 Heuck，1976. 经 Springer 许可使用）。C. 患者股骨近端严重的骨质疏松症。注意骨小梁（轨迹）网的破坏表明骨折风险很高

- 骨骼的外形和大小。
- 骨皮质和骨松质的比例；适合承重（图 2-2）。
- 骨组织的层板状结构。
- 有"节点"的骨小梁结构来支撑重量（"节点"由 3 个或更多骨小梁的结节状接合点组成）（图 2-3A 和 B 及图 2-4）。

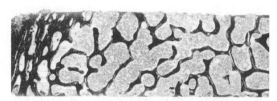

图 2-2 中年男性正常骨活检切片的大体观，显示骨皮质宽、骨小梁连接均匀。Gomori（骨型碱性磷酸酶）染色

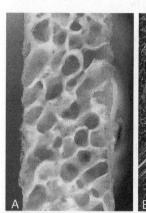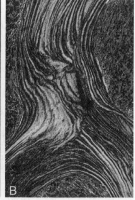

图 2-3 正常的骨小梁。A. 骨活检切面显示小梁网和小梁间隙。注意，相互连接的水平和垂直小梁及连接它们的节点呈蜂窝状排列。这些"节点"的密度保证了机械强度。B. 小梁由胶原纤维的平行层组成。这些层状结构保证了骨骼的弹性。Gomori 染色，偏振光

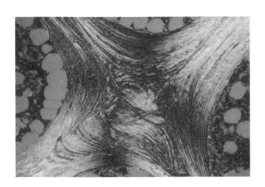

图 2-4　4 个骨小梁的交叉点"节点"，具有同心圆层状结构。Gomori 染色，偏振光

- 骨组织的矿化程度。
- 胶原纤维与非胶原基质蛋白的排列。
- 胶原分子的电缆状排列及其"交联"。

骨的弹性主要是通过其组成部分的特殊混合来实现的，在建筑行业中被称为"两相成分"。骨由基质（成骨细胞所沉积的物质）组成，基质由胶原分子层构成，在胶原分子层之间沉积着结晶性的钙和磷酸盐（图 2-5A 和 B）。随着骨骼的老化，这种"被动渐进矿化"的密度将会增加。新的基质在沉积 5 ～ 10 天之后开始矿化（初次矿化）（图 2-6）。在骨重塑周期完成后，开始二次矿化的阶段。这一过程包括矿物质成分的逐渐成熟，也包括晶体数量的增加和（或）晶体尺寸最大化。这种二次矿化可逐渐增加骨基质中的矿物质含量。在初次矿化结束时，矿物质含量仅占二次矿化结束时最大矿化程度的 50% 左右。各种微量元素、水和黏多糖作为结合物质（"胶水"），使蛋白质和矿物质紧密结合在一起。胶原蛋白负责骨骼的弹性和柔韧性，而矿物质则提供强度和硬度。胶原纤维束平行于基质层排列，由黏合线连接。

建造骨骼就像建造一堵砖墙："水泥"由胶原蛋白和其他基质成分组成，而钙和磷酸盐晶体则构成矿物"砖"。骨的成分具有完美的平衡，以便最大限度地活动。骨坚实而富有弹性，硬而不脆。

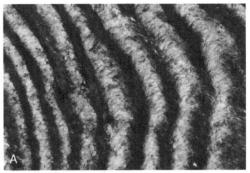

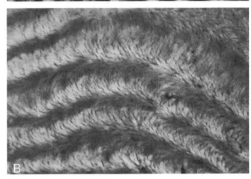

图 2-5　由胶原纤维排列引起的明暗交替的"波动"层。A.Gomori 染色；B.Giemsa 染色，偏振光

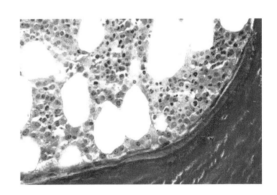

图 2-6　矿化骨（蓝色）上扁平的成骨细胞和新形成的类骨质层（不同深浅的红色）。Ladewig 染色

在成人骨骼中，矿化的程度取决于重塑的速度。这意味着矿化的生物决定因素是骨转换率。这些相关性还表明，"骨量"和"骨密度"（BMD）虽然经常作为同义词使用，但却是两个不同的概念。骨密度也依赖于矿化。事实上，在解释双膦酸盐降低骨折风险的积极影响作用时引入了"骨密度"一词。

## 二、骨骼的结构

骨骼的外表包裹了它的内部结构（图2-7）。骨的两个主要支撑结构只能在 X 线片或骨活检切片中识别。

• 紧凑致密的骨皮质：它组成长骨的外层，非常致密和坚硬，新陈代谢速度较慢。因此，骨皮质吸收和替换的速度比骨小梁慢得多。长管状骨（股骨、肱骨）的骨皮质层由骨单位组成，也称为哈弗斯系统，由 5 ～ 20 个"环"组成的 5mm 长的圆柱体单位纵向排布（图 2-8）。

• 海绵状、多孔的骨小梁：中轴骨（颅骨、椎骨、胸廓和骨盆）有特殊的构造。表面上看，骨小梁似乎是随机分布的，但仔细观察后发现，它们精确地沿着应力和承重线（"轨道线"）排列，形成海绵状和网格状结构（图 2-9）。小梁"节点"之间的距离越近，骨的稳定性和强度就越大，而骨小梁的弹性特性主要由小梁板维持。

骨皮质有三个表面，每个表面有以下不同的解剖特征。

• 骨内膜面向骨髓腔，表面积很大，因此支持较高的骨转换率。

• 骨外膜位于骨骼的外表面，是肌腱、

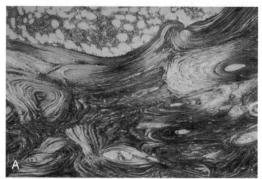
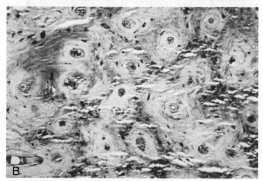

图 2-8　A. 多个骨单位的骨皮质和邻近的骨髓腔（上半部分）。Gomori 染色，偏振光。B. 骨皮质中多个骨单位的横截面。Giemsa 染色

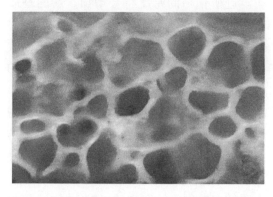

图 2-9　修整过的骨块表面，显示出相当均匀的小梁网

韧带和肌肉的附着处，能够像皮质内表面一样重塑。

• 皮质内骨膜，存在于哈弗斯系统，也就是骨单位的表面。

骨骼可以被分为两个主要的部分。

• 中轴骨骼：指脊柱和股骨近端。这些区域的骨主要是骨小梁，骨转换率较高。

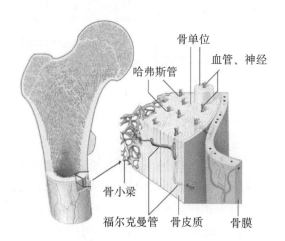

图 2-7　骨结构：骨膜、骨皮质及其血管、神经系统围绕小梁网络

骨单位
血管、神经
哈弗斯管
骨小梁
福尔克曼管　骨皮质　骨膜

• 附肢骨骼：指上肢、下肢的长骨。这些区域的骨主要是皮质，骨转换率较低。

骨皮质大约占 80%，而骨小梁只有 20%，它们的重塑速率不同。

• 骨皮质致密，90% 钙化，表面 / 体积比低，因此重塑速率较慢。

• 相反，骨松质具有多孔结构和较大的表面积。每年约有 25% 的骨松质发生重塑，而只骨皮质有 2.5% 重塑。因此，任何骨量的减少首先表现在骨小梁的比例增大和因此伴随的较大的骨表面积。

在不同的骨骼区域骨小梁所占的比例不同。

• 腰椎：占 75%。

• 跟骨：占 70%。

• 股骨近端：占 50% ～ 75%。

• 桡骨远端：占 25%。

• 桡骨中段：< 5%。

长骨由 4 个主要解剖部分组成（图 2-10）。

• 骨骺：管状骨的末端，位于生长板和关节软骨之间。

• 生长板（骺板）：儿童骨骼生长的区域。

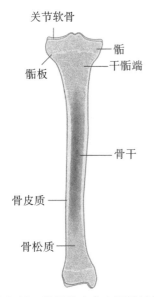

关节软骨
骺
骺板
干骺端
骨干
骨皮质
骨松质

图 2-10　长骨的 4 个主要解剖部分

• 干骺端：位于柱状骨干与生长板之间的骨骼加宽部分。

• 骨干（中轴）：长骨的中间圆柱形部分，具有较厚的皮质和中央髓腔。

## 三、骨和骨髓的血管及神经

骨和骨髓是高度血管化的器官，血供占心排血量的 10% ～ 20%。骨干滋养动脉是骨骼血供的主要来源，通过滋养孔穿入皮质（图 2-11）。也有干骺端动脉和骨骺动脉供应长骨末端和邻近关节。骨膜血管供应骨皮质的外层。每条滋养动脉都伴有神经纤维，并在骨髓腔内分支。在长骨中，它分出上行和下行支，从这些分支中再发出辐射状动脉，但在像骨盆这样的扁平骨中则不会出现这种情况。较小的分支进一步分为小动脉和毛细血管，小动脉和毛细血管通过 Volkmann 管进入骨皮质成为皮质毛细血管，或者形成高度分支的骨髓和骨膜窦网络。这些形成了一个内含各种长度和宽度血管的海绵状网状通道，其生理特征是血液流速非常低。在骨膜窦中观察到肌肉收缩引起的逆行静脉血流动，这可能在骨肿瘤转移过程中起重要作用（Batson 椎体静脉丛）。部分骨膜窦可能会在任何特定的时间收缩，因此即使在半薄切片上也很难识别。微血管系统处于不断动态变化的状态，其扩张和收缩可能受局部产生的因子和伴随神经纤维的控制，这些神经纤维支配着小动脉分叉处的括约肌和特化的增厚内皮细胞。它们调节不同区域骨骼和骨髓内的血液流动（图 2-12 和图 2-13）。骨小梁间的中央血窦与红细胞和巨核细胞有关，而伴随骨小梁的骨内膜窦数目和宽度不一（图 2-14，见图 3-8 和图 3-12），提供成骨细胞和骨接缝。骨髓内血窦流入伴行动脉的骨膜小静脉和静脉，并通过长骨上靠近关节端附近的小孔流出。淋巴管存在于骨膜中。附着肌肉的牵拉也可以帮助静脉回流。骨和骨髓之间有密切的血管关系。例如，造血活动的变化可以改变局部的血流动力学，并在骨细胞及其环境之间建立了新的平衡，从而导致骨重塑和结构的改变，而干扰血液供应则可能导致缺血性骨坏死。

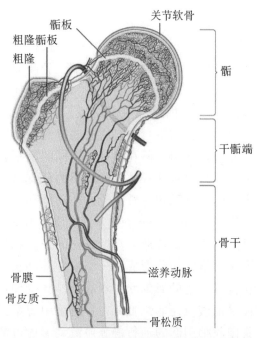

图 2-11　长骨的动脉和静脉血供

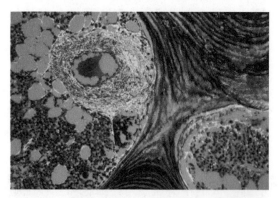

图 2-12　骨髓中靠近小梁网动脉的横截面。Gomori 染色，偏振光

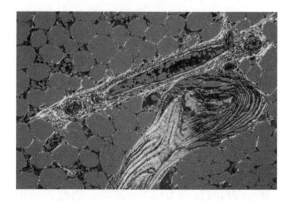

图 2-13　骨髓中邻近骨小梁的一小动脉纵切面。Gomori 染色，偏振光

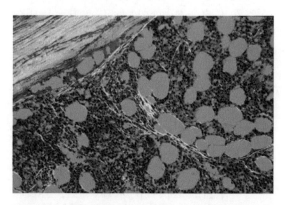

图 2-14　靠近骨小梁表面的骨内膜窦。Gomori 染色，偏振光

最近的研究结果表明，骨骼充足的血液供应是一个重要的临床考虑因素，特别是在骨折愈合、骨再生、牵张成骨、骨移植和失用性骨质疏松症及高危患者群体中。

神经纤维伴随血管进入骨髓和骨膜。

骨和骨髓的神经纤维可分为以下几种。

• 骨膜的感觉（疼痛）神经。

• 控制不同区域血液供应的骨内血管运动神经。

• 控制骨重塑和造血成熟的交感神经。

# 第 3 章　骨骼塑形与重塑

骨骼是一个含有丰富血管系统且代谢非常活跃的动态器官（图3-1）。骨骼在出生时尚未发育完全，因此，它们以后会继续从软骨或结缔组织成分逐渐转变成板层状的、坚硬的骨骼。随着"生长板"的骨化，骨骼的生长（塑形）在青春期结束。塑形期应特别受关注，因为骨骼在生长过程中比其他任何时期都能够对外部负载做出反应。成年人约90%的骨骼是在青春期结束时形成的，成年后其增幅很小。

骨骼是一种动态的、不断适应机械应力的活组织。

在成年期，骨骼需要适应不断变化的外部环境而进行持续的重塑(图3-2)。但是，随着人体年龄的增长，骨骼会失去一些强度和弹性，因此更容易断裂。这是由于矿物质的流失和骨骼基质的变化。骨骼会经历一个不断新陈代谢的过程。因此，骨骼的组成部分也会定期更换，此过程称为重塑，并具有以下目的（表3-1）：

- 在钙稳态调节中动员钙。
- 替换旧骨组织。
- 适应不同的负荷、负重和应力，对骨骼整体和局部进行调整。

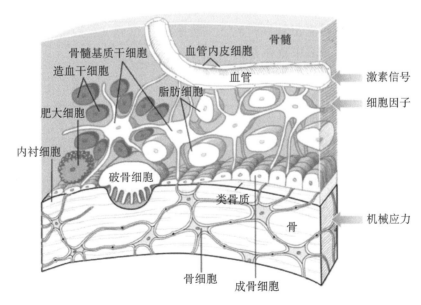

**图 3-1　骨骼和骨髓的相互依存关系**：它们共同形成一个统一的结构和功能单位——"骨骼和骨髓"系统

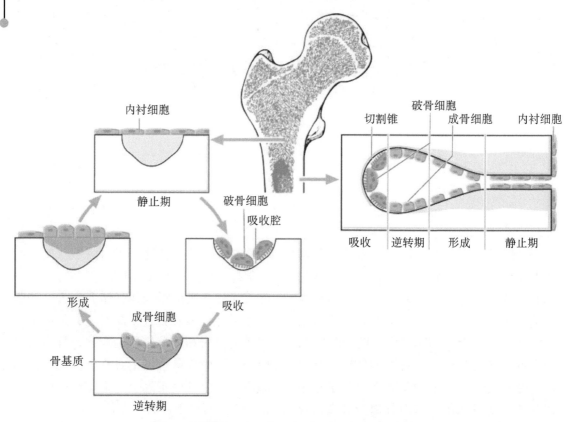

图 3-2 骨松质（左）和骨皮质（右）的不同骨重塑

• 从微观和宏观层面修复受损骨。

最后一种不仅指大的骨折的修复或愈合，还指无数的小梁穿孔，折断或裂缝，不断发生的"微骨折""微损伤"或"疲劳损伤"及骨厚度的变化共同决定骨折的风险。随着这些微小的断裂，裂缝或微骨折的累积，会减弱骨骼的强度。如果不能快速、充分地修复，则会增加骨折风险。此外，随着时间的流逝，骨骼的代谢会呈现轻度负平衡状态，最终导致骨小梁结构的连续性破坏，从而导致强度下降。在骨皮质中，年龄较大个体的微裂纹密度更高，平均而言，在具有更多吸收空间的皮质区域中，微裂纹较短，表明与骨重塑速率之间存在关系。

表 3-1 正常成年人骨骼重塑的定量参数

| 骨小梁表面组分骨 | |
| --- | --- |
| 内衬细胞 | 90% |
| 成骨细胞 | 2%～7% |
| 破骨细胞 | 1% |
| 寿命 | |
| BMU | 6～9个月 |
| 破骨细胞 | 3周 |
| 成骨细胞 | 3个月 |
| 随时处于活动状态的 BMU 数量 | 100万 |
| 每年启动的 BMU | 300万～400万 |
| BMU 尺寸 | 长 1～2mm 宽 0.2～0.4mm |
| 平均骨骼更新时间 | 10 年 |
| 每天骨更新 | 0.027%（1BMU/7s） |

BMU. 骨多细胞单位

## 一、骨细胞

各种骨细胞构成专门的骨细胞系统，负责骨的修复、维护和改造。

• 破骨细胞（"骨吸收器""碎骨器""骨雕刻器"）可以在短时间内吸收老化脆弱的骨（图 3-3）。

这些多核巨细胞衍生自造血细胞系的骨髓单核细胞，寿命长达 7 周。细胞膜由许多"褶皱"组成，形成面向骨骼表面的"褶皱缘"（图 3-4 和图 3-5）。破骨细胞的主要功能是破坏旧的和断裂的骨的表面。破骨细胞将大量的蛋白水解酶和其他酶释放到褶皱的膜和骨骼之间的空间中。这些物质溶解矿物质和一些骨基质。其余的在破骨细胞的细胞质中被吞噬和代谢（图 3-6A 和 B）。破骨细胞还通过位于褶皱缘的 $H^+$-ATPase 质子泵直接释放质子。产生的酸化可溶解骨矿物质。如果骨小梁足够薄，活动的破骨细胞可能会穿孔并横切，从而使其与小梁网络断开连接，从而不可逆转地削弱了该骨区域（图 3-7A 和 B）。破骨细胞的募集、分化和激活可通过多种全身激素（如甲状旁腺激素、雌

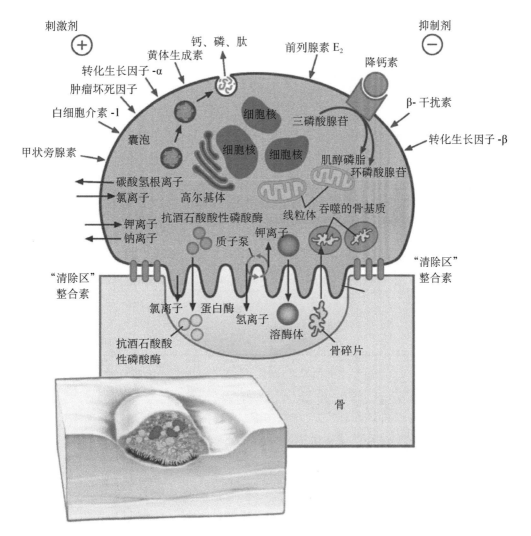

图 3-3　破骨细胞的结构和功能示意图，显示破骨细胞活性的刺激剂和抑制剂。药物干预的主要目标是多种信号通路、产生的各种酶、细胞凋亡、密封区、褶皱缘和吸收 pH

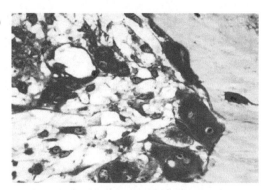
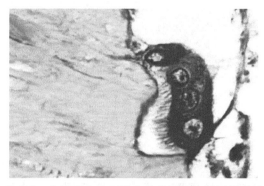

图 3-4 深层吸收区域中的活化破骨细胞，Giemsa 染色

图 3-5 小梁旁血窦凹腔中边缘皱褶内的活化破骨细胞。Giemsa 染色

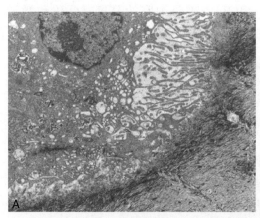
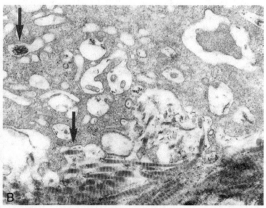

图 3-6 A. 破骨细胞（左上方）攻击矿化的骨基质（右下方）（电子显微镜）。注意横切面和纵切面的绒毛膜和破骨细胞液泡中的基质碎片（左）。B. 破骨细胞在高放大倍数下（电子显微镜），显示胶原纤维（中心）和矿化骨基质的破骨细胞吸收。注意破骨细胞液泡中的 2 个碎片（箭头）

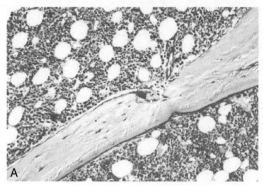
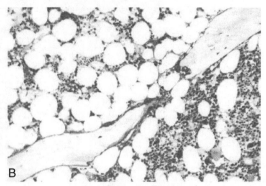

图 3-7 破骨细胞穿透小梁（A），将其横切（B），使其与小梁网络断开连接，从而不可逆、机械地削弱该骨区域。Giemsa 染色

激素、雄激素、瘦素和甲状腺激素）及细胞因子来实现，还涉及各种生长因子。破骨细胞中 RANK/RANKL 信号转导途径的最新研究已经阐明了吸收的刺激和活化机制。破骨细胞具有雌激素受体，雌激素通过雌激素受体抑制其募集。雄激素也作用于破骨细胞。性类固醇对骨细胞的作用在下面讨论。

破骨细胞是骨骼疾病的主要角色！破骨细胞功能失调和过度活跃是 90% 以上的骨骼进行性破坏性疾病的关键因素。只有两种不涉及破骨细胞过度活跃的骨病：骨硬化症和骨软化症。

• 成骨细胞（"骨骼构建者"）源自骨髓间充质，与成纤维细胞和脂肪细胞来自相同的前体细胞系。成骨细胞是在骨骼表面连续（接缝）的一层长方体细胞。成骨细胞的寿命范围从数个月到 1 年。它们缓慢地产生新的骨骼，历时数周，以取代破骨细胞吸收的骨骼（图 3-8）。它们的主要功能是合成骨基质，尤其是 I 型胶原蛋白，还合成骨钙蛋白、骨连接蛋白和骨形态发生蛋白。成骨细胞表面还具有雌激素受体。

• 骨细胞（"骨骼维持者"，"骨骼控制者"，骨的"看门狗"）：骨细胞是所有骨骼细胞中数量最多的（图 3-9）。它们由成骨细胞发育而来。约每 10 个位于骨表面的成骨细胞就被新形成的骨基质包裹而成为骨细胞。骨细胞失去了分泌骨基质的能力。它具有多种激素（包括甲状旁腺激素和性激素）的受体。骨细胞占据了骨骼中称为"腔"的空间，并通过称为"小管"的细通道相互连接，并与骨表面的骨内膜细胞相连接，在骨小管中，长的细胞质化过程将骨细胞彼此结合，从而形成循环系统（图 3-10 和图 3-11）。骨细胞具有功能性的缝隙连接，使它们彼此之间（如神经元）及与骨膜内衬细胞进行信息交流。因此，骨细胞能够将负载诱导的信号传递到前成骨细胞，然后启动其分化并分泌类骨质。腔隙和小管结合的总表面积估计为 1200m$^2$。骨细胞的功能尚未完全阐明，但已知它们在骨骼内有机物质和无机物质的运输中起

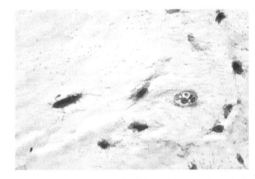

图 3-9　骨小梁中不同角度切开的骨细胞。注意包含血管的狭窄小梁管。Giemsa 染色

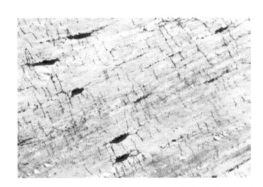

图 3-10　通过许多通道（"小管"）连接的成骨细胞。Giemsa 染色

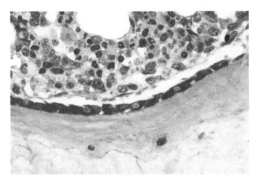

图 3-8　宽度可变的类骨质接缝处的活动长方体成骨细胞。Giemsa 染色

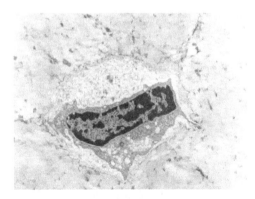

图 3-11　带有成簇的异色质素和许多细胞质细胞器（包括中心）的骨细胞核，电子显微镜

着重要作用。此外，它们的战略地位使其能够充当机械感受细胞，从而检测出在骨骼功能适应过程中对骨骼增加或减少的需要及对微骨折修复的需要。骨细胞可检测到骨小管中的液体流量及如雌激素、糖皮质激素和雷洛昔芬等循环激素的水平变化，这些变化会影响其活动和生存。最近的数据表明，机械负载会降低骨细胞通过直接的细胞间接触和（或）通过可溶性信号来调节局部成骨细胞的潜力。它们很可能还从肌肉处接收冲动，然后再传递给骨骼表面重塑单元的细胞。它们还会记录骨骼的年龄并开始其重塑。骨细胞还产生各种细胞因子，特别是硬化素，该因子调节成骨细胞的活性及 DMP1 和 FGF3 水平，也参与肾脏磷酸盐摄取的调节。总结一下，骨细胞的功能主要是积极地参与重塑及其控制机制。骨细胞积极参与离子交换。骨细胞是机械感受细胞，在骨骼的功能适应中起主要作用。骨细胞的数量（密度）决定了骨皮质和骨小梁的骨量。随着年龄的增长，骨细胞网络的破坏和骨细胞数量的减少不可避免地伴随骨数量的减少及由微骨折修复障碍导致的骨质量的降低。尽管受上述所有控制机制的调节，但归根结底，还是骨祖细胞与成熟的破骨细胞、成骨细胞和骨细胞之间高度复杂的细胞间信号转导平衡了它们在生长和重塑中的活性。

• 骨膜内衬细胞（骨"管家"）：这些是扁平细胞，覆盖骨骼内表面的 80% ～ 95%。据推测它们是从不活跃的成骨细胞发育而来的。它们形成保护层并构成骨骼的监视系统（图 3-12）。它们连接到覆盖着矿化的骨表面、骨细胞腔及其小管的薄胶原膜上（图 3-13）。最近，已经有研究表明，骨膜内衬细胞可能参与破骨细胞的活化。在骨膜内衬细胞和破骨细胞祖细胞上表达的某些表面分子与受体 RANK 发生反

应（也在破骨细胞祖细胞中发现），从而启动了一个重塑循环。有研究还分析了其他参与重塑周期的重要因素，这些因素包括 ODF（破骨细胞分化因子），OPGL（护骨因子配体）、TRANCE 和 RANKL（RANK 配体）。PTH、PGE$_2$、IL-1 和 1, 25- (OH)$_2$ 维生素 D 对骨保护素的生产具有负性调节，从而促进了骨吸收。成骨细胞前体产生 M-CSF（巨噬细胞集落刺激因子）可激活破骨细胞。骨膜内衬细胞也参与骨重塑。它们清除破骨细胞留下的骨胶原碎片，从而清理吸收凹坑并开始形成新的骨骼。

## 二、骨重塑单位

骨骼系统有 200 万～ 500 万个骨重塑

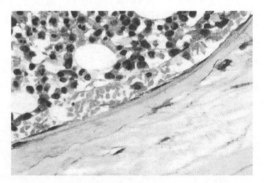

图 3-12　扁平的骨膜内衬细胞和小梁旁血窦。Giemsa 染色

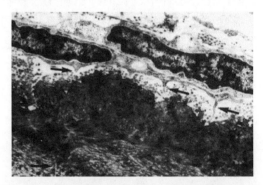

图 3-13　在较高放大倍数下（电子显微镜），扁平的骨膜内衬细胞下方的横断面（薄胶原膜）和显微照片下部的纵断面（矿化骨）中的胶原蛋白。注意在胶原纤维之间延伸的骨膜内衬细胞的过程（箭头所示）可能与小管内的骨细胞过程有关

单位（BRU）（图 3-14）。这些单位对于骨骼的维护和完整性必不可少，对于骨质疏松症的发展至关重要（表 3-2）。如果长时间骨吸收大于骨形成，骨的总量就会减少。据估计，每吸收 30 个单位的骨而只新生 29 个，就会发生骨质疏松症。这种负性的"骨骼平衡"有 3 个可能的原因。

• 破骨细胞活性增加而成骨细胞活性稳定（"高流失"）。

• 破骨细胞活性正常，但成骨细胞活性降低（"低转换"）。

• 破骨细胞和成骨细胞活性均降低（"萎缩性"或"无动力性"骨）。

因此，骨骼的总体减少主要与 BRU 的数量有关，并且与 BRU 的细胞之间缺乏协调性有关。尿液中钙和胶原代谢产物的排泄水平反映了骨骼的吸收程度。骨骼重塑的过程尚未完全被理解。一个重塑周期约需要 120 天，并且已分为 6 个阶段（图 3-15）。

• 静止期：一层薄的胶原蛋白膜上的扁平衬里细胞覆盖骨表面。

• 激活阶段：静止的骨表面已准备好吸收。这包括骨内膜衬里细胞的收缩和覆盖骨表面的胶原薄膜的去除。有证据表明，成骨细胞产生的基质金属蛋白酶参与了这一过程。可以通过经由骨细胞 - 小管网络传输至骨膜内衬细胞的机械应力来实现位点特异性活化。

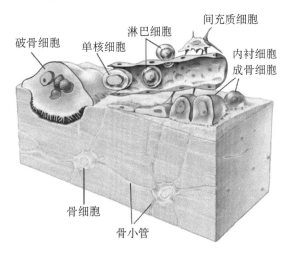

图 3-14　**骨重塑单位（BRU）。由骨吸收细胞（破骨细胞）、骨基质合成细胞（成骨细胞）和骨保护细胞（骨细胞和骨膜内衬细胞）及各种祖细胞组成**

表 3-2　骨重塑及其临床相关性

| 重塑阶段 | 刺激因素 | 抑制因素 | 骨标记 |
| --- | --- | --- | --- |
| 静止 | | | |
| 破骨细胞吸收骨 | 甲状旁腺激素<br>维生素 D<br>甲状腺素 | 雌激素<br>降钙素<br>睾酮<br>双膦酸<br>雷洛昔芬 | 吡啶啉，NTX，CTX |
| 逆转 | | | |
| 成骨细胞形成骨 | 生长激素<br>甲状旁腺激素<br>雌激素<br>睾丸激素<br>细胞因子<br>前列腺素<br>维生素 D | 糖皮质激素<br>吸烟<br>乙醇 | 骨特异性<br>碱性磷酸酶<br>骨钙素 |
| 静止 | | | |

NTX. 氨基末端肽；CTX. 羧基末端肽

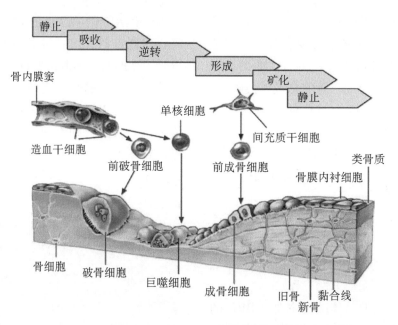

图 3-15　成年骨小梁的骨重塑步骤

• 吸收阶段：破骨细胞前体的募集和融合，破骨细胞皱褶膜的形成和破骨细胞吸收的准备；破骨细胞吸收骨骼，导致腔隙或凹陷的形成；破骨细胞缓慢迁移或发生凋亡（图 3-16）。

• 逆转阶段：成骨细胞祖细胞被吸引到吸收坑中，而单核细胞和骨膜内衬细胞则通过去除破骨细胞留下的碎屑来准备吸收坑的表面，以产生新的骨。

• 早期成骨阶段：活跃的成骨细胞产生类骨质。

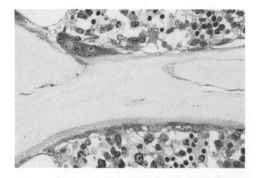

图 3-16　在骨小梁的上表面显示的是破骨细胞性骨吸收（注意破骨细胞），下表面显示的是层状成骨细胞的成骨和骨缝（深蓝色）。这是正常、平衡的骨重塑例子。Giemsa 染色

• 后期成骨阶段：类骨质矿化。

• 静止期：成骨细胞在新形成的骨骼中变成扁平的骨膜内衬细胞或骨细胞。

吸收阶段在 2 周内完成，而矿化阶段可能需要几个月，并且取决于维生素 D 活性代谢产物的存在。重塑周期完成后，结构骨单元形成；整个人体骨骼中约有 3500 万骨单位。每年有 8% 的骨骼通过 BRU 的活动更新。

破骨细胞活动包含以下 4 个阶段。

• 破骨细胞与其前体的形成和分化（RANKL）。

• 破骨细胞迁移并附着在骨表面（$\beta_3$ 整合素）。

• 破骨细胞分泌酸化因子和矿物质溶液（V-H$^+$-ATPase，氯通道）。

• 基质溶解（蛋白酶 K）。

目前，多数骨质疏松症治疗均以抑制骨吸收为目标。

吸收阶段的持续时间为 30 ～ 40 天，随后是约 150 天的骨形成时间。海绵状骨的表面每 2 年进行一次彻底的改建。

# 第4章 骨重塑的控制与调节

21世纪初，骨重塑控制的复杂机制刚刚被人们认识并研究。随后的大量研究结果阐明了细胞和分子相互作用的复杂的细胞通路和网络，这些细胞通路转运的细胞因子刺激或抑制特定的细胞活动。研究结果明确表明，这些途径不仅参与了骨重塑的控制，而且参与了涉及其他器官和组织的许多生理和病理过程，成为系统生物学的例证。

近期进展最突出的是骨免疫学，现已明确淋巴细胞和各种免疫细胞因子（及其他因素）参与骨骼重塑的过程。炎症反应，尤其是长期持续的慢性反应，是局部甚至全身性骨质流失的主要原因。例如，肿瘤坏死因子（TNF）就是炎性关节炎中的这样一种致病原因。另一个例子是通过RANKL激活T细胞来诱导骨破坏。相反，CD44可以抑制TNF对骨骼和关节的有害影响，类似于选择素9（一种生长激素）的作用，它刺激调节性T细胞的产生。另有研究指出，免疫和骨骼系统也共享各种信号分子、转录因子和膜受体。例如，NF-κB是炎症反应及破骨细胞分化和溶骨的重要组成部分。不健康的生活方式，包括营养不良、超重和病态肥胖，会导致氧化/氧化还原系统失衡，导致炎症反应和包括骨骼和关节在内的许多器官疾病。

另外，破骨细胞吸收的位置可能会影响造血功能。例如，破骨细胞吸收骨内膜区域时，动员造血祖细胞并分泌和释放蛋白水解酶，靠近干细胞生态位。据推测，这构成了骨骼重塑与造血调节之间的联系。

到19世纪90年代，有学者提出了一种假设，即机械载荷会影响人体骨骼的结构。但是，发生这种情况在20世纪晚些时候才被研究，当时负重骨骼和负载骨骼（并不总是相同）及各种系统（包括"反馈系统"）被识别并随后被命名为机械稳压器，负责骨骼对力量的反馈。

使用机械稳压器假说可以在正常生理条件及病理状态（如骨质减少和骨质疏松）下给出骨能力和骨质量的功能定义。提供的证据如下所示。

• 肌肉的力量在很大程度上决定了承重骨骼的力量。

• 反过来，这又对骨骼生理学的许多方面产生了影响，如塑形和重塑及骨移植，截骨术和关节固定术等干预措施，还可能涉及药物的作用。

20世纪上半叶的其他发现促使"犹他州骨骼生理学范式"的提出，根据该范式，骨骼效应细胞（成骨细胞、破骨细胞、软骨细胞等）本身，以及筋膜、韧带和肌腱决定着骨骼的结构和功能。但是，随着时间的推移和后续大量相关研究的进行，组织水平机制的研究结果被添加到犹他州范式中，那时范式还包括骨骼结构和强度的决定因素。此外，随着骨骼生理学信息的积累，犹他州范式整合了有关解剖学和生物化学的科学证据，从组织学到细胞和分子生物学，再到骨骼疾病的病理及其临床方面。

对于医学而言，最重要的也是最基本的结论，即在整个生命中，强健的肌肉都能促进并保持强壮的骨骼！

强健肌肉能维持骨骼强壮，这一关系对骨质疏松的诊断、预防和治疗具有重要意义，会在后文讨论。现在已经有许多关于机械生物学的研究发展，即机械力和生物学过程之间的关系，包括由机械负载和应力引起的信号传递所涉及的特定通路，也称为机械转导，由以下两种结构组合调节。

• 局灶性黏附，将细胞连接至细胞外基质。

• 连接黏附，通过黏附素使相邻细胞相互连接，并通过细胞回路协调组织对机械负荷的反应，或者简单地说，使细胞能够将机械负荷产生的信号转化为生物化学信号回应。

但是这些生物力学刺激仅是整合骨的生理学所必需的众多信号中的少数信号，这些信号是由骨细胞的树突状延伸、间隙连接及可能含有连接蛋白 43（CX43）的半通道形成的骨内循环运输的。CX43 的免疫反应位点已经在成熟的破骨细胞及骨髓基质细胞中被确定。

骨细胞除其他职责外，还充当机械刺激的传感器和骨中矿化的调节剂，这是它们参与总体矿物质代谢（尤其是钙代谢）的一部分。间隙连接使相邻细胞能够交换第二信使、离子和细胞代谢物。连接处还参与骨细胞的发育，如为破骨细胞分化提

供 RANKL 下游的信号传导途径。

## 一、调节骨量的机制

骨骼拥有高效的反馈控制系统，该系统不断整合信号和响应，共同保持其将钙传递到循环中，维持骨骼的功能，同时保持骨骼的力量。间充质细胞和造血细胞及破骨细胞、成骨细胞和骨细胞如何合作才能实现骨吸收和骨形成之间的完美平衡？这个复杂的系统才刚刚被弄清楚（表 4-1）。似乎有 5 种调节骨量的机制（图 4-1）。

表 4-1　激素和局部骨重建的调节剂激素

激素
　多肽激素
　　甲状旁腺激素（PTH）
　　降钙素
　　胰岛素
　　生长激素
　类固醇激素
　　1，25- 二羟基维生素 $D_3$
　　糖皮质激素
　　性激素
　甲状腺激素
局部因子
　由骨细胞合成
　　IGF-1 和 IGF-2
　　$\beta_2$- 微球蛋白
　　TGF-$\beta$
　　骨形态发生蛋白
　　FGF
　　PDGF
　由骨相关组织合成
　　软骨来源
　　　IGF-1
　　　FGF
　　　TGF-$\beta$
　　血细胞来源
　　　G-CSF
　　　GM-CSF
　　　IL-1
　　　TNF
　其他因子
　　前列腺素
　　结合蛋白

• 全身激素：最重要的激素是甲状旁腺激素（PTH），降钙素，甲状腺激素（三碘甲状腺原氨酸 $T_3$）、胰岛素、生长激素（GH）和类胰岛素生长因子 -1（IGF-1），它们通过多种效应介导生长激素影响骨骼纵向生长和骨量及质量，可的松和性激素，其中的雌激素主要调节破骨细胞的活性，进而调节骨吸收。PTH 和维生素 D 是钙稳态的主要调节因子（图 4-2）。PTH 通过对骨细胞及其他器官（如肾脏和肠）发挥作用。在骨骼上，PTH 主要通过参与控制骨骼更新的机制发挥作用。雄激素在骨形成中也很重要。骨髓中的成骨细胞和骨细胞，以及单核细胞和内皮细胞具有雄激素受体。男性和女性的受体模式和表达相似。脂肪细胞也具有性激素受体，它们能够通过称为芳香酶的酶进行代谢。性类固醇也影响前脂肪细胞中的脂质代谢。男性和女性的血液中都存在大量的雌激素和雄

激素，两种激素在骨骼代谢中起着重要但不一定相同的作用。例如，雄激素可能在矿化过程中作用于成骨细胞，而雌激素则更有可能在基质形成的早期阶段影响成骨细胞。而且性激素也可能作用于骨骼的不同部位。例如，雄激素在控制骨膜骨形成中很重要，骨膜骨形成导致男性皮质的宽度变大。成骨细胞、破骨细胞和骨细胞上有雌激素和睾丸激素的受体，但一种或另一种性激素可能在重塑周期的不同阶段占主导地位。雄激素尤其可通过局部酶、细胞因子、黏附分子和生长因子对骨形成和吸收产生强烈影响。在正常及某些病理状况下，雄激素都会增加女性和男性的骨密度。此外，当将两种激素一起用于治疗时，其骨密度的增加要比单独给予雌激素时增加更多。其他影响因素（如肌肉质量、力量、活动和机械劳损）可能会刺激骨代谢活动性，即在抑制骨吸收的同时形成骨。简而

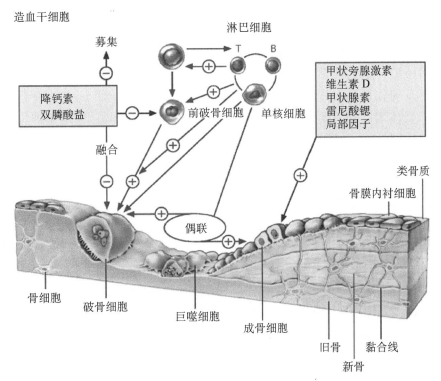

图 4-1　**骨骼重塑的调节涉及激素、细胞因子、药物、机械刺激和细胞相互作用（骨骼吸收和形成的"偶联"）**

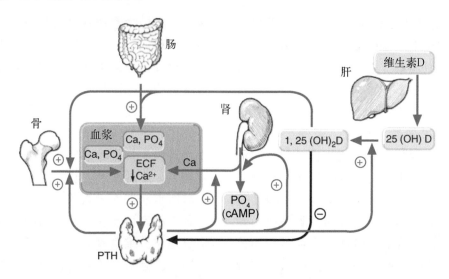

图 4-2　PTH 和维生素 D：钙稳态的调控

言之，在生长过程中，塑形和重塑过程通过在需要的地方沉积骨骼并在不需要的地方减少骨量来优化强度。需要强调的是，此处仅简要概述了控制骨骼重塑的高度复杂的机制，毫无疑问，未来将围绕机制的阐明继续研究。

· 局部细胞因子和信号：局部细胞因子、电磁及最重要的信号通过细胞间网络的传输也很重要。骨细胞合成整个细胞因子家族（图 4-3）。前列腺素在固定过程中对骨吸收起重要作用。成骨细胞产生的肿瘤坏死因子受体家族的重要成员之一骨保护素（OPG，护骨因子）阻止破骨细胞与前体细胞分化，从而阻止骨吸收。实际上，OPG 可能代表了动脉钙化和骨吸收之间长期以来寻求的分子联系。这种联系是血管性疾病和骨质疏松症临床重合的基础，血管性疾病和骨质疏松症在绝经后女性和老年人中最常见。OPG 可能代表一种骨重构性治疗的新途径。重塑的特定方面涉及特定因素。例如，VEGF（血管内皮生长因子）对血管生成和软骨内骨形成、下颌骨骨化和长骨生长的影响。

· 维生素和矿物质：骨细胞及周围的细胞系统也受到各种维生素、矿物质和其他因素的影响。维生素 D、维生素 K、维生素 C、维生素 $B_6$ 和维生素 A 都是胶原蛋白正常代谢和类固醇矿化所需的成分。

· 机械负荷：运动可能会改善儿童和青少年的骨量和骨骼强度。但是，在青春期和骨骼的纵向生长结束时，成骨潜能会降低。成人骨骼仅对机械负荷有适度反应。一种可能对骨骼组织有用的新方法是高频、低幅值的"振动"运动，并结合骨骼负荷之间的休息时间。骨组织细胞必须将胞外机械信号转换为细胞内反应。已知机械感受器是由连接至跨膜通道的细胞外和细胞内蛋白组成的结构。触摸感、本体感觉和血压调节由离子通道介导。已经提出，骨细胞过程被束缚在细胞外基质上，并且这些束缚放大了细胞膜的应变。据推测，细胞外液流动在细胞表面会产生张力，这反过来会拉伸细胞膜。

· 转录调控和基因：存在许多控制成骨细胞成骨和分化的转录因子。这些包括与 Runt 相关的转录因子 2（Runx2）、成骨相关转录因子抗体（Osx）和性别决定区

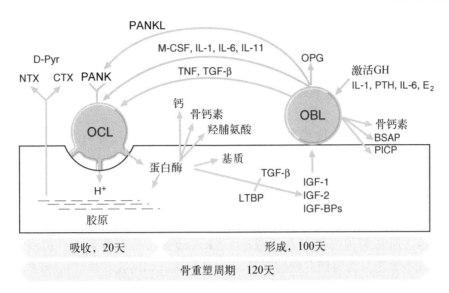

图 4-3　调节骨吸收和骨形成的因素示意图。OCL. 破骨细胞；OBL. 成骨细胞。成骨细胞合成激活破骨细胞的细胞因子和生长因子。破骨细胞形成的两个主要因素是 M-CSF 和骨保护素配体（OPGL），也称为 RANKL。RANKL 在破骨细胞上激活其受体 RANK。OPG 是 RANKL 的假受体，如果结合足够的 OPG，则可以抑制破骨细胞生成（引自 Rosen，Bilezikian，2001）

域 Y-box 9（Sox9），是成骨作用的"主要"调节因子。负责遗传性骨骼疾病的新基因也可以提供新的治疗机会。例如，最近研究显示将 LRP5 鉴定为骨调节中的关键分子可促进成骨细胞分化。最后，应该指出的是，有关细胞的研究仍在进行。例如，它们的起源和分化；重塑的调控机制，特别是在造血（红色）骨髓或脂肪细胞（黄色）骨髓附近的不同部位，如骨内膜和骨膜周围；以及连接到主动重塑单元的血管内皮细胞的活性（如果有）。这些研究的结果可能揭示了重构的其他方面机制。

## 二、骨免疫学

阐明骨骼代谢的基础机制揭示了免疫系统的重要性。反过来，这促进了新的跨学科领域的建立。骨免疫学最初是由以下观察触发的：炎症性疾病（如类风湿关节炎）中的骨吸收增加，是由 RANKL（核因子κB 配体的受体激活剂）的表达增加引起的，后者诱导了破骨细胞的分化和活化加速。此外，这种相互作用 / 串扰还为许多因子提供了桥梁，这些因子实现了骨骼的重塑，参与了骨骼的平衡，并且是调节其他器官和系统的重要参与者，如心脏、肾、肝、胃肠，以及心血管、激素和内分泌系统。这种多系统的参与提供了一个事实，即骨骼实际上受到体内几乎所有其他器官和系统疾病一种或另一种方式的影响，以及为什么骨质疏松症现在成为全球流行性疾病。

## 三、RANK/RANKL/OPG 系统

RANK/RANKL/OPG 系统在重塑过程中的调控和"偶联"中起着关键作用。该细胞因子系统的发现是理解破骨细胞形成和骨吸收调节及局部骨重塑相关的其他过程的一个里程碑。OPG 是成骨细胞产生的 TNF 受体家族的重要成员，它阻止破骨细胞从其前体细胞分化，抑制骨骼的吸收。RANKL（NF-κB 配体的受体激活剂，也称为 OPG 配体，OPGL）及其

受体 RANK 和 OPG 是调节骨重塑单位的关键成员。RANKL 是 TNF 家族的成员，是破骨细胞成熟的主要刺激因素，对破骨细胞的存活至关重要。局部重塑的过程如图 4-4 所示。

RANKL 表达的增加直接导致骨吸收增加。RANKL 由成骨细胞和活化的 T 淋巴细胞产生。它的特异性受体 RANK 位于破骨细胞、树突状细胞、平滑肌细胞和内皮细胞的表面膜上。T 淋巴细胞产生的 RANKL 和随之而来的树突状细胞的激活代表了免疫调节系统与骨组织之间的联系。反映出骨骼与造血之间的紧密协作，因为 M-CSF 是破骨细胞分化所必需的。

RANKL 的作用受 OPG 调节，OPG 分泌在骨骼、皮肤、肝、胃、肠、肺、肾、胎盘等各种器官中。它也充当可溶性内源性受体拮抗剂。多种细胞因子、激素和药物可能会刺激或抑制 RANKL 或 OPG 的作用，从而使结果摇摆不定，利于或不利于这两种细胞因子中的任何一种，如下所示。

• TGF-β 增加 OPG 的产生。

• 甲状旁腺素增加 RANKL 的产生而减少 OPG 的产生。

• 维生素 D₃ 可促进 RANKL 的分泌。

• 糖皮质激素促进 RANKL 而降低 OPG 的分泌。

• 雌激素增加 OPG 的产生。

OPG 产生的其他刺激因素包括维生素 K、瘦素、金雀异黄素、雷洛昔芬、他汀类药物（如阿托伐他汀）、双膦酸盐和机械作用力。此外，后续研究不断阐明这些机制，如 α- 硫辛酸可抑制成骨细胞的生成。另外，已经明确 RANKL 和 OPG 之间的关系有助于维持骨的吸收和形成，也就是这两种过程"偶联"之间的平衡。骨中 RANKL 和 OPG 的相对浓度是决定骨质量和强度的主要因素之一。

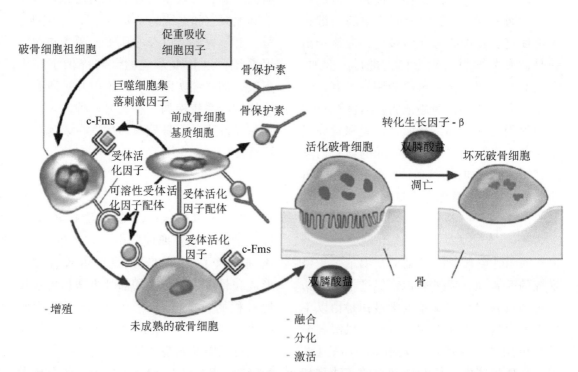

图 4-4　RANK/RANKL/OPG 系统及其对破骨细胞吸收的控制：从破骨细胞前体到破骨细胞死亡

动物实验也证明了 OPG 在调节骨吸收中起重要作用。转基因小鼠过度表达 OPG 会发展成骨硬化症，而 OPG 剔除小鼠会发展成严重的骨质疏松症。这些实验表明，OPG 充当 RANKL 触发的效果的"制动剂"。将来，OPG 很可能用于以骨吸收增加为特征的疾病的治疗，如下所示。

- 绝经后骨质疏松症和老年性骨质疏松症。
- 局部骨吸收增加的疾病。
- Paget 骨病。
- 牙周炎。
- 类风湿关节炎。
- 骨髓水肿综合征。
- 免疫性疾病引起的骨质疏松症。
- 血液疾病，如多发性骨髓瘤。
- 骨癌。
- 高钙血症综合征。

在过去的几年中，RANK/RANKL/OPG 系统的重要性已被阐明，不仅在原发骨疾病中很重要，在继发骨骼相关性和血管性疾病中也很重要，包括糖尿病、动脉粥样硬化、类风湿关节炎和转移癌等常见疾病（表 4-2）。这证实了 RANKL/OPG 系统是具有广泛、深远的全身作用的细胞因子系统。在最近的一项研究中，心血管疾病（CVD）发作后，女性髋部骨折的风险大大增加，这一发现与骨质疏松性骨折和 CVD 的病理学途径相通的概念相符。MINOS 研究是一项长期的前瞻性研究，表明主动脉钙化是老年男性偶发骨折的重要且独立的危险因素。重要的是，在上述情况下，都有机会将双膦酸盐加入治疗性干预措施中，其中一些已经在探索和应用中。

表 4-2　RANK/RANKL/OPG 系统在骨骼、免疫和血管疾病的发病机制中的作用

代谢性骨病
　　绝经后骨质疏松症
　　糖皮质激素诱导的骨质疏松症
　　甲状旁腺功能亢进
　　散发性 Paget 骨病
免疫介导性骨病
　　类风湿关节炎
　　牙周感染
恶性疾病
　　多发性骨髓瘤
　　骨转移癌
　　恶性高钙血症
遗传性骨骼疾病
　　家族性膨胀性骨溶解症
　　家族性 Paget 骨病
　　特发性高磷酸盐血症
心血管疾病
　　动脉粥样硬化
　　周围血管疾病
　　冠状动脉疾病

## 四、瘦素

超重的人群不易患骨质疏松症，暗示肥胖与骨骼之间存在联系。最初认为增加体重可能会保护骨骼。然而，实验研究表明瘦素是一种由脂肪细胞产生的激素，它与大脑中的神经元相互作用，从而影响体重（图 4-5）。随后发现，在小鼠中，瘦素也具有抗成骨作用，肥胖者的骨量增加可能是由对瘦素的抗成骨作用的抵抗所致。瘦素与体内脂肪的含量成比例地释放到血液中。它通过与下丘脑中特定神经元的某些受体蛋白结合，从而激活交感神经。交感神经延伸到骨骼中，刺激神经递质去甲肾上腺素释放，然后刺激成骨细胞上的 $\beta_2$-肾上腺素受体，抑制成骨细胞活性。瘦素通过对已经分化的成骨细胞的作用来抑制骨形成，对破骨细胞的分化或功能没有明

显影响。这些结果似乎表明，数以百万计的接受过β受体阻滞剂（如普萘洛尔）治疗高血压的患者可以增加骨量成为重新评估这些有关骨密度变化的临床研究的争论点。将瘦素鉴定为强有力的骨形成抑制剂在未来肯定具有潜在的治疗意义。

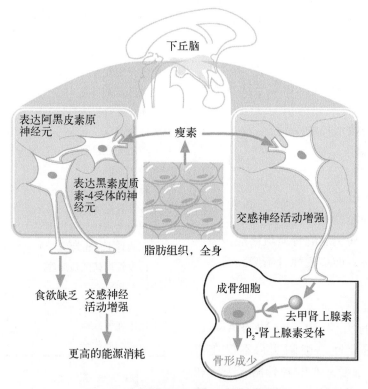

图 4-5 中枢神经通过瘦素参与骨转换

## 一、成骨的类型

成骨细胞源自间充质细胞，并通过以下两种方式产生类骨质，即骨的有机基质。

• 膜内成骨：类骨质直接分泌在疏松的血管结缔组织中。类骨质的矿化在沉积后不久发生，新形成的骨组织称为"原始骨"。这种骨化的例子是颅骨的扁平骨，以及下颌骨和锁骨的一部分。此外，骨膜下的膜内成骨是增加长骨直径的机制。

• 软骨内成骨：大多数骨骼都是通过此过程形成的，由此类骨质沉积在预先存在的软骨上。骨骺板上持续的软骨内成骨是纵向骨生长的原因。刚形成的具有钙化软骨核心的复合物被称为原发性海绵状骨，后来被成熟的层状骨所取代。

在骨骺板上，软骨内骨的形成受高度调节，可以区分为以下 4 个不同的形态学区域。

• 储备区（或休息区）。
• 增殖区。
• 肥大区。
• 软骨内骨化区。

青春期骨骺板在不同时间闭合（股骨远端和胫骨近端在 16 ～ 19 岁闭合，标志着身高增长的结束）。最后闭合的骺板是髂骨和内侧锁骨。

## 二、子宫中胚胎的生长

子宫中胚胎的正常生长、发育及发育迟缓受遗传和环境因素的影响。此外，从出生到成年的成长轨迹的最新研究表明，出生时的婴儿大小和出生后的生长都影响成年后许多慢性疾病的风险及这些疾病的发展。这些慢性疾病包括高血压、冠心病、脑卒中、糖尿病和肾功能紊乱。此外，还包括不利于孕产妇的其他环境因素。最新研究表明，胎儿时期和幼儿期的环境也可能会对不同的身体功能产生终身影响。

现在，宫内生长受限与婴儿低骨量和成年期骨质疏松症发展的风险增加呈正相关。重要的是，骨质疏松症至少部分是在子宫内就被基因化编程的，并且产前和产后的营养和其他环境因素对骨骼发育有深远影响，从而对成年后产生重大影响。但是，许多其他研究现已表明，上述产前和产后的某些不良影响可以而且应该通过应用适当的方法（营养、补品、可能的药物、运动和生活方式）加以纠正，可以在童年、青少年到成年期纠正，甚至可在老年时期纠正。

## 三、峰值骨量

骨骼在 25 ～ 30 岁时获得最大的骨密度（峰值骨量）（图 5-1）。因此，在此之前的生长时期为建立峰值骨质量提供了最大的机会，其中峰值的 60%～80% 由遗传因素决定，而其余的 20%～40% 由其他因素（如营养和运动）决定。此后，约从 30 岁开始，骨骼出现负平衡，因此每年平均损失 1% 的骨量，而这与性别无关。骨小梁的骨密度测量表明，20～80 岁骨密度逐渐降低，80 岁时骨密度降低了约 50%（图 5-2）。这种骨量流失显然是通过基因程序化决定的。峰值骨量存在明显的种族差异，美国黑种人的峰值高于白种人，而亚洲人的峰值最低。在获得峰值骨量后，导致骨质疏松症的多种致病机制和因素包括以下内容。

- 遗传因素。
- 胎儿和新生儿因素。
- 成长中的因素。
- 峰值骨密度不足。
- 营养和生活方式因素。
- 女性绝经和雌激素减少。
- 衰老和男性睾酮缺乏。
- 衰老过程中肾上腺类固醇减少约 80%。
- 合并症。
- 衰老对身体和日常生活活动的其他影响。

运动和饮食的相互作用也参与骨的形成、维持和衰减。可能影响骨量和骨质流失率的因素包括以下几种。

- 维生素 D 受体。
- 雌激素受体。
- 甲状旁腺激素受体。
- IL-1 受体拮抗剂。
- TGF-β。
- Ⅰ型胶原蛋白 α1 链中的 Sp1 位点。

骨就像是钙的储蓄账户。如果钙供应充足，钙就会储存起来，从而建立钙骨库账户。如果饮食中钙的摄入量过少，则钙就会通过"骨库"即骨本身释放出来。在早期生活中达到的峰值骨量是决定以后骨量和以后生活中骨折风险的主要因素。男

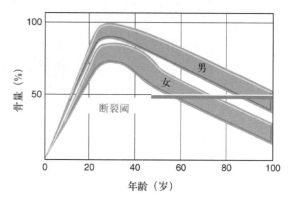

图 5-1　与年龄相关的骨量变化

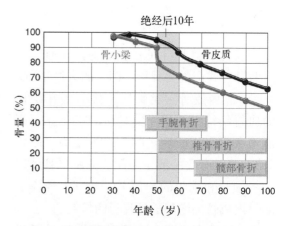

图 5-2　骨小梁骨量丢失与骨折类型的相关性

性的峰值骨量大于女性，尽管以骨量表示骨密度时，这些差异减少甚至逆转。

峰值骨量是以后骨质疏松性骨折的有力预测指标。当我们出生时，我们的骨骼中约含有 25g 钙。在 30 岁，当我们的骨量达到顶峰时，我们的骨骼中会储存约 1000g 钙。患骨质疏松症的风险取决于一个人在成年后有多少骨（"峰值骨量"）及他在以后的生活中失去骨量的速度。

钙在白天储存于骨组织中，并在夜间缓慢释放。骨活检研究表明，骨的丢失在骨骼的所有区域相当平均，在椎体和股骨近端可能更多。在绝经后女性中，雌激素的减少伴随着每年最多 4% 的骨质流失。这意味着女性在 40～70 岁可能会失去 40% 的骨量。在同一时期，男性仅损失约 12%。

# 第二部分

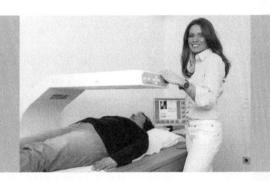

# 骨病的诊断技术

# 第6章 临床评估

骨病的临床表现有助于将其归入不同的疾病类别（图 6-1）。详细的临床病史和全面的体格检查是诊断的重要基础。诊断的关键信息通常是通过仔细询问患者而获得的。患者的年龄、症状、病变部位、疼痛的类型和部位、肢体肿胀和骨骼畸形、患者的健康状况、危险因素和其他基础疾病都是重要的临床资料。对患者的合并疾病和用药史进行评估也是非常重要的，因为它们也可能影响骨骼的状态。此外，还要特别注意口腔骨结构和牙齿，尤其是在考虑使用新的更有效的双膦酸盐进行治疗时。

## 一、年龄和病变部位

虽然任何病变都可能发生在任何年龄，但许多骨病变在某些年龄段更常见。例如，嗜酸性肉芽肿通常发生在儿童，而老年人的溶骨性疼痛病变多见于转移性肿瘤或多发性骨髓瘤。此外，病变部位也是一条重要的诊断线索，许多病变几乎只发生在骨骼的某些部位。例如，骨巨细胞瘤几乎总是累及骨骺，而成骨细胞瘤多发于脊柱。当存在多个病变时，它们的分布是极其重要的，对称分布的病变通常提示全身或先天性疾病，而不对称

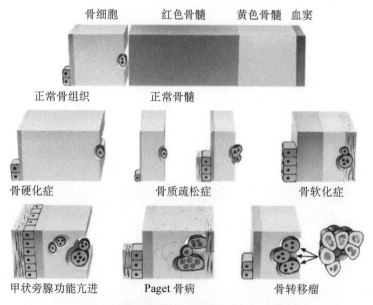

图 6-1 常见的骨病及其引起的骨量、矿化和骨重塑异常

骨细胞　　　红色骨髓　　　黄色骨髓　血窦

正常骨组织　　　　正常骨髓

骨硬化症　　　　骨质疏松症　　　　骨软化症

甲状旁腺功能亢进　　　Paget 骨病　　　骨转移瘤

分布的病变通常提示转移性肿瘤。

## 二、骨痛

疼痛往往是骨病的主要症状，因此，必须对疼痛的部位、持续时间、强度、特征和诱因进行全面问诊和详细检查。对受影响区域的骨骼肌肉系统进行细致的触诊可以极大地帮助诊断。对患者的体格检查应包括皮肤、眼睛、牙齿、脊柱、肋骨、头颅和四肢的检查。需要观察患者的步态、协调性和其他动作。具体细节已在相应的章节中给出。疼痛通常表示病变正在进展，主要由骨组织中无髓神经的刺激或骨膜扩张而引起疼痛。

骨痛通常表现为钝痛，多在夜间加重。

通常，关节的疼痛会让人注意到附近不相关的骨骼病变。而与骨痛不同的是，关节疼痛可在夜间或关节固定后缓解，也可通过关节内注射镇痛剂而消失。对于应力性骨折，MRI（磁共振成像）检查通常极具诊断价值。

## 三、骨肿胀和畸形

肿胀通常是由表面病变的扩大引起的，如骨旁骨肉瘤。肿胀的持续时间和速率反映了病灶的生长速度。周围软组织或骨囊和肌肉炎症反应都可能会进一步增大其体积。临床医师在判断肿胀程度时应注意与 X 线片进行比较，以免造成误诊。在儿童中，骺板附近的病变可能会刺激或延缓骨骼生长。受累骨骼的畸形是 Paget 骨病、骨纤维结构不良和其他一些罕见骨病的特征（图 6-2）。

## 四、系统性体征和基础疾病

评估骨病变的另一个问题是它是否是一种基础疾病的全身性表现。骨骼对几乎所有的系统性因素都敏感，因此必须仔细记录病史。肾脏、内分泌、血液系统疾病（图

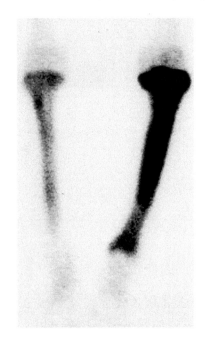

图 6-2　Paget 骨病患者的胫骨受累和弯曲畸形（骨扫描）

6-3）、肺部疾病、感染和免疫性疾病，以及肝和胃肠道疾病均可影响骨骼代谢并导致骨骼病变。在发热的情况下，白细胞增多和 CRP（C 反应蛋白）升高增加了骨髓炎或迅速生长的肿瘤合并肿瘤坏死的可能性。

甚至从骨肿瘤的坏死或炎性部分取得的大块组织活检（如尤因肉瘤或霍奇金病）都可能在组织学上被误诊为慢性感染。

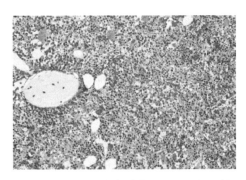

图 6-3　溶血性贫血患者伴有"纽扣现象"的严重骨质疏松症（左）和过度活跃的红细胞生成增加。Giemsa 染色

# 第 7 章　骨放射学

## 一、成像技术

### （一）常规 X 线

- 骨病的基本影像技术：用于创伤学（骨折诊断、定位），结构性骨病的评估。
- 标准检查：通过两个平面用 X 线检查骨组织。
- X 线线性传播，如光所投射的阴影，具有相同的几何定律。
- 必要时，拍摄特定位置的目标图像，如肋骨切线位像。
- 评估骨皮质和骨松质结构。
- 常规 X 线检查的优点：可用性强，辐射剂量低，成本低。
- 常规 X 线检查的缺点：有电离辐射，可遮挡病变。
- 必要时拍摄对侧肢体图像，以进行比较。

### （二）计算机断层扫描

- 计算机断层扫描（CT）：能很好地显示骨皮质、骨松质和软组织的横断面图像。可显示复杂或细微的骨创伤，是某些骨肿瘤或介入（如 CT 控制的小关节浸润）背景下的影像检查的首选方法。
- CT 的优势：使用范围广、可用率高、检查时间短、对钙化的骨和软组织钙化显示良好、可三维重建。

- CT 的缺点：需使用电离 X 线。
- 造影剂：含碘造影剂。
  - 检查前评估患者是否需要注射造影剂！造影剂过敏或不耐受者禁用（注射造影剂前预孩性使用抗组胺药，必要时可直接预防性使用可的松）。门诊患者使用预防性药物后出现一定反应者应避免驾驶等。
  - 副作用：甲状腺功能亢进（使用碘化造影剂数周至数月后，无法进行甲状腺或放射性碘疗法的功能性诊断），肾功能不全（肾小管毒性，尤其是对于已存在肾衰竭的患者，在这种情况下应降低剂量，静脉注射等渗盐溶液，静脉注射乙酰半胱氨酸），超敏反应 / 变态反应（典型症状：恶心、呕吐、红斑、荨麻疹、支气管狭窄 / 喉痉挛、抽搐、过敏反应）。

实用建议：使用造影剂进行 CT 扫描。

需要的实验室检查：促甲状腺素（如果促甲状腺素下降，测量游离 $T_3$ 和游离 $T_4$），肌酐。

关于造影剂的超敏 / 过敏反应史。

如果有超敏反应：需要做好记录以备将来调查用。

如有轻微症状（恶心、呕吐、红斑、瘙痒）：静脉注射抗组胺药和皮质类固醇；如果需要，可进行医学监护。

如果有明显症状（喉痉挛、循环反应）：

重症监护监测（通气、休克治疗）。

### （三）磁共振成像

• 磁共振成像（MRI）：具有最佳软组织对比度的横断面成像（肿瘤、骨髓、肌肉、肌腱、韧带、椎间盘）。与 CT 相比，MRI 对于骨皮质和钙化只产生微弱信号，评估受限。

• MRI 的优点：不使用 X 线；出色的软组织对比度；可在不同的平面显示；各向同性序列可进行三维多平面重建。

• MRI 的缺点：幽闭恐惧症者需小心使用（取决于严重程度，必要时进行药物治疗，如使用 Tavor®）。

• MRI 的风险：强静磁场→患者体内可磁化植入物 / 异物（如金属碎片、某些化妆颜料、不可去除的穿环）可能移位和变热；在某些情况下，如果患者体内有起搏器、人工耳蜗等，在检查之前，需要获得制造商的说明书中可以做 MRI 的证明，并与放射科医师讨论有关进行检查的注意事项或其他成像可能性！

• 造影剂：钆螯合物（MRI 造影剂不含碘），相对较低的过敏潜能，在正常肾功能中没有已知的相关肾毒性，在肾损害患者中发生肾源性系统性纤维化的风险非常低（表 7-1）。

表 7-1　肌肉、骨骼等组织在 MRI 中的信号强度

| 组织 | $T_1W$ | PDw Fs | $T_2W$ |
|---|---|---|---|
| 血管 | ↓ | ↓ | ↓ 或 ↑ |
| 骨髓 | ↑ | | ↔ |
| 脂肪 | ↑ | ↓ | ↑ |
| 纤维软骨 | ↓ | ↓ | ↓ |
| 透明软骨 | ↔ | ↔ | ↑ |
| 韧带和肌腱 | ↓ | ↓ | ↓ |
| 肌肉 | ↔ | ↔ | ↔ |
| 神经 | ↔ 比肌肉低 | ↔ 比肌肉低 | ↔ 比肌肉低 |

注：$T_1W$. $T_1$ 加权像；PDw Fs. 质子加权预饱和脂肪抑制序列；$T_2W$. $T_2$ 加权像；↓. 降低；↑. 升高；↔. 无变化

实用建议：使用造影剂进行 MRI 检查。

必要的实验室检查：肌酐，主要取决于患者的年龄 / 风险因素。

患者有关于造影剂超敏 / 过敏反应的病史：提供相关的既往史资料。

对于超敏反应的病例，应记录备案。

有轻微症状（恶心、呕吐、红斑、瘙痒）的患者：静脉注射抗组胺药和皮质类固醇。

如有必要，在有明显症状（喉痉挛、循环反应）的情况下进行医学监测：重症监护监测（通气、休克治疗）。

### （四）核医学检查技术

• 骨闪烁显像：放射性药物（如锝 -99m 的氙）伽马射线在闪烁光中溶解，由光电倍增管放大，然后记录下来。区分冷点（非活动区域，如囊肿）和热点（活动增加的区域，如炎症、肿瘤）。

• SPECT（单光子发射计算机断层成像）：由数台伽马照相机围绕患者旋转，类似于在多个平面中 CT 重建切片图像（空间分辨率为 1 ～ 1.5cm）。

• PET（正电子发射断层成像）：在 β 衰变期间，电子和正电子随后会立即重组，同时释放能量。然后，两个光子沿完全相反的方向传播。闭合检测器环中正好相反的检测器的重合电路几乎同时调节到达的光子，并允许在轴向、矢状和冠状层（空间分辨率为 3 ～ 6mm）中重建活度分布模式。常用的正电子发射体是 $^{18}F$- 脱氧葡萄糖（半衰期 109 分钟）。

• PET-CT：将 PET 和 CT 结合在一个设备中，有核医学功能诊断与高空间分辨率计算机断层成像相结合的优势。病理活动与 CT 图像可准确定位于同一平面位置。

### （五）骨密度测定

• DXA（双能 X 射线吸收法）：测量腰椎和股骨颈的骨矿物质密度。通过 X 线吸收测量的是以 $mg/cm^2$ 为单位的纯值。

计算 $T$ 值（与年轻健康成年人的测量值进行比较）和 $Z$ 值（与年龄相匹配的人进行比较）。

－ 正常 BMD：$T$ 值 $> -1.0$。

－ 骨质减少（中度骨质流失）：$T$ 值为 $-1.0 \sim -2.5$。

－ 骨质疏松症（严重骨丢失）：$T$ 值 $< -2.5$。

骨密度值与药物治疗的指征与年龄和其他危险因素有关。

• DXA 的问题：由于覆盖结构（主动脉钙化）或退变（伴有椎体终板硬化的骨软骨病、脊柱炎、小关节骨关节炎、椎骨骨折）而产生假高数值。

**实用建议**

1. 为了排除叠加或变性导致的假高值，应在首次进行 DXA 测量时对腰椎进行 X 线检查。如果仅影响 1 个或 2 个椎体，则将其排除在评估之外。

• QCT（定量 CT）：（单位为"mg 钙羟基磷灰石 /ml"）计算 3 个腰椎椎体的体积值。

－ 正常骨密度：$> 120$mg Ca-HA / ml。

－ 骨质减少（中度骨质流失）：$80 \sim 120$mg Ca-HA / ml。

－ 骨质疏松症（严重骨质流失）：$< 80$mg Ca-HA/ml。

2. 当 DXA 不可用或 DXA 没有提供足够的价值时（如由严重的退变而造成的），请采用 QCT。

## 二、特定的组织疾病影像学表现

### （一）骨折

无论任何位置及范围，只要是骨的连续性中断就称为骨折。骨折可累及骨松质或骨皮质（单独或共同）。从病因学上来讲，骨折可分为创伤性骨折、应力性骨折（正常骨骼过度使用后疲劳骨折、骨量不足在

正常应力下导致的骨折）和病理性骨折（骨量不足骨折：骨组织破坏，如转移瘤、多发性骨髓瘤等）。

儿童时期骨骼的弹性允许在没有完全间断的情况下发生强烈变形，从而导致典型的儿童骨折形式，如青枝骨折（张力侧的皮质断裂，弯曲在压迫侧），珠状或环状骨折（干骺端压缩）或撕脱骨折（肌腱髓端撕脱骨折）。儿童时期的另一个特殊特征是骨骺和生长板的损伤（按 Salter 和 Harris Ⅳ型或按 Aitken 分类，图 7-1）。

**X 线对骨折的诊断**

• 在两个相互垂直的平面（类型、范围、脱位与否）中的 X 线照片。如有必要，还可以加拍斜位像。

• 在长骨骨折的诊断中，需显示相邻的关节。

• 在解剖结构较复杂（如颅面、颅底）或与临床相关（如颅脑损伤后脑出血）的病例中，需进行 CT 扫描。

**补充放射学诊断**

• 随访 X 线检查：最初是影像学上隐匿的骨折（如片状骨膜反应、硬化性线）。

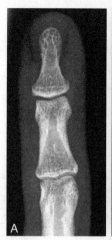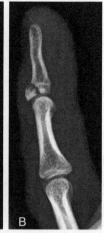

图 7-1　一名 27 岁的患者。指伸肌腱撕脱骨折。A. 正位传统 X 线片并不明显。B. 侧位投影图显示撕脱骨折。在骨折诊断中必须使用两个平面的投照位像

• 当骨折或关节表面受累不清楚时，CT 可以更精确地显示复杂的骨折或复杂的解剖结构（如脊柱、骨盆、跗骨）。

• MRI 在放射学上用于检测"骨挫伤"合并的隐匿性骨折，并用于明确囊状肌腱和韧带、骨软骨缺损的表现及发现软骨碎片。

• 骨扫描能显示出创伤后增加的放射性核素吸收，可以持续数年。在儿童中，可能存在生理性高摄取区。

## （二）骨质疏松症

骨质疏松是指骨量减少、骨的微结构受损、骨断裂倾向增加。典型的骨质疏松性骨折有脊椎骨折、股骨颈骨折、桡骨远端骨折和肱骨近端骨折。这些骨折被认为是骨量不足骨折。X 线片可以描述骨密度的降低，这时骨量至少丢失了 30% ~ 50%。

影像学检查选择：DXA 和 QCT（定量 CT，可以单独评估椎体骨松质，因此更敏感）。

骨质疏松的影像学特征

• X 线的透明度增加（密度减低），张力小梁或骨皮质（框架椎骨）的透明度增加。

• 鱼形和楔形的椎骨。

鉴别诊断：任何高于 $T_7$ 节段的骨折高度怀疑为肿瘤。不均匀的骨结构也应怀疑为肿瘤（如多发性骨髓瘤或转移性肿瘤）。MRI 是明确诊断的首选方法。新旧骨折的鉴别：MRI 可显示急性骨折的骨髓水肿。

## （三）其他系统疾病引起的骨病

1. 骨软化症和佝偻病　儿童（佝偻病）或成人（骨软化症）主要是由缺乏维生素 D 所致，其特征是骨组织中新生的类骨质上矿物盐沉着不足。

骨软化症

常用检查方法：胸腰椎、骨盆及股骨的常规 X 线片（正侧位片）。

骨软化症的 X 线表现

• 因骨内矿物质减少，骨 X 线片密度减低。

• Looser 带（假骨折线，皮质不全骨折）多发于股骨，但肋骨、耻骨、坐骨和肩胛骨骨折也好发。

• 骨畸形（如骨盆三叶状、双凹型椎骨，脊柱侧后凸，钟形胸腔，骨骼侧弯）。

佝偻病

常用检查方法：股骨远端（正侧位），尺骨远端（正侧位）的常规 X 线片及骨盆正位片，怀疑有脊柱侧凸的胸椎和腰椎正侧位片。

佝偻病的 X 线特征

• 矿化受损使低骨密度减低，皮质变薄。

• 尺骨远端和股骨远端的骨骺增宽。

• 干骺端肿大。

• 长骨弯曲，脊柱侧凸，心形骨盆。

• "串珠肋"（肋骨骨边界肥大）。

2. 甲状旁腺功能亢进症

（1）原发性甲状旁腺功能亢进症

由甲状旁腺腺瘤或增生或癌而导致的自发性疾病。特点为高钙血症。

（2）继发性甲状旁腺功能亢进症

慢性低钙血症导致的甲状旁腺过度活跃，如慢性肾衰竭（肾性骨营养不良）或吸收不良。

常用检查方法：脊柱和手部 X 线片（正侧位）。

甲状旁腺功能亢进症的 X 线特征

• 骨膜下桡侧骨吸收，特别是手指的骨皮质，以及远端指骨、胫骨内侧近端、肱骨、股骨和肋骨的骨皮质。关节处的软骨下吸收可能类似于类风湿关节炎。

• 脊柱："橄榄球衣状脊椎"（脊椎终板模糊致密化），通过软骨终板的软骨下吸收而形成 Schmorl 结节。

• 颅骨：斑点状脱钙。

• 骨溶解性"棕色瘤"出现于晚期，

主要存在于骨盆、肋骨、股骨和颅骨。

• 软骨钙质沉着。

3. DISH（弥漫性特发性骨质增生症）DISH 是一种弥漫性特发性骨质增生。

常用方法：脊柱 X 线检查。

DISH 的诊断为连续 4 个或 4 个以上椎体前纵韧带骨化形成粗大骨桥连接，伴椎体和椎间盘结合部的骨化（特别是胸腰椎交界处）。

影像学特征

• 连续 4 个或 4 个以上椎体前纵韧带骨化形成粗大骨桥连接，伴椎体和椎间盘结合部的骨化。

• 受累部位椎间盘的高度无明显塌陷；椎间小关节无骨性强直，骶髂关节无侵蚀、硬化或骨性融合。

4. SAPHO 综合征（滑膜炎、痤疮、脓疱病、骨质增生、骨髓炎） SAPHO 综合征 [ 后天性骨质增生综合征，脓疱性关节炎（PAO）] 是成人骨骼的一种慢性非细菌性炎症，常伴有牛皮癣样脓疱性皮损和痤疮样脓疱性皮损，主要表现为硬化性骨质增生和骨膜新骨形成。

常用检查方法：X 线、CT、核素扫描（病理征象，寻找更多病灶）。

影像学特征

• 肌腱端炎症(纤维 - 骨性交界处的炎症)。

• 硬化和骨质增生，主要是胸锁交界处（核素扫描表现为牛角征）。

• 累及单个椎骨的硬化（图 7-2）。

5. 慢性复发性多灶性骨髓炎 慢性复发性多灶性骨髓炎（chronic recurrent multifocal osteomyelitis，CRMO）是儿童和青少年骨骼的一种非细菌性炎症。主要表现为反复发作的骨骼炎性疼痛，伴或不伴发热，通常情况下，随着时间的推移，多处骨骼会相继受到攻击并感到疼痛。根据疾病的不同阶段，X 线有不同的表现：

• 前 3 周：主要表现为骨溶解，如同急性骨髓炎。

• 3 周后：长骨干骺端骨溶解破坏、骨硬化，或混合表现，多无骨膜反应，长骨可见皮质变薄。后期主要表现为骨硬化。

• 诊断：三相骨扫描显像可以显示临床上无症状的病灶；MRI 可显示早期病灶，类似急性骨髓炎。须与骨梗死、肿瘤、细菌性骨髓炎等鉴别诊断。

（四）局部骨病

1. 骨髓炎 骨髓炎是一种骨骼或骨髓的感染，主要来自细菌感染（30% 为金黄色葡萄球菌）。感染途径主要有直接感染、开放性损伤、血源性传播和医源性感染。

选择检查方法：X 线、CT 或 MRI。

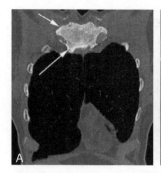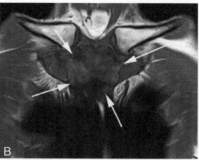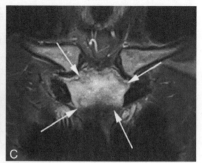

图 7-2 一例 41 岁 SAPHO 综合征患者。A. 弥漫性胸骨硬化症，CT 表现为弥漫性硬化症伴糜烂性炎症改变。MRI $T_1W$（B）和 $T_1W$ 增强扫描（C）显示炎症及造影剂摄取。箭头所指为弥漫性硬化及其 MRI 对应区的造影剂摄取

影像学特征

• X 线

－ 急性期：发病 2 周内软组织改变：肌间隙模糊或消失；皮下组织与肌间的分界模糊；皮下脂肪层内出现致密纹影；软组织充血、水肿，累及关节，可引起关节肿胀。2～3 周后，骨松质和骨皮质破坏，层状或梭形骨膜反应，死骨形成。

－ 慢性：多为骨增生性变化，伴有硬化和皮质增厚。

• CT：骨破坏和孤立死骨形成。瘘管的检测：通过钝探针将碘化钾注入瘘管。检测骨骼和关节接触。必要时进行 CT 定位下的活检。

• MRI：比传统的 X 线检查要敏感，可发现早期病变（在 STIR 和 $T_2$ 加权像中骨信号呈低信号，与周围软组织的对比度明显增强），还可发现骨内脓肿（在 STIR/ $T_2$ 加权像上，高信号在中心处，与边缘对比，信号增强）和孤立的块状死骨（中央区低信号，无信号对比度增强）。还可用于发现软组织炎症、脓肿和窦道。

• 骨扫描：也比 X 线片检查更能早期发现病灶。用 $^{99m}$Tc 标记的双膦酸盐（在动脉期、血池期和静态期的放射性核素富集增加）和白细胞（示踪剂摄取的非生理学模式）进行炎症扫描显像。

疾病发展特性：硬化骨增加，核素扫描活性降低，MRI 示水肿和软组织肿胀减轻，随时间增加造影剂摄取减少（图 7-3）。

2. Paget 骨病　Paget 骨病是一种病因不明的疾病，会导致骨吸收和重建的增加。它多发生于 40 岁以上的男性。好发部位是股骨、骨盆、胫骨、颅骨和椎体（图 7-4）。

常用检查方法：X 线或 CT

影像学特征

• Ⅰ期（溶骨期）：楔形超透明带。

• Ⅱ期（混合期）：同时发生骨溶解和硬化，骨骼结构粗糙，骨量增加。

• Ⅲ期（衰退期）：多表现为粗大骨小梁硬化。

诊断：使用常规 X 线即可进行诊断。通常该病诊断时已经处于混合阶段。CT 评估并发症（如脑神经、椎管或神经根受压）。

MRI：显示病变内不明显的骨髓脂肪残留。骨小梁粗化，致密骨增厚。

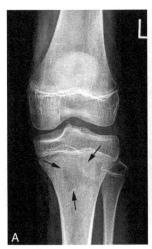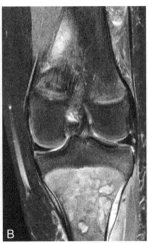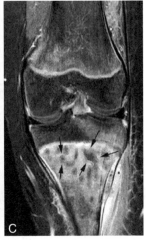

图 7-3　一名 12 岁的骨髓炎患者。A. 传统 X 线片显示胫骨干骺端透亮区；B. MRI（STIR）显示骨髓水肿；C. 增强 MRI（增强后 $T_1$WPS）显示干骺端脓肿伴周围强化（箭头所示），同时发现周围炎性软组织吸收造影剂呈水肿表现

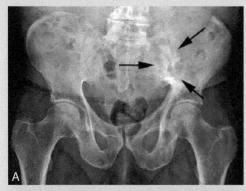

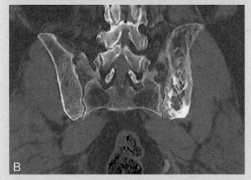

图 7-4 患者 58 岁，在传统 X 线片（A）和 CT（B）上显示左后髂骨翼膨胀性骨结构改变，提示 Paget 骨病

3. 骨髓水肿 骨髓水肿综合征是一种排除性诊断！各种疾病均可引起骨髓水肿（炎症、肿瘤、骨折等）。因此，由经验丰富的医师和专业放射科医师进行的临床诊断和图像分析很重要。

常用检查方法：MRI。

影像学特征

• 常规 X 线片可在症状出现几周后显示软骨下板层骨密度减少，关节间隙宽度保持不变。4～10 个月后，由于再矿化，可能会出现斑片状硬化症。

• MRI 是首选的诊断工具：血肿信号变化（$T_1$ 为模糊的低信号，$T_2$ 为通常为等信号，PD fs 或 STIR 为高信号，均匀对称吸收）常伴有关节腔积液。症状出现后 48 小时左右，MRI 呈阳性结果。MRI 尤其有助于区分骨髓水肿综合征与应力性骨折或

不全性骨折（有骨折线）和骨坏死，但并非总是能区分（骨髓软骨下微骨折可能）。通常在 3～6 个月后愈合。

• 骨扫描由于特异性低，不适合常规诊断。

• 展望：较新的 MRI 技术（如扩散和灌注序列）有可能对治疗反应进行随访。以及对肿瘤进行鉴别（图 7-5）。

4. 骨坏死、骨梗死 骨坏死是由软骨下骨骺骨的低灌注引起的。骨梗死是干骺端区和骨干区的缺血灶。危险因素包括吸烟、酗酒、应用糖皮质激素和妊娠。

常用检查方法：X 线和 MRI。

骨坏死的影像学特征

• 常规的 X 线最初大多不明显；后期显示软骨下透亮线（新月形），关节表面轮廓变化，关节表面侵蚀和继发性骨关节炎（股骨头坏死：Ficat-Arlet 分期和 ARCO 分期）。

• CT：去除重叠影像的影响，能显示

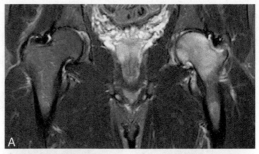

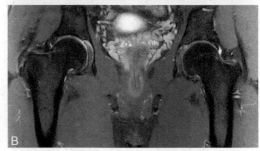

图 7-5 一名 40 岁的骨髓水肿患者

A. 显示症状出现后不久，左侧股骨头和股骨颈部出现明显水肿（STIR 序列）；B. 8 周后的随访结果，显示水肿明显减轻

出软骨下骨的骨折→对于进一步治疗选择（钻孔 vs 关节置换）至关重要。

• MRI：更高的敏感度和特异度。在 $T_1$ 加权 SE 图像中，STIR 伴有额外的骨骺低信号线的骨髓水肿清楚地界定了坏死区。

骨梗死的影像学表现

• X 线：通常是偶然发现的；表现为骨中呈线形至锯齿状中央钙化图形。

• MRI：早期水肿，表现为 STIR/质子密度/$T_2$ 高信号，后界定边缘区（$T_1$ 加权低信号分界线，$T_2$ 高信号肉芽组织邻近健康骨的坏死和低信号硬化 / 纤维化，周围带造影剂摄取）。

• 骨扫描：最初坏死区摄取减少（冷结节）；一段时间后，边缘区浓集增加（热点内冷结节）。

• 需与内生软骨瘤相鉴别：中央的爆米花状钙化（如怀疑）；MRI 可鉴别。

5. 软组织钙化　软组织钙化的原因多种多样。决定性因素是临床表现和实验室检查结果。

常用检查方法：X 线。

• CPPD：焦磷酸钙沉积症。

－ 4 种类型：①无症状性软骨钙化病；② CPPD 关节病，不典型部位关节退变，呈线状钙化；③假痛风，发作伴有关节积液和疼痛；④假肿瘤型。

• CHA：肌腱和关节周围有钙羟基磷灰石沉积。退行性疾病，如冈上肌腱炎。

• 骨化性肌炎：陈旧性血肿的钙化，如创伤后。典型：钙化开始于周围。鉴别诊断有骨肉瘤（中央起始部钙化相对模糊）。

• 钙化滑囊炎：钙化的囊性囊肿（典型的位置，如转子囊）。

• 伪肿瘤性钙化病。

• 陈旧性撕脱骨折。

• 滑膜软骨瘤（典型形态：关节内圆形光滑局限性钙化）（图 7-6）。

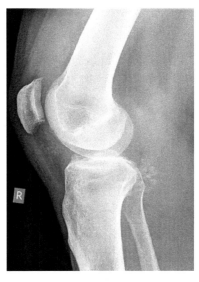

图 7-6　一名 53 岁的患者：膝关节 X 线显示膝关节后方钙化滑膜软骨瘤

• 钙代谢异常导致软组织钙化。

**（五）骨和骨髓**

1. 骨髓性骨病　各种各样的造血肿瘤和骨髓疾病以弥漫性骨质疏松或骨溶解的形式导致骨质受累。

常用检查方法：X 线 / CT 检查骨侵蚀；MRI 用于检测骨髓浸润。

骨髓纤维化 / 骨髓硬化症在骨髓增生性疾病中较为高发。

常用检查方法：X 线和 MRI。

影像学特征

• X 线 /CT：多无改变，疾病晚期伴弥漫性骨硬化。

• MRI：骨髓在 $T_1$ 和 $T_2$ 加权序列上典型的弥漫信号衰减。造影剂注射后变化不定，最初常在骨髓中显著蓄积。髓外造血灶与周围骨髓再转化。

2. 贮积性疾病　某些代谢产物因酶缺乏而堆积于骨髓或网状组织细胞系统中，如戈谢病中因葡糖脑苷脂酶缺乏而发生的葡糖脑苷脂沉积病（脂沉积症，常染色体隐性遗传）。

常用检查方法：MRI。

影像学特征

例如，戈谢病（萄糖脑苷脂沉积症）。

• X 线：骨质疏松，骨折易感性增加，骨干相对收缩，干骺端突出（颈瓶畸形），骨坏死。

• MRI：$T_1$ 加权 SE 信号弥漫性降低；脂肪饱和时无信号增加（与多发性骨髓瘤或白血病相反）。MRI 适用于评估骨坏死、隐匿性骨质疏松性骨折、骨髓炎等并发症的浸润程度。

• 进展：通过化学位移法在 MRI 中定量测定骨髓中的脂肪含量，以评估疾病的程度。

3.淋巴瘤 骨淋巴瘤包括原发性骨淋巴瘤（3%）和继发性骨淋巴瘤。原发性骨淋巴瘤很少见。通常在非霍奇金淋巴瘤中有继发性表现。典型始发部位是中轴骨骼。

常用检查方法：X 线 + MRI 和 FDG PET-CT 进行治疗评估。

影像学特征

• X 线 /CT：多为溶骨性病变或影像学检查不可见。部分混合的溶解性硬化型；很少纯硬化。

• MRI：可显示骨髓浸润及浸润程度。全身 MRI 用于检测其他病灶（最敏感的方法）。

• FDG PET-CT

－ 用于基线评估！骨淋巴瘤显著积聚 FDG。早期检测治疗反应（无 / 减少 FDG 摄取）。MRI 阳性通常会延迟。MRI 上的病灶通常在 1 年后消失。

－ 准确显示骨破坏的范围。

4.多发性骨髓瘤 多发性骨髓瘤是一种由不典型的单克隆浆细胞浸润的恶性骨髓肿瘤。破骨细胞对骨骼有二次破坏。电泳显现典型异常蛋白（M 峰）。

常用检查方法：全身 CT 和 MRI。

影像学特征

• X 线：骨骼状态（颅骨、脊柱、手臂、骨盆、胸部、大腿）。常伴有不同形式的破坏：弥漫性骨质疏松、局限性骨溶解、长骨内骨皮质变薄。总体来说，敏感度和特异度较低。

• CT：比普通射线更敏感。至少 16 层 CT 是全身 CT 检查所必需的。骨小梁内边界清晰的溶骨性病变，密度值为 40 ～ 80HU。骨外表现为均匀的、造影剂增强的软组织肿瘤，无坏死或钙化。长骨中的髓质受累应该在软组织窗中看到，因为骨性改变经常被遗漏！

• PET/PET-CT：显示由葡萄糖利用导致骨骼和软组织受累的高度活跃性。有利于评估治疗反应。缺点：可用性低。

• MRI：骨髓改变不明显不排除浆细胞浸润（浸润＜ 20%）。这些患者的预后明显好于一个以上病灶或弥漫性浸润患者。局灶骨髓瘤表现为 STIR 高信号，$T_1$ 低信号和中等程度摄取。弥漫浸润骨髓瘤表现为 $T_1$ 低信号。STIR 和增强时呈高信号，但是局灶性和弥漫浸润性经常合并存在。一种特殊浸润类型是"盐 - 胡椒"型，表现为 $T_1W$，$T_2$ 呈不均匀信号，而与之相对的是较低的浆细胞浸润（＜ 20%）伴骨髓脂肪化的局限性斑点。全身 MRI 可看到全部骨髓。

5.系统性肥大细胞增多症 肥大细胞增多症的特征是骨髓中的肥大细胞增殖。这会导致骨小梁破坏和新骨的反应性形成，另外，分泌的肝素会导致骨量减少。

常用检查方法：X 线，MRI（必要时）。

影像学特征

• X 线 / CT：局灶性或弥漫性骨质减少或骨硬化。

• MRI：在白血病或淋巴瘤中，部分骨髓为高细胞性。聚焦还是扩散，取决于分布模式（图 7-7）。

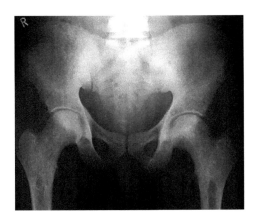

**图 7-7** 56 岁患者，肥大细胞增多症，骨盆常规 X 线图像显示弥漫性骨硬化

### （六）骨与关节

**1. 退行性关节疾病**

**骨关节炎**

骨关节炎具有重要的社会医学意义。65 岁以上人群中 80% 的人患有此病。常见部位有髋关节、膝关节、手(手骨 - 大多角骨 - 小多角骨关节病、腕关节病、Heberden 和 Bouchard 骨关节炎)、肩锁盂关节和脊柱。它可以是原发性或特发性的（原因还没有完全明确），也可以是继发性的（生物力学的改变，如关节内翻），创伤后的，炎症的和神经性的。可能有炎性水肿成分，即腐蚀性骨关节炎。通常是原发性软骨损伤，关节囊和（或）韧带继发改变。大多数患者主诉与应力相关的疼痛或启动疼痛。然而，临床症状不一定与影像学结果相关！

常用检查方法：两个平面上的 X 线，可以应力位拍片；MRI。

> **实用建议**
>
> 下肢（特别是膝关节）的影像应该为负重像（站立拍摄），与俯卧位 X 线片相比，其能更真实地反映人体膝关节的状态。建议拍摄包括下肢对齐的 X 线片，以检测下肢力线（内翻 / 外翻）。临床症状与影像表现不一定相关！

• X 线：骨关节炎的典型症状是关节间隙不对称变窄、软骨下硬化、骨赘和软骨下囊肿。次要表现为游离体和反应性滑膜炎，并伴有关节积液和力线不良。

**骨关节炎的分类**

有几种 X 线分期系统。常见的分期是 Kellgren-Lawrence 分期（表 7-2）。

**表 7-2 Kellgren - Lawrence 骨关节炎分期**

| K-L 分期 | 骨赘 | 关节间隙变窄 | 硬化 |
| --- | --- | --- | --- |
| 0 | — | — | — |
| 1 | 疑 | — | — |
| 2 | 轻微 | 轻度 | — |
| 3 | 中等 | 中度 | 中度 |
| 4 | 大 | 重度 | 重度 |

• CT：可去除重叠的 X 线影响，可作为寻找游离体或复杂关节（骶髂关节 / 寰齿关节）的辅助手段。

• MRI：在 T$_2$ 加权 FSE 或脂肪饱和质子加权图像（PDW fs）上直接显示软骨软化是骨关节炎最早的改变，即 T$_2$ 加权图像中信号不均匀。软骨体积丢失。软骨下囊肿 T$_2$ 呈高信号。活动期骨关节炎的表现有疼痛反应性骨髓水肿、滑膜炎（滑膜增厚）和关节积液。

关节镜下软骨病变的 Outerbridge 分级（表 7-3）。

**表 7-3 关节软骨损伤的 Outerbridge 改良 MRI 分级**

| 分级 | 影像学表现 |
| --- | --- |
| I | 软骨软化症，软骨水肿 |
| II | 纤维化，早期碎片化，软骨厚度丢失不超过 50% |
| III | 纤维化，碎片化，软骨厚度丢失超过 50% |
| IV | 软骨下骨裸露 |

**骨软骨炎**

椎间盘退变伴邻近节段退变。

常用检查：X 线和 MRI。

X 线：椎间隙高度丢失，软骨下硬化，椎体骨赘，可能伴椎体滑脱，小关节骨关节炎，有时伴有神经孔狭窄的增生肥大（颈椎斜位片或 CT）。

• CT：能准确描述椎间盘组织、脊椎病、小关节增生等引起的椎管和神经孔的狭窄及黄韧带增厚压迫硬膜。

• MRI：最早的征象是 $T_2$-TSE 图像中水信号的消失（信号减少）。然后椎间盘高度降低，可能是椎间盘突出或脱出。在侵蚀性软骨终板炎中，由于微小不稳定而导致骨髓信号改变，可根据 Modic 进行分期（表 7-4）。

**表 7-4　侵袭性骨软骨炎 Modic 分期**

| 分期 | 影像学表现 |
| --- | --- |
| I | 沿椎体终板水肿：与造影剂摄取比对，$T_1W$ 低信号，STIR 序列高信号 |
| II | 软骨下脂肪骨髓信号转换：$T_1W$ 高信号，$T_2W$ 低信号 |
| III | 软骨下硬化：$T_1W$ 和 $T_2W$ 都呈低信号（X 线 /CT 也可见到此征象） |

实用建议

侵蚀性骨软骨炎通常由微不稳定和疼痛引起。它通常在数月或数年后痊愈。有时脊椎融合术是必要的。椎间盘突出可无症状。它们必须与临床症状和感觉躯体功能相联系。

2.慢性多发性关节炎　这是一种慢性关节炎症性疾病，主要累及滑膜，继而破坏被膜韧带装置，出现软骨和骨的增生（血管翳）。尤其易累及掌指关节（MCP）和近端指间关节（PIP）。

常用检查方法：在 2 个体位上进行 X 线检查和造影剂增强 MRI。

• X 线

－ 软组织肿胀

－ 邻近关节骨质疏松症

－ 对称的关节间隙狭窄

－ "软骨表面"的侵蚀，因血管翳造成的破坏

－ 软骨下囊肿

－ 关节功能损坏及畸形

－ 晚期：可能是强直性

－ 颈椎：寰枢关节脱位

• 超声检查：发现软组织肿胀和积液，破坏（如指骨、掌骨）。

• CT：发现骨质破坏（X 线不能准确显示时，如在脊柱和骨盆处）。

• MRI：早期发现骨髓水肿（STIR 高信号）和滑膜炎（滑膜造影剂摄取）对预后有重要意义。随病情进展可见侵蚀和软骨破坏。也可发现关节积液。脂肪饱和 $T_1$ 加权序列在造影剂注射后 4～6 分钟显示血管翳。

3.血清阴性脊柱关节炎 / 强直性脊柱炎　这两种疾病是主要影响脊柱和骶髂关节的炎性风湿病。典型的 HLA-B27 阳性。典型的表现为夜间痛。

常用检查方法：X 线和 MRI。

影像学特征

• X 线

－ 前脊柱炎（Romanus 病变）：椎体前缘的炎性破坏改变，愈合后可见硬化的"放射角"。

－ 箱形椎骨（前凹缺失）。

－ 韧带骨化（纤维环骨化）。

－ Andersson 病变：非细菌性椎间盘炎。

－ 骨质疏松性骨折。

－ 晚期：竹节样变脊柱。

－ 骶髂关节：侵蚀样变化，之后逐渐硬化和强直。

－ 周围关节：关节炎样变化。

－ 肌腱：肌腱附着点下的炎症、侵蚀。

• CT：非必需检查，在某些情况下可

能更好地显示骨骼破坏和增生。

• MRI：前部脊柱炎（椎体前后部水肿，混合高信号）。肋椎关节水肿。沿椎体终板伴炎性水肿性改变的椎间盘炎、小关节炎症。骶髂关节：水肿，急性炎症愈合后脂肪变性。

**4. 感染性脊柱炎 / 椎间盘炎**　这两种病的主要原因是椎骨细菌感染，多累及椎间盘。致病菌通常是金黄色葡萄球菌或革兰氏阴性病原体，多为血源性传播，很少见结核杆菌。医源性感染也是常见原因之一。CRP 通常升高，但在老年人可能不明显或仅轻微升高。

常用检查方法：MRI。

• X 线：早期无改变，在感染 3 ～ 8 周后可见骨质改变（椎体终板模糊糜烂改变，椎间隙高度降低）。

• 注意：对怀疑有脊椎椎间盘炎的患者应进行 MRI 检查。因为 X 线通常发现不了早期病变。

• 增强磁共振成像：早期诊断的首选方法。增强 MR 下可见椎间盘内液体样信号强度，可作为椎间盘脓肿的征象。沿着终板的邻近水肿/炎症。椎旁硬膜外脓肿。愈合迹象：水肿减轻，转为正常脂肪骨髓，造影剂摄取减退，影像学表现常落后于临床表现。

• CT：仅在不能行 MRI 时（如有心脏起搏器的患者）可进行 CT 引导下穿刺活检！

• 骨扫描：对 MRI 有禁忌证时可行此检查。在疾病各阶段均有非特异性吸收增加（表 7-5 和表 7-6）。

表 7-5　**化脓性和结核性脊椎炎的鉴别**

|  | 化脓性脊椎炎 | 结核性脊椎炎 |
| --- | --- | --- |
| 临床特点 | 急性，炎症因子高 | 慢性，炎症因子低 |
| 节段 | 通常是单节段的 | 通常有几个节段 |

续表

|  | 化脓性脊椎炎 | 结核性脊椎炎 |
| --- | --- | --- |
| 椎间盘受累 | 早 | 晚 |
| 软组织 | 硬膜外脓肿 | 大的椎旁脓肿，可能有钙化 |

表 7-6　**椎间盘炎和侵蚀性骨软骨病的鉴别**

|  | 椎间盘炎 | 侵蚀性骨软骨病 |
| --- | --- | --- |
| 终板 | 在 $T_1W$ 中模糊 | $T_1W$ 连续 |
| 骨髓水肿 | 椎体的大部分 | 沿终板变窄 |
| 椎间盘 | 椎间盘内有液体信号，椎间盘内有造影剂摄取 | 通常在 $T_2$ 上出现低信号，无椎间盘内造影剂摄取 |
| 真空现象（CT） | 没有，因为存在脓肿 | 常有 |
| 蜂窝织炎/脓肿 | 通常 | 无 |
| 软组织 | 椎旁软组织肿块或硬膜外脓肿 | 几乎没有或只有轻微的软组织反应 |

### （七）骨肿瘤与骨转移

**1. 周围骨肿瘤的一般诊断方法**

（1）确定原发病灶

• 在两个角度上的常规 X 线检查，在软组织肿瘤中，需要 X 线片来评估钙化。

• CT 在复杂解剖（如骨盆、脊柱、胸骨、颅底）和稳定性评估中的应用。

• 骨显像技术，用于检测多灶性侵袭和转移，评估生物学特性。

（2）诊断及评估

• 根据患者年龄、肿瘤部位、生长率进行评估。

• MRI 通过增强后的信号特征评估瘤髓质浸润，受累的骨和相邻间室也可用于检测局部转移或跳跃性病灶。

• 根据影像学随访或活检作出诊断。

(3) 肿瘤分期

• MRI 用于评估骨骼和软组织的扩散（神经 / 血管 / 肌肉浸润）。

• 复发诊断：MRI、PET-CT 在转移性或多灶性疾病中有诊断价值。

Lodwick 分类：侵袭性和生长率的评估。肿瘤和正常骨之间过渡区的宽度与肿瘤的侵袭性相关。

2. **骨转移瘤** 骨骼是仅次于肝和肺的转移性瘤侵扰的第三个最常见的部位。在 40 岁以上的患者中，每个新的骨病变都主要提示有转移可能。

常用检查方法：X 线和 MRI。

• 溶骨性转移瘤：肺癌、甲状腺癌、乳腺癌、恶性黑色素瘤、结直肠癌、尤因肉瘤、肾细胞癌、腺癌（X 线可见：骨量减少 > 30%）。

• 成骨性转移瘤：前列腺癌、乳腺癌、少见的神经母细胞瘤、支气管类癌、头颈部肿瘤、胃癌、治疗中或治疗后发生的转移瘤。

• 溶骨性和成骨性混合转移瘤。

• 晚期弥漫性表现：须与多发性骨髓瘤相鉴别。

• 周围转移：肺癌；肾癌。

• CT。

– 检测骨破坏的最佳方法。

– 复杂的解剖结构（如脊柱、颅底）。

• MRI。

– 是检测骨转移最敏感的方法。

– 典型的信号表现：$T_1$ 加权明显低信号，STIR/ 质子密度 /$T_2$ FSE 呈高信号，这取决于钙化程度（钙化越严重，信号越少）。

– 增强 MRI。

• 骨显像术。

– 矿化期成骨细胞转移呈强阳性；骨溶解性转移可能由于示踪剂摄取减少而未被发现。

– 伴有骨溶解性转移的肿瘤边缘骨反应阳性。

• FDG PET (-CT)：FDG PET 阳性，主要取决于原发肿瘤（纯粹的成骨转移瘤也可以是 FDG 阴性的，小于 1cm 的小转移瘤可以逃脱检测）（表 7-7）。

表 7-7 鉴别良性骨质疏松性骨折和转移性椎体瘤性病理骨折

| 良性骨质疏松性骨折 | 恶性转移性骨折 |
| --- | --- |
| 位于 $T_7$ 以下的中胸椎和上腰椎 | $T_7$ 以上 |
| 凹后缘——向后移位的骨碎片 | 后缘凸起 |
| 椎体内真空征（CT）或液体征（MRI） | 无椎体内真空征（CT）或液体征（MRI）——软组织密度 |
| 对称性侵犯（在正位片中），椎体呈楔形或鱼状，椎弓根和神经根未受累 | 非对称性侵犯（在正位片中），椎弓根受累（"椎弓眼"消失） |
| X 线和 CT 显示均质骨性结构 | 具有溶骨性和硬化的不均匀骨结构 |
| 邻近椎体终板的带状硬化 | 椎骨后部骨折 |
| 正常骨髓稀疏，信号不完整或带状变化 | 完全替代正常椎体骨髓，STIR 上弥漫性高信号 |
| 注射钆造影剂后 $T_1$ 加权像呈等信号（恢复正常信号强度） | 注射钆造影剂后 $T_1$ 加权像呈高 / 不均匀信号强度 |
| 周围没有或仅有很小的椎旁炎性肿块 | 硬膜外软组织肿块——局灶性椎旁肿块 |
| 陈旧性骨质疏松性骨折 | 其他脊柱转移瘤 |

# 第 8 章　骨密度测量

骨折发生之前，骨质疏松症的早期诊断只能通过骨密度（bone mineral density，BMD）测量检查来进行（表 8-1）。不同部位的骨密度测量可以预测后期的骨折风险。如果骨密度降低 10%，那么椎体骨折风险加倍，髋关节骨折风险增加 3 倍。如果骨折已经发生，骨密度测量可用于骨质疏松症的诊断和确定其严重程度。骨密度可提供以下信息。

- 在骨折发生前发现骨量减少和（或）骨质疏松症。
- 预测骨质疏松症后期进展的风险。
- 通过连续的测量能够明确骨流失率及进展情况。
- 明确治疗有效或者无效。
- 增加医师和患者的依从性。

骨密度和骨折风险之间的关系已经得到了很好的验证。骨密度（在髋部和腰椎

表 8-1　**骨密度测量技术**

| 方法 | 精确度（%） | 准确度（%） | 扫描时间（min） | 放射剂量（mrem） |
|---|---|---|---|---|
| 双能 X 射线吸收测量（DXA） | 1 ～ 2 | 3 ～ 5 | 2 ～ 8 | 1 ～ 3 |
| 腰椎正位 | | | | |
| 腰椎侧位 | | | | |
| 桡骨近端 | | | | |
| 桡骨远端 | | | | |
| 股骨近端 | | | | |
| 全身 | | | | |
| 定量计算机断层成像（QCT） | 2 ～ 10 | 5 ～ 20 | 10 ～ 15 | 100 ～ 1000 |
| 腰椎 | | | | |
| 桡骨 | | | | |
| 定量超声（QUS） | – | 2 ～ 8 | 5 ～ 10 | 0 |
| 跟骨 | | | | |
| 指骨 | | | | |
| 髌骨 | | | | |

的测量）和髋部骨折之间的相关性比胆固醇水平和心脏病之间的相关性要强 3 倍。所以，就目前来说，骨密度测量仍然是评价骨折风险和治疗效果最好和最容易量化的方法。

## 一、测量方法

骨矿物质含量（BMC）的测量以 g 为单位，骨密度的测量以 $g/cm^2$（面积）或 $g/cm^3$（体积）为单位。测量的精确度和准确度主要取决于以下几方面。

- 测量仪器的类型（铅笔或扇形光束技术）。
- 定期（每日）检查并设置仪器。
- 患者的配合（必须保持安静）。
- 工作人员对仪器的精确校验。

- 骨质疏松程度：骨量越少，测量越不准确！

双能 X 射线吸收测量法（DEXA 或 DXA）是当今发展最完善、最可靠、最流行的方法，被认为是骨密度测量的"金标准"。DXA 开发于 20 世纪 80 年代，1988 年开始被广泛应用。被测量的骨骼暴露在两束不同强度的 X 线下，从辐射量中通过计算机程序计算出骨骼中的矿物质含量。根据这两种测量结果，计算出不同数量的肌肉和脂肪等软组织成分的影响，并将其除去。DXA 可以测量躯体中心骨（髋关节和脊柱）（图 8-1A ～ C）和外周骨（前臂）部位，甚至可以进行全身扫描（"全身 DXA 扫描仪"）。表 8-2 总结了 DXA 方法的优点和不足。

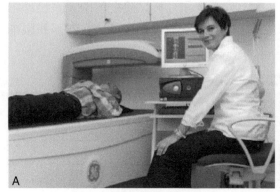

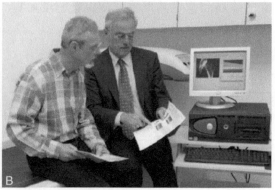

参考：腰椎正侧位

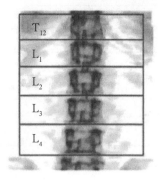

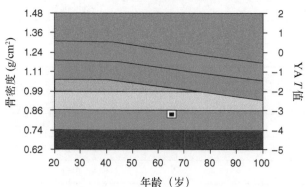

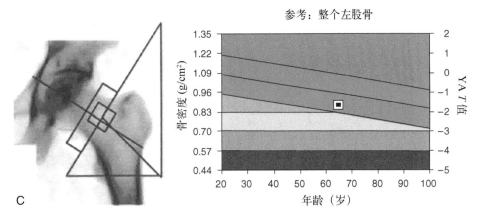

参考：整个左股骨

图 8-1 A. 使用 DXA 方法（Lunar，GE）测量腰椎和髋关节骨密度；B. Reiner Bartl 教授和患者讨论结果；C. 一名男性患者的腰椎和左髋关节不同的骨骼部位显示了不同的骨密度值

表 8-2 DXA 方法的优点和不足

优点

  $T$ 值结果用于骨密度测定具有共识性

  骨密度结果可用来预测骨折风险

  骨密度结果可用来指导抗骨折治疗

  骨密度结果对开始抗骨折风险起决定性作用

  精确度高

  可以有效地监测治疗效果

  广泛应用

  有效的质量控制程序

  扫描时间短

  患者检查方便

  放射剂量低

  可靠的参考值范围

不足

  二维投影测量受骨骼大小和形状的影响

  软组织的差异可对结果造成误差

  不同测量部位之间的结果不一致

  退行性改变对老年人的脊柱骨密度测量有影响

  不能区分软骨病和骨质疏松症

髋关节和腰椎通常测量正位或侧位。这两种测量的结合可提高对患者骨矿物质状态的评估和骨折预测，特别是存在解剖变异、严重退行性改变或骨折的情况下（图 8-2）。腰椎的测量不仅限于椎体，还包括有大量骨皮质的椎弓和棘突。国际临床骨密度测量学会（ISCD）建议，在可能的情况下应至少测量两个部位，并根据最低的 $T$ 值进行诊断。如果可能的话，建议使用 $T_2 \sim T_4$ 平均值而不是单个椎骨的数值。不管是全髋关节还是股骨颈，髋部的测量应以最低标准差为准（图 8-3A 和 B）。

腰椎椎体（$L_1 \sim L_4$）的测量结果可单独表述，也可联合表述，从而排除单个可能有缺陷的椎体。许多脊柱和椎旁软组织密度变化的因素可能会使骨密度的测量产生误差，必须在结果中加以考虑。在困难的情况下，可能不得不放弃测量腰椎，而只测量髋关节。但股骨近端的密度也可能有变化，因此必须非常小心，在后续的测量中必须是测量同一位置。DEXA 唯一的缺点是它测量了包含选定区域中的所有

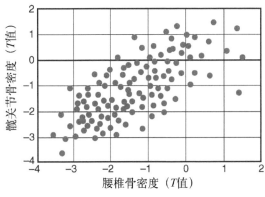

图 8-2 全髋与腰椎的 $T$ 值数点图

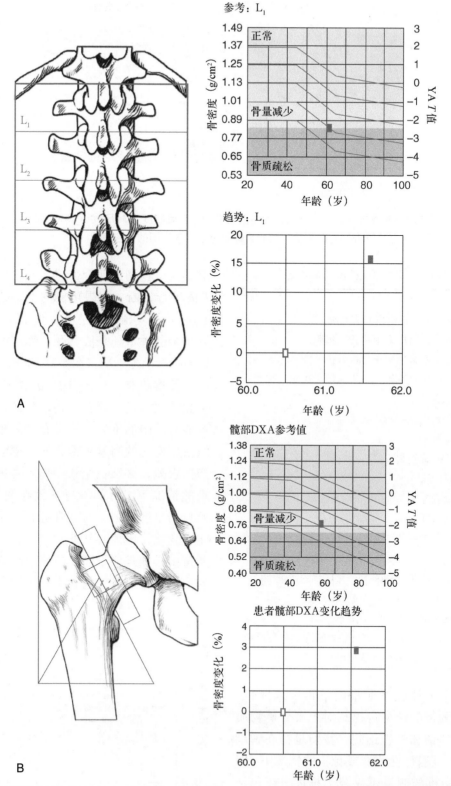

图 8-3 A.腰椎 DXA（L<sub>1</sub> ~ L<sub>4</sub>）。右上图：注意 $T$ 值－ 2.5，是骨量减少和骨质疏松的临界值；右下图：阿仑膦酸钠对骨密度的正作用，治疗 1 年后骨密度增加 15%。B.右髋关节 DXA 测定显示股骨颈、Ward 三角、粗隆和股骨干。右上图：$T$ 值为－ 2.0，位于骨量减少区间；右下图：雷洛昔芬治疗 1 年后骨密度增加 3%

内容。有时可能很难确定骨化的原因是什么，如主动脉钙化、淋巴结或肌肉钙化、骨赘等（图 8-4）。其他 X 线高密度物质，衣服上的金属纽扣、X 线高密度造影剂也可包括在整体测量中。这些"陷阱"可以通过对要测量的骨骼区域进行事前的 X 线检查来避免。

最新的科技发展使应用仪器测量侧位骨密度成为可能，通过图像增强，椎体和髋部可清晰显示（图 8-5）。由于其精准度高，绝经前女性最好进行基线 DXA 扫描，作为绝经后骨密度丢失的参考值。

$T$ 值和 $Z$ 值这两个术语通常用于报告 DXA 结果，这两个术语都依赖于标准差（SD）进行测量。SD 代表了一个群体中测量值的正常变异：一个群体的第 5 百分位和第 95 百分位之间的差异约包含 4 个 SD。髋或脊柱骨密度的 1SD 相当于平均值的 10% ～ 15%。

• $Z$ 值是指低于（负）或高于（正）同龄人群（"年龄和性别匹配"对照）的平均骨密度值的 SD 的数量。

• $T$ 值是指低于或高于年轻成人（20 ～ 30 岁）骨密度平均值（峰值骨密度）

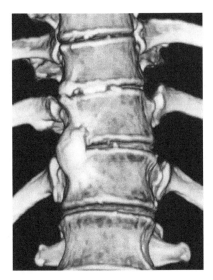

图 8-4　退变性脊柱骨关节炎三维 CT 重建

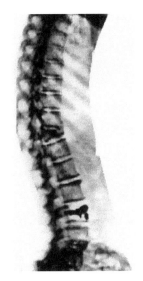

图 8-5　使用现代 DXA 机器测量整个脊柱侧位，便于排除脊柱骨折

的 SD 的数量。

由于所有部位的骨密度均随年龄增长而下降，30 岁以后，$T$ 值低于 $Z$ 值，且差异随年龄增长而增大。定义骨质疏松症的诊断是基于 $T$ 值 $< -2.5$SD。

单能 X 射线吸收法（SXA）至今仍被用来测量踝关节骨骼的骨密度，因为其周围软组织稀少。

定量计算机断层成像（quantitative computed tomography，QCT）是一项公认的测量腰椎和四肢骨骨密度的技术。此外，它还提供横断面图像，骨小梁、骨皮质及以 g/cm³ 为单位的体积矿物质密度是分开测量的。在临床研究中，QCT 已被用于评估脊柱骨折的风险，需要测量连续椎体（$T_{12} \sim L_4$）的骨小梁，测量耗时约 20 分钟，辐射曝光量相对较高，为 100 ～ 1000mSv。需要进一步检测的感兴趣区（ROI）可以手动或自动定位。QCT 可在单能量（SEQCT）或双能量（DEQCT）模式下进行，这两种模式在精准度、准确度和辐射曝光方面存在差异。但因椎体骨髓脂肪组织的存在，可能会导致骨密度被低估 10% ～ 15%。通过直接测量和"校准体模"获得的数值不应作为 $T$ 值，而是以每体积的羟基磷灰石量来计算。

- 正常 > 120HA/cm$^3$。
- 骨量减少 80 ～ 120HA/cm$^3$。
- 骨质疏松症 < 80HA/cm$^3$。

特殊的小型仪器可用来测量手指和腕部的骨密度（pQCT）。但测量值往往不能代表整个骨骼，即使它们确实测量出了骨骼的精确值。例如，桡骨的骨松质密度测量可能提示骨质疏松，但其测量值可能远不及腰椎或髋部的测量值。未来可期望通过计算机断层成像的高分辨率和三维立体成像（3D-CT）直接可视骨小梁结构。然而，这种技术需要更大的辐射量。

定量超声（quantitative ultrasound，QUS）FDA 已经批准用于骨质疏松和相关骨折的诊断使用。这些超声波在骨骼中的行为与 X 线有很大的不同，超声波在骨内的吸收、传输速度和在骨表面的反射均已经得到了测量。QUS 测量骨骼时主要使用以下两个参数。

- 声波通过骨骼的速度（speed of sound，SOS）。
- 声音通过骨骼时的衰减（broadband ultrasound attenuation，BUA，dB/MHz）。

一些仪器结合 SOS 和 BUA 来制定临床指标（定量超声指标，QUI）。待测量的骨骼部分被放置在超声发射器和接收器之间。因此，这种方法非常适用于容易接触到的骨骼：跟骨、桡骨、胫骨和指骨。目前公认的 QUS 测量结果主要受 3 个参数的影响。

- 骨的微结构。
- 骨基质的矿物成分。
- 弹性模量。

最近的研究表明，跟骨的定量超声检查是髋部骨折风险的预测因素，独立于股骨骨密度，并且这项检查可以区分正常受试者和骨质疏松症患者。跟骨的 BUA 每减少 1 个 SD，髋部骨折的风险就会增加 2 倍，与 DXA 的结果相当。由于不需要暴露于辐射和使用简单，QUS 变得越来越受欢迎。另一个优点是骨皮质和骨松质可以分开描述。正是因为这些优点，QUS 现在被广泛用于筛查测试，尽管在脊柱和髋部测量方面它还不能取代 DXA。必须强调的是，使用 QUS 测量手指为正常值时也不能排除脊柱或髋部出现严重骨质疏松症的可能性。反之，如果指骨显示骨质疏松值，则应视为泛发性骨质疏松症的表现，并应进行腰椎和（或）髋部的 DXA 检查，以便进一步明确诊断。如果风湿性疾病患者累及手，特别推荐行手指的 QUS。目前，不推荐 QUS 用于治疗监测。

## 二、骨密度测量的部位

骨密度测量的基本原则是"骨密度测量的结果只适用于所测量的特定部位"。骨质疏松症不会对骨骼造成同样程度的影响，椎骨和髋骨等骨松质比例较高的骨骼最先受累，这些骨骼也是最先骨折的。在老年人群中，不同个体、不同骨骼部位之间骨量的一致性会增加。然而，在老年女性人群中，仅通过测量髋部来诊断骨质疏松症（$T$ < – 2.5SD）只能检测到略低于 50% 的受影响人群，而在这一人群中测量多个骨骼部位将能检测到近 80% 的受影响人群。因此，腰椎和髋骨总是根据精确测量的需要进行计划和安排。测量的部位越多，诊断出骨质疏松症的可能性就越高。反之亦然，如果只测量一个外周部位，遗漏骨质疏松症的可能性要高得多。外围测量技术快速且易于使用，但它们不适用于初始诊断或检测治疗效果。

腰椎单独或一起测量，但不包括骨折或其他畸形的椎体。

髋关节测量包括 5 个区域：①股骨颈；②股骨粗隆；③股骨粗隆间区域；④ Ward 三角；⑤以上总计。

当随后以骨密度检查监测治疗或疾病进展时，再次测量相同的区域至关重要。

踝关节也是一个很好的测量部位，因为它有适合的骨小梁含量和可触及性。QUS 检查时，必须考虑小梁网格结构沿应力线的稀疏性差异，并且必须测量完全相同的面积，以便后续的监测。DXA 可以测量整个踝关节并精确测量，以避免上述问题。

在过去，经常测量桡骨的骨密度以诊断骨质疏松，但由于骨松质、骨皮质及周围软组织的量不同，降低了结果的准确性，这样的情况也存在于桡骨的 pQCT 和 QUS。但 pQCT 的一个优点是可以显示桡骨远端的结构。

**千万不要依赖外周骨的测量来诊断骨质疏松症！**

焦虑的患者经常来到门诊，出示手指骨密度测量结果，并被诊断为"严重骨质疏松症"，骨折风险很高。随后对脊柱和髋部的骨密度测量可能会显示正常值。相反的情况也可能发生：患有严重的中轴骨骨质疏松和椎体多处骨折，而手指骨密度正常。这种情况仅仅表明不同骨骼部位的骨密度不同。由此得出的教训是：泛发性骨质疏松症的诊断绝不能基于周围骨密度测量的结果。此外，监测治疗效果的 DXA 骨密度测量必须始终在同一骨骼部位进行，最好使用相同的 DXA 仪器每年检测一次。

只有在临床试验中才会对全身骨骼进行测量，以确定骨矿物质的含量。然而，对全身进行的 DXA 能够测量体重指数

（BMI），并测量不同区域的体脂百分比（大腿和臂部对比上腹部），这两项是代谢综合征中重要的心血管疾病危险因素（图 8-6）。

## 三、骨密度测量适应证

近年来，骨质疏松症的诊断在很大程度上是基于病史、X 线和临床症状，特别是骨折病史。定量骨密度测量的临床相关性基于以下两个重要的假设。

- 骨密度与骨折风险相关
- 可以给予增加骨量的治疗

事实上，随着骨密度定量技术的引入，骨质疏松症的诊断现在已经可以在疾病早期无症状阶段确立起来。相比较而言，血压和胆固醇是心血管疾病预测因子，低骨密度则被认为是脆性骨折最重要的预测因子。尽管如此，骨密度测量仍不被推荐作为筛查程序，而对于有健康意识的个人来说，这项检测与其他普通检测项目一样重要。且该方法成本低廉、操作简单，便于后续诊断和监测。

## 四、辐射暴露

低骨量是骨折风险最重要的客观预测指标，而骨密度测量对患者来说很简单。考虑到"自然"暴露辐射量约为 2400μSv，如跨越大西洋飞行暴露的辐射量为 100μSv，那么 DXA 测量的 10μSv 就非常低，因此最适合监测。比较而言，目前使用技术的辐射剂量：① X 线（腰椎侧位）1000μSv；② QCT 100μSv；③ DXA-PA 铅笔束 10μSv；④ DXA-PA 扇形束 1μSv；⑤ pQCT 1μSv；⑥ QUS 0μSv。

**DXA 的辐射非常低，所以技术人员在扫描期间可以待在房间里。**

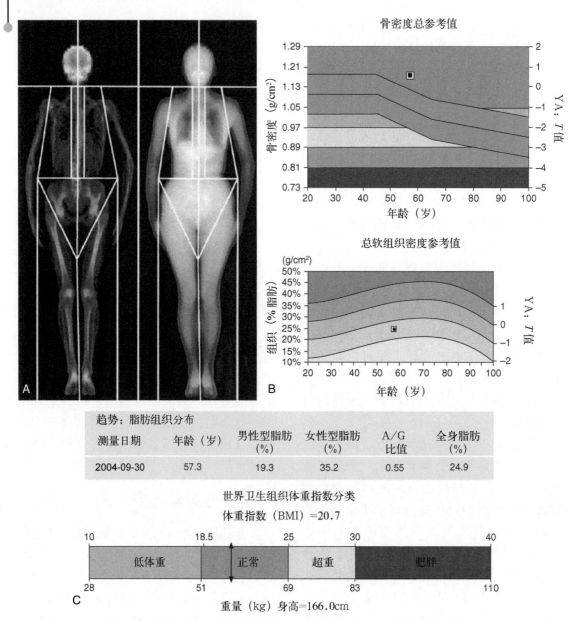

**骨密度总参考值**

**总软组织密度参考值**

| 趋势：脂肪组织分布 | | | | | |
|---|---|---|---|---|---|
| 测量日期 | 年龄（岁） | 男性型脂肪（%） | 女性型脂肪（%） | A/G比值 | 全身脂肪（%） |
| 2004-09-30 | 57.3 | 19.3 | 35.2 | 0.55 | 24.9 |

世界卫生组织体重指数分类

体重指数（BMI）=20.7

| 低体重 | 正常 | 超重 | 肥胖 |

重量（kg）身高=166.0cm

图 8-6　A.DXA 用来测量全身部位骨密度和不同部位的身体成分；B. 全髋关节的骨密度测量；C.BMI 测量和身体不同部位的脂肪百分比测量

# 第 9 章　实验室检查

## 一、推荐的检查

应根据临床症状和影像学的结果仔细

选择（表 9-1）。值得一提的是，常规检查较少具有诊断特异性；例外的是酸性和碱

表 9-1　**评估继发性骨质疏松的实验室检查**

| 基本检查 | 疾病 | 需要的额外检查 |
| --- | --- | --- |
| 全血计数 | 吸收不良<br>白血病<br>多发性骨髓瘤<br>骨转移 | 甲状旁腺激素、维生素 D、钙铁蛋白、维生素 $B_{12}$、骨髓活检、蛋白电泳（S，U）、血涂片、PSA、CA15-3、CEA |
| 促甲状腺激素 | 甲状腺功能亢进 | $T_4$、$T_3$ |
| 葡萄糖 | 糖尿病 | 口服葡萄糖糖耐量试验 |
| 皮质醇激素 | 库欣（Cushing）综合征<br>艾迪生（Addison）病 | 地塞米松试验 |
| HIV 抗体 | 艾滋病（AIDS） | 感染相关诊断检查 |
| HLA-B27 | 强直性脊柱炎 | CRP |
| 男性睾酮 | 性功能减退 | 催乳素 |
| 钙 | 甲状旁腺功能亢进<br>吸收不良<br>克罗恩病<br>腹腔疾病<br>骨软化症 | 甲状旁腺激素<br>全血计数<br>维生素 D<br>碱性磷酸酶 |
| 碱性磷酸酶 | 慢性肾衰竭<br>骨软化症 | 甲状旁腺激素、钙、磷<br>钙、维生素 |
| 蛋白电泳 | 多发性骨髓瘤 | 全血计数<br>骨髓穿刺 |
| 肝酶 | 血友病<br>酒精性肝疾病<br>原发性胆汁性肝硬化 | 铁、铁蛋白<br>抗体 |
| 肌酐 | 慢性肾衰竭 | 磷酸盐、钙、甲状旁腺激素 |
| 24 小时组胺 | 肥大细胞增多症 | 骨髓活检 |

性磷酸酶，还有骨吸收和形成的特异性标志物（见下文）。尽管如此，实验室检查，包括以下血液检查，已被证明在诊断辨别骨骼疾病方面的价值。

- 红细胞沉降率（ESR）。
- 全血计数。
- 钙和磷酸盐（血清）。
- 碱性磷酸酶（血清）。
- 葡萄糖（血清）。
- 氨基转移酶和 γ-GT（血清）。
- 肌酐（血清）。

此外，还应当特别指出以下几种检查。

- $T_3$、$T_4$、TSH。
- 雌激素和（或）睾酮。
- 维生素 D 代谢物（1,25-羟基维生素 D 和骨化三醇）。
- 甲状旁腺激素。
- 电泳和免疫电泳。
- 肿瘤标志物（PSA、CEA、CA15-3 和其他临床标志物）。

值得注意的是，20% 的女性和高达 64% 的男性骨质疏松症患者也患有其他与骨质疏松症相关的疾病，因此，说明了上述检查的重要性。

## 二、骨转换标志物的意义

在临床实践中，胶原代谢和骨转换的测量对于诊断和监测进行性骨疾病（如骨转移或 Paget 骨病）至关重要（表 9-2）。但是，骨标志物不能用于诊断骨质疏松症，尽管它们可能有助于一些重要的临床问题。

- 预测未来的骨丢失率（骨转换率高或低）。
- 预测骨质疏松性骨折的风险。
- 监测对治疗的反应。

骨重塑即吸收和形成的代谢产物，以及骨基质代谢的产物，如 I 型胶原蛋白，进入血液后从尿液中排泄。这些产物可以

表 9-2 骨转换生化指标

| 骨吸收 | 骨生成 |
| --- | --- |
| 血 | 血 |
| 抗酒石酸酸性磷酸酶 | 骨特异性碱性磷酸酶 |
| 游离吡啶或脱氧吡啶 | 骨钙素 |
| I 型胶原蛋白 N 端或 C 端肽 | I 前胶原 C 端或 N 端延长链 |
| 交叉连接 | |
| 尿 | |
| 空腹尿钙肌酐比值 | |
| 嘧啶和脱氧嘧啶 | |
| 羟基赖氨酸苷 | |
| 吡啶和去氧吡啶 | |
| I 型胶原蛋白 N 端或 C 端肽 | |

通过生化方法检测，它们在血液和尿液中的含量可表明是"高转换"或"低转换"的骨质疏松。但应注意的是，骨标志物不能代替骨密度测量来诊断骨质疏松症。然而，这些标志物确实提供了有关未来骨质丢失和脆弱性骨折风险的信息。骨形成在治疗后的变化相对缓慢，从几周后开始，几个月后达到一个平台，而骨吸收在开始使用双膦酸盐等抗吸收治疗后的几天迅速减少，几周后达到最低点。所以在评价血液和尿液中骨形成标志物水平的意义时，必须考虑到骨形成的这些特点。大规模的研究表明，通过对血清中骨转换标志物的一系列评估，确实能确定存在骨质流失和骨质疏松的最高风险人群。

骨形成的参数是骨特异性碱性磷酸酶（骨碱性磷酸酶，ALP）、骨钙素（OC）和骨结合素。由成骨细胞（可能也由内皮细胞）产生，其在外周血中的水平反映成骨细胞的活性。ALP 在肝、肾等多种组织

中也有表达，但骨特异性 ALP 可通过高特异性免疫分析进行鉴别。骨钙素呈昼夜节律，只有约 50% 释放到循环中，其余 50% 则被并入羟基磷灰石中。骨钙素反映骨的总转换率，即骨吸收和骨形成的总和。血清中 I 型前胶原 C 端和 N 端前肽（PICP 和 PINC）浓度反映了骨中成骨细胞和其他结缔组织中成纤维细胞合成新胶原的变化。所有产生的 PICP 和 PINC 都被分泌到循环中。

骨吸收的参数主要包括胶原降解产物，如"交联物"，其被释放到血液中，然后排泄到尿液中（图 9-1），可独立于骨密度预测老年女性髋部骨折的风险。研究表明，具有高水平骨吸收标志物的女性髋关节或非椎骨骨折的风险增加 1.5～3 倍。去氧吡啶和 I 型胶原蛋白交联端肽是最常被研究的两个吸收标志物，末端肽的区别在于其末端的氨基（NTX- 骨标记）和羧

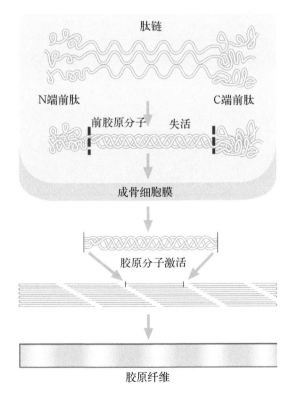

图 9-1　细胞内外胶原形成

基（CTX- 交叉重叠）。在评估这些检验结果时，必须考虑到昼夜节律的变化和膳食对其的影响。NTX 和 CTX 对抗骨吸收治疗都有显著的疗效，目前被认为是骨吸收最可靠的参数。然而必须考虑的是慢性肾衰竭时血清 NTX 浓度升高，可通过肾功能检查给予鉴别。

骨唾液蛋白（BSP）也是骨转换的敏感指标，其被认为在骨髓肿瘤细胞的吸引和生长中起着重要作用，如多发性骨髓瘤和乳腺癌骨转移。

羟脯氨酸缺乏特异性，不作为骨代谢的标志物，它在尿液中的含量受骨骼以外部位胶原蛋白分解的影响，也受饮食中胶原蛋白摄入的影响。

24 小时尿钙也不能准确反映骨吸收的情况，因为它取决于肾钙再吸收阈值和膳食钙摄入量。

治疗前的骨标志物结果不是预测治疗效果的有效因素。目前还不清楚高骨转换标志物的患者在治疗过程中是否有可能获得新生骨。研究表明，阿仑膦酸钠治疗期间骨吸收标志物减少最多的患者，其骨密度往往增加最多。尽管如此，治疗期间标志物的变化必须谨慎解释。每位患者的治疗结果必须与最小显著变化（LSC）相比较。LSC 是在个体患者身上看到的最小变化，至少 95% 的患者确信变化是"真实的"，而不是由生物或实验室变化引起的。对于大多数形成标志物，LSC 约为 25%，对于大多数吸收标志物，LSC 为 40%～65%。约 65% 的患者接受雌激素或双膦酸盐类药物治疗后的骨吸收标志物的变化大于 LSC。相反，接受雷洛昔芬和降钙素治疗后标志物出现较小变化。然而，即使患者没有骨标志物的减少或骨密度的改善，他们也可能从降低骨折风险中获益。在这些情况下，服用抗吸收药物时几乎没有变化，必须仔

细检查以下几项。

- 患者是否正在服用药物。
- 患者是否按照规定服用药物。
- 患者是否有继发性骨质疏松症及其原因。

使用骨转换标志物监测治疗的好处是在开始治疗的几周内可以观察到治疗水平的变化，所以在患者最有可能需要停药的时候，其在心理上的疗效证据是重要的。需要强调的是，用于检验的样本应始终在一天中的同一时间采集，并告知患者禁食。此外，骨转换指标可能具有季节性和昼夜性变化。

使用骨标志物时，应注意以下几点。

- 它们不是骨骼特有的。
- 它们可同时反映骨形成和骨吸收。
- 它们受到近期骨折和非骨骼疾病的影响。

在骨质疏松症患者中，骨转换标志物有助于评估合成代谢和抗吸收治疗，有助于提高治疗的依从性和提示相关的继发性骨质疏松症（如多发性骨髓瘤或骨转移）。它们不能用于诊断骨质疏松症，也不能提高对某一个个体骨丢失或骨折风险的预测。

# 第 10 章　骨和骨髓活检

近年来，相关工具的改进和以下技术得到改善。这些技术使骨髓活组织检查（bone and bone marrow biopsy，BMB）适应证逐渐扩大，活检的数量有了很大的增加。

- 活检穿刺技术。
- 处理的方法和诊断可靠性提高。
- 可用于骨与骨髓切片其他技术的增加。

随着活检的适应证增加，在内科、血液学、肿瘤学和骨科，所有年龄段的患者都可以进行活检。因此，必须考虑不同个体骨骼中的骨骼结构和骨髓的差异，以及骨和造血成分的年龄相关变化，特别是在组织形态学测量方面。

## 一、骨活检在临床实践中的潜力

大多数情况下，许多临床医师认为病史、体格检查结合生化检验、放射学及骨扫描可提供足够的信息来诊断骨质疏松症和其他骨病。然而，在前面已经阐述了放射学和骨密度相关的局限和不足，在出现下列情况时，建议进行骨活检（图 10-1）。

- 诊断不明确。
- 异常情况下出现多处或进行性脆性骨折。
- 骨转移瘤、多发性骨髓瘤和系统性肥大细胞增多症或者其他可能诊断的鉴别。

- 为治疗的需要，进一步亚分类时（如不同类型的肾性骨病）。
- 对骨软化症或骨转移等特定疾病治疗后需要对患者进行随访。
- 当怀疑有罕见的代谢性骨疾病时。

骨（或骨髓）活检可以从肾、血液和肿瘤等相关疾病中为骨质疏松症的继发原因提供必要的信息。

此外，骨活检的独特优势在于它可以直接观察骨皮质、骨小梁、骨细胞，以及骨髓及其成分，如造血组织、间充质组织和脂肪组织。此外，活检组织切片可以可靠地识别钙化骨和类骨，量化各种组织形态参数。通过测量破骨细胞吸收和成骨细胞形成提供的参数信息，可以反映骨及其

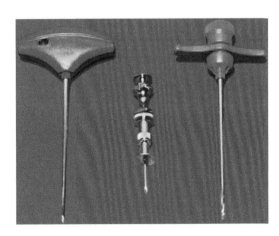

图 10-1　骨活检和骨髓抽吸工具

细胞的数量和"代谢状态"。最后，用四环素双标记法可以研究类骨形成及其钙化的动力信息。

总之，虽然骨组织形态计量学对骨质疏松症的诊断作用不大，但它提供了骨质疏松症中骨细胞行为异质性的独特信息：低转换与高转换状态。此外，在骨重建基本单元水平和骨小梁微型模型分析基础上，为个别病例的关键治疗方案提供了选择。在未来，很有可能更广泛地应用骨活检免疫组化分析技术显示成骨因子及其骨细胞受体。

## 二、活检部位

局部麻醉下，髂嵴后部（偶尔前部）是骨髓活检的首选穿刺部位（图 10-2）。根据患者的身体状况、适应证和诊断的要求，在透视下几乎所有的骨骼区域都可以在手术室进行骨髓活检。髂骨不同部位的骨皮质、骨小梁和骨髓的数量存在差异，但无实际意义。同样，不同部位的骨髓含有的造血组织、间充质组织和脂肪组织的

比例也不同，但基本成分是相同的。

## 三、活检针和电钻

• 最常用的针头（尤其是血液科）是 8 ～ 11 号"一次性"针头（"Jamshidi 针头"），可以在髂嵴后部进行直径 2mm、长度根据针进入的深度而变化（1 ～ 6cm）的活检（图 10-3）。

• 骨骼学家经常使用髂骨全层针（直径 8mm，取自髂嵴前部）进行水平方向皮质到皮质的活检（图 10-3）。

• 一些临床医师预计骨头非常软或非常硬时，使用电钻从髂嵴前部进行垂直活检，比较适合组织形态学要求（图 10-3）。

取下无菌单后，在距骨髓活检点约 1cm 处用合适的针头进行抽吸，将适当的抗凝剂或培养基及抽吸到的骨髓放入无菌试管中。

活组织切片可用于不同的用途：石蜡包埋固定、冷冻切片和免疫组织学检查（图 10-4）。在实验室中，通常使用以下染色法：Giemsa、Gomori、PAS 和 Ladewig。

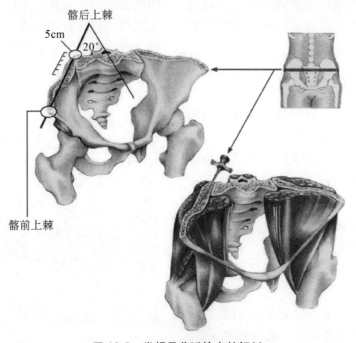

图 10-2　常规骨盆活检点的解剖

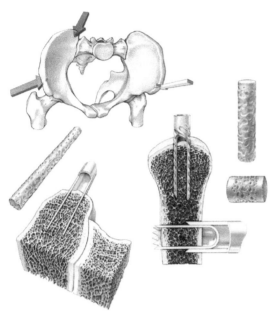

图 10-3　髂嵴常用的 3 个骨活检穿刺部位及其钻头示意图

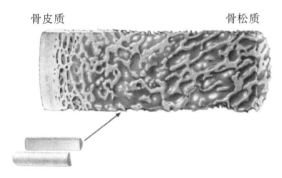

骨皮质　　　　　　　　　　　骨松质

图 10-4　活检组织纵向分开两半，以实现多参数的研究：冷冻切片、矿物质分析和电子显微镜观察。另一半切片的切面可用于组织细胞学研究

## 四、活检评估

对活检切片的细胞和组织结构，应从低倍镜扫描开始，到高倍镜扫描结束。虽然本书是有关骨髓的，但是需要把骨和骨髓看作一个统一的整体，因为一个部分的改变几乎总是伴随着另一个部分的改变。首先，对切片的组织学和组织病理学结果进行诊断评估，如有需要，可对免疫组织学结果进行诊断评估（图 10-5）；其次，考虑患者的临床状况和其他诊断（CT、

MRI、骨扫描）的结果；最后，外周血常规及骨髓涂片。染色体分析、酶和标志物结果偶尔对确诊也有用。

## 五、骨活检适应证

大多数骨病的诊断是基于临床表现和骨密度测量的。髂嵴骨的骨活检中组织学正常并不代表可以排除其他部位的骨质疏松症，如中轴骨。然而，在排除其他相关疾病时需要骨活检。目前，骨科、血液科和内科总结的骨活检适应证如下。

• 当涉及骨骼的诊断有疑问需要确诊时，原发的或者继发的。例如，转移瘤、多发性骨髓瘤或系统性肥大细胞增多症。

• 所有需要通过骨髓穿刺进行确诊的病例可以进一步通过骨活检以补充诊断。

• 感染、弓形虫、组织胞浆菌病、肉芽肿性疾病、淀粉样变性、血管疾病、不

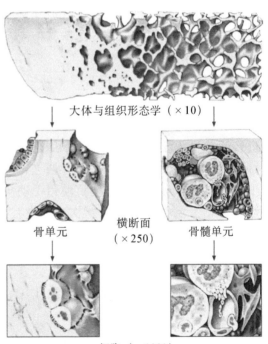

大体与组织形态学（×10）

骨单元　　　横断面　　　骨髓单元
　　　　　　（×250）

细胞（×1000）

图 10-5　组织活检评估的顺序：首先对组织的核心结构进行大略观察，然后分别对骨与骨髓进行形态学分析，最后再从分子水平进行细节评估

明原因发热、贮积障碍和代谢紊乱等疾病的确诊。

- 当骨髓穿刺未获得组织或抽取的组织不足时。

- 恶性淋巴瘤、多发性骨髓瘤和霍奇金病的分类和分期。

- 血液恶性肿瘤和其他疾病（如再生障碍性贫血）的疑似微小病变和低细胞变异。

- 评估基质纤维化及其他反应和表现，如铁耗减或超载、浆液性萎缩和炎症反应（如骨髓水肿）。

- 监测治疗、缓解、复发、疾病进展或转化（如髓系白血病、骨髓增殖性疾病和骨髓增生异常综合征），以及骨髓疾病中其他伴发疾病的识别。

- 在肿瘤科、骨科和内科中还有许多其他适应证，如贫血的诊断，不明原因的发热（FUO）、不明原因的体重减轻和红细胞沉降率升高等。注意，当抽取穿刺组织时，我们可以明确取出的组织，但无法确定残留的组织。

目前骨活检是一个相对简单的手术，几乎没有并发症。绝大多数骨活检是从髂嵴后部用一个8号手动环钻（直径3mm）进行。这种方法创伤小，操作相对容易，特别适合门诊患者。当需要对骨骼进行详细的组织形态学测量时，建议使用手动前髂嵴环锯，但具有较大的创伤和并发症。有许多改进的活检穿刺技术及处理标本的最新技术，从固定和嵌入到组织学、组织化学和免疫组织学。这些方法为评估骨皮质和骨小梁网的整体结构、显示骨细胞及其重塑活性、区分和量化类骨、钙化骨及骨髓的状态提供了最佳的活检切片。从脂肪组织、造血组织和间充质组织的比例，到造血细胞分化的所有阶段都实现可视化。免疫组织化学技术利用未钙化的切片识别

不同组织分化类型的特异蛋白。带有染色的抗体可以识别转移癌、淋巴瘤细胞、巨噬细胞、炎性细胞和许多其他特定细胞。在临床试验中，这些参数都可以通过组织形态计量学进行定量评估。骨的定量组织学包括4种主要的原始测量参数：①表面；②体积；③厚度；④数量。

其他更复杂的参数可以从这些主要参数的组合中得出。对正常髂嵴活检成分的定量分析显示如下（体积百分比）：①类骨5%；②骨组织25%；③造血组织47%；④脂肪组织22%；⑤血窦1%。

在继发性骨质疏松症的研究中，有必要进行骨活检，其可以提供重要信息。当怀疑矿化障碍时，可通过骨活检获得未矿化骨的组织学证据。在肾性骨营养不良（ROD）中，骨活检提供了确定ROD类型和严重程度所需的基本信息。血清PTH水平测定在临床中虽然应用很广泛，但并不一定能预测潜在的骨疾病，骨活检很容易对其进行诊断。此外，对骨及其细胞的组织学方面的估计可以与骨重塑的可测量参数和年龄相联系。骨髓疾病和怀疑其他转移性疾病是额外的指征。

综上，对于不伴有复杂骨丢失的原发性骨质疏松症，骨活检已不再是必要的，取而代之的是非侵入性骨密度检测可提供重要的信息。在对特定的、新开发的药物治疗效果的试验中，骨活检中的数据可以提供综合评估，在这方面，一种新的四环素标记方法可以纵向评价hPTH治疗的短期效果，例如，1个月内在单个骨活检中的骨形成。也有学者推测，髂嵴活检中可见的骨小梁微结构的改善可能与特立帕肽治疗后患者的骨密度增加有关。同样，全面的组织学分析也可用于分析乙醇或药物的不良反应，以及评价抗吸收和骨合成代谢疗法的疗效。

第三部分

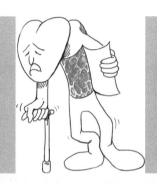

## 骨质疏松症的病理生理学与诊断

# 第 11 章　骨质疏松症的流行病学

一个年轻健康的成年人很难想象他（她）会患上骨质疏松症。

此外，当一位老年人出现骨折或身高逐渐变矮时，第一反应是："这不可能是真的，这不可能发生在我身上。我为什么会得骨质疏松症？我的骨头从来没有一点问题！"这就是问题所在！骨质疏松症缓慢但肯定会蚕食骨骼，可能很多年都不被注意到，直到不明原因出现骨折！

骨质疏松：一个无声的小偷。

一旦恶性循环开始，患者会面临许多心理、社会和可能的经济问题，其中这些问题有时候是压倒性的：骨折本身可导致疼痛，可能的畸形，愤怒，焦虑，沮丧，失去自尊，运动能力下降，直到最终被社会孤立。

不幸的是，很多有发病风险的人并没有注意到骨质疏松症，没有采用合适的预防措施或得到治疗。一些文献预估，患有骨量减少/骨质疏松的女性诊断正确率不到 30%，其中确认的骨质疏松患者为预防疾病进一步发展而接受治疗的不到 15%。这种情况在男性中更严重，因为只是最近才发现骨质疏松是没有男女差异的，它只是在男性中发病较女性晚，即在 50～60 岁的男性更年期阶段，此时男性性激素开始降低且雄激素出现缺乏。目前已经计算出 > 50 岁的男性一生中有 13% 的骨折风险！

遗憾的是，很多医师仍认为骨质疏松症是衰老过程的一个"正常"部分，在此过程中，生物体逐渐失去了有效应对生活压力的能力。

这个"衰老过程"包括病理生理学变化如肌肉及骨骼质量的下降，这些变化主要是参与控制全身各系统的定量、结构及功能变化转变所引起的。

这些变化可能影响生命体的细胞甚至它们的组成成分，如线粒体等，同样的变化发生在细胞产生的细胞因子及其他因素等。然而，这些机制中的很多都可以受到外界干预的有利影响。

我们不再接受骨质疏松症作为衰老的"正常组成部分"，它破坏甚至摧毁了 1/2 50 岁以上女性和同样比例的 70 岁以上男性的有效寿命。

接下来的章节内容的目的是摘下这个"骨骼强盗"的面具，为骨质疏松的早期预防、正确诊断及成功治疗提供指导。如今，医学界和卫生保健部门的许多人已经意识到骨质疏松症会影响从新生婴儿到老年群体的每个人，而且很明显地，男女两性具有同等风险及易受伤害性，并且在类似的情况下，差异只是暂时的！

目前，骨质疏松被定义为 10 种影响全人类的最重要的疾病之一，其他疾病包括心血管疾病、高血压、脑卒中和糖尿病等。值得重视的是，这些疾病中的每一种都可以被纳入骨质疏松的风险因素。

每年仅美国就约 4400 万人遭受骨质疏松折磨；在同等高比例人群的美洲、欧洲、亚洲国家，每年发生约 150 万例脆性骨折。甚至，预计至 2020 年，美国的骨质疏松患者会增加到 610 万人。另有预算显示目前全世界骨质疏松患者已超过 2 亿人，即 1/3 的女性及 1/8 的男性。

1/3 年龄超过 50 岁的女性经历过 1 次骨质疏松性骨折。

骨折是骨质疏松症最终的结果。作为比较，1/8 的女性患有乳腺癌，1/3 的女性发生骨质疏松性骨折。尽管骨质疏松可以攻击人体任何部位的骨骼，但最典型的骨质疏松性骨折发生在髋部、脊柱及腕部（表 11-1）。

表 11-1　骨质疏松性骨折在欧洲地区的情况

| | 髋部 | 脊柱 | 腕部 |
| --- | --- | --- | --- |
| 终身风险（%） | | | |
| 女性 | 23 | 29 | 21 |
| 男性 | 11 | 14 | 5 |
| 住院率（%） | 100 | 2 ～ 10 | 5 |

在美国，45 岁以上人群每年发生骨折例数的 70% 都可归因到骨质疏松症。50 岁以上女性的骨折风险如下。

- 椎体 32%。
- 前臂 16%。
- 髋部 15%。

更甚者，髋部骨折意味着上升的死亡风险（图 11-1），这些风险与髋部骨折并发症如风湿、慢性心血管疾病、脑卒中、慢性肺疾病等相关，与髋部骨折本身术后并发症一样。

髋部骨折患者中，近 50% 无法完全恢复他们曾经拥有的独立生活的能力，另外，25% 需要长期接受护理、康复训练及家庭关怀。髋部骨折后相关死亡率为 12% ～ 35%，明显高于一般人群的预期死亡率。

髋部骨折后的 6 个月内是死亡率最高的时间段，但某些研究显示这个时间段持续更长。数据显示这种影响对男性较女性更大。与骨质疏松相关的经济成本是巨大的：在美国每天约需 4000 万美元。2005 年，因骨质疏松引起的总费用包括医疗住院费、可能的疗养院护理费用及损失的劳动力价值等，达到 170 亿美元（图 11-2）！仅髋部骨折相关的费用就占了其中的 60%，其余骨折相关费用占 40%。

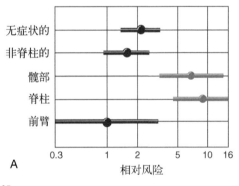

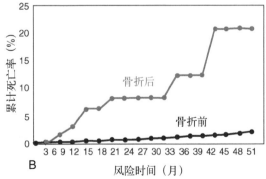

图 11-1　A. 临床骨折后的死亡率风险（引自 Cauley, et al, 2000）；B. 骨折前后死亡率风险

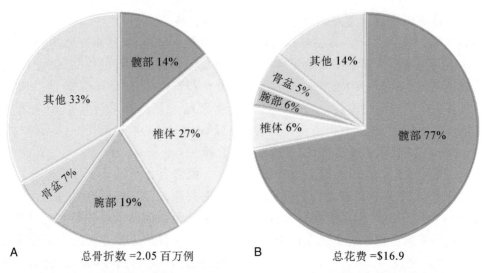

图 11-2　A.2005 年美国骨折类型分布；B.2005 年美国不同骨折类型的成本分布

随着全球老年化人口的加剧，至 2050 年，髋部骨折发生率预计增加近 4 倍。每年骨质疏松性骨折影响的女性数量超过发生心脏病、脑卒中、乳腺癌女性数量的总和。确实，骨质疏松相关的经济损失和慢性阻塞性肺疾病、心肌梗死、脑卒中和乳腺癌一样显著。

另一个高度显著的方面是，很多其他学科的疾病会对骨骼造成影响，从而引起以骨质疏松症为主的疾病。这类例子包括感染及炎症性疾病，如艾滋病和炎性肠炎、心血管疾病、糖尿病和代谢综合征，以及神经系统疾病如帕金森病和癫痫等。乳腺癌、前列腺癌、肺癌和结肠癌、先天性疾病如成骨不全症、学科间原因如药物作用（糖皮质激素就是一个明显的例子），以及细胞和器官的移植都可能直接或间接与骨量和骨密度的降低有关。针对这种情况，需要强调的是，代谢因素引起了生命体内的变化，进而影响了骨骼，代谢性骨病的概念及分类也因此而被提出。例如，佝偻病（骨软化症）、肾性骨营养不良、甲状旁腺功能亢进和骨质疏松。

现在已经很清楚，骨质疏松症是一种全球性的常见病，造成了巨大的公共卫生负担，而在今后 10 年中，预防这种疾病应成为我们预防工作的主要目标。

# 第 12 章　骨质疏松症的定义

"骨质疏松症"一词的字面意思是骨的孔隙多而大，表示骨的密度低而骨皮质薄，但是骨骼不会因为骨皮质薄而发生骨折。在 20 世纪 90 年代初，世界卫生组织（WHO）的一个会议共识将骨质疏松定义如下。

"以低骨量和骨组织微结构恶化为特征的全身性骨骼疾病，其骨脆性和骨折易感性增加。"

21 世纪初，骨质疏松共识会议提出了如下一个新的骨质疏松定义。

"一种骨强度下降，进而导致骨折风险增加的骨骼疾病。"

然而，为了更好地了解骨质疏松性骨折的病因和治疗对骨折发生风险的影响，必须认识到骨强度。单个骨骼(及整体骨骼)的强度取决于其质量、形状和骨骼本身的质量（图 12-1）。许多大型研究已经证实了骨密度、骨强度和骨折风险之间的关系。骨密度占骨强度的 60% ～ 90%。从外观上看，骨质疏松的股骨头可能拥有正常骨头的大小和样子，但其本身是易碎的，仅有一层很薄的骨皮质及破裂（甚至局部缺失）的骨小梁网络（图 12-2）。

低骨量已被证明是骨折风险的最重要的客观预测指标。骨骼质量越低,骨骼越弱,导致骨折所需的力越小。因此，根据 WHO（世界卫生组织研究小组，1994 年），绝经后女性的骨质疏松症也根据骨密度测量及患者测量值与标准成人峰值骨量（PABM）的比较来定义，如下所示。

"当骨质量低于健康的绝经前女性超过 2.5 个标准差（T 值 < - 2.5）时，存在骨质疏松。"

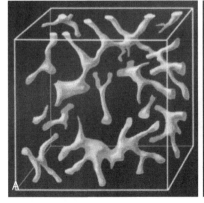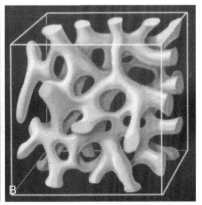

图 12-1　**骨松质进行性结构恶化**：A. 骨松质和断开的小梁明显衰减，不再是网状结构；B. 正常骨小梁结构

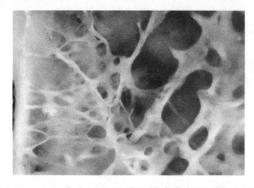

图 12-2　一个有明显骨质疏松患者的髂嵴骨活检显示，一个薄的（左侧）骨皮质和破坏疏松的骨小梁网络。表面类似修剪过的塑料块。请与正常的骨小梁网络（图 2-9）对比

但是，考虑到骨脆性的多因素影响，WHO 和国际骨质疏松基金会对骨质疏松定义做了更新（2007 年）。

文件提出"骨质疏松症"不仅是根据上述定义简单诊断，而是需要结合基于独立危险因素的个体 10 年骨折风险来诊断。然而，通过股骨颈测量获得的 $T$ 值在国际上被用作骨质疏松症的公认标准。常用双能 X 线（DXA）的方法测得髋部和（或）腰椎的 $T$ 值。低骨量仍然是确定脆性骨折的最重要因素。在新的欧洲指南中，从 2008 年起，仅将股骨颈 DXA 的测量值作为骨质疏松症的诊断标准。

骨量减少目前定义为 $T$ 值在 $-1.0$ 与 $-2.5$ 之间（$-2.5 < T$ 值 $< -1.0$）。

随着人们对骨骼健康的重视从治疗转向预防，骨质减少的诊断术语可能越来越重要，特别是结合主要危险因素的评估。因此，绝经后患有骨量减少的女性应以预防策略为目标，以保持其骨骼质量。同时具有骨量减少和相关危险因素的患者应及早使用有效药物治疗，以防止脆性骨折！

# 第 13 章  骨质疏松症的发病机制

骨吸收发生在哪里及如何发生？骨细胞最好在骨骼的内表面，即骨内膜上进行重塑（图 13-1）。具有大量骨松质成分的骨骼为骨细胞提供了最大的表面积以进行重塑：这些骨骼包括椎体、股骨颈、肋骨、腕部和跟骨。由于其巨大的表面积，这些骨松质的吸收速度是长骨皮质骨吸收速度的 5 倍（图 13-2A、B）。骨吸收发生时，处于骨骼中间的骨组织首先丢失，尤其是位于水平应力线附近的骨组织。承受较大载荷的垂直"支柱"在较长时间内保持完好无损，在 X 线上表现为垂直条纹（图 13-3）。体外和体内研究表明，骨密度确实在骨强度中占有

50%～80% 的比重，也因此是其中非常重要的危险因素，尤其在绝经后女性中。正如许多前瞻性研究表明的那样，随着骨密度的降低，骨折的风险呈指数增长：骨密度降低 10%～15% 会使骨折风险增加 1 倍。

骨骼不会仅仅因为皮质薄弱而发生断裂，骨密度降低的人群中有 50% 一生都没有发生过骨折。目前对骨质疏松症的认识较以前更为深入，除骨矿物密度外的其他因素对骨脆性和治疗效果等都可能有影响。最近的研究表明，骨质疏松症也是一种骨骼质量的问题，在许多疾病中，其危害超过骨密度本身（图 13-4）。

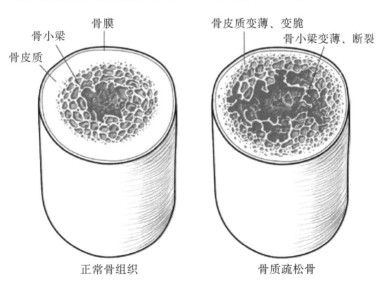

骨小梁　　　骨膜　　　　　　骨皮质变薄、变脆
骨皮质　　　　　　　　　　　　骨小梁变薄、断裂

正常骨组织　　　　　　　骨质疏松骨

图 13-1　**骨质疏松性管状骨：皮质宽度缩小；骨小梁网络稀疏不连续**

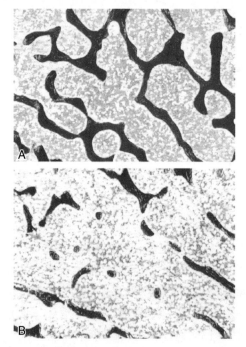

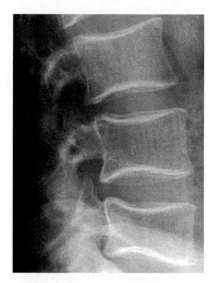

图 13-3 椎体骨质疏松：注意垂直应力线上骨小梁的相对保存

图 13-2 正常（A）和骨质疏松（B）骨小梁网络。注意 B 图中小梁网破裂的"纽扣"现象。Gomori 染色

骨小梁的重塑在人的整个生命历程中不断进行，这些导致骨骼强度及负重能力下降的过程需要立刻修复（图 13-5）。

骨小梁的微骨折在 X 线中无法被检测到，只能通过骨活检在特殊的显微技术中看到。

此外，由于成骨细胞活性降低，骨小梁变薄不断加重，这会加速骨组织微结构

的破坏。破裂的小梁在功能上是无用的，并且会迅速吸收。如果出现许多无法完全修复的微骨折的情况，那么最终将达到骨质破裂的临界点，如马拉松运动员的疲劳骨折（"骨挫伤"）。据推测，抗骨吸收剂对骨转换的过度抑制可能会降低骨修复微损伤的能力并导致骨生物力学性能下降。如果骨骼结构在质量上不如初始，即使是正常厚度的骨骼也可能断裂。这是需要考虑的重要方面，并且已经在性腺功能减退的男性骨质疏松患者中得到证实。通过磁共振显微照相技术所测得的骨矿物密度的研究显示

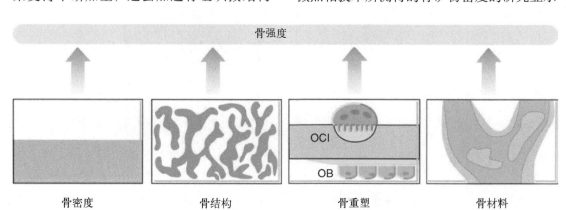

骨强度

| 骨密度 | 骨结构 | 骨重塑 | 骨材料 |
| --- | --- | --- | --- |
| （DXA法） | （X线、CT、活检） | （标记、活检） | （标记、活检） |

图 13-4 骨强度的 4 个主要构成因素是骨密度、骨结构、骨重塑和骨材料

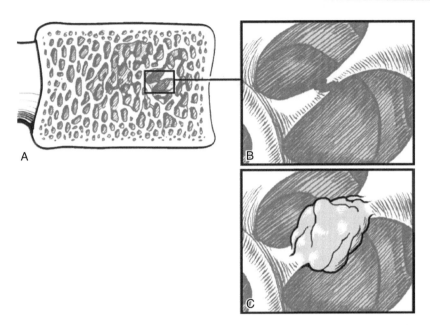

图 13-5　椎体（A）内破骨细胞介导的水平骨小梁断裂（B），微骨痂形成（微骨折 / 微裂缝早期愈合）（C）

这些患者的脊柱及髋部骨骼微环境有显著破坏——较显微密度测量法所得的结果更糟。在纳米级的视野中，已证实胶原纤维和矿物晶体之间的相互作用可以影响骨质量。

骨合成代谢治疗法的一个至关重要的目标是重建骨微结构。这一目标在不久的将来可以通过骨硬化蛋白抗体来实现。通俗地讲，骨质疏松性骨折主要由以下 8 种不同的骨骼异常问题导致。

• 骨厚度降低（密度）。
• 骨松质和骨皮质比例失调。
• 骨松质的小梁网节点数目的减少。
• 破骨细胞引起的横断面骨小梁的破坏。
• 骨形成不足。
• 骨基质矿化不足（类骨）。
• 胶原分子结构及构架的异常（交联）。
• 骨修复机制失调。

怎样降低骨脆性？这里有两种方法让骨更强壮。

• 增加骨矿物质密度并让骨骼质量更有效地分布，即在机械需求最大的地方（"外部生物力学特性"）增加骨骼组织。
• 从微观到分子水平改善骨组织的材料特性（"内在生化特性"）。

有效治疗骨脆性应改善外在生物力学骨骼的特性，但同时不应损害其内在固有特性。强效的骨吸收抑制剂（如双膦酸盐）可将骨转换减少 70% ~ 90%，从而增加骨矿物质密度。由于骨重塑的减少，骨骼的平均组织年龄会和骨骼矿化一起增加。正常的矿化骨的特性是骨硬度和骨脆性的最佳组合，而矿化差的骨头往往随着位移增加而变得非常脆弱，矿化度高的骨头则随着位移减小而变得更脆。因此，在治疗骨质疏松症时，必须注意骨密度，促进微体系结构的改善，有效促进骨矿化和骨修复。如今，有了现代的双膦酸盐，填满吸收性空隙，增加矿化和增厚减薄的小梁不再是问题。目前，没有令人信服的证据表明双膦酸盐静脉内治疗会导致积累的骨骼微结构破坏。但是，据我们从实验研究中了解到的，目前还不可能完全恢复小梁网络（完整的恢复）或已被破坏的骨骼的形状。

# 第 14 章

# 骨质疏松症的分类

骨质疏松症通常分为原发性和继发性两类。原发性骨质疏松主要伴随为年龄增长（衰老）的生理变化而产生。继发性骨质疏松主要是由身体的其他器官组织的功能紊乱作用在骨骼上产生的一系列病理生理变化。

## 一、根据疾病状态分组

骨质疏松症可能局限于一个或多个骨骼区域，即局灶性或局部骨质疏松，区别于典型的全身骨质疏松（系统性）。

对于骨病的治疗（如肿瘤学），有一个特别重要的问题，即该病是局部的还是全身性的？

最重要的骨质丢失的危险因素如下所示。

• 制动（失用性骨质疏松症）：一个典型的例子是局灶性骨质疏松症多是由骨折或运动神经损伤导致肢体固定不动时发生的。缺乏使用和运动会导致破骨细胞吸收增加，如果足够广泛的话，还伴有高钙尿症和高磷血症。解除固定并恢复活动后，该过程可以逆转，骨骼代谢正常化，尤其是儿童和年轻人的骨骼。

• 复杂的局灶性疼痛综合征（CRPS、创伤后骨萎缩、痛性肌萎缩、交感反射性营养不良），主要影响手、膝盖和足踝，并具有肿胀、疼痛、感觉异常和血管舒缩反应。

• 一过性骨质疏松症：其首次在孕妇的骨盆骨骼区域性变化过程中被描述。之后，在青年男女的膝关节、踝关节中也观察到了类似情况。疼痛似乎是自发性的，没有明显的外伤史。通过 MRI 可以确诊，MRI 可显示疼痛关节周围广泛的骨髓水肿。临床上，该过程是自限性的，通常可在 1 年内完全恢复。目前将这种疾病与 CRPS 一起归纳为"骨髓水肿综合征"。可以通过静脉注射双膦酸盐治疗（约 80% 的病例完全缓解）（见第 60 章）。

• Gorham-Stout 综合征（侵袭性血管瘤，"骨消失病"）：这种罕见的骨病目前仍没有阐明机制，尽管有血管淋巴管交联理论的提出，主要是通过激活血管内皮引起，它始于骨骼内破骨细胞诱导的大量的骨质吸收，并扩散到相邻的骨骼。进度是可变的。当涉及胸部或椎骨时，可能会发生严重或危及生命的并发症。侵袭程度是不稳定的。当发生在胸廓或椎体有累及时，可能发生严重的或危及生命的并发症。到目前为止，唯一有效的治疗方法是尽早使用双膦酸盐防止骨质丢失（第 31 章）。

• 其他溶骨性疾病：这可能是由多种不同原因引起的，包括感染、肿瘤、创伤应激、血管变异、先天性畸形、遗传变异等。

• 全身性（系统性）骨质疏松症：这种情况较局灶性的骨质疏松症更为多见，尽管如其名称所述，全身性骨质疏松很少出现全身骨骼骨质疏松的情况，但其分布确实具有对称性。青少年和绝经后的骨质疏松症通常会影响中轴骨，而与年龄相关性的骨质疏松会侵袭管状骨骼，尤其易发生于男性。因此，四肢骨骼中正常骨密度的存在并不能排除中轴骨的骨质疏松（甚至可能严重）。在评估骨密度的局部测量时要牢记这一点，该测量仅代表所测量的骨骼，不能外推到其余骨骼。

## 二、根据年龄和性别分组

• 青少年特发性骨质疏松症：这是一种罕见的发生在青春期前儿童的自限性疾病，通常发病年龄为 8 ～ 14 岁。通常表现为椎体压缩性骨折产生的严重腰背部疼痛。

鉴别诊断包括成骨不全症、库欣综合征和骨髓疾病，这些疾病可以通过对外周血和骨髓的分析及骨活检来鉴别。

• 成人特发性骨质疏松症：这是一种易发生于 30 ～ 50 岁男性的骨质疏松症，其特点为椎体骨折。生物力学参数及骨活检显示骨吸收增加。患者常是重度吸烟者。诊断必须排除轻度成骨不全症。

• 绝经后（Ⅰ型）骨质疏松症（图 14-1）：这是一种最常见的骨质疏松症，通常发生在 50 ～ 75 岁的绝经后女性，由绝经引起。骨质流失实际上是绝经前几年开始的，并且在绝经时（围绝经期）会增加。绝经后女性中约有 30% 会得骨质疏松症。雌激素的停止分泌会导致 IL-6 和其他细胞因子的减少，进而激活并促进破骨细胞的活动。此外，骨骼对甲状旁腺激素的再刺激作用更加敏感。结果导致椎骨和髋骨的骨松质

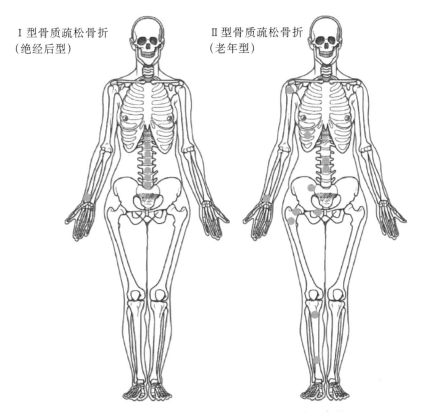

Ⅰ型骨质疏松骨折
（绝经后型）

Ⅱ型骨质疏松骨折
（老年型）

图 14-1　Ⅰ型和Ⅱ型骨质疏松症骨骼受累的分布差异

的吸收增加，骨折的风险也相应增加。显然，这种绝经后的骨质疏松症仅发生在女性中。男性也会由于雄激素缺乏症而增加骨吸收。

• 老年型（年龄相关性，Ⅱ型）骨质疏松症（图14-1）：女性绝经后和男性雄激素缺乏时，骨质疏松症潜移默化地融合到与年龄相关的进程中，作为衰老的一部分，导致体弱。其特征是骨质疏松症常见的许多因素，包括肌少症、跌倒、体育活动减少、认知能力下降、激素、维生素和细胞因子的变化。骨骼主要受活性增加的破骨细胞影响。一项对不同年龄组的正常人（即没有任何已知的代谢、内分泌或骨性疾病）进行的骨活检研究显示：50岁后，破骨细胞和成骨细胞的数量增加。这表明老年人群的骨骼组织并非缓慢、不活动和萎缩的组织，反而呈现出骨重塑增加的景象。发生老年性骨质疏松症的其他原因包括活动性下降、维生素D代谢缺陷、钙不足和轻度继发性甲状旁腺功能亢进。Ⅱ型骨质疏松症通常在70岁后发病，女性发生率为男性的2倍（然而两者发病率逐渐趋向一致！）。文献提示，老年人骨质疏松症（无论男女），尤其是严重骨质疏松症的发病机制中的一个主要因素是成脂转移，即脂肪的生成超过了骨髓中成骨细胞的形成。骨髓间充质干细胞转变为脂肪细胞的能力增强。研究显示，骨髓间充质干细胞的成骨和成脂分化是平行的，直到这一过程的晚期。骨皮质，特别是股骨颈、桡骨和骨盆骨，也参与了老年性骨质疏松症的进程，尤其是男性。约80%的骨质疏松性骨折都在此时发生，即70岁以后。

## 三、根据严重程度分组

日常临床工作中，骨病的严重程度必须在做出紧急应对和治疗策略前准确确定。如果女性的骨矿物质密度（BMD）比年轻人的平均值低2.5个标准差，则可以诊断骨质疏松症。Kanis和同事对这个定义发表了评论，并给出了可用于白种人女性的诊断标准。

• 正常骨量：BMD值等于或高于年轻女性参考平均值减1个标准差的值（$T$值≥−1.0）。

• 低骨量（骨量减少）：BMD值与年轻女性参考平均值相比在负1个标准差的值和负2.5个标准差的值之间（−2.5＜$T$值＜−1.0）。

• （临床前期）骨质疏松症：BMD值小于等于年轻女性参考平均值负2.5个标准差的值（$T$值≤−2.5）。

• 严重骨质疏松：BMD值小于等于年轻女性参考平均值减2.5个标准差的值，同时存在一处或多处脆性骨折史。

该定义使用股骨颈处DXA测得的$T$值作为诊断标准，实际上该方法在骨密度测定中已经进行了很长时间（图14-2）。骨密度结果与年龄、性别和种族等控制变量相匹配。不同测量技术及不同地点间所得的$T$值不能相互比较。因此，就骨骼部位和测量技术而言，必须采用统一的参考标准，这些情况在许多前瞻性研究中已明确，在股骨颈处进行DXA测量对髋部骨折具有最高的预测价值。也可提供整个髋关节的数据，但迄今为止的证据并未表明骨折预测有任何改善。在腰椎BMD中，准确性误差的重要来源是主动脉钙化和骨关节炎，其随着年龄的增长而逐渐增加。此外，髋部是临床上最相关的部位，因为就发病率、死亡率和成本而言，髋部骨折是骨质疏松症的主要并发症。

## 四、根据组织学分组

一项正常成人髂嵴骨活检的研究结果显示，其骨小梁体积占活检断面体积的20%～25%，当这个数值降到16%时，小

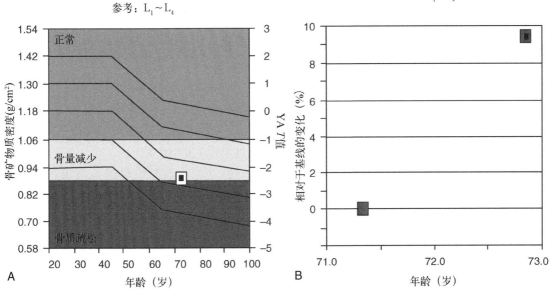

图 14-2　A. **T** 值定义的腰椎 DXA 测量图；B. 唑来膦酸钠治疗下的监测图

梁就会发生"稀疏"现象，研究还评估了其他组织学参数（图 14-3 和图 14-4）：①骨皮质厚度和皮质孔隙率；②小梁网的破坏；③小梁宽度，A 型 = 长而薄，B 型 = 短而结实。

• 类骨的数量和分布（矿化程度）。

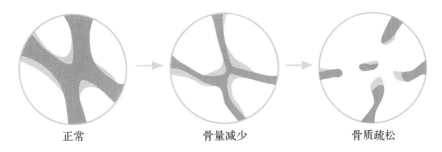

图 14-3　**骨小梁减少程度**：骨量减少之后便是骨质疏松，小梁网完全破坏

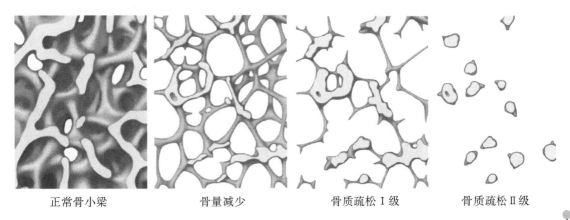

正常骨小梁　　　骨量减少　　　骨质疏松Ⅰ级　　　骨质疏松Ⅱ级

图 14-4　**骨量减少 / 骨质疏松症患者骨小梁的类型和稀疏程度**

- 脂肪细胞的数量和分布（骨内膜区萎缩）。
- 骨基质组成的变化（炎症反应）。
- 造血细胞系的数量和分化。
- 外来或恶性细胞的存在。

当骨小梁周围被脂肪细胞或脂肪组织层包围时，骨重塑能力降低，类骨堆积能力缺乏（骨萎缩）。脂肪细胞的这种特殊分布是初期骨质疏松的征兆，这是在连续的活检中看到的"低转换"型（图 14-5）。最近的研究表明，脂肪细胞与成骨细胞活性之间确实存在联系。

为了验证骨软化症的存在和程度，必须注意类骨质矿化的体积、程度和宽度（图 14-6）。这些数据是估计所需维生素 D 的治疗量所必需的。类固醇使用量不应超过 2%（体积百分比）每骨小梁单位体积。然而，当骨小梁体积百分比很低时，在老年患者中经常发现类固醇使用量为 2% ～ 5%（体积百分比）每骨小梁单位体积，提示存在"骨质疏松"。组织学上的骨软化症有以下 3 个标准。

- 骨组织去矿化（早期症状！）。
- 类骨组织占小梁表面的 50% 以上。
- 类骨堆积宽度超过总骨小梁体积（体积百分比）的 10%。

骨活检中双膦酸盐的免疫组织化学证据尤其令人关注（图 14-7）。关于骨活检在内科学中重要意义的深入描述可以在《内科学骨活检图集》（Bartl 和 Frisch，1993）中找到。此外，随着改良活检穿刺技术的引入和最新的免疫组织学研究的开展，在对包括骨质疏松症（尤其是继发性和药物性引起的骨质疏松症）在内的骨骼疾病的研究中，骨活检也将有更大的意义。

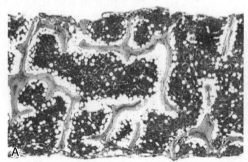
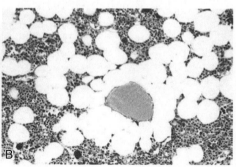

图 14-5　A. 低转换性骨量减少伴脂肪细胞的骨小梁旁定位；B. 在高倍镜下边缘脂肪细胞围绕着一个纽扣状小梁。Giemsa 染色

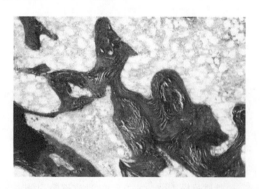

图 14-6　类骨质（红色）堆积增多导致的严重骨软化伴随不规则的骨小梁结构及增大的骨小梁体积

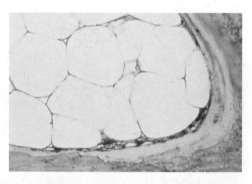

图 14-7　膦酸盐（红色）在骨小梁表面的沉积，通过伊班膦酸抗体观察。免疫组化，塑料包埋

# 第 15 章 骨质疏松症的临床评估

早期正确诊断对于有效治疗非常重要。尤其是在合并相关风险因素时，有关骨质状况的可靠检测信息绝对至关重要。因此，需要准确回答以下几项重要问题。

①目前的骨量如何（最近及以前的检查结果）？

②目前的骨量流失率如何（血液和尿液中骨重塑指标）？

③是否合并身体损伤（X 线片上陈旧骨折的证据）？

④这些改变（包括目前）是否可逆？

临床研究的目的包括以下几点。

①排除可导致骨质疏松的病理性疾病（骨软化症、骨髓瘤等）。

②明确骨质疏松症的严重程度和形态学改变，以及导致继发骨折的风险因素。

③制订最合适的治疗方式。

④实施治疗后进行随访观察并制订相应的检验标准。

## 一、临床症状

腰背痛是患者就诊的最常见原因之一，每一例急、慢性腰背痛患者都需要详细评估。鉴于骨质疏松可能长期存在，但可无相应临床症状，一旦疼痛症状出现可能提示椎体塌陷或者骨折的发生。另一方面，骨软化症主要以广泛性、早期、全身性的严重骨痛为特征，这是鉴别诊断的一项重要因素。同时鉴别诊断中也包括其他疾病。

• 椎体病变：炎性病变、退行性改变、骨髓病变和肿瘤。

• 椎体外病变：内脏、神经、肌肉、心理及肿瘤（如胰腺癌）。

腰背痛的详细评估包括疼痛部位、诱因、持续时间、持续性或间歇性、疼痛范围、类型、疼痛程度、感觉和运动功能障碍，以及对不同刺激和药物治疗的反应。腰背痛可能的潜在病因包括以下几种：①肌肉挛缩和肌紧张；②椎体塌陷；③椎间盘突出；④强直性脊柱炎；⑤骨转移瘤；⑥胰腺肿瘤；⑦心肌梗死。

骨质疏松症只有在发生骨折时才有临床意义！

临床病史和仔细的体格检查（表 15-1）必须包括以下内容：①身高下降；②姿势和步态改变；③棘突压叩痛；④脊柱活动度；⑤合并胸椎后凸或腰椎侧弯；⑥肌张力和肌力改变；⑦先天性骨质疏松的体征（如巩膜蓝染）。

骨质疏松症的急性腰背痛多由椎体的突发塌陷或骨折导致，患者往往自诉可以听到后背部骨骼发出"啪啪"声响或者破裂声。相反，骨质疏松症的慢性腰背痛则是由脊柱轴向的不稳定、难以满足肌肉、

表 15-1　骨质疏松的病史及体格检查

| 脊柱病史 | 骨折、疼痛、畸形、活动度减少、高度降低 |
| --- | --- |
| **风险因素评估** | |
| 家族史 | 骨质疏松症、骨折、肾结石 |
| | 年龄、种族、体重 |
| **病史** | |
| 生殖系统疾病 | 初潮年龄 > 15 岁，少经 / 闭经，更年期 |
| 基础疾病 | 肾病，胃肠道疾病，内分泌疾病，风湿性疾病，神经系统疾病，饮食性疾病，抑郁症 |
| 手术史 | 胃切除术，器官移植，肠切除或旁路移植手术 |
| 药物使用 | 糖皮质激素，抗癫痫药，细胞毒性药物，肝素，华法林，GnRH 激动剂，锂剂 |
| 生活习惯和运动 | 吸烟，营养不良，运动，饮酒 |
| 饮食和补充 | 神经性厌食症，摄入钙、维生素 D、咖啡因、蛋白质 |
| 目前药物治疗情况 | 激素，镇静剂，抗高血压药，利尿药，非处方药物 |
| **体格检查** | |
| 体重下降，腹泻 | 消化不良，甲状腺危象 |
| 体重增加，多毛症 | 库欣综合征 |
| 肌力下降 | 骨软化症，库欣综合征 |
| 骨痛 | 骨软化症，骨折，恶性肿瘤，甲状旁腺功能亢进 |
| 牙齿脱落 | 低磷酸酯酶症 |
| 关节与晶状体脱位 | 胶原蛋白紊乱 |
| 皮肤色素沉着 | 肥大细胞增多症 |
| 肾结石 | 尿钙增高，原发性甲状旁腺功能亢进 |

关节和四肢的运动需求所致。

为了对疼痛症状做出最全面的临床诊断，需明确以下几个问题：疼痛部位、性质、时间、放射痛、疼痛严重程度及加重因素。

骨质疏松症中以持续性神经根性疼痛或脊髓症状为主要特征的神经损伤症状相对少见。骨质疏松中脊柱高度的大幅度降低多是由一至多个胸椎椎体塌陷所致，但髋与足的距离保持不变。而引起身高中度降低的其他原因包括姿势不良、椎间盘退变及肌力下降。从站立高度和双上肢宽度可以估算出身高下降的幅度。高度下降仅发生在脊柱上，而髋 - 足跟局部保持恒定（图 15-1A）。当腰椎高度降低时，肋骨可能因挤压骨盆而产生疼痛。上肢宽度与身高差异越大，意味着椎体损伤程度越重。身高下降的同时还可以导致背部皮肤出现特征性皱褶（"圣诞树"现象）及腹部隆起（骨质疏松肚）。此外，椎体高度降低可以导致椎体棘突的异常挤压而产生疼痛（Baastrup 综合征 / 脊柱接吻征）。由于身体重心向前移位，以致行走时步态缓慢、不稳，需要小步前行，从而避免对脊柱的应力冲击。

椎体压缩可能引起一系列不可逆的躯体变化，因此必须及时阻止椎体压缩。

反过来，躯体负重力线的改变又会导致膝关节骨性关节炎。同时，步态不稳增加了跌倒和骨折的风险。胸椎椎体塌陷导致胸椎后凸呈现典型的驼背(dowager 驼峰)（图 15-1B 和 C）。测量驼背畸形程度的一个较好的方法是患者采取站立位，背部紧贴墙壁，测量后脑勺与墙壁的距离。当出现胸椎后凸畸形时，胸腔容量可能降低，从而降低总肺活量、通气 - 换气效率和运动耐力，同时患者可能会出现下颌贴近胸骨的姿势。

患者病史和骨密度检查对于明确和预防骨质疏松、指导治疗至关重要。

## 二、常规 X 线检查在骨质疏松症中的应用

脊柱 X 线检查仅在骨密度降低 30% ～ 40% 以上时才能显示出骨量降低，因此，X 线检查并不适用于骨质疏松的早期诊断。

但对于发现既往的椎体骨折或者压缩变扁非常有效（图 15-2）。当椎体骨松质被吸收而骨皮质保持完整时，椎体形态可发生多种变化。椎体骨小梁的减少以特定方式进行。其中非承重骨小梁受限被吸收，因此椎体往往表现出典型的水平骨小梁稀疏、纵向骨小梁增粗（图 15-3A），以及增粗的骨质线出现。此外，由于椎体的骨皮质增厚，椎体呈现出镜框、空盒及中空样改变。另一项有效的诊断标准是椎间隙的气球样改变，往往提示椎体上下终板的早期应力增加（椎体双凹征）。因椎间盘突出、进入部分椎体引起的许莫氏结节在骨质疏松中很常见，尽管这不是病理性的。在脊柱侧位 X 线片上用于诊断骨质疏松的标准包括以下几点。

- 骨质射线穿透率增加。
- 纵向骨小梁增粗。
- 骨质增粗线的出现。
- 椎体终板变薄。
- 压缩骨折的出现。

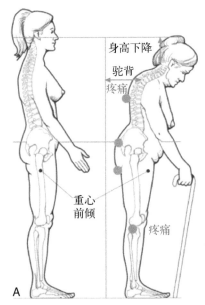
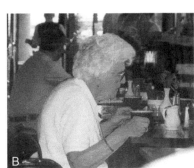
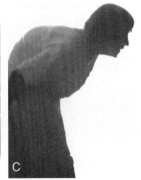

图 15-1　A. 全身性骨质疏松引起的身高和姿势变化；B. 骨质疏松患者典型的驼背畸形（dowager 驼峰）；C. 永久性外形改变，如胸椎重度后凸畸形（弯腰姿势或后背驼峰形态）

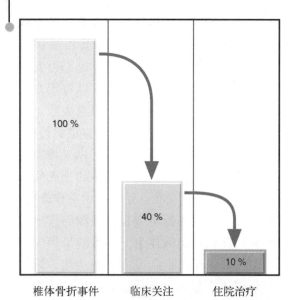

图 15-2　椎体骨折事件—临床关注—住院治疗

脊柱 X 线检查：可用于骨密度检查结果不明确时，以及显示导致继发性骨质疏松症的其他多种情况。侧位 X 线片可快速显示可疑的椎体骨折。

临床中判断椎体骨折最有效的方法可

能是检测到高度降低超过 2cm（H.Genant）。图 15-3B 显示了骨质疏松症中各种类型的椎体畸形，图 15-3C 是 Genant 分级方法。

为了对椎体畸形进行半定量评估，Genant 根据椎体前部、中部和后部高度的降低制定了相应的分级方法（图 15-3C）。

- 0 级：正常。
- 1 级：轻度畸形，椎体高度降低 20% ～ 25%。
- 2 级：中度畸形，椎体高度降低 25% ～ 40%。
- 3 级：重度畸形，椎体高度降低 40% 以上。

## 三、其他影像学检查方法

股骨近端的相关参数。在骨折中，股骨颈的长度（髋部轴向长度）是独立于股骨近端骨松质和骨皮质之外的相关风险因素。股骨颈长度每增加 1cm，骨折风险增加 2 倍。以下影像学参数可用于计算股骨

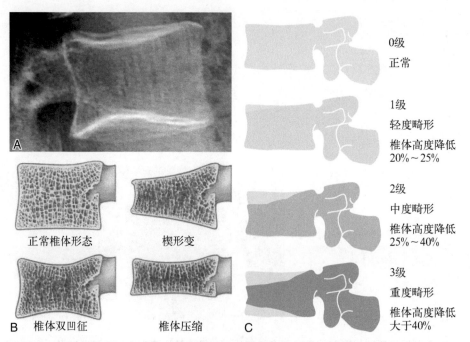

图 15-3　A. 骨质疏松早期椎体纵向骨小梁和边缘骨皮质增厚的表现；B. 骨质疏松椎体畸形类型：楔形变、双凹征和压缩变扁；C. Genant 椎体畸形半定量评估分级方法

近端骨折风险：①股骨小转子下方 3cm 处的股骨干内侧厚度；②股骨颈中央的内侧皮质厚度；③股骨头宽度；④股骨转子间宽度；⑤髋臼骨性宽度。

股骨近端，特别是股骨颈需要格外重视，并根据其相应的指标和参数进行计算。

骨扫描和 $^{99m}$Tc 标记的双膦酸盐 PET 检查可用于检测局部骨性病变和骨折。通过此方法可对脊柱进行快速扫描。脊柱摄入信号增加提示可能存在骨折、退行性改变、炎性病变或者肿瘤性病变。骨折 2 天后，预计病变部位摄入信号可能增加。然而该检查对局部细节显示有限，因此需要额外的影像学检查来进一步明确诊断。

局部骨性病变节段或者骨扫描摄入增加需要进一步明确诊断。

CT：该技术对于骨折（图 15-4A）和骨松质（图 15-4B）的分析尤其有效。但是，骨小梁网的可视化分析只能通过使用 0.5mm 层厚的现代化高分率仪器和特殊的图像加强设备来实现，并且要以更高的辐射暴露为代价。

MRI：该检查方法无射线暴露，尤其适合于骨髓的显示。它提供了鉴别造血红骨髓和脂肪黄骨髓，以及炎性和肿瘤学浸润的可能性（图 15-5 和图 15-6）。这是鉴别诊断骨髓瘤、淋巴瘤、肿瘤转移及局部水肿反应过程（短暂性骨质疏松和 Sudeck 病的早期）的有效方法。同时也是区分骨质疏松性骨折和脊柱转移引起的病理性骨折的理想检查方法。此外，通过应用特殊的成像序列和使用造影剂，可以大大提高诊断能力。

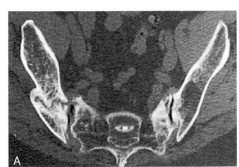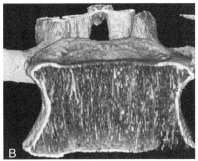

图 15-4　A. 在 CT 中显示的骨盆骨折。B. 高分辨率 CT 和三维成像可直视骨小梁结构

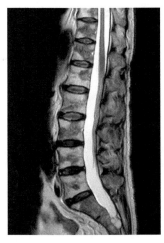

图 15-5　脊柱炎性病变合并椎体骨髓水肿

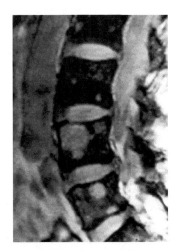

图 15-6　乳腺癌和继发性骨质疏松患者脊柱结节性转移病变

MRI 是检查所有影响骨髓及继发骨质变化病变的最佳方法。

## 四、骨质疏松症的骨密度测量法（双能 X 线检查方法，DXA）

在骨折发生之前，骨质疏松的早期诊断只能通过测定骨密度的相关检查。这些

骨密度检查能够测定不同部位的骨质密度，从而能够预测发生骨折的风险。骨密度值每降低 10%，可导致椎体骨折风险翻倍，髋关节骨折风险增加 3 倍。当骨折发生后，骨密度检查多用于骨质疏松的诊断，检查骨质疏松严重程度，并确定治疗的适应证（图 15-7）。BMD 检查能够提供以下信息。

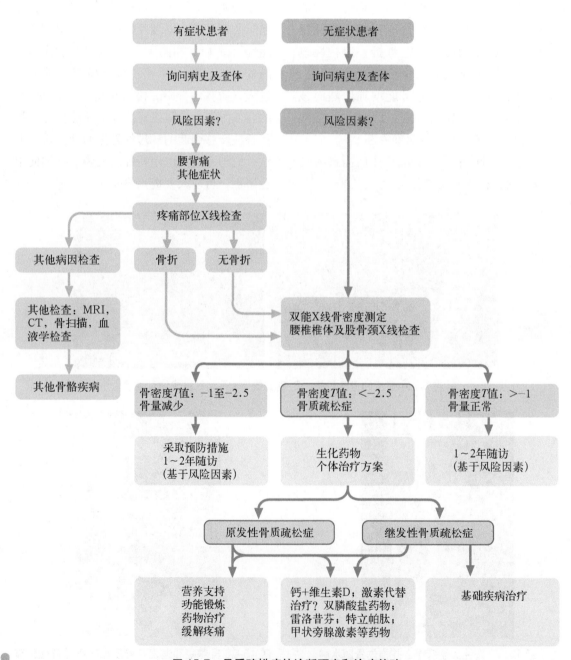

图 15-7　骨质疏松症的诊断研究和治疗策略

• 在骨折发生前即能检测骨量减少或者骨质疏松。

• 预测骨质疏松进展的风险。

• 采用半定量检测骨质流失速率及进展。

• 记录治疗的有效或失败。

• 增加医师和患者的依从性。

骨密度检查是诊断骨质疏松症和检测治疗效果的最客观、可靠和可量化的检测方法。因其能够对骨折风险进行可靠预测，对于早期发现和预防至关重要。DXA 检查是检测骨质疏松的金标准。

DXA 检查的显著优势如下所示。

• 非侵入性，患者无须脱衣、暴露隐私，对于患者无任何负担。

• 检查过程快（5 ～ 10 分钟）。

• 成本低、效益高。

• 辐射剂量低（1 ～ 3mRem，等同于普通 X 线检查辐射剂量的 1/100 ～ 1/10）。

• 能够检测容易发生骨质疏松和骨折的特定部位——腰椎和髋关节。

• 能够对骨折风险预测进行梯度记录。股骨颈骨密度值每降低 1 单位标准差值，

髋部骨折风险增加 2.6 倍（图 15-8）。

• 检查结果准确性高，是进行随访和对比研究的理想指标（精度误差 1% ～ 10%，精准度 1%）。

• WHO 推荐 DXA 为诊断骨质疏松症的标准方法。

• ESCEO（欧洲骨质疏松症和骨关节炎临床经济学会）和 IFO 将其视为诊断骨质疏松症的参考标准（2008 年）。

局部不能反映整体！因此，需要测定全髋关节和腰椎，从而提高准确性。骨质疏松的诊断基于最低 $T$ 值。$T$ 值是目前国际公认的评估临床结果的标准指标。

**骨密度测量的适应证**

决定患者是否需要骨密度检查最简单的判断方法是骨密度检查结果是否影响临床治疗。合并有骨折风险因素的患者均应进行骨密度检查。例如，绝经后未接受激素替代治疗或其他类似治疗的女性，绝经早期女性或有骨质疏松症家族史的女性，雄激素水平降低的男性患者。根据美国国家骨质疏松基金会（NOF）的建议，骨密度检查适用于以下人群。

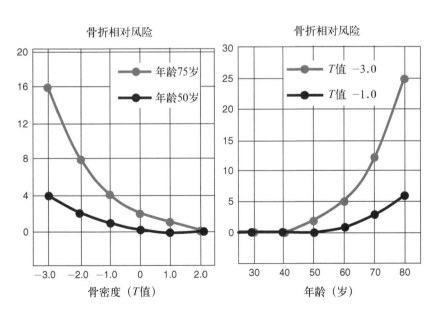

图 15-8　**基于骨密度检查和年龄的骨折相对风险**（引自 Kanis,et al,2008.Osteoporos Int,19:399-428）

- 所有 65 周岁以上的女性，无论是否合并其他危险因素。

- 所有年龄 < 65 周岁同时合并一个或多个危险因素的女性。

- 所有绝经后发生骨折的女性。

- 所有基于骨密度检查结果考虑治疗骨质疏松症的妇女。

- 所有长期进行激素治疗的女性。

对所有绝经后发生骨折的女性患者均应给予骨质疏松症的相关建议（髋部和脊柱的骨密度检查、FRAX 工具检测和一些生化检验）。一项包含 4975 例患者的临床研究表明，通过定期筛查随访，正常骨量或者轻度骨量减少的女性中有 10% 的患者在 15 年后进展为骨质疏松症，而中度骨量减少的女性所用时间为 5 年，中度骨量减少的患者所需时间为 1 年（Gourlay, et al, 2012. NEJM;366:225-233）。

其他适应证：任何患有疾病或者正在服用可能导致骨量流失药物的患者均可行骨密度检查（首选 DXA 检查）。

- 与年龄相关的身高降低。

- 不明原因的腰背痛。

- 轻度吸烟者。

- 既往有骨折病史。

- 有导致关节活动受限的疾病。

- 长期（> 6 个月）使用可的松、华法林、肝素或者抗癫痫药物治疗。

- 甲状腺功能亢进或甲状旁腺功能亢进。

- 移植术后，尤其是肾脏、肝脏、心脏和肺等器官。

- 可能导致骨量流失增快的慢性病或手术，如胃肠切除术后。

- 神经性厌食症。

- 慢性肾功能不全。

- 合并肿瘤，治疗前或者治疗后。

儿童的骨密度检测面临着一些问题，主要如下。

- 儿童的参考资料有限。

- 在任何年龄阶段，发育的差异较大。

- DXA 无法测量三维骨质量数据，因此在儿科的临床应用有其内在的局限性。

为了解决这个问题，有时临床上会建议将全身骨矿物质含量（BMC）用于儿科检测。同样，Z 评分是评估骨矿物质状态的合适指标，而不是 T 值评分。BMC 检测比骨密度检测更可信，因为在生长发育中骨骼大小和形态存在一定的变化。

目前，通过 DXA 监测骨密度是目前唯一可靠的用来记录骨质疏松症治疗效果的办法。骨折发生率降低是另一个原因。此外，每年定期行骨密度检测可提高患者的依从性。临床试验已证明使用双膦酸盐类药物治疗 3 个月及 1 年后，椎体和髋关节的骨密度明显增加。高危患者应每半年进行一次测量，如接受激素治疗或者骨量快速流失的患者（由生化参数反映）。

当今，在患有严重骨质疏松并伴骨折的患者中，只有不到 10% 的患者正在接受骨密度检测和相关治疗！

## 五、推荐的实验室检查

在没有其他合并症的情况下，通常原发性骨质疏松患者血液和尿液中相关检测指标处于正常范围之内。因此，实验室检查的意义主要在于识别继发性骨质疏松症（参见第 9 章表 9-1）。

需要常规筛查血液和尿液相关化验检查，从而识别或排除任何年龄段可能存在的继发性骨质疏松症。

因此，在临床诊断时应进行以下"基本"实验室筛查，并定期复查。

- 红细胞沉降率。

- 全血细胞计数。

- 血清钙和磷酸盐水平。

- 血清碱性磷酸酶水平。

- 血糖和尿糖水平。
- C 反应蛋白。
- 氨基转移酶和 γ-GT（血清）。
- 肌酐（血清），肾小球滤过率。

同时，当有其他合适指征时应检查以下项目。

- T₃、T₄ 和 TSH。
- 雌激素和（或）雄激素水平。
- 维生素 D 代谢产物。
- 维生素 K 近来也被列入新的生化指标。
- 甲状旁腺激素。
- 蛋白质电泳和免疫电泳。

值得注意的是，骨质疏松患者中，约 20% 的女性和多达 64% 的男性患者同时也合并骨质疏松症相关的其他疾病（并发症），因此上述检测项目的重要性不言而喻。

总而言之，应根据患者病史和生活方式因素所反映的个人风险状况进行个人调查研究，以确定合适的检验和检查方法。依据检查结果，即是否存在骨量减少或骨质疏松、是否合并并发症、目前应用的药物等，制订下一步治疗方案。

## 六、骨转换标志物的意义

在临床实践中，胶原蛋白代谢物和骨转换的检测对于诊断和监测进行性骨病（如肿瘤骨转移或 Paget 骨病）至关重要（参见第 9 章表 9-2）。然而，骨相关标志物有助于解答以下重要的临床问题，但不能用于诊断骨质疏松症。

- 预测未来的骨量丢失率（高或低骨转换）。
- 监测骨质疏松性骨折的风险。
- 监测对治疗的反应。

骨重塑的代谢产物，即骨吸收和骨形成，以及骨基质的代谢产物如 I 型胶原蛋白进入血液中，并由血液代谢进入尿液。

这些代谢产物可通过生化检测方法进行测定，这些标志物在血液和尿液中的水平能够反映"高转换"和"低转换"型骨质疏松症（图 15-9）。

值得注意的是，就骨质疏松症的诊断而言，骨相关标志物检测并不能替代骨密度检查。但是这些相关标志物检测能够对骨质流失和脆性骨折的发生风险提供有效的消息参考。

骨形成过程对于治疗的作用响应缓慢，通常于治疗后数周起效，数月后达到平台期。与此相反，骨质重吸收过程在应用抗骨质重吸收药物后迅速改善，如应用双膦酸盐药物后仅数周就能使骨质重吸收水平降至最低。当评估血尿中骨重塑相关标志物水平的临床价值时，需要考虑这些骨重塑的特征。然后，一些大规模临床试验表明研究血清中骨转换标志物的水平改变能够确定骨量流失和骨质疏松症的高危人群。

骨转换相关标志物虽然不然用于直接诊断骨质疏松症，但是骨重吸收相关标志物水平增高已被证实与骨折风险增加有关。

骨形成相关因子包括骨特异性碱性磷酸酶（骨 ALP）、骨钙素和骨连接素。这些都是由成骨细胞产生的（也可能由内皮细胞产生），它们在外周血中的水平能够反映成骨细胞的活性。ALP 还可以由包括肝和肾在内的多种器官组织产生，但骨特异性

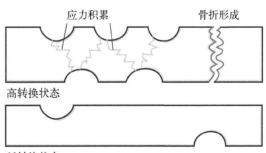

图 15-9　在骨质疏松症的高、低转换状态中骨小梁的形态变化

ALP 可以通过高特异性免疫检测进行区分。骨钙素的分泌呈现昼夜节律，只有约 50% 释放入外周循环，其余 50% 储存于骨矿物质中。骨钙素能够反映骨转换的总体水平，即骨重吸收和骨形成的总和。血清中前体Ⅰ型胶原蛋白 C 端和 N 端前肽（PICP 和 PINC）反映了由成骨细胞和其他结缔组织中成纤维细胞合成的新型胶原蛋白水平变化。所有生成的 PICP 和 PINC 均释放入外周循环中。

骨重吸收因子主要由胶原蛋白降解产物（交叉链接因子等）组成，这些降解产物被释放入血并经尿液排泄（图 15-10）。这些代谢产物似乎可以预测老年女性髋部骨折的风险，而不需要结合骨密度检测结果。相关研究表明检测出高水平骨重吸收标志物的女性发生髋部骨折或非椎体骨折的风险增加 1.5 ～ 3 倍。Ⅰ型胶原蛋白的脱氧吡啶啉和交联端肽是目前最常研究的两项骨吸收标志物。交联端肽可由末端进行区别：氨基（NTX-OSTEOMARK）和羧基（CTX-CROSSLAPS）。评估这些检测结果时需要考虑昼夜分泌节律变化和进餐的影响。NTX 和 CTX 已被证实能对抗骨重吸收治疗反应灵敏，目前被认为是骨重吸收中最可靠的检测因子。然而，在慢性肾衰竭中血清 NTX 水平也可升高，因此，在临床检测中需要考虑患者的肾功能状况。

骨唾液酸蛋白（BSP）似乎也是骨转换的敏感标志物。此外，BSP 在肿瘤细胞骨髓中的定植和生长过程，如多发性骨髓瘤、肺癌骨转移等，发挥了重要作用。

羟脯氨酸缺乏特异性，因此不再将其作为骨代谢的标志物。胶原蛋白降解及饮食中胶原蛋白摄入对其在尿液中表达水平变化的影响要远远多于骨骼改变导致的作用。

24 小时尿钙水平也不能准确反映骨的重吸收过程，因为肾脏对钙的重吸收和饮食中钙的摄入对其水平变化也发挥了重要影响。

治疗开始前，骨相关标志物水平并不能作为预测治疗是否有效的参考因素。同样，目前尚未清楚骨转换高度活跃的患者是否能够经治疗达到增加骨量的效果。一些研究表明在应用阿仑膦酸钠药物治疗期间，骨的重吸收标志物水平下降幅度最大的患者，其骨密度增幅最大。但是在治疗期间对相关标志物的变化必须持谨慎态度（图 15-11）。

采用相关标志物监测治疗效果的优势在于治疗开始的几周内就能观察到监测指标水平的变化，并且在患者最有可能终止

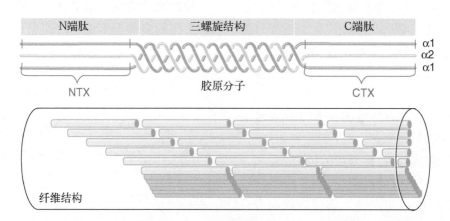

图 15-10 胶原蛋白的分子结构和纤维组织。注意末端 CTX 和 NTX 的位置，其被用于血清中胶原蛋白降解产物的生化检测标记

药物治疗时，治疗有效性的临床证据对于增加患者继续治疗的信心尤为重要（图 15-12）。需要强调的是采集研究标本应始终在相同时间点和空腹情况下进行，并且骨转换的相关指数可能随季节性和昼夜节律而变化。

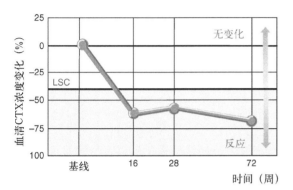

图 15-11　骨标志物对抗骨质吸收药物的反应。数值低于最低显著变化值（LSC）被视为具有统计学意义

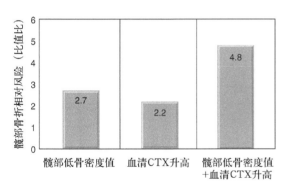

图 15-12　髋部低骨密度值和血清 CTX 升高的组合检测比单独使用髋部骨密度或血清 CTX 值的预测价值更高

骨标志物临床应用建议。

当应用骨标志物研究时，应时刻谨记以下几点。

- 这些标志物并非骨骼中特有的。
- 它们能够反映骨的形成和重吸收。
- 同时也受到非骨骼疾病的影响。

当采用骨标志物监测抑制骨重吸收治疗时应注意以下几点。

- 始终做到同种标志物的前后对比。
- 仅使用经过研究的可用于评估骨重吸收/骨形成的标志物。
- 在相同时间点，必要时在夜间禁食、空腹状态下采集临床样本。
- 安排合理的检测时间间隔（一般为 3～6 个月）。
- 制定临界值确定因变量（尿 DPD 为－30%，尿 NTX 和 CTX 为－65%，血清特异性 AP 为－40%）。

# 第四部分

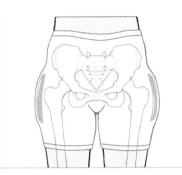

# 骨质疏松症的危险因素及预防

# 第 16 章　骨质疏松症和骨折的危险因素

直到最近，仅在患者出现疼痛性骨折时才能诊断出骨质疏松症。如今，随着人们对健康和健康生活的意识日益增强，人们意识到识别并避免危险因素可以预防很多慢性病的发生。50 岁左右绝经后女性到医院行常规体检，期望完成包括测量血压、测定血脂水平、放射性检查等项目——这是很好的医疗案例。同样，患者也会要求行骨密度检查以明确其发生骨质疏松的风险（图 16-1）。研究结果表明，相较于血脂水平升高能够导致心脏疾病发作、血压升高可导致脑卒中发生，骨密度降低能够更好地预测骨折风险（图 16-2）。

骨质疏松症是骨折的"潜在"危险因素，就像高血压与脑卒中的关系一样。

我们目前已发现了许多能够导致或者促进骨质疏松症发展的遗传性和后天性因素。此外，研究表明骨骼中骨密度降低与乳腺癌发生率降低有关，这可能是由雌激素对骨小梁和乳腺细胞均具有的刺激效应而导致两者具有相关性。另一项研究表明，血液透析患者的骨密度变化可能与动脉粥样硬化进展有关，反之亦然。

骨质疏松症并非随机侵害人群。我们必须承认，某些风险因素无法更改，必须接受。但是有一些关键的风险因素可以并且必须避免！

## 一、无法干预的危险因素

（1）遗传：遗传学中有句谚语："有其

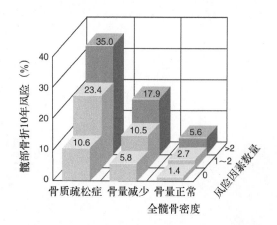

图 16-1　髋部骨折的 10 年风险与总髋部骨密度（正常、骨量减少、骨质疏松）和风险因素数量的相关性分析

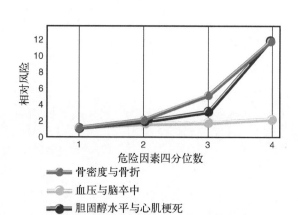

图 16-2　3 种特定慢性病的风险因素

母必有其女"，这特别适用于骨质疏松症。一级亲属中发生骨质疏松性骨折的家族史是遗传因素可能在患者本人的骨质疏松症进展中发挥作用的有力证据。众所周知，"骨密度峰值"和以后的骨量减少这一生理规律是由基因编码决定的。临床中对于双胞胎的相关研究表明，遗传因素在骨密度变化中的作用占 80% 左右，而骨密度是已知的骨质疏松症风险中最好的预测指标。

研究已发现，在峰值骨量、股骨颈形态、骨转换标志物、绝经年龄和肌力的变化过程中，遗传成分起均作用，所有这些因素都可导致骨质疏松性骨折的发生。

一些基因结构，如维生素 D 和雌激素受体基因及 Iα1 型胶原蛋白基因等，是具有研究前景的骨量决定基因成分，但目前骨质疏松的分子基础研究仍存在很大的未知性。专家暗示基因 - 基因和基因 - 环境的相互作用是骨密度改变和骨质疏松风险的重要决定因素。迄今为止，尚无用于评估骨质疏松症遗传风险的临床测试。然而，在儿童和青年时期，适量的饮食和运动可以在很大程度上确保成年后的峰值骨量。骨质疏松症的部分异质性可能与一些遗传综合征中存在骨质疏松或者先天性综合征有关。例如，唐氏综合征患者在儿童时期，骨骼中即已发生骨量减少病变。来自遗传研究的信息正在用于研发相关标志物，从而评估骨折的风险和抗骨质疏松症型药物的效果。遗传性综合征所致的骨质疏松症可以通过临床中仔细的体格检查进行鉴别（如身材和牙齿、皮肤和眼睛的异常等）。在一些遗传性综合征中，有一些特征是共有的，详见表 16-1。尽管遗传因素在骨质疏松性骨折中发挥着一部分作用，但远远不及骨密度对骨质疏松症的影响。因为骨折是一系列风险因素发生作用所致的最终结局，这些因素包括骨密度、骨转换、身材、

肌肉功能及跌倒风险，所有的这些因素都由不同的遗传通路控制，因此很难弄清楚导致骨折的重点基因。然而，遗传同样可以影响骨代谢的其他方面，如 PTH 信号转导通路通过影响单核苷酸的多态性和多种单倍体型（其中一些与骨折风险有关）在特定人群中能够不影响骨密度而单独发挥作用。

表 16-1　骨质疏松症的遗传性综合征的相关特征

| 综合征 | 临床特征 |
| --- | --- |
| 特纳综合征（XO） | 身材矮小，原发性闭经 |
| 克兰费尔特综合征（XXY） | 身材高大，女性化特征 |
| 成骨不全综合征 | 巩膜蓝染，牙齿异常 |
| 埃勒斯 - 当洛斯 | 关节活动度增大、脱位 |
| 皮肤松弛症 | 皮肤松弛、早衰 |
| 马方综合征 | 身材高瘦、晶状体脱位、主动脉根部扩张 |
| | "瓣膜松弛综合征" |
| 同型半胱氨酸尿症 | 身材高大、血栓形成、晶状体脱位 |
| 颅骨发育不良 | 斜肩、牙齿发育异常 |
| 骨质疏松症 - 假神经经胶质瘤 | 视力差、早期骨折 |
| 沃纳综合征 | 身材瘦小、早衰 |
| 遗传性感觉性神经病 | 对疼痛迟钝 |

（2）控制骨生长和发育的因素：包括自胚胎时期开始持续终身的骨骼矿物质的沉积、累积和保留。20 世纪末发表的许多流行病学研究表明，出生时和婴幼儿时期的体重和身高与成年时期的骨量、身材和身高有关。很快，遗传即基因有助于控制如骨量、骨密度、身高、肥胖等身体特征的认知得到证实，并促进了大量对涉及这些过程的基因的详细研究。据估计，

60%～70%的骨矿物质质量或密度变异是由异常变异所致，而其他环境因素占剩下的30%～40%典型变异。另一项遗传因素，即父辈的骨骼大小，通过遗传在女性中比在男性中的表达更加明显。在生化水平层面研究中，一项纳入966例患者的队列研究验证了女性群体中钙敏感受体基因（CASR）中的单核苷酸多态性（SNP）与出生体重和骨量之间相互作用的证据，同时也描述了生长激素基因、婴儿体重和成人骨量之间的相关性。许多研究从各个方面解决了婴儿期和儿童期骨骼生长的问题及其对峰值骨量、骨骼强度和未来发生骨折风险的影响。截至2010年，已经发表了许多关于骨骼发育、塑形和生长的生理和病理方面的遗传学大规模的临床研究。同时，这些研究对骨代谢的机制与成人和老年人中普遍存在的各种慢性病之间的联系，尤其是它们与骨质疏松症之间的关系进行了阐述。骨代谢不同方面的许多活跃基因已被鉴定出多态性，并明确了它们与骨质疏松症之间的关系。此外，对特定基因位点的明确，如与身高相关的基因位点，揭示了人类生长发育过程中新的生物学机制，这些将很可能成为未来药物治疗设计的靶点。

现在已有许多关于骨代谢中基因多态性和其他因素对骨质疏松症影响的大规模临床分析研究报道。研究内容包括雌激素受体ESR1的多态性、维生素D受体变异，以及转化生长因子B1基因、LRP5和LRP6的多态性。现如今遗传学的一个新的研究方向是对基因的所谓因果关系进行研究，即基因型与表型的关系，这种研究极其复杂，目前尚缺乏结论性的研究成果。

目前已知参与骨质疏松症相关机制的基因通过3种生物学途径发挥作用：雌激素途径，Wnt-β-catenin信号途径和RANKL-RANK-OPG途径。

另外，还必须考虑患者的家族史，因为已经证明家族史是美国女性发生骨质疏松的重要危险因素。有先天性或者后天性发育异常的患者也容易发生骨质疏松和脆性骨折。随着年龄增长，逐渐会发生一系列改变，如多个器官和组织会发生线粒体功能障碍和细胞凋亡，从而导致肌肉数量减少——肌少症，这反过来又导致骨密度降低。据推测，对于需要特定功能锻炼以恢复肌力和骨密度的女性，对肌少症的检测可以将DXA作为常规筛查。另一种与年龄相关的改变是成骨细胞前体发生复制性衰老伴随端粒缩短，从而引起骨细胞改变、促进骨质疏松症的发生。

（3）种族：白种人的骨密度往往较低，其发生髋部骨折比其他人种更加普遍。斯堪的纳维亚居民发生年龄相关性髋部骨折的发生率高于其他人群。非裔美国女性往往骨密度更高，并且随年龄增长骨量流失的速率相对较低。

（4）性别：对于绝大多数骨折，女性发生的风险要高于男性。总体来说，女性的脊柱和髋部骨折的发生率是男性的2～3倍。骨质疏松性骨折中，性别导致的差异主要在于男性拥有更高的骨密度，男女体型、骨骼形态之间的差异，以及骨骼微结构和微形态（可能是慢性创伤累积）损伤。此外，雄激素和雌激素可能应对机械性应力的平衡阈值不同，从而在面对机械应力时增生的骨质出现的部位和时间也存在差异。

（5）年龄：在30～35岁，骨量重塑（即骨量的重吸收和形成）是处于动态平衡的。此后，由基因决定的骨量流失程度女性比男性要大一些，30岁以后每年以0.5%～1%的速度发生。随着月经的结束和雌激素分泌减少，女性骨质疏松和骨折的发生率逐步上升（图16-3）。绝经早期也是骨质疏松的重要危险因素。值得注意的是，激素替代治疗不再为临床所接受，这些女性中的大多数还处于其他激素依赖性疾病的处境，这影响了她们的总体健康情况和骨骼状况。从 60 岁开始，男性的骨折风险随着雄性激素分泌的减少而逐步增加。年龄每增加 10 岁，风险逐步增高。老年人跌倒的趋势逐渐增加，65 岁以上人群平均每年至少会跌倒一次。75 岁以上人群跌倒后约 6% 会发生骨折。发生骨质疏松症的其他风险还源于以下几方面。

• 合并症的发生率增加，以及各种药物的应用。

• 钙与维生素 D 缺乏。

• 活动减少可能导致年龄相关的肌力下降，即肌少症。

• 由于成骨细胞活性下降，骨量重塑失衡。

适当的生活方式，营养和体育锻炼对于男女及所有年龄段的人群都至关重要。

（1）身高和体重：据文献报道，发生髋部骨折的女性患者身高相对较高，而身高对于男性患者是否发生髋部骨折没有太大差异。显而易见的是，体重和 BMI 与骨密度呈正相关，与骨质疏松和骨折发生率呈负相关。研究表明，40 ～ 59 岁年龄

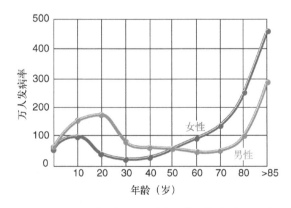

图 16-3　根据性别和年龄划分的骨折发生率。老年男性骨折曲线延迟约 10 年

段的女性中，低体重和低 BMI 预示着患者骨密度降低，发生骨折的风险增加。需要强调的是，保持适当的体重是预防骨质疏松的重要因素。肥胖者应当减肥，从而减少并发症的发生。然而，临床医师需要意识到，如果没有适当的预防措施，显著的体重减轻可能对骨骼有害。并且有一点非常重要，即绝经后发生骨质疏松症的肥胖女性几乎总是合并能够影响骨量的其他并发症。此外，肥胖患者中微量元素缺乏症（包括维生素 D！）的患病率很高，在减肥术前和术后均应进行相关检查和治疗，以避免由于术后并发症（如饮食不足和吸收不良）而导致营养不足，包括钙和维生素 D。

（2）既往骨折病史：即使病因不明确，但既往有骨折病史时发生再次骨折的风险也会加倍。可能是因为既往发生骨折的患者跌倒的倾向更大，从而导致再次骨折的发生。

据估计，单节段椎体自发骨折能够使椎体骨折加重的风险增加 5 倍，而双节段或者多节段椎体骨折后风险增加 12 倍。

（3）家族史：从骨质疏松性骨折的多项临床试验中总结患者及其亲属的综合信息，可以看出家族史也是骨质疏松的显著且独立的危险因素。

（4）妊娠和泌乳：哺乳期女性每天通过泌乳能够分泌出 500mg 钙。在哺乳 5 个婴儿后，分泌钙的总量约 300g，约是骨骼中结合钙含量的 1/3。在某种程度上，妊娠期间性激素水平增高能够促进胃肠道对钙的吸收增加，从而骨骼中钙沉积也会增加。然而在需要卧床休息几周时，并且妊娠期间如果使用肌松剂和镇静剂，那么骨质疏松的风险还会增加。在某些情况下，孕妇需要应用糖皮质激素治疗。在这些情况下，必然会导致钙的流失和骨损失，因此孕妇

必须补充钙和维生素 D 以弥补这些损失。总体来说，骨密度在妊娠和哺乳期间会下降，但在婴儿出生后和断乳后可以恢复正常。在这种骨量暂时性减少过程中，只有少数女性会发生骨折，这主要为营养不良所致。

生育期：在此期间通过补充营养来维持骨量。

## 二、可干预的危险因素

（1）长期活动减少：缺乏锻炼是骨质疏松症最重要的单一危险因素（图 16-4）。同样适用于青年及长期卧床患者，他们可能会在数月内发生约 30% 的骨量流失，但可能需要数年才能恢复其正常的骨密度。当腕部骨折行石膏固定 3 周后，前臂的骨量会流失近 6%。一项针对卧床患者的研究表明，卧床之后骨小梁每周损失约 1%，而骨小梁增加 1% 需要近 1 个月时间，因此骨量的恢复远比骨丢失慢很多。

长期制动发生快速骨丢失的情况包括以下几种。

- 脊髓损伤导致神经麻痹。
- 脑血管事件后发生偏瘫。
- 下半身截瘫。
- 任何年龄段发生下肢骨折后采取制动措施。
- 宇航员失重经历。

骨质疏松症患者在发生骨折、经卧床休息数周后，下地活动时可能会发生更多的骨折。因此通过实施新的手术技术、及早下地活动、避免长时间卧床，以及每天应用适当的药物（如双膦酸盐类药物）来保护骨量。此外，肌肉与骨量之间存在密切关系。随着年龄增长，通过规律活动和锻炼能够避免或者积极调控许多疾病。令人遗憾的是，我们的骨量并未从社会文明进步中获益，正如全球范围内青少年肥胖症的流行所证明的那样，我们在忽视儿童日益缺乏体育锻炼的趋势上扮演着危险的角色。

骨质疏松——社会文明进步带来便利的同时所付出的代价！

（2）微重力环境（图 16-5）：由于失重环境，健康的宇航员在进入太空之前和期间需要进行特殊的锻炼。尽管这样，他们每个月仍然会发生约 1% 的骨量流失。在外太空环境下，宇航员承受的骨量流失速度比地球上患有骨质疏松症的患者快 10 倍。试验结果表明，失重会诱导细胞凋亡，进而刺激破骨细胞浸润，启动了骨的重吸收。太空飞行过程中骨量的减少已被广泛研究，并使用模型来研究地球上骨质疏松症中骨密度减少的情况，如骨折瘫痪后的长期制动，以及更年期因激素水平下降、进行性骨质疏松症导致的骨量流失。在外

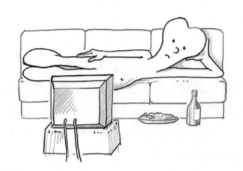

图 16-4　长期缺乏锻炼是骨质疏松症最重要的危险因素

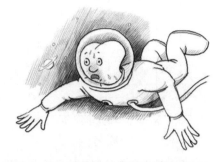

图 16-5　失重环境对宇航员骨骼的危害众所周知！

太空微重力环境下，已证实有两种作用机制参与骨质疏松的发生，即骨骼的脱矿物质和对成骨细胞的抑制，这与地球上发生骨量流失的特征一致。

（3）过度运动：女运动员在退役后尤其容易患上骨质疏松症（图 16-6）。长年累月的训练及严格控制饮食和体重都会导致体脂的大量减少、雌激素水平下降，导致月经期不规律或者闭经，从而使骨折的风险明显增加。

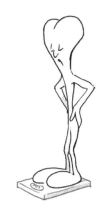

图 16-7　**女人瘦，骨头弱**

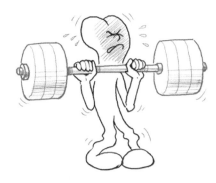

图 16-6　**过度运动可从多方面导致骨量流失和骨折**

（4）低体重（低体重指数）（图 16-7）："女人瘦，弱骨头"，所有关于骨质疏松症危险因素的研究都证实了这一观点。体重过轻的女性发生骨折的风险高，而体重超重的女性很少受到骨质疏松症的影响。这是因为体重增加会强化骨骼，而脂肪细胞分泌的雌激素会进一步保护骨骼免受骨质疏松的侵害。绝经后，由肾上腺皮质产生的激素通过脂肪细胞的代谢转化为具有骨骼保护作用的雌激素。然而，超重会带来有害的后果，如椎体变形和关节磨损，尤其是膝关节和踝关节。无论男性或女性，由体重减轻导致的骨密度降低、骨折的风险同等增加。几十年来，我们的社会向女性传达了一个信息，即瘦弱是有吸引力的、美丽和值得追求的。在这种"瘦身狂潮"中，数以百万的女性仍然坚持以错误的导向和努力来获取和维持瘦弱，而付出的代价却

是牺牲骨骼。仅靠低热量饮食不能够摄取骨骼生长和维持骨量所需的足够营养。神经性厌食症患者特别容易发生骨质疏松症。在一些国家，有 1% ～ 3% 的女性会患上饮食失调症，其后果就包括骨质疏松症。有几种潜在的作用机制能够解释为什么低体重患者骨折风险会增加。

- 骨骼的机械性负荷减少
- 性腺功能减退
- 脂肪细胞分泌的雌激素减少
- 胰岛素和 IGF- Ⅰ 水平降低
- 股骨大转子上能够吸收冲击力的脂肪垫减少（髋部骨折）

（5）肥胖：以前的学术观念认为肥胖和骨质疏松症是两个不相关的疾病，但是最近的研究表明这两种疾病都有一些共同的遗传和环境因素。人体衰老与骨质疏松症的高发和骨髓细胞萎缩，以及造血组织的减少和脂肪细胞的增加有关。骨骼重塑和肥胖都通过下丘脑和交感神经进行调节，而脂肪细胞和成骨细胞都由相同的间充质前体细胞分化发育而来。但是，基于目前的认知水平，仍不清楚脂肪组织是否对骨骼有益。但是，已经证明了肥胖与脂肪细胞功能障碍之间的关系及其对其他系统的不良影响，反过来其同样可以对骨骼产生不良影响。肥胖同样也与胰岛素和糖尿病

关系密切，而胰岛素和糖尿病又是代谢综合征的重要组成部分，后者同样可以影响骨骼。减脂手术前和术后对骨密度、BMI和其他参数（如骨转化标志物）的测量结果表明，病态肥胖能够导致骨质疏松风险增加。减脂手术后骨质疏松症的危险因素（如果术前未存在）会增加，这是由各种因素引起的，包括营养不良、吸收困难和活动减少。因此需要制订一项全面计划来改变生活方式，包括营养供给、体育锻炼和适当的药物治疗，可能需要通过静脉注射双膦酸盐类药物以避免胃肠道反应，并根据需要补充维生素。

从实践角度来看，通过谨慎地关注生活方式，可以最大程度地避免或者控制肥胖带来的不良后果。而且，正如最近指出的那样，不仅在工作日，在周末也要抵制过度放纵的诱惑。

（6）终身钙摄入量低：成年人平均每日摄入约500mg钙。如果多年来钙的摄入量减少，甲状旁腺激素水平会升高以刺激骨骼释放储存的钙质，从而导致骨质疏松症的发生。儿童和青少年时期的钙摄入量越大，峰值骨量就会越高，因此在正常年龄段，无论男女发生骨折的风险更低。

（7）抑郁状态：抑郁本身可能不是骨质疏松症的主要诱因，却往往是骨质疏松的伴随症状。研究表明，患有长期严重抑郁症的女性其骨量比没有抑郁症的对照者少6%。导致抑郁症、骨密度降低和骨折风险的主要因素包括如：①压力性激素水平增高；②性激素水平降低；③各种抗抑郁药物的应用；④食欲缺乏和营养不良；⑤严重酗酒；⑥合并其他的并发症；⑦最重要的是体育锻炼的减少；⑧缺乏动力。

患有严重骨质疏松症的女性更容易出现抑郁和自尊心受损。

（8）吸烟："影响骨量的罪魁祸首"（图16-8）吸烟对骨密度具有负面影响，而与体重和活动的差异无关。吸烟能够导致骨质疏松的风险加倍，因此其为骨质疏松的重要危险因素。在成年期每天吸一包烟的女性到绝经年龄时的骨密度比不吸烟的女性降低5%～10%。来自瑞典的研究报道指出，吸烟女性70岁时的骨密度相当于不吸烟女性80岁时的骨密度水平。最近的研究结果表明，吸烟能够使女性终身发生椎体骨折的风险增加13%，男性则为32%。同时也指出在所有发生髋部骨折的女性中，10%～20%与吸烟有直接关系。目前尚不清楚确切的作用机制，香烟烟雾中的各种化学物质可能是潜在的诱因。尼古丁能够抑制雌激素的分泌，并促进雌激素在肝脏中的分解、加速了更年期的到来。吸烟还会消耗体内的部分营养元素，如维生素C，其对于骨骼的形成至关重要。吸烟似乎能够削弱钙对绝经后女性骨骼的保护作用，在腰椎中的作用比股骨颈更加明显。此外，吸烟能够增加人体内镉、铅和其他许多有毒物质的积累，这些物质会干扰钙和矿物质的吸收过程。目前已发现吸烟能够损伤钙对骨骼的保护作用。最后，吸烟还会一直抑制成骨细胞活性，并减少骨骼中的血液循环。吸烟者相比不吸烟者更瘦，这也可能起到了作用。已戒烟者和不吸烟者的骨密度并无明显差异。减少当前吸烟量将

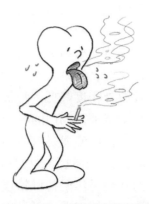

图 16-8　吸烟，影响骨量的罪魁祸首

有助于预防许多骨折的发生，包括髋部和脊柱骨折，还可以改善骨质的愈合。

所有患骨质疏松症或有骨质疏松风险的人都应立即戒烟！吸烟者比不吸烟者发生髋部骨折的风险翻倍。

（9）过量饮酒（图 16-9）：许多医师认为过量饮酒对骨骼有害。然而，研究表明适量饮酒能够增加雌激素水平，从而使骨密度增高、骨折风险更低。因此，没有理由为了预防骨质疏松症而建议所有人戒酒。但是到目前为止，没有研究能够确定何为适度饮酒的量，通常规定为每天半杯至一杯。然而，真正的酗酒不仅增加了骨质疏松和骨折的风险，同时也会延迟骨折的愈合。但是，在评估长期酗酒患者时，应当注意发挥决定性的因素是伴随的营养不良、低体重、肝损伤、钙吸收下降和雌激素水平的降低。长期酗酒会诱发心脏增大、肝大和脾大，从而导致不良后果的发生和较差的预后。骨折患者中酗酒人群所占的比例比没有骨折的患者高 5～10 倍。在男女中均能发现过度饮酒对骨骼的不良影响。

（10）脂肪摄入过多：高脂血症和对脂质氧化反应敏感性增高也可能是骨质疏松的危险因素。此外，目前已发现饮食中的脂肪与钙代谢、脂肪酸代谢和成骨细胞功能均有关系。

（11）营养不良：营养物质是确保骨骼健康的重要因素，目前已知下列因素非常重要。

• 矿物质：钙、磷、镁、锌、锰、铜、硼和硅。

• 维生素：维生素 D、维生素 C、维生素 K、维生素 $B_6$、维生素 $B_{12}$ 和叶酸。

• 蛋白质。

• 必需脂肪酸。

自 2008 年以来发表的许多文章均清楚地表明，不论地域国界，维生素 D 缺乏症均广泛存在。在国际范围内，缺乏维生素 D 最深远的后果包括骨质疏松、跌倒、葡萄糖和脂质代谢改变，以及罹患癌症的风险增加。

我们经常摄入绝大多数骨骼所需的营养成分。在最近的一项调查中发现，没有人可以 100% 足量摄入上述营养成分的每日建议剂量。如前所述，当食物中钙吸收不足时，甲状旁腺激素分泌增加，促使骨骼中释放钙入血，从而导致骨骼的负平衡（即重吸收多于骨形成）。在儿童、青年和妊娠时期，通过严格控制确保营养物质的充分摄入，这对于满足骨骼生长需求尤为重要。另一方面，也要避免某些物质的过度摄入。例如，70～85 岁的妊娠每天食用巧克力会导致骨密度和骨骼强度降低。

（12）激素：对于女性来说，更年期提前（无论自然出现或者手术所致）是重要的危险因素。同样，男性雄激素分泌不足也会导致骨质疏松。此外，酗酒和神经性厌食症均可导致睾丸激素缺乏症。因此，对于出现不明原因的骨质疏松症的年轻男性要进行血清中睾丸激素水平检测，以确定其是否合并性腺功能减退或睾丸激素缺乏症。口服避孕药中含有雌激素和孕激素，后两者均能增加骨量。有确切的研究证据

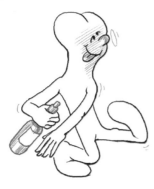

图 16-9 酗酒会增加骨质疏松和骨折的风险，甚至会延迟骨折的愈合

表明，长期服用避孕药的女性比未服药的女性骨骼更加强壮。口服避孕药尤其可以保护一些女性运动员免受应力性骨折的危害。

（13）药物：许多药物可以影响骨量，其中最明显的是可的松及其衍生物、糖皮质激素。这些药物已用于很多疾病的系统化治疗：支气管哮喘、过敏性疾病、风湿、血液性疾病、肠道和免疫性疾病，以及移植术后用药。合并有并发症的成年和老年患者极有可能发生医源性骨质疏松症。接受可的松（或其衍生物）治疗超过 1 年的患者出现骨质疏松、骨折的风险较高。还有一类长期使用会损伤骨量的药物，包括锂剂、异烟肼、卡马西平和其他抗癫痫药物，肝素、华法林和其他抗凝药，含铝的抑酸药，特别是免疫抑制剂，如环孢素 A。然而，每日摄入 75 ～ 125μg 甲状腺素可能对骨骼无明显影响。华法林能够竞争性抑制维生素 K，虽然有导致骨质疏松的顾虑，但是对于血栓性疾病的预防也是必不可少的。相反，噻嗪类利尿剂和 β 受体阻滞剂似乎对骨骼具有一定的益处，如增加了骨密度值，减少了骨量流失并降低了骨折率。一项近期研究表明，在中老年患者中应用 β 受体阻滞剂能够减少骨折的风险。值得注意的是，对其他合并症的治疗有时会对骨骼产生有益的效果，与在用紫外线照射治疗牛皮癣患者中所观察到的效果一样。另外，当患者需要行放射治疗身体某一部位疾病时，在邻近的骨骼区域可能会进展形成骨质疏松症。

如果您正在服用药物，请咨询您的医师确认所服用药物是否会引起骨量流失。许多疾病和治疗方法都会对骨骼产生影响，请全面考虑！

（14）同型半胱氨酸：血清同型半胱氨酸水平升高已被认为是骨质疏松、骨量流失和脆性骨折的独立危险因素，其可能作用机制是通过干扰胶原蛋白的互联和刺激破骨细胞的活性。尽管某些风险可能与血清中的叶酸和维生素 $B_{12}$ 水平降低有关，但血清中的半胱氨酸水平增高已被认为是骨折风险增高的标志。

（15）失衡、跌倒趋势和障碍物：几乎 1/3 的老年人每年至少跌倒一次，但其中只有 10% 的老年人发生骨折。显然，除了骨质疏松症的严重程度之外，摔伤的类型也决定了是否会发生骨折。老年人的保护性反射（如跌倒时伸出手臂以缓冲应力）减少，同时髋关节周围用于吸收应力的软组织减少，进而导致摔伤后出现髋部骨折。类似的情况也发生在横向和前向摔伤中。此外，认知或者视觉障碍，头晕和晕厥事件，以及各种风湿性疾病可能进一步降低预防和减少跌倒的能力。可以用一个非常简单的测试，即起身和行走试验，来评估患者的协调能力，进而评估跌倒和骨折的风险。让患者从座椅上站起来，走到 3m 以外的墙壁处，触摸墙壁然后返回坐在座椅上。如果这一过程花费时间超过 10 秒，则发生骨折的风险会相应增加。经常跌倒的人会发生一些生理变化，如本体感觉和运动能力受损、视力受损、踝背屈活动受损、反应时间下降及身体摇摆加剧。可以使用缝在内衣或者穿在内衣里面的护垫来减少对髋部的应力冲击。护垫能够分散跌倒时的应力冲击，从而保护髋关节（图 16-10）。当骨质疏松症已经明确时，其他的因素（无论是上述的健康相关因素还是环境中的因素）都会增加骨折的风险。这些因素包括肌无力、共济失调、动作笨拙、保护性反应不足、过度兴奋、眩晕、短暂性晕厥发作、帕金森病、酗酒和疲劳，这些可能是药物引起的，可能与应用抗抑郁药、降压药或者其他催眠药有关，降低了

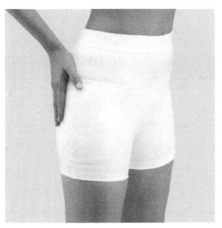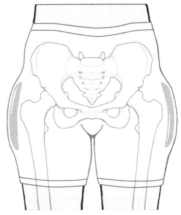

图 16-10　髋部护垫

人的保护机制，从而增加了跌倒的风险。心血管药物和镇痛药也被认为是危险因素。其他的潜在隐患包括房屋中的障碍物及影响因素，如电话线或其他电缆、楼梯、地毯松动、浴室垫子打滑、缺乏扶手和照明不佳等。

（16）既往有骨折史：既往曾发生过骨折的患者，将来再发骨折的风险将增加。因此，预防性的护理工作很重要，同时上述的所有注意事项同样适用于这些患者。

### 三、教育与共识

可以通过适当的健康宣教来引导患者自身如何主动降低风险因素，以避免上述许多危险因素的发生。教育重点应该放在日常生活的各个方面，尤其是老年人，他们可能将从房间中摆放的宣教图片和其他辅助设施中收益。最后，应该记住，即使没有发生骨质疏松症，也可能会有跌倒和骨折的发生。美国国家骨质疏松症风险评估研究纳入了 158 940 例 50 ～ 98 岁的绝经后女性，结果表明既往发生的腕部骨折与未来 3 年内发生骨质疏松性骨折之间存在正相关关系。因此，无论是否存在其他危险因素，既往的腕部骨折都可被视为女性绝经后的独立危险因素。

### 四、骨折风险评估工具

治疗或者预防骨质疏松症的主要目的是减少骨折的发生。然而目前尚无不存在任何副作用的药物，而且绝大多数药物都很昂贵。因此，应当以具有骨折潜在风险的患者为重点，最大程度地提高患者潜在的获益和成本效益，并且最大程度地降低药物的副作用。WHO 关于骨质疏松的指南完全基于骨密度结果，并且已选定 $T$ 值以 − 2.5 为临界点来确定最可能发生骨折的人群。然而，对于发生骨折的大多数患者并没有骨质疏松的骨密度检测证据。因此，需要更好地界定有骨折风险的人群。

能够增加骨折风险的危险因素分为以下两组。

* 降低骨密度和骨骼强度的因素。
* 增加跌倒风险的因素。

影响骨折风险最重要的单独因素包括以下几种。

* 骨密度。
* 骨形态（如股骨轴长度和角度）。
* 骨转换。
* 年龄和性别。
* 其他多种因素（如吸烟、活动减少、应用药物、多种疾病）。

2008 年，WHO 发布了第一版骨折风险评估工具（fracture risk assessment tool，FRAX®），FRAX® 能够评估未来 10 年内患者发生髋部骨折和其他主要骨质疏松性骨折的可能性。FRAX® 的结果可用于治疗决策和报销途径。FRAX® 的优势之一是无须使用骨密度值即可进行计算。FRAX® 的缺点是它采用的参考值是股骨颈的骨密度，而非腰椎的骨密度，并且没有考虑患者的跌倒倾向（这是导致骨折主要的危险因素之一）。即使存在这些局限性，FRAX® 仍然是识别骨折风险升高患者的有用工具。但是，像所有诊断工具一样，其也需要熟练、谨慎和严格的操作。

## 五、应用 TBS iNsight® 的升级版 DXA

TBS（骨小梁评分）作为 FRAX® 的

调整参数，能够使医师更加准确地评估骨折风险，而无须更改现有工作流程。新的软件工具 TBS iNsight® 可与当前的升级版骨密度检测评估工具融合：Hologic（Horizon ™、Discovery ™、Delphi ™、QDR4500 ™）和 GE Lunar（Prodigy ™、iDXA ™）。TBS 源于腰椎 DXA 图像的灰度测量值。通过分析空间组织像素强度计算得出 TBS 值。它与骨骼微结构有关，可提供与骨密度测量结果一致的骨骼信息。已发表的研究结果证实，当 TBS 用于 DXA 检测和临床风险因素的补充时，其能够提升预测骨折风险的可靠性。TBS 还被证实是监测治疗反应的有效工具。最新数据表明，将脊柱 TBS 与 FRAX® 参数结合使用时，其对骨折的预测将明显改善。

# 第 17 章　健康骨骼分步计划

通过制订并遵守一项具体的维护健康骨骼十步行动计划，预防骨丢失和维持骨骼结构和功能的完整性，从而避免骨质疏松性骨折。这些自助措施专门针对没有骨质疏松症的人，因为这些措施的实施无疑会降低患此病的风险。但是，该计划的成功有一个绝对的条件——也是必要的条件——个人必须具有开始的意志力和坚持的毅力!

## 一、富含钙的饮食

钙是预防和治疗骨质疏松症最重要的矿物质（表 17-1）。成年人体内的钙含量超过 1kg，其中 99% 来自骨骼。总骨量的 1/5 是钙。

• 预防骨质疏松症始于儿童时期。M.Drugay 将骨质疏松症定义为"导致老年病的儿科疾病"。随着骨骼的形成和增长，约需要 25 年，富含钙的饮食需为达到峰值骨骼质量所需的构造要素提供补充。在此期间，每千克体重，儿童和年轻人对钙的需求量约是成人的 4 倍，这意味着根据年龄每天应摄入 500～1000mg 钙。

• 即使是对体重敏感的青少年，也可以通过低脂牛奶、奶酪和酸奶、面包和富含钙的饮料（如果汁）等为主的一顿富含钙的低脂饮食来实现这一目标。仅仅一大杯酸奶就可以提供其每日钙需求量的近 1/3。一项临床试验表明，中青年时期才是骨形成的关键时期，该研究还发现，到 16 岁时，年轻女性已达到其母亲绝经前骨密度的 95%。

• 妊娠和哺乳期对钙的需求特别高，每天为 1200～1500mg。

表 17-1　建议的婴儿钙摄入量

| 年龄组 | mg/d |
| --- | --- |
| 婴儿 | |
| 0～6 个月 | 210 |
| 6～12 个月 | 270 |
| 儿童 | |
| 1～3 岁 | 500 |
| 4～8 岁 | 800 |
| 9～18 岁 | 1500 |
| 成年人 | |
| 19～50 岁 | 1200 |
| 51 岁以上 | 1500 |
| 孕妇和哺乳期女性 | 1500 |

• 绝经期后，骨骼丢失显著增加，此时开始"补骨意识"的饮食还为时不晚。临床试验表明，80% 的绝经后女性每天需要在食物中摄取 800mg 以上的钙，但在吸收增加的围绝经时期，每日钙摄入量应为

1500mg，以防止骨量流失的急剧增加。换句话说，应在卵巢停止功能之前采取预防措施，并在其后继续采取措施。

• 同样，钙的摄入量应根据男性性激素的下降（男性更年期）进行无限期的调整，作为预防骨质疏松症的预防措施之一。

健康骨骼的第一要点是富含钙的饮食，每个人都可以做到。但是一些研究表明，80%的美国女性没有得到足够的钙。

可以通过富含钙的饮食获得足够的钙（表17-2）。

表17-2　饮食中钙的主要来源（近似值）

| 营养品 | 钙 mg/100g |
| --- | --- |
| 钙的主要食物来源 | |
| 全脂牛奶 | 111 |
| 脱脂牛奶 | 124 |
| 酸奶 | 134 |
| 奶酪 | 600～1000 |
| 冰淇淋 | 120 |
| 钙的次要食物来源食物 | |
| 豆类 | 65 |
| 坚果类 | 75 |
| 杏仁 | 250 |
| 鲑鱼，骨头罐头 | 200 |
| 沙丁鱼，骨头罐头 | 300 |
| 熟的西蓝花 | 130 |
| 熟的菠菜 | 160 |
| 熟的蛋黄 | 300 |
| 熟的甘蓝菜 | 200 |
| 西芹 | 100 |

• 牛奶和奶制品：富含钙，尤其是低脂牛奶和硬奶酪。奶酪越硬，其所含的钙就越多。软奶酪也经常含有补充钙。特别推荐低脂奶酪。此外，牛奶中的乳糖有助于肠道吸收钙。有些人由于一些误解而禁食牛奶和乳制品。例如，牛奶会使您发胖！牛奶削弱骨骼！牛奶会引起过敏！牛奶充满了抗生素和激素！不幸的是，这些人正在使自己丧失那些能提供重要营养素的食物，尤其是钙。

• 新鲜的绿色蔬菜、水果和小麦产品：这是钙的重要来源。但是，应该指出的是，某些蔬菜中的草酸盐会抑制其吸收。除了白面包和其他一些加工品种以外，小麦产品也是钙的良好来源。同样，添加糖、盐、磷酸盐、脂肪和蛋白质会大大降低钙的吸收（见下文）。

• 矿泉水：当水中富含钙时，可以促进钙的平衡。但是每种矿泉水中的钙含量都不同，可能为10～650mg/L。确切的量在瓶子的标签上会注明。

• 果汁：果汁对牛奶或牛奶产品过敏的患者特别有用，尤其是在通过添加钙强化了果汁的情况下。此外，果汁中的维生素D使钙的吸收率从30%（牛奶和奶制品）增加到40%。在各种食品中添加维生素D可能会进一步增加肠道对钙的吸收。

钙片：只能依医疗建议服用片剂形式的钙。如果摄入过多的钙会有一些危险，包括可能发生肾结石和不良心血管事件。迄今为止发表的研究结果尚未得出明确的结论，但确实将心脏健康标记为与钙摄入过多相关的关注领域。碳酸钙是最便宜和最常用的化合物，但是当服用含有500mg碳酸钙的片剂时，仅吸收约200mg钙。已发现柠檬酸钙比碳酸盐、磷酸盐、乳酸盐或葡萄糖酸盐更容易溶解，并且在体内具有约60%以上的生物利用度。碳酸钙和磷酸钙需要胃酸才能被吸收，因此必须与食物一起服用；而柠檬酸钙可以与食物一起服用，也可不与食物一起服用。它还具有不产生气体或不引起便秘的优点，但是它更昂贵。以下提示可能有助于从钙片中获得最大收益。

• 单次剂量不应超过 500mg，因此每日剂量应根据需要用足量水分次服用。

• 睡前服用一剂可弥补夜间从骨骼中吸收的钙。

• 钙应在进餐时服用。维生素 C 及少量的脂肪和蛋白质与片剂一起服用还可以改善肠道吸收。

• 富含纤维和脂肪的食物会抑制钙吸收。

• 钙与铁结合可形成不溶性化合物，不应在一起服用，会流失到体内。这对于服用铁补充剂的患者尤为重要。

其他有用的矿物质：许多对钙和其他活性所必需的矿物质包括镁、硼、铜、锰、锌、硅、锶、氟化物和磷。它们对于骨骼的正常生长也是必不可少的，并且在骨骼代谢和周转中起重要作用。

最佳饮食方法就是多种饮食的平衡，否则单一矿物质摄入过多会对人体有害。

镁对骨骼健康尤其重要。其功能概要如：①激活成骨细胞；②增加矿化密度；③激活维生素 D；④增强骨组织对 PTH 和活性维生素 D 的敏感性；⑤促进钙进出骨骼的运输；⑥镁对预防疼痛的肌肉痉挛非常有效。

约 60% 的镁存储在骨骼中，其余的则存储在肌肉和其他组织中。建议剂量为每日 300 ~ 500mg，钙镁比例为 2：1。由于高剂量的镁可能引起腹泻，因此最好分次服用一天的总量。但是，几乎没有证据表明一般人群需要镁来预防骨质疏松症。

考虑上述建议时，必须充分注意年龄，尤其是年轻人和老年人，因为他们的生理功能和营养需求不同。此外，种族/族裔与饮食之间的相互作用也已在不同区域骨密度研究中得到了证明（如非洲裔、西班牙裔和亚裔美国人），这同样也在美国白种人和华裔美国人群中被证实。但是，关于种族与饮食之间相互作用的研究仍在进行中，尚待结果。

## 二、确保充足的维生素供应

维生素 D 通过改善肠道对钙和磷酸盐的吸收，以及刺激骨的成熟和矿化来促进骨骼形成。健康的骨骼每天需要 1000 ~ 2000IU 的补助。个人每天需要进行 15 分钟的日光浴，通过皮肤产生等量的维生素 D。但是对于当今生活条件下的大多数人来说，这不是一个实用的选择。另外，过度暴露于阳光下有导致皮肤癌的可能。老年人将阳光转化为维生素 D 的比例仅为年轻人的 1/2。因此，每天随餐服用片剂形式的维生素 D 摄入量为 800 ~ 1000 IU 是合理且具有成本效益的。任何人群中的不同群体维生素 D 摄入量可能不足，并且最近的研究强调，维生素 D 缺乏症与地理位置、年龄、性别无关，可以被认为是一种普遍的流行病。因此，要注意，服用补充剂，不要加入维生素 D 缺乏的人群。

钙和维生素 D 的摄取可最大程度地发挥治疗骨质疏松治疗的功效。

维生素 C 是骨骼健康中另一个相对较新的角色，胶原蛋白（交联）的成熟需要它；它刺激成骨细胞并改善钙的吸收。每天最少需要 60mg 维生素 C，足以预防坏血病，但不足以获取所有可能的益处。最好的来源是柑橘类水果。理想情况下，每天应服用 1000mg 抗坏血酸钙。流行病学研究表明维生素 C 与骨量之间存在正相关。维生素 C 与免疫学之间也有联系，如其对感染（如普通感冒）的有益作用已被证明。

维生素 K 现在被认为是一种"新的"造骨维生素。尽管其因在凝血方面的作用而广为人知，但它在骨钙素（一种成骨的组成部分）的合成中起着重要作用。维生素 K 介导钙与蛋白质的结合，从而将其结合到骨基质形成过程中的羟磷灰石晶体中。骨折愈合还需要维生素 K。

研究表明，高摄入和高水平的血清维生素 K 女性倾向于具有较高的骨密度，据报道患有骨折的患者血清维生素 K 水平较低。膳食中每天需要 $100 \sim 300\mu g$ 维生素 K。它是由正常的肠道细菌（甲萘醌）产生的。深绿色蔬菜（如菠菜或西蓝花）中也含有大量的维生素 K（叶绿醌）。由于其是脂溶性维生素，因此，食用含少量脂肪或油的富含维生素 K 的食物会很有帮助。

镁和维生素 K 等其他营养物质对骨骼健康也很重要。确保饮食中包含骨骼健康所需的所有物质。

维生素 A 是脂溶性维生素，因此可以被人体储存。它影响骨细胞的发育。建议的每日补给量为 5000IU。

维生素 $B_{12}$ 和叶酸是形成和维持健康骨骼所必需的。维生素 $B_{12}$ 保护骨骼免受高半胱氨酸的影响，维生素 $B_{12}$ 的水平会随着年龄的增长而降低。维生素 $B_{12}$ 的建议为每日剂量 1mg。

硼等其他元素对于骨骼健康也很重要，需要均衡饮食，食用富含这些元素的水果和蔬菜。

蛋白质的重要性和摄入蛋白质的质量也不应忽略，因为它们对于获得优质骨骼至关重要。

## 三、在日常生活中保护脊柱

胸椎和腰椎主要由骨松质组成，因此极易骨折，这是由骨小梁减少而体重不减轻的综合作用所致。骨质疏松症通常引起椎骨的上、下终板塌陷，并突出到椎体内。当骨密度显示出骨质疏松时，应调整日常生活以确保对脊柱和髋关节的保护（表 17-3）。

• 直立活动：工作台的高度应适合工人的身高，以保持直立姿势（图 17-1）。

• 坐着时的活动：椅子的背部应在椅子座位上方 12 ～ 15cm 处为脊柱提供支撑。脊柱不应弯曲（有楔形骨折危险！）。一个人不能长时间位于坐姿，而应定时站起来，伸展并四处走动（图 17-2）。

• 抬起和搬运重物：不要弯腰和直腿！这可能会损坏腰椎间盘并引起椎体压缩。宁可弯曲膝盖，搬起重物，期间保持脊椎伸直。这尤其适用于重物，如饮料纸箱。

• 家务劳动：在日常家庭活动中应避免弯曲脊柱，最好屈膝或蹲下。

• 躺下睡觉：应避免使用柔软的床垫，但建议在硬质框架上使用柔韧的床垫，因为这样可以均匀支撑整个身体。还建议使用一个小的扁平枕头，以便为头部和颈部提供支撑。

发生骨折不是必然！预防骨折永远不会太迟。

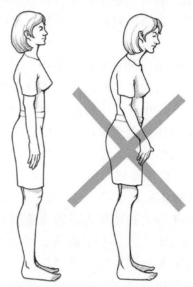

图 17-1　**直立姿势**：头部保持高位，肩膀向后拉，并且将腹部拉在一起，以确保正确的对位和良好的姿势

表 17-3　骨质疏松症患者安全运动指南

站立、坐着或走路时正确的姿势和立线：挺胸，保持头部直立，向前看，保持肩膀向后，轻轻收紧腹肌，使下腰部保持小凹陷

长时间站立：将足指向前方，周期性将重心转换左右足

坐立：在小背部使用枕头，保持直立，将足平放在地板或小脚凳上。坐在有靠背的椅子上，而不是坐在凳子上

从椅子上站起来：将臀部向前移动到椅子前缘，将重心转移到双足上，抬起胸部，用腿部肌肉向下推地板站立；用手臂肌肉向下推椅子的扶手帮助站立

行走：下颌内收并保持头部直立，双足指向前方

弯腰：保持双足与肩同宽，保持背部直立，弯曲髋部和膝盖（而不是腰部），避免一起扭转和弯腰，用一只手在稳定的装置上支撑

提重物：让物体靠近身体，首先跪在一个膝盖上，并让物体靠近腰部，使用带有提手的轻巧塑料杂货包装，每只手一个。避免伴随急性椎体骨折，将重量限制在 4.5kg 以下

系鞋带：首先，坐在椅子上，然后将一只足放在另一只膝盖上，或将一只足放在凳子上

上床和下床：上床，坐在床的边缘，将躯干向床头倾斜，在一只手臂帮助下将下半身放下，同时将躯干放低到床上，将腿和足放在床上，屈膝向后；起床时的过程相反

咳嗽和打喷嚏：轻轻收紧腹部肌肉以支撑背部，然后将一只手放在背部，或者向后推压椅子或墙壁以支撑身体

摘自《关注骨质疏松：预防和治疗指南》。华盛顿特区，美国国家骨质疏松基金会，2003 年

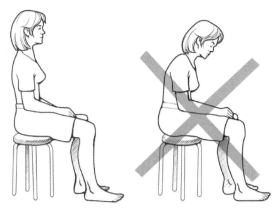

**图 17-2　正确坐姿：**将足放在地板上并坐直可以减轻脊柱的压力

## 四、规律地进行体育锻炼，留住强壮的骨骼

随着年龄的增长，轴向肌肉力量持续而显著降低。90 岁时的最低肌肉力量与 40 岁时的最高肌肉力量相比，男性的肌肉力量峰值下降多达 64%，而女性则损失了 50%。运动可以增强骨骼、肌肉和关节。锻炼还具有改善柔韧性和平衡性的好处，因此具有积极作用，如减少老年人跌倒和骨折的次数。

不要说"我太老了，不能锻炼！"每个人都可以某种形式锻炼，年龄并不是限制因素。但是，您必须每天都保持活跃。您的锻炼计划应该分组进行，并且应该很有趣。任何使肌肉对骨骼产生作用的活动都会导致骨骼生长和力量增强。

将应力或重力施加到骨骼系统上导致骨骼形成更多骨骼的理论被称为 Wolff 沃尔夫定律。

Wolff 定律：对骨骼施加压力会使骨骼形成更多的骨量。骨骼缺乏机械应力会导致骨量流失。

身体健康可确保对运动和协调的信心。

进行体育锻炼可刺激血液流动并稳定血压，从而减少老年人头晕的发作，而头晕是跌倒的常见原因。发生骨折时，任何经常运动的人都会经历更短的痛苦及恢复过程。训练和运动应该是有规律的，而不是无规律的或者过度的。比较研究表明，每天走路半小时的女性的骨骼比不走路女性的骨骼强。机械负荷和骨骼强度之间的关系呈曲线，在非常低的负荷水平（完全不动、失重或脊髓损伤）下，斜率要陡得多。

制动的患者可能会在一年内失去其初始骨量的40%。对于脑瘫患儿和卧床时间长的成年人，低强度振动可能是合成代谢干预措施，具有明显提高骨密度和抗骨折的作用。

研究表明，每天直立30分钟可防止骨量流失。然而，增加活跃人群的运动量会导致骨骼的微小增加（每年约1%）（图17-3）。在绝经后女性中，对有强度的锻炼计划，腰椎骨密度每年增加1.3%，对无强度的锻炼计划，腰椎骨密度每年增加1%。在有强度和无强度组中，股骨颈骨密度每年增加0.5%～1.4%。在绝经前女性中，运动组和对照组之间的股骨颈骨密度没有差异。跌倒预防试验的荟萃分析发现，与普通运动有关的跌倒风险适度但显著降低。

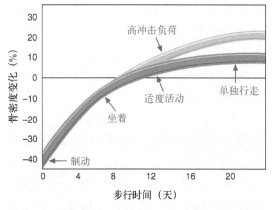

图17-3　机械负荷与骨量之间的关系。最低活动水平的骨骼密度增加比最高活动水平的骨骼密度增加更大

（10%）。值得强调的是，可以通过运动和热量限制（如果摄入量超过建议的量）来改变与年龄相关的肌肉质量和力量下降（肌少症）。

预防的骨质疏松症和相关骨折的最佳运动方案尚不清楚。瑞典最近对随机选择的老年女性进行的一项研究无法证实以前和现在的日常体育锻炼对骨量的影响。但是，任何运动总比没有好，并且持续的活动与最大的长期益处有关。用来对抗重力的负重运动对强化骨骼是最有效的，如爬山或爬楼梯（代替乘坐电梯），以及步行、跑步和跳跃。仅在绝对必要时才乘坐汽车或公共汽车！此外，以某种形式或其他形式进行定期体育锻炼可改善生活质量。但是必须指出的是，如果相关人员不喜欢某项特定活动，那么就不会定期进行，因此，所选择的运动或活动必须与患者的意愿和能力保持一致。此外，建议选择一项尽可能涉及许多肌肉群的运动或活动并且其不引起身体不适。今天，以体育为导向的机构和俱乐部在友好和社交的环境中提供各种活动。没有年龄限制。对于久坐或体弱的老年人，除了加强肌肉锻炼外，还建议进行步行、低强度有氧运动或可能的轻度园艺活动。最初由训练引起的力量增加很快，但是在12周后趋于平稳，即使训练负荷逐渐增加。将机械负荷与骨量相关联时，从最低活动水平（完全固定到久坐不动）开始时的骨量增加要比从中度活动到高强度负荷下行走时的较高水平更高。太极拳可能对平衡、预防跌倒和非椎体骨折具有有益的作用，但是没有令人信服的证据表明其对预防或治疗骨质疏松症有任何影响。

建议每周做3～5次持续30分钟的负重运动。

尽管通常考虑对肌肉和骨骼进行运

动，但它对多种与活性氧（reactive oxygen species，ROS）增加有关的疾病也具有有益作用，而活性氧又可能与骨质疏松症有关。这些疾病包括心脏病、2 型糖尿病、类风湿关节炎、阿尔茨海默病、帕金森病及各种癌症。运动似乎会增强人体对某些类型疾病的抵抗力。

研究表明，在儿童期和青少年期，骨骼对机械负荷的反应要比其他年龄段更好，大概是因为这是活跃生长时期的一部分。一项针对女性网球运动员的研究表明，在月经初潮前开始训练时，肱骨骨密度的差异为 17%～24%，而初潮后开始训练时则为 8%～14%。15～20 岁的奥林匹克举重运动员前臂的远端和近端的平均骨密度分别比年龄匹配的对照组高 51% 和 41%。另外，通过 DXA 测量，游泳并没有增加骨量。尽管长期游泳者会进行严格的训练计划，但他们的骨密度与对照组的训练者相似，这显然是因为水支持了身体的重量。有证据表明，体操运动员在童年时期可保持较高水平的骨量和密度，但尚不清楚儿童的体育锻炼是否会影响成人骨量流失的速度或时间。应该指出的是，年轻人的骨折发生率最高，女孩为 10～14 岁，男孩为 15～19 岁。这些骨折与骨质疏松症无关，而是在剧烈运动（也许是"极限运动"）中跌倒或受伤的结果。这些骨折发生在完全健康、营养丰富的年轻人中，没有任何缺陷。通过正确的治疗护理和管理，康复和"完全恢复"也很快。

必须更多地重视锻炼对骨质疏松症患者或已骨折患者的作用。研究表明，髋部骨折后患者的康复经常不足。通常，这些患者不愿参加运动计划，因为他们可能会感到疼痛或害怕其他骨折。必须克服这种态度，以利于患者康复并防止其他并发症。此外，任何活动的回避将加剧骨量流失。

卧床时骨头迅速失去骨量，卧床研究表明骨小梁的丢失速度为每周约 1%，骨皮质每月约 1%。骨量的恢复比骨量丢失要慢得多：骨小梁每月约增加 1%。锻炼计划应增加进行日常活动的能力，同时最大程度地降低跌倒或继发骨折的风险。患有椎骨骨折的患者应避免向椎体施加前负荷的活动，如弯腰运动。但是，研究表明，进行背伸肌强化锻炼的患者发生骨折的概率小得多。对于患有骨关节炎或相关疾病的患者，或者曾经久坐和体弱的老年患者，医师应建议理疗师给患者制订适度强度的运动计划并进行适当的运动技术指导。开始运动计划之前，患有心血管疾病的患者需要进行心脏咨询以评估风险。综上所述，在以后的生活中，锻炼对于预防和减少骨质脆性可能至关重要。与久坐不动的人相比，体育锻炼和运动对骨骼强度及肌肉力量和平衡的有利影响显然可以使参加定期体育锻炼的人的髋部骨折风险降低 20%～70%。甚至在已经属于高风险类别的骨量减少女性中也证明了运动对跌倒和骨折的积极作用。脆性骨折的一级预防重点是从儿童期开始并持续一生地常规负重（高强度）活动。对低骨量和高跌倒风险的老年患者的管理包括改善平衡、下肢力量、姿势和步态的低冲击运动。在这方面，建议您进行快步走、越野行走、上楼和下楼爬梯、跳舞、改良网球运动和成人体操。在跌倒风险高的老年人中，步态稳定装置和外部髋部保护器是预防跌倒和骨折的措施清单中有用的补充。此外，不要忘了运动训练对健康有普遍的有益影响，如使绝经后女性的氧化应激水平降低。运动训练对绝经后女性的激素替代治疗（HRT）行为也有积极影响（即使今天使用小剂量）。

身体锻炼是健康骨骼和预防跌倒的先决条件。

## 五、请勿吸烟

从字面上最真实的意义上讲，每位吸烟者都有能力停止吸烟，从而将骨质疏松症的风险降低50%。与不吸烟者相比，吸烟者患髋部骨折的风险几乎高2倍。多达20%的髋部骨折归因于吸烟。每天吸烟一包的女性比不吸烟的女性绝经时的矿物质骨密度低10%。研究表明，吸烟者比不吸烟者更早、更频繁地遭受椎骨骨折，以及骨折愈合延迟或延长（或两者兼而有之）。吸烟者比不吸烟者更早绝经1～2年。

吸烟会对骨骼产生许多有害的影响。

- 减少女性体内雌激素的产生。
- 增加肝脏中雌激素的分解。
- 减少男性睾丸激素的产生。
- 减少肾上腺雄激素转化为雌激素。
- 通过多种有毒物质损害骨骼和骨细胞。
- 通过骨骼和骨髓循环减少血液流动。
- 影响肺功能并导致氧气吸收减少。
- 产生自由基。

一些专家认为，吸烟的抗雌激素作用足以抵消绝经期雌激素治疗的作用。

在男性中，吸烟会导致睾丸激素水平显著降低（在女性中也是），从而导致矿物质骨密度降低，即骨流失加速。这种损失主要发生在骨小梁中，尤其是脊柱的椎体中。此外，香烟中藏有对骨骼有害的高浓度物质，如镉、铅和其他有毒物质等。应该指出的是，今天，有许多成功的计划和策略可用来帮助人们戒烟，但是如果没有强大的自制力或禁烟的愿望，任何一项计划都无法成功！

## 六、减少营养的"骨强盗"

食物中有些物质需要钙才能进行新陈代谢、中和和消除。这些物质通常不被认为具有破坏性，因此无法避免，这使它们能够从骨骼中吸收钙，从而增加未观察到的骨骼损失。"骨强盗"（图17-4）包括以下几种。

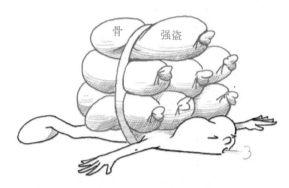

图17-4　许多"强盗"会伤害我们的骨头，但是您可以避免

（1）酒精（乙醇）高摄入量：其会抑制骨骼重要组成部分的吸收并损害肝脏，肝脏是激活维生素D所必需的器官。此外，明显的肝硬化也会通过减少胆汁量而引起吸收不良。此外，酒精会直接损害骨骼细胞。许多男性酗酒者患有雄激素缺乏症，进而加剧了骨质疏松症。酒精对未成熟的骨骼也有负面影响。

相反，已证明少量酒精（每天喝一杯）对老年女性的骨骼具有有益作用。

（2）咖啡因和其他可能有害的饮料：咖啡因可作为利尿剂引起尿中钙和镁的排泄增加。钙摄入量低的人尤其容易遭受这种损失。谨慎的做法是避免每天摄入过量（＞4杯），但是出于某种原因而不能限制咖啡摄入量的患者，建议在每杯咖啡饮用后喝一杯牛奶以恢复钙平衡。磷酸盐是可乐饮料中的罪魁祸首，因为高含量的磷酸盐会结合肠道中的钙，从而降低其吸收。许多药物，包括阿司匹林和其他镇痛药、减肥药和利尿剂，也都含有咖啡因。

另一方面，茶（尽管也是含咖啡因的饮料）与股骨颈骨折的减少有关，可能是因为茶中含有类黄酮。

（3）糖：在过去100年中，糖的消

费量增加了 1000 倍。碳水化合物摄入量的来源约 50% 是糖。此外，糖在体内的代谢要利用维生素，这增加了肾脏对钙、镁和其他矿物质等有价值物质的排泄。此外，糖还能抑制肠中钙的吸收，并刺激胃酸的分泌，因此其是另一种"骨强盗"。

尤其是咖啡和糖的混合物，如非常甜的黑浓咖啡或可口可乐等"软饮料"，是名副其实的"骨头吞食者"。减少糖和甜食的摄入，将使整个生命变得"甜蜜"。

（4）盐：长期以来，盐摄入量高与高血压及其相关疾病的风险增加有关。与血压正常的患者相反，高血压患者尿中钙的流失较高，因此伴有骨质疏松症的风险。另外，有些人似乎比其他人对盐的影响更敏感。建议钠摄入量少于 2400mg/d。每增加 500mg 的盐会使骨骼中流失 10mg 的钙，因为钠与钙竞争在肾小管中的重吸收。最新研究表明，限制食盐摄入与降低骨质疏松症的风险直接相关。

钠／钙联合：盐的摄入量在决定血压和骨密度方面起重要作用。

（5）蛋白质：酸，尤其是磷酸和硫酸是在蛋白质的代谢和分解过程中产生的。这些酸必须先与钙结合中和（缓冲），然后才能被肾脏清除。否则，身体将被"酸化"。在消化过程中，肉类的蛋白质比鱼类、豆类、坚果和种子的蛋白质酸性更高，因为它们由不同的氨基酸和不同种类的脂肪酸组成。当蛋白质摄入量高而钙的摄入量低时，就会产生"钙负平衡"，并且所需的钙会从骨骼中转移出来。因此，避免过量摄入蛋白质（> 60g /d）将改善钙平衡和整体健康状况。

另一方面，因纽特人动物蛋白的摄入量高，钙的摄入量低，其骨骼损失比欧洲人骨骼损失多 20%。

素食者动物蛋白的消耗量低，钙平衡

始终保持正值，稳定骨骼。

（6）磷酸盐：与钙结合，可产生强结晶性物质，增强牙齿和骨头的硬度。理想情况下，一份磷酸盐应与一份钙结合。

反过来，这会触发 PTH 的分泌，通过动员来自骨骼中的钙和镁来中和过量的磷酸盐。

我们的饮食中所含的磷酸盐远远超出了身体所需的。

肉制品、软饮料及许多现成的"即食"和"快餐"均含有大量的磷酸盐，应相应限制其摄入量。

（7）脂质：在吸收到血液中之前，钙先溶解在酸性胃液中并与脂质结合。钙仅能以这种形式被胃黏膜吸收并进入循环系统。但是，如果脂肪过多，则会产生相反的效果，钙和镁会丢失，骨量也会丢失。通过比较远东"低脂饮食国家"和美国的骨质疏松症发病率，可以看出脂肪对骨骼的有害作用。

过度酸化：实际上，我们的身体被自身产生的酸或被大量食物（蛋白质、糖、脂肪）吸收的酸所淹没。酸必须被中和，这是在骨骼中完成的。骨骼中含有大量的碱性盐，如钙、钾、钠和镁，它们会立即被动员起来以中和血液中的任何酸。

酸性 pH 与骨质疏松症之间的联系是众所周知的，并且在任何预防骨质疏松症的计划中都已考虑到这一点。

这些观察结果强调了足够数量的基本蔬菜和水果为人体提供这些碱性物质和维生素的重要性。因此很明显，需要蔬菜和水果中和酸和牛奶及其产品，以提供充足的钙。

## 七、力争理想体重

所有大型骨质疏松症研究均表明骨质疏松症与低体重之间有着密切的联系。体重过轻的人摄入的热量和物质不足，无法维持其身体（尤其是骨骼系统）的生长。较低的体重和较低的肌肉质量导致较少的骨骼刺激，从而导致低骨量的发生。体内脂肪较少的女性也倾向于产生较少的雌激素。但是，肥胖症也不宜提倡，因为它对许多健康都有不利影响，其会引起多种并发症，从而影响骨骼的生长。因此，最好的方法是维持针对身高和体型的正常体重。

神经性厌食症是一种因过度担心体重增加而引发的饮食失调。它会影响年轻女性并扰乱月经周期，降低雌激素水平，从而抑制正常的峰值骨量。多达 50% 的神经性厌食症患者的胸腰椎骨密度低于正常值。

成功的骨骼建设计划还必须包括身心概念！

## 八、找出诱发骨质疏松症的药物并采取适当方法尽可能消除其不良影响

美国国家骨质疏松基金会罗列了与增加成人骨质疏松症风险相关的药物清单。第七部分给出了最常用的药物种类。

（1）糖皮质激素：外源性糖皮质激素过多是继发性骨质疏松的最常见原因。这类药物包括所有源自可的松的物质，如泼尼松和地塞米松。应用这些药物会加快骨量的流失。尤其是在儿童和 50 岁以上的女性中。因此，在开始长期使用糖皮质激素治疗之前，应在所有患者中测量骨密度，此后在整个治疗过程中应每 6 个月测量 1 次。骨量低或骨折的患者应考虑同时使用抗骨吸收药物治疗。一项关于糖皮质激素不良事件的流行病学研究表明，即使在低剂量治疗下也可能发生骨量减少或骨折事件，这取决于用药剂量和持续时间，当然，可能还存在其他危险因素。但是，可的松衍生物、软膏或喷雾剂的短期局部应用不会损害骨骼。即使使用相同或相似的药物

和药量，并非所有患者都会经历相同程度的骨量流失。影响骨量流失的 2 个主要因素：服用药物的数量和用药时间长度。因此，应将每日剂量和给药时间保持在最短。当泼尼松药物治疗无法避免时，应建议患者停止吸烟，服用钙片和维生素 D 片剂并进行（或继续）定期运动或其他体育锻炼。

（2）甲状腺激素：主要有 2 个用途，防止甲状腺肿的发展和治疗甲状腺功能减退症，但应避免长时间服用可能导致的用药过量，因为这也可能导致骨质疏松症和骨折。

（3）抗凝剂药物：一些研究表明，长期（数年）服用肝素和华法林可能会导致严重的骨质疏松症，但在其他研究中并未得到证实。因此，与糖皮质激素一样，在开始治疗前和治疗后定期测量骨密度。建议患者采取预防措施，同时考虑合并症。

（4）抗惊厥药：包括卡马西平、苯妥英钠和巴比妥类。它们会随着时间的推移而损坏骨骼，并导致矿化紊乱和骨量流失（"骨质疏松症"）。

长时间使用其他药物时也会减少骨量，包括抗抑郁药、锂、抗生素、异烟肼、含铝的抗酸剂、细胞抑制药和某些利尿剂。镇痛药：对骨骼的影响从没有到增加骨折的风险不等，患者服用的任何药物都必须首先检查其对骨骼的不利影响，以便可以提前采取预防措施。或者，可以用其他药物代替，但当然，同样的预先注意事项也适用。

## 九、识别损害骨骼的疾病

（1）原发性慢性多关节炎（PCP）可能是这一疾病群体的最重要代表。多年来，PCP 一直引起骨质疏松症和骨折。另外，3 个因素进一步加剧了对骨骼的损伤，患者接受皮质激素治疗、运动受到限制及体重

过轻。这三个因素必须由主管医师解决。

（2）吸烟引起的慢性肺部疾病，尤其是支气管炎和肺气肿，增加了骨质疏松症的风险，通常作为治疗手段的药物会进一步加剧骨质疏松症的风险。慢性阻塞性肺疾病（COPD）会增加椎骨骨折的风险。

（3）慢性心脏功能不全：活动受限和继发性甲状旁腺功能亢进导致骨吸收增加。因此，当考虑进行心脏移植时，建议提前几个月进行双膦酸盐治疗，以避免原本不可避免的骨量丢失。

（4）糖尿病：本身就构成了相当大的骨质疏松风险。胰岛素的缺乏导致骨吸收增加及胶原蛋白的产生减少。这主要影响口服胰岛素片剂治疗的患者。

（5）炎性肠病和胃／肠手术：这些情况几乎不可避免地导致钙和维生素 D 的吸收减少。因此，必须特别注意饮食和维生素的摄入，并在需要时补充营养。

（6）肾功能不全：肾性骨病的发病机制是复杂的、多因素的、尚未完全了解。

## 十、已发生骨折患者的处理

许多研究调查了骨折后即刻和远期患者的情况和状态，得出的总体结论是，应该更有效地加强对这些患者的管理，目的是提高生活质量，最重要的是防止进一步骨折的发生。事实上，互动试验已经推荐了骨折后早期干预的特殊营养和运动策略，特别是对老年人和脆弱人群，并且考虑了每位患者的个体风险概况。一项对椎体成形术后患者的回顾性研究表明，如果患者参加了有针对性的锻炼计划，则骨折的复发率将大大降低。因此，强烈建议将此类治疗程序广泛应用。最近对 215 名骨折患者进行的随访研究证明了这种程序的有效性，并且患者们真的很重视！

骨质疏松性骨折对女性的影响大于心脏病、脑卒中和所有女性癌症的总和。主要由髋部骨折引起的并发症，估计每年造成 50 000 名美国人死亡，其中大多数是女性。骨质疏松和髋部骨折的患者中有 50% 失去了独立生活的能力。如果您不想成为骨质疏松的受害者，要积极预防骨质疏松症，才能享受生活！

保护骨骼健康的 5 个主要步骤：①别吸烟；②保持积极的心态；③良好饮食习惯；④凡事正面思考；⑤服用维生素 D。

# 第 18 章 身体活动和锻炼计划

人体配备了令人印象深刻的设备，可以克服地球上自然重力的作用，并且可以适应各种需求。

## 强大的肌肉使骨骼保持强健！

该设备由骨骼与骨骼的关节及肌腱和肌肉组成。此外，压力、重量和"推拉"运动的物理刺激（受控和不受控制，突然，缓慢，连续和中断）直接刺激骨细胞形成新的骨骼，从而增加了骨骼质量。如果没有足够的体育锻炼，人体每年可能会损失5%～10%的肌肉含量。进而导致骨量减少。应该注意的是，体育锻炼对预防骨质疏松症与药物同样重要，甚至更多。

## 从进化的角度来看，我们天生就是要跑的！

制动、卧床休息、脊髓损伤和久坐不动的生活方式不可避免地会导致快速的骨量流失。评估负重活动对骨骼的影响的最终测试发生在太空中（零重力的地方），在采取预防措施之前，宇航员飞行后在太空中仅经过 4～14 天就显示骨密度显著降低！

为了使骨骼受益，锻炼必须是负重的，并进行专门训练以增强肌肉。负重运动是骨骼必须抵抗重力支撑身体重量的任何类型的运动。最有效的活动是那些挑战重力的活动，如攀爬、步行、慢跑、跑步、排球、篮球。对于预防骨质疏松症和治疗骨质疏松症来说，持续运动，特别是高强度负荷的重要性怎么强调都不为过，这已在各种研究中得到了广泛的证明。一个有效的锻炼计划每周约需要 3 小时。

老年人的肌肉力量对阻力运动有很大的反应。在不同的肌肉群中，力量增长可从 30% 到 100% 以上。训练诱导的力量增长最初是快速的，但在 3 个月后趋于平稳，即使训练负荷逐渐增加。因此，肌肉力量可以改善，即便在没有高强度训练计划的老年人中也可以维持。

从约 30 岁开始，保持平衡的感觉或自动能力会逐渐系统地减弱。但是，身体能够进行代偿，因此只有在视觉和听觉等其他感觉也受到损害时，这种缺陷才会变得明显。在骨质疏松症患者中，平衡能力下降的后果包括跌倒和骨折。显然，必须采取适当的措施来避免这种情况。平衡性测试：从椅子上站起来，不使用你的手臂。走几步路。转过身，走回椅子边。在没有双臂扶物的帮助下成功坐在椅子上。如果成功完成，则平衡不会成为问题。随机临床试验表明，运动可以减少多达 25% 的跌倒风险。前瞻性观察研究表明，在非常虚弱、久坐或极度活跃的人中，跌倒的风险增加呈"U"形关系。试验还显示，当前或过去的体育锻炼与髋部骨折减少 20%～60% 有关，但脊柱骨折的减少幅度不大。

## 一、肌肉－骨骼单元和肌少症

目前，全球都公认肌少症是肌肉-骨骼单元的一个重要疾病，会带来一系列的问题。肌少症是与年龄有关的骨骼肌质量的丧失，伴随着肌肉力量的减少，体育活动减少，随着年龄的增长，成为骨质疏松症和其他残疾的主要原因（图 18-1）。肌少症是国际公认的人类衰老的主要特征。这种肌肉损失的机制仍在研究中，但是已经描述了不同方面和途径。这些包括生化方面，如肌球蛋白重链蛋白合成减少、激素和神经活动的变化、创伤后再生受损、氧化应激、线粒体异常和功能障碍，以及肌细胞凋亡和多核细胞中单核的凋亡。久坐的生活方式确实会影响端粒的长度，并可能加速衰老过程！所以至少有一个生理风险因素是可以控制的！站起来去做就行了！同样重要的是涉及炎症和其他细胞因子的内分泌免疫功能障碍。生活方式因素，如吸烟；以及最重要的营养缺陷，如饮食中的蛋白质和维生素不足，尤其是维生素D。维生素 D 不仅是钙稳态的主要调节剂，而且在骨骼肌中还参与蛋白质的合成和肌肉收缩的动力学。在临床上，维生素 D 缺

乏症在许多国家的老年人中极为普遍，并与神经肌肉功能和骨质疏松症症状相关。最近的研究强调了膳食补充剂（氨基酸和维生素，尤其是维生素 D）对肌肉质量和力量的积极作用。适度的热量限制和运动对骨骼肌有有利的影响，但研究表明，只有进行抗阻力运动后，肌肉质量才会增加。在生化水平上涉及 β 肾上腺素的信号传导途径，并且已经表明，β 受体激动剂可增加肌肉质量，同时减少体内脂肪。对这种途径的进一步研究可以确定治疗目标，并指出在许多疾病中抵抗骨骼肌质量下降的新方法，包括内源性骨质疏松症，尤其是衰老的肌少症。

肌肉量较高的人得骨质疏松症的较少。

## 二、锻炼计划：预防和恢复

若没有跌倒造成的过大暴力，即使是脆弱的骨骼也可以很好地应付正常的生活。老年人跌倒引起的骨折已成为一个严重的问题，因此人们对寻找预防策略非常感兴趣。毫无疑问，经常运动是最有希望的预防选择之一，它对骨骼强度和神经肌肉性能都有好处。在家里进行锻炼计划之前，应考虑各个方面。

- 位置：家中合适的位置；这意味着有足够的自由空间，没有家具或带有锋利边缘的设备，没有松散的地毯或光滑的表面。
- 服装：使用舒适且非限制性的服装。
- 时间：每个人都有自己的生物节律和每日时间表，因此每个人都应该为自己选择最合适的时间。
- 陪伴：私人朋友或者公立机构指派的人，可以是一个朋友，也可以是一群朋友，亦或是在许多国家中，监管机构指派或商业公司派遣的人。
- 骨量流失的等级：当骨质疏松症已经存在时，根据骨密度测量或其他影像技术，

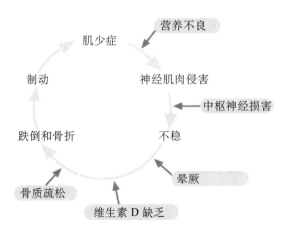

**图 18-1　跌倒和骨折的周期及其主要影响因素**

应避免涉及突然或有力的运动和（或）对任何骨骼区域施加压力的运动。这些运动包括排球、壁球、慢跑、板球和其他。此外，当体育锻炼涉及弯曲脊柱时，尤其是在运动趋于不均匀时（即向一侧倾斜更厉害时），必须格外小心。可能发生的日常活动示例包括使用洗衣机、烘干机和洗碗机，提起装满饮料的瓶子或其他容器的沉重的纸箱或盒子，在单侧手臂或肩膀上搬运购物或其他重物，使用真空吸尘器时弯腰不均衡等。相反，散步、跳舞和打高尔夫球会促进骨骼形成，因此比较适合，而骑自行车、游泳和划船更适合于血管系统和肌肉，因为这些运动并不承受人体的重量。在开始任何培训计划之前，患有严重骨质疏松症的患者必须就应该或不应该进行何种运动和培训咨询医师或授权的培训师。随着时间的推移，骨骼状态有所改善之后，显然可以对此类建议进行修改。

## 三、训练计划的实施

有 5 个方面需要考虑。

• 进行运动前的预热期，通常是 5 ～ 10 分钟，具体取决于身体状况。使用肩膀、臀部和膝盖关节缓慢移动。

• 进行高强度活动的训练，如排球、篮球或垂直跳跃；对已确定骨质疏松症的人来说很危险！

• 训练力量（肌肉越强壮，对骨骼形成的刺激越强）。

• 拉伸训练（避免受伤并提高柔韧性）。

• 平衡训练（防止跌倒）。

所有这些都可以在四种姿势进行：站、坐、靠背仰卧和四肢仰卧。训练计划的具体细节可以在患者参加的任何团体或组织的授权培训师提供的各种书籍和手册中找到。如上一章所述，不应忽略针对首次骨折后患者的计划。尤其需要针对适应老年人的方案（图 18-2）。

减少髋部骨折风险的有效运动量为每周至少 3 小时。开始锻炼永远不会太晚！最大的挑战是让年轻人和老年人运动，保持活跃并避免久坐不动的生活方式。

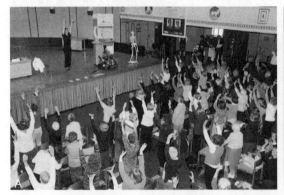
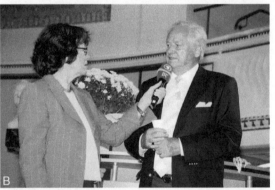

图 18-2　A. 在路德维希 - 马克西米利安 - 慕尼黑大学的"2008 年世界骨质疏松日"活动中，活动的老年人进行健康骨骼锻炼计划。B. 当时世界上最快的 100m 短跑运动员 Armin Hary（1960 年在罗马创下当时的世界纪录 10.0 秒！），他与玛丽安科赫（Marianne Koch）博士讨论并介绍了针对儿童和年轻人的田径运动项目，在路德维希 - 马克西米利安 - 慕尼黑大学，由弗朗西斯科教授（来自巴伐利亚的骨质疏松中心）组织的"2009 年世界骨质疏松日"活动

# 第五部分

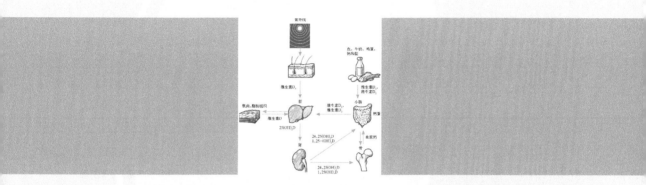

# 钙、维生素 D 和激素替代疗法治疗骨质疏松症

# 第 19 章 钙和其他无机物

钙是人体内最丰富的无机物，约99%沉积在骨骼中（约1kg）（图19-1）。毫无疑问，钙是预防和治疗骨质疏松症的一个基本要素。然而，关于钙适当摄入量的确切建议，目前还没有形成共识。推荐成人每天钙摄入量约为1000mg（800～1500mg）。青少年女性、孕妇和哺乳期女性、未服用雌激素的绝经后女性及50岁以上人群推荐摄入更高量的钙。如今我们摄入的钙量比我们的祖先少得多。多项研究表明，3/4的美国人实际上是缺钙的，他们每天饮食中摄入的钙量平均为500～600mg。美国国立卫生研究院（NIH）的共识建议，

对于青少年和年轻人而言，每天需摄入钙1200～1500mg。

大量研究表明，钙的摄入会减少绝经后的骨量流失并降低骨折的风险，即使对于已经骨折的患者来说也是有效的。不过最近的一些研究得出的结论却是钙和维生素D对降低骨折风险无益，反而可能会增加肾结石的风险。然而，这些研究中有3项存在严重缺陷，而且患者依从性很差。另外一些证据表明，在卵巢雌激素分泌减少引起骨吸收失衡之前，围绝经期的高钙摄入具有更好的效果。钙剂的补充（每天1000～1500mg）和维生素D已被证明可

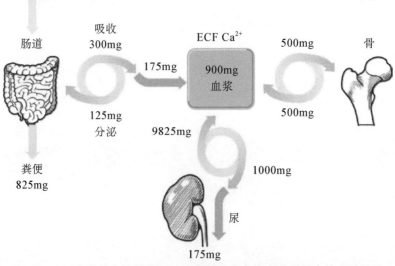

**图 19-1　正常成年人的钙代谢。注意钙的分布及在代谢物中的大量排泄**

以降低骨折的风险。每天补充 1000mg 的钙质很大可能会通过减少甲状旁腺激素的分泌，从而抑制骨分解。青春期时增加钙的摄入量有助于建立峰值骨量，这些钙储备无疑会降低以后发生骨质疏松症的风险。

钙的总摄入量应为 1000 ～ 1500mg/d，最好从饮食中摄取。但没有必要将摄入量提高到每天 1500mg 以上。

尽管钙本身不能治疗或治愈骨质疏松症，但它可增强了其他可以抑制骨吸收和（或）促进骨形成的治疗方法的有效性。除了钙之外，还需要有足够的蛋白质（每千克体重至少 1g）来维持肌肉骨骼系统的功能。适当的饮食加上所需的补充剂，可以缩短老年髋部骨折患者的住院时间。

补钙最好的方法是日常进食富含钙的食物。另外，在饮食中获得足量钙的同时会伴随其他营养元素的摄取。高钙含量的瓶装矿泉水、低脂乳制品、绿色蔬菜和钙强化果汁能提供大量的钙。

但是，经验表明大多数患者不能单靠饮食而获得所需要的钙。在这种情况下，建议服用钙剂，钙剂可以是片剂、粉剂及其他形式，每种钙剂都有其各自的优缺点（表 19-1）。

表 19-1　用作补充剂的钙盐中钙的含量

| 钙盐 | 每 1000mg 钙盐中的钙（mg） | 钙（%） |
| --- | --- | --- |
| 碳酸钙 | 400 | 40.0 |
| 磷酸三钙 | 388 | 38.8 |
| 乳酸钙 | 184 | 18.4 |
| 葡萄糖酸钙 | 93 | 9.3 |
| 柠檬酸钙 | 241 | 24.1 |

• 天然来源的钙（大理石、骨粉、牡蛎壳）：这种类型的钙剂价格便宜，易于吞咽，但难以吸收，并且可能含有大量的铅和其他有毒矿物质。

• 精制的碳酸钙是最便宜的钙剂，钙含量最高，但很难被吸收。它通常会导致便秘，而且从长远来看，它是一种抗酸剂，可能会导致"反弹性胃酸过多"和胃部不适。碳酸钙需要酸才能溶解，将碳酸钙与维生素 C 在进食时一起服用能促进吸收，因为这时胃酸水平最高。

• 螯合钙剂是与有机酸结合的钙，包括柠檬酸盐、柠檬酸苹果酸盐、乳酸盐和葡萄糖酸盐等。尽管螯合钙剂的体积比碳酸钙大，但它易于溶解，因此可能更易于吸收。在老年患者中，应优先考虑使用柠檬酸钙。

对于有胃酸缺乏症或服用质子泵抑制剂（PPI）的患者来说，在进食时服用碳酸钙制剂也是一种良好的钙来源。此外，碳酸钙能与饮食中的草酸盐结合并降低了患肾结石的风险。

很少有患者不能服用钙剂或仅在医疗监督下才能服用。高钙血症、肾结石和肾功能不全的患者属于这一人群。以下几点可有助于选择钙剂。

• 钙主要在小肠中吸收，尤其是在十二指肠和空肠近端。钙的吸收在 4 小时内完成。在骨骼快速生长的时期，儿童可以吸收约 75% 摄入的钙。在成人中该值降低到 30%。

• 避免一次剂量中摄入超过 500mg 的钙。睡前服用一剂可以防止夜间骨量流失。如果需要更大的剂量，则一天多次服用。

• 钙剂应伴餐服用以促进吸收，乳糖和蛋白质会增加钙的吸收。

• 某些物质会阻碍钙的吸收：如富含纤维和脂肪的食物、锌、铁、菠菜、咖啡、乙醇和抗酸剂。因此，钙剂不应与这些一起服用。

• 建议患者将钙磷摄入比例设为 2∶1。

最简单的方法是避免饮用过多的可乐和食用含磷添加剂的食品——购买产品前请检查标签！

• 钙可能会影响某些药物的药效，如甲状腺药物、四环素、抗惊厥药和皮质类固醇。因此，这些药物应与钙剂分开服用。

• 如果适当剂型和适量的钙剂与足量的液体一起服用，就不必担心肾结石。

• 定期服用钙剂时，应定期检查血液和尿液中的钙含量。

• 补钙会导致一部分人出现腹胀和便秘。在这种情况下，可考虑更换其他剂型。

磷是骨骼发育和矿化的重要无机物。人体内 600g 磷中有 85%～90% 沉积在骨矿物质中，此外，它还是细胞内的主要成分，既是游离的阴离子又是许多有机磷酸酯化合物（结构蛋白、酶、核酸和 ATP）的成分。在细胞和细胞外液中，磷主要以 $H_2PO_4$ 或 $NaHPO_4$ 等离子形式存在，阴离子的化合物称为"磷酸盐"。在血清中，约 12% 的磷与蛋白质结合。血液和细胞外液中的磷酸盐浓度以元素磷的形式表示，成人的正常范围为 0.75～1.45mmol/L（2.5～4.5mg/dl）。与钙相比，血清磷酸盐浓度的调节不那么严格，且在正常人的一天中，血清磷酸盐水平的波动范围最高达 50%，这些变化与食物摄入和昼夜节律息息相关。每天肠道内磷酸盐的净吸收量根据饮食成分的不同而有很大差异，通常为 500～1000mg/d。饮食摄入的变化是造成血清磷酸盐水平波动的主要原因。进食能提供磷酸盐，即使缺乏维生素 D，磷酸盐也能被小肠有效吸收（65%）。血清磷酸盐的波动主要由肾小管对滤过液的重吸收率控制，为 4～6g/d。

其他维持健康骨骼的营养补充剂有镁和 4 种必需的微量元素：硼、硅、锌和铜。镁在维生素 D 的代谢和甲状旁腺激素的调节中起着多种作用，最终激活骨的碱性磷酸酶。一些研究表明，在老年人中，较高的骨密度与较高的镁摄入量有关。不过，只有缺镁的患者才被建议补充镁剂；每日建议的镁摄入量为 200～500mg。

骨质疏松症药物治疗无效的患者，需要摄入足量的钙和维生素 D。

# 第 20 章　维生素D和其他有用的维生素

## 一、21 世纪维生素 D 的概念

1900 年，维生素 D 的结构被确定，在随后的几十年，一直到 20 世纪末，大量研究阐明了维生素 D 代谢和对钙 - 磷稳态的影响及其与骨骼矿物质代谢的相关性。一些学者的确还认为骨骼是维生素 D 代谢的"内分泌器官"，这是基于维生素 D 对骨骼细胞的直接作用和骨骼细胞本身可以通过 25- 羟基维生素 $D_1$-α- 羟化酶（CYP27B1）将 25- 维生素 D 转化为 1，25- 维生素 D 的事实，从而参与维生素 D 代谢的自分泌和旁分泌循环。

此外，21 世纪初，一些令人鼓舞的研究确立了维生素 D 在多个（不是全部）器官系统及其生理（和病理）分子过程中的作用。这些作用是通过存在于许多器官和组织中的细胞维生素 D 受体来实现的。通过与受体结合，维生素 D 可以触发和（或）参与许多过程，如增殖和分化、免疫系统炎症反应、内分泌系统（包括血管紧张素系统）的各种功能，以及葡萄糖、胰岛素及脂质的代谢，并发挥着更为突出的作用。

就生殖系统而言，维生素 D 是类固醇激素，会对妊娠和胎儿及泌乳过程产生影响。糖尿病 Mondiale 项目组在全球 51 个地区研究了紫外线 B 辐射（UVB）、维生素 D 状况和 14 岁以下儿童 1 型糖尿病发病率之间的相关性。结果表明 UVB 较高的地区其发病率接近零，这也证实了维生素 D 在降低儿童 1 型糖尿病风险中的作用。

维生素 D 在肿瘤学中的深远影响最近才被人们熟知，20 世纪 80 ～ 90 年代仅有少量研究，21 世纪前 10 年，相关文献报道剧增。在细胞水平上，这些研究描述了维生素 D 的特定作用，包括促凋亡、抗转移、抗血管生成、抗炎、促进分化和免疫调节作用。维生素 D 的抗癌特性归因于骨化三醇（维生素 D 的"激素"形式）。每日膳食摄入充足的维生素 D 对个人和人群的各类肿瘤发病率起着十分重要的作用。维生素 D 缺乏症已被公认为世界范围内的流行病！维生素 D 预防作用已被许多恶性肿瘤的循证研究证明，其中包括结肠癌、胰腺癌、肾癌和乳腺癌。不过，到目前为止，研究发现维生素 D 对前列腺癌并没有起到预防作用。显然，血液中较高的 25- (OH)-D 浓度与更具侵袭性的前列腺癌患病风险有关。最近对 26 769 名男性的 45 项观察性研究的汇总结果表明，未发现乳制品、维生素 D 和钙的摄入量与前列腺癌风险之间的相关性。然而，情况更为复杂的是骨化三醇及其类似物在正常的前列腺细胞中发挥了多种抗炎作用，人们认为这些反应也可能对前列腺癌细胞具有假定的预防或治疗作用。目前有研究正在讨论骨化三醇及其类似物对动物前列腺癌细胞的作用。此外，还涉及遗传因素的影响，因为维生素 D 受体（VDR）基因的多态性已经显示其会影响如肾细胞癌的风险，而维生素 D 受体基因的其他多态性也可能会降低结直肠癌复发的风险。

最近遗传学揭示了一种与衰老及矿物质和维生素 D 代谢有关的基因，即 *α-Klotho*，其是一种抑制衰老的基因，它参与调节 1, 25-（OH）$_2$D$_3$ 的合成，从而通过维持血液和体液中钙的细胞外水平参与钙稳态。如今研究已表明，缺乏 *Klotho* 的小鼠会表现出与人类衰老相似的多种病理变化。上述发现对包括人类退变性骨质疏松症在内的肌肉骨骼代谢具有重要意义。动物研究已经证明 *Klotho* 参与了牙质的生成及其矿化，这可能与颌骨和牙齿的病理状况密切相关。另外，一项针对老年人的研究发现类风湿关节炎与 CD4$^+$T 淋巴细胞的下调有关。对 *Klotho* 功能的进一步研究也将揭示其可能的治疗作用。

## 二、维生素 D 的功能、来源和缺乏

根据国际文献，维生素 D 现在被认为是内分泌系统的重要组成部分。维生素 D 本身是激素，它在各种组织（如皮肤——被认为是人体中最大的内分泌器官）中被转化为活性激素形式 1, 25-（OH）$_2$D。

维生素 D：别只依靠阳光，要服用补充剂。

维生素 D 是钙稳态的最重要调节剂（图 20-1），对骨骼的影响作用如下所示。

• 促进钙从肠道吸收进入血液。

• 减少肾脏中钙的排泄。

• 促进骨细胞的聚集、成熟、代谢，保护成骨细胞免于凋亡。

• 促进钙与骨的结合（矿化）。

• 保护骨小梁的微观结构。

维生素 D 的其他益处包括以下方面。

• 通过支持和维持 II 型纤维增加肌肉质量和力量。

• 改善协调与平衡。

• 降低跌倒的风险，多项荟萃分析显示补充维生素 D 可将跌倒的风险降低 22%。

• 降低高血压和心力衰竭的风险。

• 降低 1 型糖尿病的风险。

• 通过维生素 D 受体介导的抗增殖作用，降低乳腺癌、肺癌、结肠癌、乳腺癌和其他癌症的风险；最近的一项综合研究发现骨化三醇对肺癌具有化学预防的作用。

• 抗炎作用（免疫和自身免疫调节中的免疫调节作用，如胃肠道炎症反应）。

• 抗血栓作用。

• 参与治疗牛皮癣、肺结核和阿尔茨海默病。

• 抗衰老作用。

由于肌肉力量下降和摇摆不稳，缺乏维生素 D 的患者发生骨折的风险更高。

暴露在阳光下是儿童和年轻人获取维生素 D 的主要来源。紫外线 B 辐射进入皮肤，被角质形成细胞中的 7- 脱氢胆固醇吸收，从而转化为维生素 D$_3$ 前体。通过扩散，维生素 D$_3$ 进入周围的毛细血管，与血液中的维生素 D 结合蛋白结合。维生素 D 可以进入脂肪细胞并被存储，或者被运输到肝脏进行初步代谢。

维生素 D 缺乏症在肥胖的儿童和成年人中更为常见，原因是维生素 D 储存在体内脂肪中。

维生素 D 以国际单位（IU）计量。建

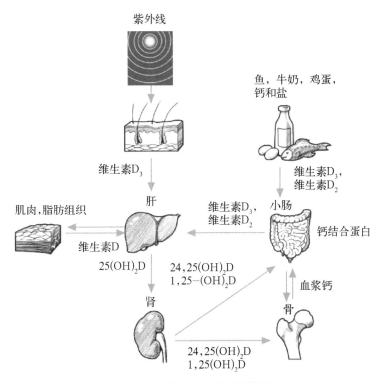

图 20-1　维生素 D 的代谢途径

议的每日维生素 D 摄入量为 200 ～ 400IU，但这是维持剂量；治疗上需要更高的用量，如 400 ～ 1000IU（10 ～ 25μg）被认为是有效的治疗剂量。这些数值可能会有所不同，具体取决于年龄、种族、营养状况和骨骼大小。大多数维生素 D 缺乏症的人愿意服用补充剂，而不是依靠饮食摄入。确定维生素 D 状况的最佳方法是检查其血清中 25-（OH）D 的含量。在大多数实验中，25-（OH）D 的正常范围为 30 ～ 57ng/ml。用血清中 25-（OH）D 的含量来定义维生素 D 功能不足和缺乏还存在争议。2011 年，国际内分泌学会将维生素 D 不足定义为 20 ～ 29ng/ml。

维生素 D 缺乏症：25-（OH）D < 20ng/ml；维生素 D 不足：25-（OH）D 含量为 20 ～ 29ng/ml。

但是，25-（OH）D 水平为 8 ～ 25ng/ml 的患者最有可能缺乏维生素 D。此外，

维生素 D 的水平已经证明，< 20 ～ 25ng/ml 与继发性甲状旁腺功能亢进有关，这可能会导致一段时间内的骨量流失。最近的一项研究表明，血清中 25-（OH）D 水平低于或等于 12ng/ml 与 65 ～ 75 岁人群的骨折风险增加有关。虽然血液循环中还有多种其他维生素 D 代谢产物，但对这些代谢产物的测定尚未证实有任何意义。

专家建议每日钙总摄入量平均为 1000 ～ 1500mg，最好通过饮食和每天 1000 ～ 2000IU 维生素 D₃ 获得。除肾衰竭患者外，几乎没有关于使用活性维生素 D 代谢物的争论。

## 三、佝偻病和骨软化症

佝偻病是儿童因缺乏维生素 D 而导致类骨质矿化不足引起的。在成人，这种疾病称为骨软化症或骨质疏松症。维生素 D 相对缺乏症通常发生在老年人群和罹患胃

肠道疾病的患者中；另外，维生素 D 缺乏比以往更为普遍。许多大型研究表明，维生素 D 含量不足的患病率已高于 25%，并且在冬季的北纬地区，这一比例高达 70%。如果怀疑维生素 D 缺乏，则必须检查血清中 25-（OH）D 的水平。

以下因素导致老年人钙 / 维生素 D 缺乏。

- 富含钙质食物的摄入不足。
- 肠黏膜吸收能力下降。
- 减少暴露在阳光下。
- 减少皮肤中维生素 D 的合成。
- 降低维生素 D 转化为活性形式的新陈代谢。

由于这些因素，大多数老年患者都有一定程度的维生素 D 缺乏和继发性甲状旁腺功能亢进导致的骨吸收增加（图 20-2）。因此，用维生素 D 补充剂纠正维生素 D 缺乏症会导致血清 PTH 浓度降低，使得骨转换减少和骨矿物质密度增加。维生素 D 和钙补充剂可以减少疗养院中老年人髋部和其他周围骨折的发生率。因此，强烈建议每天服用 1000mg 钙和 1000IU 维生素 D 以预防老年性骨质疏松症。如果存在依从性不足或为了避免其他困难，可以每 6 个月肌内注射 50 000IU 维生素 D。应始终将钙和维生素 D 与其他针对骨质疏松症和骨软化症的特殊治疗方法一起考虑。

有多种药物可能会影响维生素 D 的代谢：①抗癫痫药；②糖皮质激素；③艾滋病药物（HAART）。

维生素 D 在儿童成长过程中尤为重要，孩子成长需要维生素 D。

- 增加食物中钙的吸收。
- 成骨细胞的聚集、成熟和激活。
- 新骨（类骨质）的矿化和硬化。
- 充足的维生素 D（建议每日剂量为 1000 IU）于骨骼的正常发育极为重要。

和维生素 A、维生素 E 和维生素 K 一样，维生素 D 属于脂溶性维生素，因此可以在体内长期储存。然而，许多肥胖者因为维生素被保留在大量的脂肪库中而缺乏维生素 D，无法用于代谢活动。脂肪吸收减少的患者通常也缺乏脂溶性维生素。这类患者最好选择多种多元维生素制剂中的一种进行治疗。从对钙和维生素 D 的简要回顾中可以得出结论，预防和治疗骨质疏松症的策略是全年必须每天在食物或食物补充中摄取 1000mg 钙和 1000IU 维生素 D（图 20-3）。考虑到维生素 $D_3$ 比维生素 $D_2$ 更有效，在营养状况不佳的老年人中，补充蛋白质和多种维生素可能会带来一些其他好处。

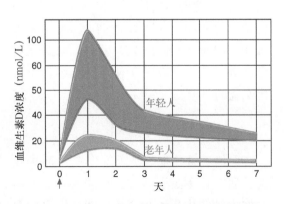

图 20-2 皮肤在阳光照射下产生维生素 D 的能力下降

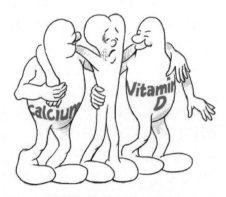

图 20-3 钙和维生素 D 是健康骨骼的伙伴，每天补充 1000mg 钙和 1000IU 维生素 D

最近建议 1 岁以上的儿童同时使用钙和维生素 D 的上限：钙 2500mg/d 和维生素 D 2000IU50µg/d。因为大量摄入时，钙和维生素 D 都可能引起健康风险。高钙摄入可能会降低其他矿物质（如铁和锌）的吸收。然而，肾结石的风险是一个复杂的问题，因为存在许多可能导致肾结石的原因。通常情况下，饮食中的钙不会通过与肠中的草酸盐结合而增加草酸钙结石的风险。维生素 D 摄入过多的潜在风险（在某些报道的病例中每天超过 20 000IU/d）是无法预测的，包括可能对中枢神经系统的损害，进而可能导致抑郁、恶心和厌食。随着补充剂和强化食品的使用增加，监测这些物质的摄入量将非常重要。补充钙剂的剂量应根据饮食摄入量、年龄、性别、身体状况、生活方式，以及疾病和合并症（如果存在）而调整。

终生适当摄入钙和维生素 D 对于维持肌肉和骨骼健康至关重要。增加维生素 D 摄入量的另一个好处是可以降低自身免疫性疾病、癌症、心血管疾病、传染病和认知障碍的风险。

患有慢性肾脏和肝脏疾病的患者体内维生素 D 的代谢受到抑制，因此，他们需要维生素 D 的活化形式来维持甚至增加骨量。活化的维生素 D 代谢物是生理性的，因此是无毒的物质，但是它们具有很高的代谢活性，因此必须定期检查血液和尿液中的钙水平，以排除低钙血症或高钙血症和（或）有助于结石形成的高钙血症。患有慢性肾脏或肝脏疾病的患者每天不应给予超过 500mg 的钙。推荐剂量如下所示：①口服阿法骨化醇 0.5 ～ 1.0µg/d；②口服骨化三醇 0.5µg/d。

许多研究表明，维生素 D 可以减少椎骨骨折，不过有的研究却没发现。一些报道表明，阿法骨化醇和骨化三醇对肌肉强度具有直接作用，并能降低老年患者的跌倒率。使用活性维生素 D 衍生物的主要问题是治疗窗口狭窄，存在高钙血症和高钙尿症、肾损伤和肾炎的风险。但是，权威专家经常在发表的文献中建议综合考虑性别、年龄、种族、民族、地理位置、气候、经济和社会因素、个人病史和家族史、体格检查和相关检查结果。

## 四、其他影响骨骼健康的维生素

维生素 K 在正常骨骼形成中也很重要，较高的维生素 K 摄入量有助于预防髋部骨折。维生素 K 似乎是骨钙素在骨骼中转化为其活性形式所必需的。维生素 K 有以下三种主要形式。

维生素 $K_1$（叶绿醌）是植物中的天然形式，尤其是深绿色的叶状植物蔬菜。

维生素 $K_2$（甲基萘醌）是由肠道细菌产生的。

维生素 $K_3$（甲萘醌）是人工合成的。

维生素 K 的推荐剂量为每天 100 ～ 300IU。维生素 K 对于治疗肝硬化患者骨量减少尤为重要。

过量的维生素 A 可能对骨骼有害，在一些研究中，每天摄入超过 1500µg RE/d 会使髋部骨折风险增加 2 倍。

最近的研究还表明，低维生素 $B_{12}$ 状态和高半胱氨酸水平会干扰成骨细胞的活性和数量，并可能增加骨折的风险。荟萃分析发现，提高老年人的维生素 $B_{12}$ 水平可降低骨折风险。

维生素 A、维生素 D、维生素 E 和维生素 K 是脂溶性的，因此可以被人体储存。这意味着你可以每周服用一次高剂量的补充剂。

# 第 21 章　激素替代疗法

## 一、雌激素和孕激素

绝经前雌激素的分泌便开始减少，并引起骨量的持续丢失。

雌激素具有保护骨骼和抗骨质吸收的作用。绝经期雌激素水平降低形成了一个约 5 年的快速骨量丢失期。绝经后 5 ～ 8 年，骨量流失率从平均每年 3% 下降到每年约 1%。

绝经后，在没有治疗的情况下，每年可丢失 1% ～ 4% 的骨量。通常，激素替代疗法（HRT）的适应证包括以下几种。

• 缓解由雌激素缺乏引起的绝经后症状和体征。

• 降低与雌激素缺乏相关疾病（骨质疏松症、心脑血管疾病）的风险。

• HRT 被认为可以延缓认知能力下降，但是这一点尚未得到证实。

长期使用（5 ～ 10 年）雌激素可使髋部、脊柱和上肢骨折的发生率降低约 50%，其中脊柱的疗效最为显著。相关报道显示，HRT 治疗后 2 年内，腰椎骨密度增加 10%，股骨颈骨密度增加 4%。HRT 的作用在骨小梁丰富的部位更为明显。停止 HRT 后，骨量丢失速度会回到绝经后水平。

事实证明，无论是否添加孕激素，雌激素都能有效地保护所有骨骼的骨量，并降低绝经后女性的骨折发生率。

许多研究（如来自挪威的研究）证实，在广泛采用 HRT 的年代，骨折的发生率显著降低。

对女性而言，HRT 目前只推荐用于对症治疗！

尽管雌激素被认为是预防骨质疏松症的金标准，但并非所有的患者都会出现骨量增加。因此，美国国家骨质疏松基金会建议对所有长期使用激素替代的女性进行骨密度监测，以确保该治疗对患者有效。而对雌激素治疗（仅使用雌激素时也称为 ERT）不敏感或骨量较低的患者，可以考虑联合使用 HRT 和阿仑膦酸钠，该方法不但具有甲状旁腺激素一样的成骨作用，而且对骨骼有额外的益处。每一位围绝经期女性都面临着是否进行 HRT 治疗的远期问题，只有患者和医师协商后，才能做出使用 HRT 或 ERT 的决定。对患者进行风险状况（包括家族史）评估和骨密度检测也有助于做出决定。但目前，适应证范围更加局限，其治疗原则如下所示。

• HRT 适用人群？——尽可能少。

• HRT 治疗剂量？——尽可能小。

• HRT 维持时间？——尽可能短。

雌激素在骨骼和组织上与骨维持相关

的作用机制很复杂（图 21-1），包括以下几条。

- 增加破骨前体细胞凋亡。
- 抑制破骨细胞活性。
- 刺激成骨细胞胶原的合成。
- 促进胃肠道对钙的吸收。
- 刺激降钙素分泌。
- 调节甲状旁腺激素分泌。
- 改善中枢神经功能，从而降低跌倒风险。
- 增加骨的血流灌注。

雌激素可促进肠道钙的吸收和肾脏对钙的重吸收，促进维生素 D 羟化，减少与年龄相关的 PTH 增加。

来自女性健康创新研究（2003 年）关于雌激素 / 孕激素的数据已经影响了对 HRT 的有效性评估及其在患者健康管理中作用的认识。该研究证实 HRT 可以降低椎体、非椎体和髋部骨折的风险，这是支持 HRT 影响骨骼的证据方面的一个重大进展；但同时，试验中关于心血管疾病和乳腺癌的数据对 HRT 的认知又产生了负面影响。因此，目前 HRT 和 ERT 的应用受到了严格限制。更重要的是，其替代品是现成的，且没有 HRT 和 ERT 可能发生的严重副作用。因此，使用 HRT 的女性应将使用时间限制在绝经后的短期内。骨质疏松症高危

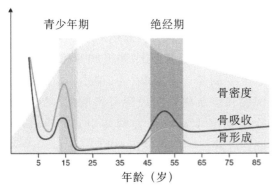

图 21-1　绝经期前后未经治疗的骨吸收、骨形成及骨量的变化

女性如果已经有骨质疏松症，希望尽量减少绝经后骨量流失，现在可以选择雷洛昔芬或含氮的双膦酸盐，或两者结合，以及最新的合成代谢治疗。

女性 HRT 可以缓解血管舒缩和泌尿生殖系统症状，预防绝经后早期骨量流失和骨折，预防糖尿病。

### （一）有哪些雌激素和孕激素，以及如何服用？

口服或经皮给药的雌激素制剂主要有以下几种。

- 甾体类人工合成雌激素类似物。
- 由马产生的非人类雌激素（马雌激素）。
- 人体内天然雌激素或人体内转化为天然雌激素的化合物。

常用雌激素的有效日剂量如下表所示。

| 雌二醇 | 口服制剂 | 2mg |
| --- | --- | --- |
| | 贴剂 | 50μg |
| | 胶体 | 1mg |
| 马雌激素 | | 0.625mg |
| 戊酸雌二醇 | | 2mg |

对于子宫完整的女性，雌激素与孕激素结合使用可降低子宫内膜增生和癌变的风险。建议绝经后女性立即进行周期性治疗，在不出现规律子宫出血的情况下，绝经后的女性可坚持每天摄入。已有大量的使用甲羟孕酮、醋炔诺酮和左炔诺孕酮的临床经验。如前所述，应告知女性患者有关 HRT 替代品的信息，但如果使用 HRT，剂量应尽可能小，时间应尽可能短！以上都是指口服药物的使用。另外，许多研究（缺乏临床试验）验证了低剂量非口服激素疗法对骨和维持骨密度的作用。

替勃龙是一种甾体类化合物，包含雌激素、孕激素和雄激素的特性。对子宫内

膜没有影响，不必与孕激素联合使用。每天 2.5mg，可减少 30%～50% 的骨转换，用药后的前 2 年内可增加 2%～5% 的骨量。这种作用与传统的 HRT 相似，但其对骨折风险的影响尚待确定。

**（二）哪些女性可以应用治疗？**

对于伴有以下情况者，应及早治疗。

• 过早或手术引起的绝经，尤其是 40 岁以下

• 年龄小于 60 岁且伴有骨量减少的绝经后女性（$T$ 值 $< -1SD$）

• 每年骨密度丢失超过 1%（双能 X 射线吸收测量法）

• 由于生活方式或其他因素而处于高危状态的女性

目前，对于 60 岁以下的绝经后女性，HRT 可被视为预防和治疗骨质疏松症的一线治疗药物之一。

**（三）治疗多长时间？**

每个患者都必须自己决定接受 HRT 的维持时间。为了有效预防和管理骨质疏松症，旧指南建议维持 5～15 年，甚至终身。治疗时间越长，骨骼受到保护的时间就越长。即使在 75 岁时也可以开始进行 HRT，但治疗必须连续且规律，以保持对骨骼的有益影响。一旦 HRT 停止，骨吸收再次开始，骨密度在停止治疗 3～4 年后恢复到初始值。对停止 HRT 的研究表明，骨量的丢失率与绝经时的丢失率相似。

一般来说，HRT 的依从性很低，女性常拒绝 HRT。

• 事实上，可受益于 HRT 的女性中仅有 15% 真正采用了 HRT。

• 各种雌激素制剂的处方仅有 50%～70% 被实际执行。

• 接受雌激素治疗的女性中仅有 20% 维持了 5 年以上。

HRT 只被推荐短期小剂量使用并只适用于雌激素缺乏引起的相关症状（如潮热），不适用于预防骨质疏松症，因此依从性问题不再相关。对许多女性来说，改变生活方式、增加体力活动、适当的营养和补充剂即可预防骨质疏松症，从而消除对激素的需求。如果通过常规骨密度检测诊断为骨量减少或骨质疏松症，目前可以使用双膦酸盐或其他抗吸收和促合成代谢药物进行治疗。

研究表明，高达 25%～30% 的雌激素处方从未被执行，约 50% 使用 HRT 的女性在开始治疗 6 个月内停止治疗。

**（四）如何监测 HRT？**

每年需要监测雌激素替代疗法（添加 / 不添加孕激素）的有效性和安全性。

• 有效性：骨密度（DEXA），血清碱性磷酸酶和胶原降解产物（CrossLaps），选择性雌二醇和性激素结合球蛋白（SHBG）。

• 安全性：每年进行乳腺检查和 X 线检查，阴道超声。

一些患者可能由于胃肠道副作用、吸收不良或雌激素与肝肠结合而对口服雌激素无反应。替代的给药途径包括雌激素贴剂或凝胶。

**（五）HRT 的风险与不良反应有哪些？**

过去几年，大量关于 HRT 风险（尤其是长期风险）和效果的研究已经被设计、执行及发表。此前，数百万女性在绝经后接受了 HRT；对照试验的结果显示 HRT 没有降低冠状动脉疾病的风险，但降低了结直肠癌和骨质疏松性骨折的风险。然而，最重要的是，心脏病、脑卒中、浸润性乳腺癌和静脉血栓的风险有所增加。这些试验结果严重影响了长期使用 HRT 的适应证，并建议不应再使用 HRT。

HRT 中的激素是可以使用的。对于合适的患者，用药期间应进行严密的监测，并谨记：避免严重的副作用！

尽管进行了约 50 项观察研究，但对于 HRT 导致乳腺癌的风险仍未达成共识，大多数专家认为雌激素可能是乳腺癌的一个诱因，而不是一个病因。接受 ERT 治疗的女性患者乳腺癌的风险可能有时间和剂量相关性，ERT 治疗 10 ~ 15 年后患乳腺癌的风险增加了 25% ~ 70%。HERS 的研究表明，严重心血管疾病的女性患者使用雌激素并不能预防心肌梗死。另一项包括 27 000 多名年龄较大、身体健康的绝经后女性的大型前瞻性研究（Woman's Health Initiative）对雌激素替代相关问题进行了研究。当其结果显示激素治疗导致冠状动脉事件、脑卒中、肺栓塞和乳腺癌的风险小幅度增加时，雌激素和孕激素的试验就被终止了。该研究同时发现，髋部骨折和结肠癌的风险有小幅度降低，但总的危害超过了这些益处。同时，有明确的证据表明，激素治疗不能改善没有更年期症状的老年女性的生活质量，也不能改善认知、抑郁或性功能。目前，有绝经后血管舒缩症状的女性必须权衡 HRT 的风险和症状缓解带来的获益。她们需要的治疗时间比 5 年短得多，因此风险会更小。考虑到其他有效药物的可代替性，使用激素疗法预防或治疗骨质疏松症对大多数女性来说是不合适的。显然，HRT 的适应证已经变了，可供选择的治疗方法和替代疗法也发生了改变。HRT 只推荐用于更年期症状，剂量应尽可能小，且时间也应尽可能被限制（少于 4 年）。关于骨质疏松症，对照研究表明，双膦酸盐在不出现 HRT 相关副作用的情况下也可以降低骨折风险，必须明确指出，HRT 不再被推荐作为预防和治疗骨质疏松症的一线用药。

目前的共识是，HRT 的益处包括缓解血管舒缩和泌尿生殖系统症状，预防绝经后早期骨量丢失、骨质疏松性骨折及糖尿病。HRT 的风险包括静脉血栓形成、胆石症和胆囊炎。雌激素联合孕激素可增加乳腺癌患病风险。

### （六）主要禁忌证是什么？

- 不明原因的阴道出血。
- 子宫内膜增生。
- 患者既往有血栓形成或肺栓塞。
- 有乳腺癌家族史。
- 高血压。
- 急性或慢性肝病。
- 高三酰甘油血症。
- 恶性黑色素瘤。

HRT 的禁忌证具有个体差异性，即使是短期使用 HRT，每位患者也必须接受监测。

## 二、天然雌激素

绝经后女性对雌激素的"天然"替代品很感兴趣。植物性雌激素又称植物雌激素，是非甾体分子（异黄酮、木脂素、香豆素、二苯乙烯和重链内酯），天然存在于植物和蔬菜中，如大豆制品、某些豌豆和豆类，以及茶、牛奶和啤酒中。这些植物含有 3 种主要的植物雌激素：异黄酮、木脂素和香豆素，它们在化学结构上类似于雌激素，在体内转化为非常少量的雌激素。这些分子与雌激素没有共同的化学结构，但它们有两个类似雌激素的结构特征（图 21-2）。

- 带有羟基的芳香族 A 环。
- A 环同一平面上有第二个羟基 A 环。

这些相似性使得这类分子能与雌激素受体结合，从而产生生物活性（核 DNA 指导蛋白质合成）。

尽管这些植物雌激素比动物性雌激素的作用效力弱 1000 倍，但它们对更年期的自主神经功能确实有积极的作用，而且对骨骼的形成也有促进作用。一些观察性研究表明，在饮食中富含植物雌激素的东

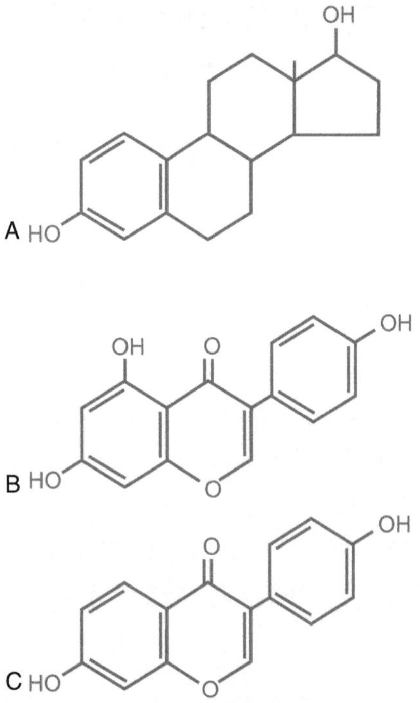

图 21-2　17β- 雌二醇（A）及两种大豆中主要的天然雌激素染料木素（genistein）（B）和大豆苷元（daidzein）（C）的结构

方国家，女性骨质疏松症的发病率较低。异黄酮主要存在于豆类和大豆制品中。在膳食来源方面，大部分豆制品每克含有约 2mg 异黄酮，从饮食和补充剂摄入异黄酮的上限约为 50mg/d。木脂素存在于水果、蔬菜、啤酒、豆芽和饲料作物中。两项小型研究表明，植物雌激素显著降低了骨折的风险。另一个优势是，据推测植物雌激素没有促进肿瘤形成的活性。依普利酮的推荐剂量为每日 600mg，分 2 次或 3 次服用。虽然这些结果很有前景，但需要更大型的研究来证明植物雌激素在骨质疏松症治疗中的价值，特别是在西方国家。植物雌激素具有显著的生物学效应，尽管这些效应的作用机制可能与雌激素或选择性雌激素受体调节剂（SERM）大不相同。但是，细胞和动物实验表明，这种效应至少部分是通过经典的雌激素受体机制介导的，

可能是通过成骨细胞实现的。刺激细胞增殖和碱性磷酸酶（一种成骨细胞分化的标志物）表明染料木素可以增强骨形成活性。染料木素还抑制白细胞介素 -6 的合成和分泌，这进一步表明这种物质可能通过介导成骨细胞降低破骨细胞的分化和功能，这已经在雌二醇中得到了证实。

关于使用大豆和其他异黄酮补充剂帮助绝经后低骨密度女性的建议必须等待进一步的随机临床试验，以满足循证医学的客观性需求。此外，植物雌激素药理学剂量的安全性仍未知。

必须注意的是，草药产品不受 FDA 监管，这意味着草药的纯度、安全性和有效性不一定能得到保证，每毫克剂量的活性药物数量可能因制造商而异。在容器中收集、蒸馏和制造时，也可能受到其他化合物的污染。此外，活性成分的代谢及其作用可受饮食、肠道功能、肠道菌群和个体差异等因素的高度影响。但是，标准化的植物提取物作为 HRT 的替代品已经问世，试验结果仍需等待。

## 三、脱氢表雄酮

脱氢表雄酮（DHEA）是肾上腺雄激素循环的主要激素之一。许多人现在利用 DHEA 来防止或逆转各种与年龄增长有关的病变。血清 DHEA 水平在生命的第二个十年达到峰值，然后每十年稳定下降约 10%。DHEA 在骨代谢中的调节作用已经在一些研究中被验证，研究表明肾上腺雄激素可以防止雌激素缺乏引起的骨丢失。当使用 DHEA 药理学剂量时，其对血脂和身体成分的影响已经有报道，但是这些研究都没有探讨对骨骼的影响。

因此，在对这种激素的研究结果公布前，DHEA 补充剂的应用应推迟。

## 四、睾酮

如果年轻男性出现骨密度下降，则应怀疑继发性骨质疏松症。可能是性腺功能减退或克兰费尔特综合征（Klinefelter syndrome），治疗的选择方法是早期进行睾酮替代治疗。男性性腺功能减退与低骨化三醇有关并可减少肠道对钙的吸收。睾酮治疗时，骨密度的增加与血清雌激素水平的相关性大于与睾酮的相关性，这表明睾酮向雌激素的转化非常重要。睾酮是一种前体激素，因为男性的雌二醇大多来自睾酮的芳香化。

血清睾酮水平稍低的老年患者服用睾酮会导致肌肉和骨量增加，但无严重副作用。

睾酮治疗也可以增强肌肉质量和健康状况。睾酮的使用应局限于游离睾酮水平较低的男性，他们没有前列腺肥大或前列腺癌等禁忌证。治疗的安全性应通过血清中葡萄糖和前列腺特异性抗原（PSA）的水平来监测。

对于血清睾酮水平较低的患者，建议每 3～4 周肌内注射 100～250mg 睾酮或每日注射 25～50mg 睾酮凝胶。然而，睾酮经皮给药似乎疗效较差，其对骨折风险的影响也尚未得到检验。

## 五、合成类固醇：强健的肌肉有助于骨骼健康

尽管对成骨细胞有直接作用，但这些药物对肌肉产生作用从而治疗骨质疏松症的疗效早就被认识到了。这些药物用于老年人群时，可治疗肌肉量减少（肌少症）、肌肉无力甚至恶病质。老年人使用合成类固醇治疗时，除了具有抗代谢作用外，还具有显著的促成骨作用。治疗应少于 3 年，且必须考虑常见的副作用（如女性患者男性化）和肝损伤。此外，男性的性功能可能会降低。另外，在治疗开始前必须排除前列腺癌，因为它可能受到合成类固醇的刺激。诺龙是最常用的制剂：每 4 周肌内注射 50mg。

骨量的下降与肌肉质量和力量的下降大致相符，合成类固醇可作为老年女性和男性骨质疏松症患者的辅助治疗。

# 第六部分

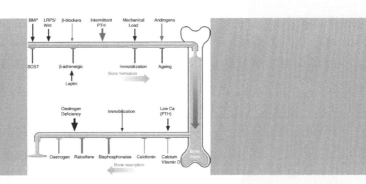

# 骨质疏松症的治疗策略及药物使用

# 第 22 章　骨质疏松症的疼痛处理

据报道，多达 62% 的女性骨质疏松症患者有疼痛症状。骨质疏松症的疼痛有多种原因，包括合并椎间盘退变、骨关节炎及椎骨骨折。

骨质疏松性背痛通常是急性的，起病突然，由下胸椎或腰椎的骨折引起。检查背部区域时，发生脊椎骨折的地方会出现疼痛，脊柱旁的肌肉会非常紧张，触摸时有疼痛。这样的疼痛可能会持续数周到数月不等。

对于所有患者，存在问题的骨骼均应行 X 线检查，以诊断或排除脊柱骨折，并记录骨破坏的程度。骨扫描可能显示出骨折区域周围的急性炎症，由于该区域的摄取量增加，可能比 X 线检查更早发现脊柱骨折。此外，由于机械应力引起的微骨折也会引起疼痛，当骨内压力超过一定水平时，骨中的液体会进入骨膜下腔，并对神经施压，从而引起令患者疼痛的骨膜反应。骨折愈合期间的疼痛可能与细胞因子、前列腺素、组胺和缓激肽向周围区域的局部释放有关。

疼痛是骨质疏松症最难解决的问题之一。但是在任何情况下，不适当的疼痛管理都是不可取的！

## 一、急性期

在采取缓解疼痛的措施之前，应先评估患者的疼痛是否由药物引起。双膦酸盐类药物是大多数骨质疏松症患者的首选药物，尽管多达 26% 的患者服用这些药物会经历某种形式的骨痛或背痛，但通常无须继续治疗。为了快速缓解急性疼痛，通常先使用外周活性镇痛药，因为它们比中枢性镇痛药更快、更有效。这些药物有乙酰水杨酸、对乙酰氨基酚、安乃近，特别是非甾体抗炎药（NSAID），可通过局部抑制前列腺素发挥作用。但它们对胃黏膜、肾脏、肝脏和骨髓可能有损害，如胃肠道溃疡、肾功能不全、肝毒性及再生障碍性贫血等。尤其是在老年患者中，过度使用这些药物，心血管状态可能会进一步恶化。但是，抗风湿药系列中的最新产品如 COX-2 抑制剂，没有这些副作用。

可以通过静脉输注双膦酸盐快速有效地治疗由骨髓水肿引起的骨痛，这种治疗方法已在很大程度替代了降钙素的治疗。

当疼痛非常强烈，如发生骨折时，以上列出的任何药物均可与阿片类药物联合使用。如果患者需要大剂量使用上述药物，或需要联合使用阿片类药物以控制疼痛时，则应考虑改用阿片类药物。在镇痛的同时，不会增加患者胃肠道出血及其他副作用的风险。

但是使用阿片类镇痛药的患者可能会

增加由跌倒引起继发性椎体骨折的风险，因此需谨慎使用。应定期评估患者跌倒的风险，以及可能增加的疼痛管理需求与维持药物的滴定剂量。如果上述治疗方法还不够，可以咨询疼痛专家，并根据给出的建议调整治疗方法。建议避免使用肌肉松弛剂，因为它们具有镇静作用，从而增加了跌倒的风险。

急性期时，建议在急性疼痛缓解之前卧床休息，之后可以交替进行短时间的负重与运动。在某些情况下，背部矫正器有助于减轻疼痛并预防胸椎后凸畸形（图 22-1）。在脊柱骨折后的前 3 个月，可以佩戴矫正器来伸展脊柱，并刺激背部伸肌。骨折引起的急性疼痛通常在 10 周内消失。癌症引起的骨痛患者需要采取不同的方法缓解疼痛，因为必须考虑多种因素，如患者的年龄和性别，癌症的类型和阶段，疼痛的部位、程度和类型，治疗的程度和持续时间。可以预测，进一步了解癌症引起骨痛的神经生物学机制有助于更快地改善其疼痛管理。

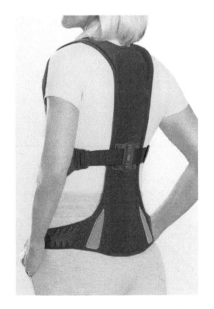

图 22-1 使用背部矫形器有助于减轻疼痛并在脊柱骨折后的早期阶段辅助伸展脊柱（Spinomed®，www.medi.de）

## 二、慢性期：短期

随着骨折的愈合，疼痛逐渐减轻，但也可能合并慢性疼痛，这是由骨折后骨骼畸形发育、肌肉不平衡及不平衡的肌力造成的对脊柱关节的损害。患者经常主诉夜间疼痛，使用非甾体抗炎药有效。这种慢性疼痛可能会造成睡眠不足、烦躁不安、恐惧和沮丧，而这些情况反过来又加重了疼痛。而且不同的患者对疼痛的敏感差异很大，每个患者必须单独评估和治疗。许多骨质疏松症引起的腰腿痛的患者使用其他药物及针灸治疗得到了缓解。

治疗所有患者的首要目标是解除疼痛，可通过物理疗法、镇痛药、降钙素、双膦酸盐来治疗。减轻脊柱骨折疼痛的其他方法还有将骨水泥经皮注射到椎体内（椎体成形和后凸成形术）。对于椎体骨折的患者，在使用传统药物及非药物疗法后仍无法充分控制疼痛时，可使用这种手术方法治疗。第八部分对椎体成形术和后凸成形术做了进一步的讨论。

## 三、慢性期：长期

一旦疼痛减轻，就应开始鼓励患者锻炼肌肉，最好通过理疗、特殊运动和辅助措施来进行。每个患者都应有一位医师与理疗师协商制订其个性化治疗方案。游泳是减轻脊柱负重且同时增强肌肉的理想锻炼方式，尤其是在温水或冷水中。随着疼痛的减轻和患者状况的改善，可引入更多针对性的运动治疗措施。积极锻炼以增强骨骼和肌肉也有助于减轻慢性疼痛。需要定期进行适合患者年龄和一般情况的锻炼。治疗方案应在专家的指导下设计及进行，之后患者可在家中长期实行，主要目的是稳定与加强背部肌肉，尤其是下胸椎和腰椎的肌肉。一定要避免可能会增加椎体骨折风险的运动，特别是那些弯腰、增加胸椎后凸和前屈的运动。定期监督药物和运动方案至关重要，治疗方案一定是针对患者个性化设计的。

定期监督药物治疗和身体活动是必要的。必须设计和执行个别方案。

## 四、骨骼上的应力和电磁场

已经发现高频振动可以减少骨质疏松症患儿和绝经后女性的骨量流失。研究证明，低强度的垂直振动有助于减少和预防骨质疏松症患者的骨量流失。

负重会在骨骼中诱发"应力线"，从而产生电势，这对骨折愈合和新骨形成非常重要。这种现象被称为"压电性"，它构成了电荷促进骨吸收和形成的理论基础。骨骼中的这些电磁场为邻近的骨细胞提供信号，以根据当前的需要"重塑"骨骼。X线中的"投射线"准确地代表了这些应力线。致密骨位于压力点汇聚的地方，骨小梁位于压力点发散的地方。这些特点具有实际意义，可利用其来促进骨折愈合及通过"电磁场疗法"重塑新形成的骨骼。电磁模拟研究的结果表明，其对以下方面有一定的影响。

- 调节人间充质干细胞的成骨作用。
- 失用性骨质疏松症时可调节细胞因子。
- 促进骨骼形成和修复。
- 调节胶原蛋白和蛋白聚糖的合成。

骨科已将脉冲电磁场用于治疗骨折的延迟愈合。医师需要明确使用脉冲电磁场刺激的适应证，如以下几种情况。

- 骨折延迟愈合。
- 假性关节炎。
- 假体的松动。
- 脊柱融合治疗后。

电在骨组织的调节和重塑中的作用是50年前首次被考虑的，它通过骨骼负载产生的压电电位及应变诱导的囊内细胞外液流动连接骨组织中的骨细胞。

## 五、水疗

水具有减轻体重的作用，因此可以在水中锻炼肌肉并控制疼痛。当患者因椎骨骨折或姿势不正确而引起疼痛时，可以考虑采用这种理疗方法。水疗对于残疾人及害怕跌倒的患者特别有用。

# 第 23 章　骨质疏松症的治疗策略

## 一、骨质疏松症的循证治疗策略

治疗的主要目的是预防骨折！所有理想治疗的特点如下。

- 该药物耐受性好且安全，副作用最小。
- 具有口服和静脉内生物利用度。
- 已被证明可以增加骨骼质量、改善骨骼质量并减少包括髋在内的所有部位的骨折。

应当指出的是，涉及不同治疗方案疗效的随机试验结果在质量和可信度上都存在相当大的差异。当评估并比较这些临床试验的结果时，需要考虑以下标准。

- 研究时间。
- 患者人数和年龄。
- 排除标准的定义。
- 研究目的。
- 骨折发生率。
- 研究前的骨折。
- 骨折的定义。
- 控制组的定义。
- 维生素 D 和钙的状况。
- 参加者的风险简介。
- 骨密度测量方法与准确性。
- 用于分析的统计数据的差异。

有可能以客观的方式（循证医学）评估研究结果和经验报告，特别是在以下方面。

- 随机对照研究的 Meta 分析。
- 个体随机对照研究。
- 基于观察的研究。
- 基础研究成果。
- 临床经验报告。
- 基于推荐准则的结果。

随着全球越来越广泛地接受基于证据的研究方法，证据水平的分类和推荐等级越来越好，越来越广为人知，并且成为骨质疏松症有效、合理治疗的基础。当采用这种严格的循证医学方法时，对于以下抗吸收和骨合成代谢药物，已显示出降低骨折后风险的最确凿的证据（"A 级"推荐）（图23-1 和图 23-2）。

- 含氮的双膦酸盐类（阿仑膦酸钠、利塞膦酸盐、伊班膦酸盐和唑来膦酸盐）。
- 地诺单抗。
- 甲状旁腺素、特立帕肽和阿巴拉肽。
- 雷洛昔芬（SERM）。

这些推荐药物是骨质疏松症最重要的治疗。相比之下，降钙素、依替膦酸盐、氟化物和骨化三醇尚无可靠或明确的数据，因此无法得出骨折风险的结论。现已明确显示甲状旁腺素和特立帕肽、含氮双膦酸盐类药物（如阿仑膦酸钠、利塞膦酸盐、伊班膦酸盐和唑来膦酸盐）和地诺单抗可最大程度地降低骨折风险：治疗 1 年后椎

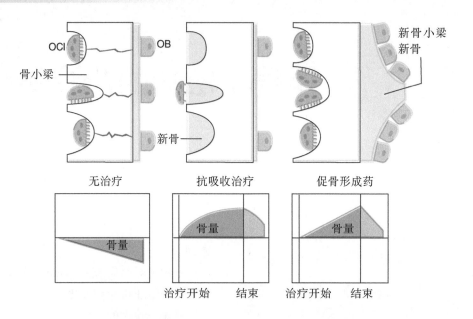

图 23-1　抗骨吸收药和骨代谢药对骨重塑和骨密度的影响

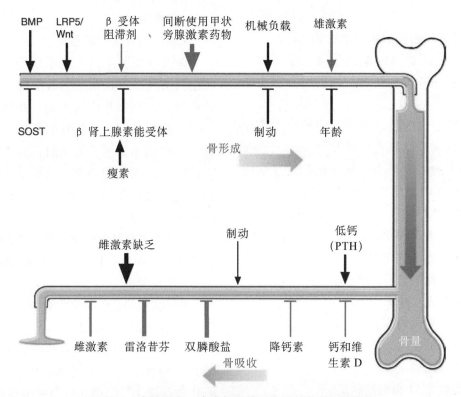

图 23-2　生理因素、治疗剂及其对骨重塑和骨量的影响

将骨形成和骨吸收的生理学和药理学的兴奋剂和抑制剂列出。影响程度大小用箭头的宽度表示。BMP. 骨形态发生蛋白；SOST. 硬化蛋白；LRP5. 低密度脂蛋白（LDL）受体相关蛋白；PTH. 甲状旁腺激素；SERM，选择性雌激素受体调节剂（由 Harada，Rodan 于 2003 年修订）。地诺单抗已经完成了抗骨吸收药物的研究。Odanacatib，一种 CatK 抑制剂，是治疗骨质疏松症的又一种新的有前途的药物，但是存在脑卒中风险，在Ⅲ期临床试验时终止。最近的研究表明，与其他标准治疗药物相比，硬化素抑制剂罗莫索单抗可显著增加骨密度，降低骨吸收标志物，显著降低骨折风险

体和椎体外骨折平均减少 50%（表 23-1）。安慰剂对照试验可能已经不再适用，因为目前已经有了有效的治疗方法，将骨质疏松患者置于安慰剂组已经不符合伦理。

## 二、骨质疏松症的综合治疗

骨质疏松症的有效疗包括以下几个方面。

- 疼痛治疗。
- 开展体育锻炼。
- 预防跌倒。
- 适应骨骼健康的生活方式。
- 骨营养。
- 当缺乏时给予补充维生素 D 和钙。
- 激素替代疗法只能短期使用！
- 抗骨吸收疗法（双膦酸盐、腺苷酸、雷洛昔芬）。
- 骨合成代谢疗法（PTH、特立帕肽、阿巴拉肽）。

根据上述循证医学的结果，经过对患者检查，询问病史、家族史和个人风险评估后，我们采用以下治疗策略。

- 所有的患者都服用维生素 D。当钙缺乏时，补充钙才是有用的。最近的 Meta 分析表明，单独补充维生素 D 或联合维生素 D 加钙与减少社区居住的成年人的骨折发生率没有关系。维生素 D 与钙和肾结石发病率增加有关（摘自 JAMA,2018,319:1600-1612）。

- 激素替代疗法或其等效物在女性患者的使用应斟酌考虑，已不再提倡用其来单独治疗骨质疏松症。目前的建议是在最短的时间内使用最低剂量的激素。

- 早期可使用双膦酸盐或地诺单抗。对于肾功能减退的患者，可使用地诺单抗。

- 或者在给予雷洛昔芬或甲状旁腺激素（特立帕肽）后给予双膦酸盐。阿巴洛帕肽是最新的骨质疏松症药物。雷尼酸锶的生产现已永久停止。

- 不要完全依靠药物作为骨质疏松症的唯一治疗方法。保持运动、维持良好的营养、停止吸烟并限制饮酒也是很好的治疗方法。

正如现在可以作为控制高血压和高血脂的治疗方法一样，改善生活习惯也可以作为控制骨质疏松症和骨折的治疗方法。

表 23-1　批准用于治疗骨质疏松症的药物

| | 口服（每日） | 口服（每周） | 口服（每月） | 皮下（每日） | 皮下（每6个月） | 注射（每季度） | 注射（每年） |
|---|---|---|---|---|---|---|---|
| 阿仑膦酸钠 | 10mg | 70mg | | | | | |
| 利塞膦酸钠 | 5mg | 35mg | 150mg | | | | |
| 伊班膦酸 | | | 150mg | | | 3mg | |
| 唑来膦酸盐 | | | | | | | 5mg |
| 硼酸锶 | 2g | | | | | | |
| 特立帕肽 | | | | 20μg | | | |
| 阿巴洛哌肽 | | | | 80μg | | | |
| 地诺单抗 | | | | | 60μg | | |

### 三、治疗指征：结合骨密度与临床因素

WHO 将骨质疏松症定义为 $T$ 值低于 $-2.5$，而骨量减少症的 $T$ 值为 $-1.0 \sim -2.5$。这样可操作性较高，可让研究人员对人群中低骨密度的程度进行分类。但是，从临床角度来看，该定义对判断骨折风险及确定是否给予治疗帮助不大。包含约 150 000 名绝经后女性的 NORA 队列研究表明，发生骨折的女性中有 82% 的 $T$ 值大于 $-2.5$。此外，骨质疏松性骨折研究显示，绝经后女性髋部骨折中有 54% 的髋部（DXA）$T$ 值尚未达到骨质疏松标准。因此，仅依靠 $T$ 值来判断骨折发生的风险是不充分且不可靠的！

关于将骨密度值与临床危险因素结合起来以帮助临床医师确定何时开始针对性治疗，美国国家骨质疏松基金会已经制定了指南，并且这些指南已被许多医疗机构采用。

- $T$ 值小于 $-2.0$。
- $T$ 值低于 $-1.5$，且至少具有一个主要危险因素（如个人和家族的骨折史、吸烟、有跌倒后受伤的倾向、体重小于 58kg）。

在德语系国家，骨密度值（仅接受 DXA 方法）、年龄、性别、一些危险因素和脊椎骨折的存在等因素都可用来帮助确定特定药物治疗的适应证。因此，根据随机临床试验中骨折预防的现有证据，至少有三类绝经后女性应优先接受药物治疗（骨质疏松症）。

- 椎体骨折患者。
- 根据 WHO 骨密度定义为骨质疏松症的患者（髋部或脊柱的 $T$ 值小于 $-2.5$）。

- $T$ 值为 $-2.0 \sim -2.5$ 且有其他骨折危险因素的患者。

以下患者很明显需要治疗。
- 低能量创伤引起的椎体或髋部骨折。
- 1 个或 2 个骨骼部位的 $T$ 值 $< -3.0$，与年龄和其他危险因素无关。
- 1 个或 2 个骨骼部位的 $T$ 值小于 $-2.5$，使用 FRAX 工具得出主要危险因素（及其所有局限性）。

需要结合临床经验管理每位患者，并且对大规模试验的数据进行仔细研究。骨折风险评估工具（如 FRAX）的开发对那些骨折风险高至完全达到需要使用药物的患者起鉴别作用，特别是那些目前尚未骨折的患者。双膦酸盐可以预防骨质疏松症患者骨折但对骨量减少的女性来说是否有用目前还不得而知。但是绝经后女性的大多数骨折，发生在骨量减少的女性身上，因此需要对骨量减少的女性给予有效的药物。最近 Reid 等发表了一项为期 6 年的双盲试验，包括 2000 名年龄在 65 岁及 65 岁以上的骨质疏松症女性。她们被随机分为 4 组，每隔 18 个月分别注射 5mg 唑来膦酸盐或生理盐水。接受唑来膦酸钠治疗的骨质疏松女性发生非椎体或椎体脆性骨折的风险明显低于接受安慰剂治疗的女性。两组均未发生非典型股骨骨折或更好颌骨坏死（摘自 N Engl J Med,2018,379:2407-2416）。

"有令人信服的证据表明，在正确的患者中给予药物治疗具有实质性的好处"（M. McClung,2015）。

# 第 24 章　双膦酸盐类

骨疾病治疗的新时代约始于 45 年前，双膦酸盐治疗进入临床实践。双膦酸盐沉积在骨骼表面抑制破骨细胞，从而抑制骨骼的吸收。因此，这些药物一直用于患有 Paget 骨病、高钙血症、多发性骨髓瘤和骨转移癌的患者。双膦酸盐不仅抑制骨吸收，还抑制骨和骨髓转移瘤的生长。目前使用的双膦酸盐的详细药品和临床说明及适应证可以在参考文献中找到。

双膦酸盐可以抑制骨质疏松患者的骨吸收，尤其是最新的含氮双膦酸盐对骨形成没有不良影响，因此可以达到长期（数年）骨平衡。双膦酸盐已成功用于各种形式的骨质疏松症的预防和治疗。骨皮质和骨松质的骨密度增加相同。此外，长期在骨骼中加入双膦酸盐对骨骼质量和强度没有显著的有害影响。

现代双膦酸盐疗法中"冻骨"的概念是不正确的。即使在长期的双膦酸盐治疗中，基本的重塑水平也始终保持不变。在目前使用的新双膦酸盐中，尚未观察到矿化干扰。

如今，含氮双膦酸盐是最有效的药物，可用于治疗各种形式的骨质疏松症，包括男性和女性，年轻人和老年人，先天性的和后天性的，原发性和继发性，高骨转换率和低骨转换率及绝经前、绝经中、绝经后和更年期。双膦酸盐也可以被用于儿童，甚至是很小的儿童，但这只能在经过严格的适应证的把握，并在授权的儿科中心进行。

## 一、双膦酸盐概述

这些是合成的化合物，类似焦膦酸盐，其中 P-O-P 键的氧原子被碳原子取代，形成了 P-C-P 基团（图 24-1）。这种交换使得双膦酸盐耐酶水解。此外，可以通过取代碳原子上的 2 个氢原子来合成不同的双膦酸盐。这些双膦酸盐的生物学特性、活性、药效学和毒性方面都各不相同。它们都有 2 个侧链（图 24-2）。

- 一个与骨矿物质结合。
- 一个决定类别和效力（氮分子）。

这些新双膦酸盐的动力学表现在功效上，它们的功效是第一代双膦酸盐的 20 000 倍（表 24-1）。双膦酸盐对骨骼表面的某些结构具有很高的亲和力。胃肠道中吸收的双膦酸盐大部分在数小时内就会沉积在骨上，尤其是在破骨细胞的吸收室或在酸性环境中。其能最有效地抑制破骨细胞和骨吸收，并重新激活被抑制的成骨细胞，从而使整体骨骼平衡和骨量增加。沉积在表面的双膦酸盐随后（几周或几个月）被植入骨骼，并可能在骨上停留多年，直

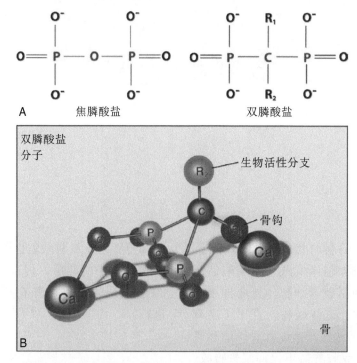

图 24-1 A. 焦磷酸盐和双膦酸盐的化学结构；B. 与骨表面结合的双膦酸盐分子的空间结构

到最终它们可能在一个重塑周期中再次到达表面。然而，由于它们的浓度极低，这些双膦酸盐即使在回收时也保持不活跃状态，这意味着它们沉积在其上的骨骼会再次进行重塑。

其作用机制尚不完全清楚，但某些方面已得到解释（图 24-3）。

• 将双膦酸盐掺入羟基磷灰石晶体和骨基质降低了骨物质的溶解度，干扰了矿化物理化学效应。

• 减少破骨细胞前体的聚集和融合，直接影响单核巨噬细胞系统。

表 24-1 根据侧链和相对效价列出可用的双膦酸盐

| 物质 | 商品名 | $R_1$ | $R_2$ | 相对效力 |
|------|--------|-------|-------|----------|
| 依替膦酸盐 | Didronel® | —OH | —CH₃ | 1 × |
| 氯膦酸钠 | Ostac® | —Cl | —Cl | 10 × |
| 帕米膦酸盐 | Aredia | —OH | —CH₂—CH₂—NH₂ | 100 × |
| 阿仑膦酸钠 | Fosamax® | —OH | —CH₂—CH₂—CH₂—NH₂ | 1000 × |
| 利塞膦酸钠 | Actonel® | —OH | —CH₂— (吡啶) | 5000 × |
| 伊班膦酸钠 | Bondronat® Bon（v）iva | —OH | —CH₂—CH₂—NH₂—CH₃ C₅H₁₁ | 10 000 × |
| 唑来膦酸盐 | Zometa® Aclasta® | —OH | —CH—N (咪唑) | 20 000 × |

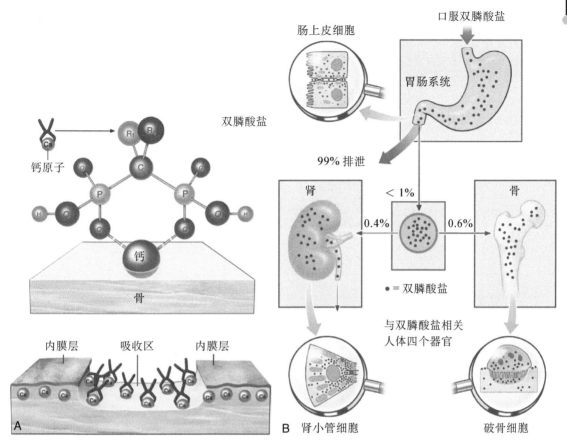

图 24-2　A. 双膦酸盐的分子结构：它们是焦磷酸盐的稳定类似物，中心有 P-C-P 键，而不是 P-O-P 键。各种双膦酸盐通过配体 $R_1$ 和 $R_2$ 相互区别。这里提到的双膦酸盐沉积在骨吸收陷窝的表面。在这里，它们被破骨细胞吸收或被成骨细胞结合到骨骼中。B. 双膦酸盐吸收和排泄的 4 个部位：胃肠道、血液、骨骼和肾脏

• 通过抑制质子 ATP 酶来抑制破骨细胞活性——一种直接的毒性作用。

• 含氮双膦酸盐对甲羟戊酸代谢酶的抑制作用。

• 通过诱导细胞凋亡来缩短破骨细胞的存活时间，这可能与成骨细胞存活时间的延长有关（重塑周期各阶段改变）。

• 通过成骨细胞产生的因素间接抑制破骨细胞的吸收，干扰成骨细胞、破骨细胞周期中的"偶联"。

• 成骨细胞增加了 I 型胶原蛋白的合成。

• 抑制前列腺素 $E_2$、蛋白水解酶、IL-1 和 IL-6 及许多其他细胞因子的产生。

• 抑制破骨细胞和肿瘤细胞与骨表面的黏附。

• 抑制神经末梢释放神经肽和神经调节剂，影响骨骼中的传入神经纤维。

• 双膦酸盐对成骨细胞和骨细胞具有抗凋亡作用，这个过程需要连接蛋白 43。

• 个体双膦酸盐也可能表现出特定的个体活动。

从实验室的观点来看，抑制破骨细胞吸收导致高钙血症的患者尿胶原分解产物排泄减少，血液中钙水平降低。从长远来看，由于其表面积大，尤其是骨松质的骨量持续增加，抑制吸收会导致正钙平衡。而且骨量增加的同时伴有骨机械阻力的增加。双膦酸盐和其他抗吸收药物通过以下多种

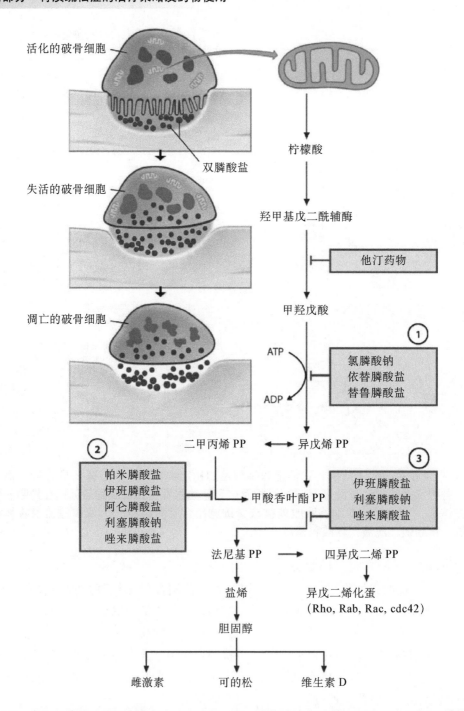

图24-3　含氮双膦酸盐的细胞和生化作用机制。左：吸收陷窝中破骨细胞下方的一层双膦酸盐（红点）。双膦酸盐被破骨细胞摄取，导致它们失活及褶皱的膜回缩。高剂量会导致破骨细胞凋亡增加。右：类固醇和类异戊二烯的生物合成途径，发生在破骨细胞的细胞质中。他汀类药物和双膦酸盐的抑制步骤。HMG-CoA，3-羟基-3-甲基戊二酰 CoA；PP，焦磷酸酯。①、②和③显示了不同代的双膦酸盐，每一代都有其特定的靶点。第二代和第三代的影响导致异戊烯基PP的积累，这反过来又刺激了急相反应。然而，同时服用氯膦酸钠可以减少这种影响

作用提高骨骼强度。

- 它们减小了重塑空间的大小，并修复了由破骨细胞活性增加引起的吸收腔。
- 它们维持骨小梁的结构，尤其是水平小梁。
- 它们降低了皮质孔隙度。
- 它们通过延长骨形成期来增加矿化密度。
- 它们维持骨细胞活性。事实上，最近的研究表明，骨细胞可充当机械传感器，从而参与骨重建的调节。也有证据表明，雌激素、双膦酸盐和雷洛昔芬都可以防止骨细胞凋亡。
- 它们显著改变了骨细胞的成熟度和特性，表明了有机基质对这些药物抗骨折疗效的贡献。

双膦酸盐对有机基质的影响比雷洛昔芬更大，可能是因为它们对周转的抑制作用更强（> 50% 抑制）。长期使用第一代双膦酸盐后观察到的骨软化（矿化障碍）在最新的氨基双膦酸盐（即侧链上有氨基的双膦酸盐）治疗 8 年后仍未出现。经过 3 年的治疗后，观察到矿化、胶原成熟度和非酶交联有增加。

现代的双膦酸盐与矿化没有交联，因此，即使长期使用也不会出现骨软化症。

骨小梁的层状结构也未见改变。最近有报道称，给犬服用比正常治疗剂量大 6 倍的阿仑膦酸钠或利塞膦酸钠，这两种药物都显著降低了骨转换，但组织学水平上发现微裂纹增加。此外，与对照组相比，阿仑膦酸钠组和利塞膦酸钠组的骨强度增加更明显。综上所述，根据临床前机械测试和临床骨折风险评估，目前在人类中使用的氨基双膦酸盐均未发现对骨骼质量有任何有害影响。对双膦酸盐中有效成分的测定进行了研究，并对所应用的分析方法进行了综述。

然而，值得注意的是，最近关于帕米膦酸盐和阿仑膦酸钠对成骨细胞体外作用的研究表明，这些氨基双膦酸盐抑制成骨细胞的生长并引起成骨细胞凋亡。这些抑制作用是在引起破骨细胞受抑制的相同浓度下观察到的。这些体外研究在相当程度上反映了这些药物在体内的情况还需要进一步研究。

最近的研究表明，双膦酸盐对肿瘤细胞的生长有抑制作用。破骨细胞的抑制导致 IL-6 的减少和骨基质中生长因子的释放。越来越多的证据表明，双膦酸盐对骨和内脏转移也有抑制作用，其可能是通过与肿瘤细胞上的黏附分子相互作用或者通过在骨表面形成一层膜来抑制肿瘤细胞与骨表面的附着而对骨转移产生抑制作用。对患骨质疏松症的高脂血症患者行双膦酸盐治疗的研究数据表明其对脂质代谢也是有益的。表 24-2 汇总了双膦酸盐的主要指标。

**表 24-2　从双膦酸盐治疗中获益的疾病**

| |
| --- |
| 骨质疏松症的所有形式 |
| Paget 骨病 |
| 骨转移瘤 |
| 原发性甲状旁腺功能亢进症 |
| CRPS Ⅰ 和 Ⅱ |
| 骨髓水肿综合征 |
| 多发性骨髓瘤 |
| 纤维结构不良 |
| 戈勒姆病 |
| SAPHO 综合征 |
| 进行性骨化性肌炎 |
| 药物性骨丢失 |
| 移植术后 |
| 异位骨化和钙化（依替膦酸盐） |
| 无菌性坏死 |
| 骨髓硬化症，疼痛 |

## 二、药物动力学

如上所述，P—C—P键完全抵抗酶水解。因此，目前使用的双膦酸盐可以原封不动地被吸收，并沉积在骨骼上，最终被排泄出去。它们不会在体内代谢，也不会与其他药物发生相互作用。肠道吸收率很小，为1%～10%，最新的双膦酸盐可能不到1%（图24-4）。如果双膦酸盐与食物或饮料一起服用，吸收可能会进一步减少，尤其是与二价盐，如钙和镁。因此，必须在空腹状态下用水服下双膦酸盐。建议在晨起空腹状态下于早餐前半小时用一大杯水服下阿仑膦酸钠和利塞膦酸钠，且服药后患者必须保持直立姿势，以确保药物的吸收并避免不良反应，因为直立姿势可以防止药物随着胃液一起反流到食管，一旦反流，则可能损伤食管表面的黏膜。如果患者有吞咽困难或者反流性食管炎，则应选择其他的给药方式或者换用其他药物。吸收的双膦酸盐有20%～50%会黏附在骨骼表面（图24-5），剩余的部分则会在一天内随着尿液和粪便排出体外。

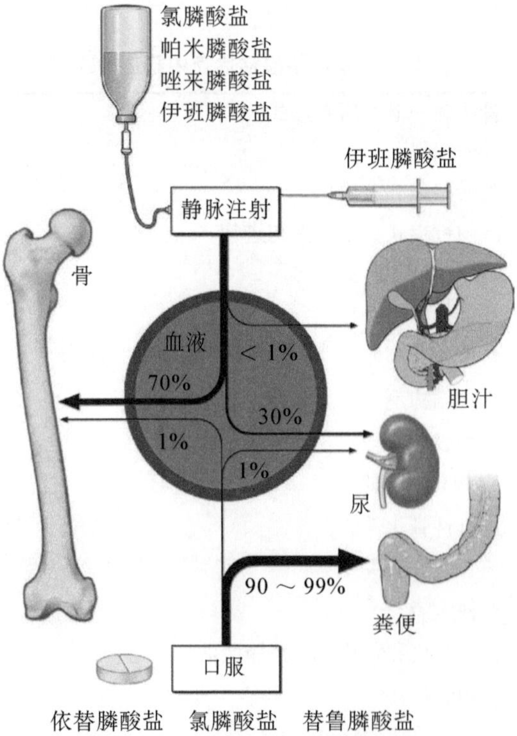

双膦酸盐在外周血中的半衰期仅有1～15小时，然而它在骨骼中的半衰期可以长达几年之久。这一点和四环素很类似，都对骨骼有很高的结合力。不同种类的双膦酸盐与骨骼的相互作用不同，从而导致它们的药理作用不同。例如，与阿仑膦酸钠相比，利塞膦酸钠对骨骼表面的矿物质成分有更低的亲和力。这些差异可能会导致利塞膦酸钠的半衰期明显缩短，同时它的结合、解离反应也更快。初步研究结果表明：伊班膦酸盐和唑来膦酸盐比阿仑膦酸钠和利塞膦酸钠具有更高的结合亲和力。

> 双膦酸盐在外周循环中的半衰期很短（几个小时），但在骨骼中的半衰期却很长。

## 三、毒性

按规定服用双膦酸盐时，其可能发生的副作用或不良反应很少，即使发生一般也都是轻微的。

氯膦酸盐
帕米膦酸盐
唑来膦酸盐
伊班膦酸盐

伊班膦酸盐

静脉注射

骨

血液 70%

< 1%

30%

胆汁

1%

1%

尿

90～99%

粪便

口服

依替膦酸盐　氯膦酸盐　替鲁膦酸盐
阿仑膦酸钠　利塞膦酸钠　伊班膦酸盐

**图24-4　双膦酸盐的药代动力学**

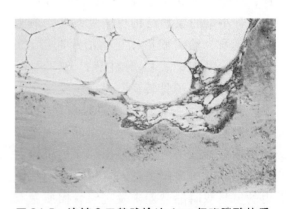

**图24-5　连续2天静脉输注4mg伊班膦酸盐后，从患者身上取下未钙化髂骨嵴做活检切片，（通过伊班膦酸盐抗体观察）发现在骨吸收陷窝和破骨细胞的细胞质中沉积双膦酸盐（红色）**

- 据报道，有 2% ～ 10% 的患者服药后出现胃肠道不适，包括恶心、呕吐、胃痛和腹泻。但是，在大样本安慰剂对照研究中发现：安慰剂对照组和实验组均会发生这些情况。通过严格遵守服药说明书，基本可以避免偶发的食管炎和溃疡。黏膜病变通常分为两个阶段：①胃酸反流损伤食管上皮；②氨基双膦酸盐扩散到邻近的上皮细胞内并抑制胆固醇的合成（通过抑制甲羟戊酸途径），从而阻止胆固醇依赖的受损黏膜细胞的修复。卧床不起或有反流性食管炎的患者不应该口服氨基双膦酸盐，如若服用，必须在严格的监护下进行。英国全科医学研究数据库（2010）显示，口服双膦酸盐与食管癌或胃癌的发生没有显著相关性。

- 氨基双膦酸盐第一次静脉输注后 24 小时内可能发生急性期反应，包括体温升高、关节和骨骼的疼痛、肌痛、血液中 IL-6 和 C 反应蛋白的升高，以及淋巴细胞计数的变化。

- 发生皮肤过敏或光敏性的暴发，很少需要停止输液或口服治疗。

- 用药后出现眼部反应，但很少见（1/1000）。应帕米膦酸后出现葡萄膜炎、巩膜炎和巩膜外层炎。停止输液并服用糖皮质激素后，眼部症状可迅速得到改善。

- 静脉输注双膦酸盐的患者中约 3% 有中度低钙血症和低镁血症，但是不需要任何药物治疗。氨基双膦酸盐不应与氨基糖苷类药物同时服用，因为这两种药物都会降低血液中的钙水平，并且可能会持续很长时间。临床上很少会因为静脉输注双膦酸盐而引发严重的低血钙。

- 在静脉输注双膦酸盐前应检查肾功能，体内双膦酸盐的清除主要通过肾小球的滤过和肾小管的排泄（图 24-6）。血液中高浓度的双膦酸盐可能会引起肾区疼痛，以及轻度的无症状性蛋白尿。

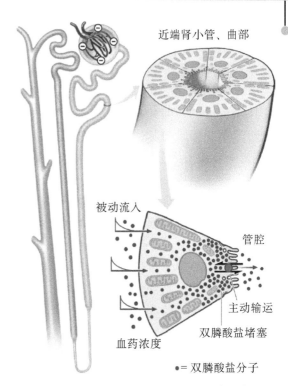

图 24-6　肾小管细胞主动清除双膦酸盐

双膦酸盐不应该在短时间内大剂量静脉输注，否则会在体内形成不溶性聚集物，可能会损害肾功能。GFR < 30 ～ 35ml/min 的患者禁用双膦酸盐，应在 15 ～ 30 分钟给药完成。用药期间，必须考虑其他具有肾毒性的药物，如非甾体抗炎药、利尿剂和脱水剂等。

- 至少以治疗骨质疏松症的剂量来看，没有人体试验数据表明使用当前的双膦酸盐在临床中会干扰骨折的修复。患者使用双膦酸盐后，骨痂的形成量不变或增加，并不会减少。较慢的骨痂转换率反而会使机械强度更高。

- 对雌性动物使用口服阿仑膦酸钠进行的急性和慢性毒性研究表明其没有致突变性，包括与人类致癌潜力最相关的致突变性。在大鼠和小鼠中以最大耐受剂量进行的致癌性研究表明，阿仑膦酸钠不会增加相关肿瘤的发生率。对雄性或雌性大鼠的生育能力或再生能力也没有影响。

• 最近，在一些长期接受阿仑膦酸钠治疗（＞6年）的患者中发现了低能量的股骨干骨折（非典型股骨转子下股骨骨折，AFF）。使用阿仑膦酸钠的女性患者发生非典型骨折的风险比使用利塞膦酸钠的女性患者高3倍。静脉使用双膦酸盐的患者（唑来膦酸盐或伊班膦酸盐）发生非典型骨折的病例非常少，并且骨折只出现在长期使用的患者中。这种骨折是简单的横向模式，据推测是由微损伤且修复能力受损所导致的应力性骨折。另一项先前的研究发现，在平均使用阿仑膦酸钠治疗4.8年后，一些患者出现了低能量股骨干骨折。人们推测，这些股骨的非典型骨折是由骨转换受到严重抑制而导致的骨骼脆性增加，以及其自身的基础条件和长期的抗吸收治疗所致。

• 心房颤动与双膦酸盐使用的相关性还未在任何试验中得到证实，大多数专家和美国FDA通常对此不予以考虑。

使用双膦酸盐与心房颤动或食管癌的发生率之间没有确定的因果关系。

## 四、下颌骨骨髓炎 / 下颌骨坏死

自2003年首次发表相关病例报道以来，国际医学杂志上发表了许多关于双膦酸盐治疗与下颌骨坏死（osteonecrosis of the jaw，ONJ）相关的文章（图24-7）。在过去的几年中，尤其是在2008年发表了许多此类报道，其中包括相关因素和可能因素的研究。对大量患者进行的回顾性研究得出的相关因素包括以下几条。

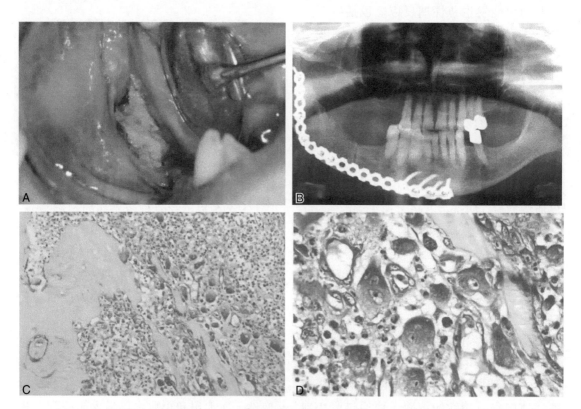

图 24-7 A. 经静脉使用双膦酸盐治疗 1 年后的乳腺癌患者的 ONJ；B. 手术稳定下颌骨坏死区域；C. 对一显示慢性骨髓炎伴骨坏死和破骨细胞吸收的患者的坏死下颌骨组织学检查，Giemsa 染色；D. 在较高的放大倍数下，周围骨髓中大型多核巨噬细胞、淋巴细胞和粒细胞增多，Giemsa 染色

- 双膦酸盐抑制局部巨噬细胞活性。
- 发生于负担沉重的下颌骨的微骨折。
- 下颌骨丰富的血管系统。研究表明，下颌骨的血液供应量比其他骨骼更多，而且骨转换率很高，因此，下颌骨中的双膦酸盐浓度较高。
- 免疫抑制期间的感染性炎症过程。
- 双膦酸盐的抗血管生成作用导致局部坏死。
- 对骨局部生理过程的抑制作用。
- 口服或大剂量静脉给药。
- 在使用双膦酸盐之前，由于曾经或现在接受过的化疗及皮质类固醇引起的炎性反应增强，导致双膦酸盐的浓度增加。

许多关于如何应对 ONJ 问题的文章和论文已经发表（S. Otto 于 2015 年在 *Springer* 发表的《与药物有关的下颌骨坏死的调查》中的调查结果）。其中包括很多的最新实践指南。一个很好的例子是 2008 年 6 月的加拿大双膦酸盐相关性下颌骨坏死诊疗指南共识。应该强调的是，本共识中的准则是在来自世界各地的公认权威机构的协作下编制而成的。该指南包括国际专家的建议及循证医学调查的结果，适用于牙龈、下颌骨的具体局部病变，尤其是患者自身对 ONJ 的预防、诊断、治疗和管理。然而，对于牙周病变与可能存在的全身性疾病之间的联系及长期的病程，以及它们的治疗过程是否考虑到下颌骨的状态，人们关注得相对较少。这些全身性疾病包括糖尿病、泌尿系统疾病、呼吸系统疾病及心血管系统疾病。在老年患者中，这些合并症可能已经存在了很长的时间，并且它们的存在及所给予的治疗很可能会影响牙龈和下颌骨。

如前所述，迄今为止报道的绝大多数 ONJ 案件仅占到 2000 多万已经使用双膦酸盐治疗多年的患者中的很小一部分。许多

研究已经证实，几乎所有发生 ONJ 的患者均患有恶性肿瘤。最近的一份包括 1086 名患者病历评估的报告计算出以下百分比：为期 5 年的研究中，每 100 名骨髓瘤患者中有 3.8%、乳腺癌患者中有 2.5%、前列腺癌患者中有 2.9% 出现 ONJ 病。这便提出了一个假设，即患者使用双膦酸盐和同时接受的化疗之间可能存在复杂的相互作用，这需要进一步的研究。

相比之下，另一项研究仅针对口服而不是静脉输注双膦酸盐的患者，并且针对了除患有恶性肿瘤以外的其他发生了 ONJ 的患者。对这些患者进行了研究，以确定潜在的致病因素。这些病例包括 85 例骨质疏松症患者、10 例 Paget 骨病患者和个别患有其他疾病的患者。大多数提供口腔科信息的患者（63 名患者中的 9%）在 ONJ 病发生前都接受过口腔手术，此外，81% 的患者有相同的疾病，并且正在服用至少一种影响骨转换的药物。研究者得出的结论是，必须具体考虑每位患者的情况，并且存在多种与 ONJ 发生有关的因素（图 24-8）。另一项研究指出，ONJ 在代谢性骨病和 Paget 骨病中很少见，每 10 万人中约有 1 例。有趣的是，根据另一项研究，吸烟和肥胖是 ONJ 的重要危险因素，因此建议在开始双膦酸盐治疗之前应询问患者的生活方式，并在必要时建议改善生活方式。

总的来说，癌症患者接受高剂量静脉注射双膦酸盐，特别是接受帕米膦酸盐或唑来膦酸盐时，容易发生 ONJ。口服或静脉使用双膦酸盐治疗的骨质疏松患者中，ONJ 的发病率极低（约为 1/100 000），其与双膦酸盐治疗的因果关系尚未确定。ONJ 和双膦酸盐治疗之间无明确的因果关系。拔牙后有可能会发生 ONJ。此外，骨质疏松症患者因并发症而患 ONJ 病的潜在风险可能会增加。

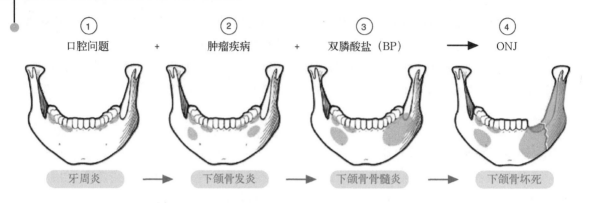

①口腔问题　+　②肿瘤疾病　+　③双膦酸盐（BP）　→　④ONJ

牙周炎　→　下颌骨发炎　→　下颌骨骨髓炎　→　下颌骨坏死

图 24-8　肿瘤患者下颌骨坏死发展的级联事件和反应

最后，两项研究证实了"遗传易感性可能参与到宿主对细菌的反应"这一假说：病原菌和宿主炎症反应因子间复杂的相互作用，如白细胞介素 -6 的多态性，被证实参与了牙周炎的侵犯过程，这可能是个别患者具有 ONJ 发展倾向的一个重要遗传因素。而乐观的是，FDA 最近批准使用重组人血小板衍生生长因子（rhPDGF）修复牙周缺陷。PDGF 是许多骨骼疾病生物修复过程中的重要因子，可以预计它将在 ONJ 的预防和（或）治疗中起到良好效果。

## 五、禁忌证

尽管尚未有报道指出患者在妊娠和哺乳期间使用双膦酸盐有不良反应，但在妊娠和哺乳期间还是应避免使用双膦酸盐。不过根据最新的报道，双膦酸盐已成功用于某些处于妊娠和哺乳期的患者，而对母亲或婴儿没有产生任何不利影响。

骨外细胞中的双膦酸盐浓度极低，这解释了为何双膦酸盐对人体的毒性很低。

## 六、目前在骨质疏松症患者中使用口服双膦酸盐

由于疗效和良好的安全性已得到证实，双膦酸盐现已被视为绝经后骨质疏松症的治疗选择。英国国家卫生与临床优化研究所最近建议将双膦酸盐类药物用于已确诊的骨质疏松症患者。迄今为止，已批准了以下口服双膦酸盐的用法。

- 阿仑膦酸钠（福善美）每日 10mg 或每周一次 70mg（福善美每周 1 次 70mg）。
- 利塞膦酸钠（安妥良）每日 5mg 或每周一次 35mg（安妥良每周 1 次 35mg）。
- 依替膦酸钠（如帝罗萘®）每日 400mg，每 3 个月服用 14 天。
- 伊班膦酸钠（邦罗力每月 150mg）。

### （一）阿仑膦酸钠

在涉及 17 000 多名患者的临床试验中对阿仑膦酸钠进行了测试，并且已为全球 80 个不同国家的数百万名患者开出处方药。阿仑膦酸钠已被批准用于治疗女性绝经后骨质疏松症，以及糖皮质激素引起的骨质疏松和渐进性骨质疏松。

经过 1～3 年的阿仑膦酸钠与仅接受钙和维生素 D 的对照组研究，口服阿仑膦酸钠 10mg 可使得骨密度增加 5%～9%。接受阿仑膦酸钠治疗 12 个月后，椎体骨折率降低 59%，治疗 18 个月后髋部骨折率降低 63%。治疗 3 个月后骨密度明显增加，1 年后骨密度增加有效率为 95%。此外，FIT（Fracture Intervention Trial）研究显示，许多患者的疼痛和发病率也都下降。阿仑膦酸钠可显著降低绝经后女性的椎骨、

髋部和前臂骨折率。类似的结果在男性和使用糖皮质激素引起的骨质疏松症患者中也有报道。这个结果已被几个大型国际实验证实。

阿仑膦酸钠每日口服 5mg 也被批准用于预防骨质疏松症。由于副作用小，每天 5mg 的阿仑膦酸钠对不接受 HRT（雌激素）的女性特别有用。一项研究表明，与单独使用雌激素或阿仑膦酸钠相比，HRT 与阿仑膦酸钠结合治疗可使骨密度显著增加。

阿仑膦酸钠每周 70mg 是治疗上的重大进步。许多动物实验和临床研究已经表明：阿仑膦酸钠每周一次，每次一片，对食管黏膜的刺激较小。药理学研究还表明该剂量下阿仑膦酸钠 0.5%～1% 被有效吸收，其中 50% 沉积在骨吸收表面，抑制破骨细胞。阿仑膦酸钠的有效局部浓度和骨密度增加率是通过每天和每周的摄入量来实现的。此外，骨重塑即在吸收和形成上也是一样的。每周一次给药也使得患者的接受度、依从性和耐受性大大增加。在首次比较阿仑膦酸钠和利塞膦酸钠疗效的试验中（FACT 试验），阿仑膦酸钠每周一次 70mg 比利塞膦酸钠每日 5mg 效果明显更好，并且在 12 个月的治疗后，脊柱和髋部的骨密度明显增加。这些差异可能是由于阿仑膦酸钠每周一次的抗再吸收效果，而餐后摄入利塞膦酸钠后，吸收和生物利用能力下降。

**（二）利塞膦酸钠**

利塞膦酸盐在吡啶环上有一个处于 $R_2$ 位置的氮分子，属于第三代双膦酸盐。这种双膦酸盐也已经在 15 000 名患者的大型临床试验（VERT 试验）中进行了测试。其中患者每日口服利塞膦酸钠 5mg 3 年以上，可使脊柱骨密度增加 4%～5%，使髋部骨密度增加 2%～4%。它使骨代谢指标降低 40%～60%。利塞膦酸盐（5mg/d）在两项为期 3 年的试验中分别减少了

40%～50% 的椎体骨折和 30%～36% 的非椎体骨折，其中 3600 名女性患有常见的椎体骨折，在最初 1 年的治疗中就明显降低。甚至在其中一项研究中，骨质疏松性非椎体骨折减少了 39%。在髋关节研究中，利塞膦酸钠的使用使得髋关节骨折总体减少了 30%。在骨密度极低的女性中（髋部骨密度检测低于 -3 或 -4）降低了 40%。对使用糖皮质激素引起的骨质疏松有效，并已被 FDA 批准用于绝经后骨质疏松症、皮质类固醇引起的骨质疏松症和男性骨质疏松症的治疗。利塞膦酸钠每周服用一次，每次 35mg 或 50mg，与每日 5mg 具有相同的疗效和安全性，因此低剂量（每周一次 35mg 利塞膦酸钠）被认为是绝经后骨质疏松症患者治疗的最佳剂量。在最近的一项研究中，利塞膦酸钠每月 150mg，其疗效和安全性与每日给药相似，对于那些喜欢每月口服一次的患者来说，这可能是一种很好的替代方案。对绝经后骨质疏松症女性的几项大型试验数据的分析表明，利塞膦酸盐治疗可在开始治疗后 6 个月内减少椎体和非椎体骨折的发生率，并且这种益处至少持续 3 年。这种早期显著影响的机制尚不清楚，这可能与早期的生物利用度及其微结构有关，从而避免骨小梁变薄和连续性丧失。这种早期的变化对骨质疏松性骨折的高危患者具有临床意义（图 24-9）。

与此同时，一项为期 7 年的安慰剂对照临床试验结果表明，利塞膦酸钠治疗的长期疗效和有益效果在这 7 年期间得以持续。

**（三）依替膦酸钠**

这种第一代双膦酸盐是唯一间断使用的药物。每日 400mg，每 3 个月服用 2 周。已有研究表明，它可以减少椎体骨折，但对非椎体骨折没有显著效果。如前所述，

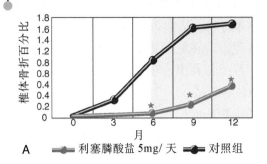

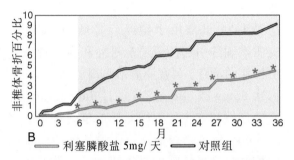

图 24-9 利塞膦酸钠治疗椎体骨折（A）和非椎体骨折（B）的早期减少。治疗 6 个月后具有显著意义

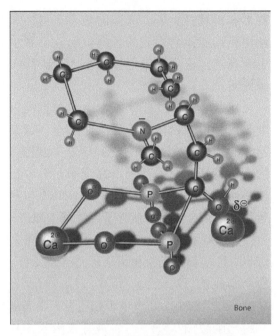

图 24-10 伊班膦酸盐在骨表面的空间结构（第三代含氮的双膦酸盐）

依替膦酸钠正在被新的氨基膦酸盐取代，不推荐作为骨质疏松症的一线治疗。

### （四）伊班膦酸盐

伊班膦酸盐是一种强效的含氮双膦酸盐，在其 $R_2$ 侧链上有一个碱性氮基团，在其 $R_1$ 侧链上有一个羟基基团，这使得伊班膦酸盐在所有双膦酸盐中具有最高的抗再吸收能力（图 24-10）。

由于这种结构，伊班膦酸盐与其他已获批准的抗骨质疏松症的双膦酸盐相比较，可以给予更低的剂量并保持更长的半衰期。

由于伊班膦酸盐药效更强，与其他被认可治疗骨质疏松的双膦酸盐相比，它可以更低的剂量和更长的时间间隔给药。伊班膦酸是第一种每月一次的片剂，并且可以静脉注射。已经被允许可以每月口服一次，目前正在以每 3 个月一次口服或静脉注射的方式对绝经后骨质疏松症的治疗进行研究。在之前的安慰剂对照试验中显示，使用每日最佳剂量 2.5mg 的患者 2 年后骨密度增加高达 10%。BONE 研究，确定了伊班膦酸盐在减少骨折、骨密度增加和降低骨折风险方面的功效。BONE 研究表明，2946 名绝经后患者（T 评分 - 2，一个或多个椎骨骨折）每天接受 2.5mg 伊班膦酸盐治疗，3 年后，与接受安慰剂的患者相比，患者椎骨骨折的相对风险显著降低了 62%。然而，尚未记录到这种方法对髋关节部位骨折的疗效，可能是因为这不是 BONE 研究的主要重点之一。然而之后有研究显示，375 名风险增加患者（T 值 - 3.0）的非脊椎骨折的风险也降低了 69%。这项研究还研究了剂量的更长使用间隔。后来根据 BONE 研究的结果确定了伊班膦酸盐的最佳方案，即每月口服或静脉注射一次。对 144 名绝经后患者的 MOPS 研究（"每月口服试验研究"）首次应用了每月一次 100mg 或 150mg 伊班膦酸盐片剂。该剂量耐受性良好，使患者的骨吸收标志物的生化水平降低至绝经前的正常值。此后，开展了一项由 1600 名患者组成的 MOBILE 研究（每月口服一次伊班膦酸盐治疗女性），这项研究历时 2 年，证明了绝经后骨质疏松每月一次伊班膦酸盐的治疗效果。欧洲已经批准了每月 150mg 伊班膦酸盐（Boniva®）的使用，并且患者更加倾向于每月一次的片剂。在 MOTION 研究中，临床上每月一次的伊班膦酸盐与每周一次的阿仑膦酸钠在 12 个月后腰椎和全髋关节骨密度的增加效果相当。伊班膦酸盐在降低骨折风险方面的疗效已在随机对照试验中得到确定。还应该注意的是，伊班膦酸盐在治疗许多骨疾病上具有潜力，从骨质疏松的预防到骨转移的治疗。

## 七、静脉注射双膦酸盐治疗骨质疏松症

双膦酸盐是目前全世界骨质疏松症治疗的主要依靠。每日和每周口服制剂会影响依从性，在实际中会降低药物抗骨折功效。具有增强抗破骨细胞能力和对骨基质有亲和力的第三代新的双膦酸盐允许静脉内使用，并且两次使用之间的间隔大于 1 周甚至 1 个月。现在可以将静脉注射强效双膦酸盐视为骨质疏松症治疗的重要组成部分。

### （一）伊班膦酸

DIVA 研究（"静脉内给药"研究）是一项对 1400 名绝经后骨质疏松症患者进行的多中心安慰剂对照研究，证明了伊班膦酸在这种情况下的疗效。每 2 个月静脉注射 2mg 伊班膦酸或每 3 个月静脉注射 3mg 伊班膦酸（20～30 秒）。两者均与 2.5mg 口服剂量有效，该剂量已在 BONE 研究中被证明可减少骨折的发生。静脉注射申请的授权在欧洲已经被批准，且该静脉药物注射提供了替代每月口服制剂的方案。

### （二）唑来膦酸盐

唑来膦酸盐可以每年一次输注 5mg 来预防和治疗骨质疏松症（图 24-11）。如 HORIZON 研究所示，绝经后的女性 12 个月内单次静脉注射 5mg 唑来膦酸可显著降低骨转换，并改善骨密度。与安慰剂相比，3 年内椎体骨折的风险降低了 70%（图 24-12A）。髋部骨折风险降低 41%，非椎体骨折、临床骨折和临床椎体骨折分别降低 25%、33% 和 77%。尽管输注唑来膦酸盐后有时会出现短暂的肾脏变化，但在两个研究组中，不良反应（包括肾功能的长期变化）相似，没有报道或确认下颌骨坏死的病例。但是，唑来膦酸盐组更常发生严重的心房颤动的和短暂的输注后症状（发热、肌痛、骨痛）。此外，低创伤性髋部骨折修复后 90 天内输注每年输入 1 次的唑来膦酸可降低新骨折的发生率，提高生存率。与其他骨质疏松疗法一同治疗（其他双膦酸盐、PTH 或锶）并未显著影响骨骼对唑来膦酸盐的反应。有充分的证据证明髋部骨折会升高死亡率。确实，这项研究的死亡率约为近期一项关于绝经后女性使用唑来膦酸研究（HORIZON 研究）的 3 倍，唑来膦酸组的死亡风险相对降低了 28%（图 24-12B）。在 HORIZON 的一项研究中，有 152 例患者接受了骨活检，唑来膦酸盐将骨转换减少了 63%，并保留了骨结构和体积，

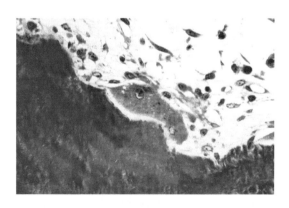

图 24-11 静脉给药唑来膦酸钠，使破骨细胞不活跃，胞质内有气泡，边缘皱褶完全消失。Ladewig 染色

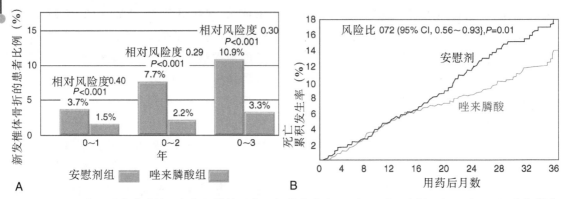

图 24-12　A. 使用唑来膦酸盐 3 年期间椎体形态骨折的发生率（HORIZON 中轴骨折研究）。B. 唑来膦酸组死亡风险相对降低 28%（HORIZON 再发骨折研究）

有证据表明 99% 的活检组织中正在进行持续主动的骨重塑。两个研究组之间未观察到骨折延迟愈合的显著差异。分析表明，髋部骨折后 2 周内首次输注唑来膦酸可降低临床骨折和死亡率。不论输注时间如何，均未观察到对骨折愈合的不利影响。每年一次静脉输注 5mg 唑来膦酸盐（密固达®）的治疗方法现已批准用于绝经后骨质疏松的女性。近年来，每年都进行一次为期 2 年的关于唑来膦酸盐的研究，结果显示第 2 次注射后骨密度可以再维持 1 年，即 24 个月而不是 12 个月！这增加了唑来膦酸盐的使用频率，甚至可能比一年一次的频率更低。这些结果以图形方式说明了双膦酸盐治疗的历程：从每日剂量 10mg 到年度剂量 5mg！男性和糖皮质激素诱导的骨质疏松症的数据是可用的，同样的剂量范围也适用。在对基线值进行 DXA 骨密度测量后，建议在开始糖皮质激素治疗时，即预防性使用双膦酸盐。

### （三）氯膦酸盐和帕米膦酸盐

这两种双膦酸盐已被证明在高钙血症和骨转移中的价值。但是，在大多数国家，它们尚未被批准用于骨质疏松症的治疗。因此，应仅在骨质疏松中心的范围内及在患者完全知情并获得治疗知情同意书后方

可使用。

### （四）静脉治疗的建议

静脉治疗的方式已获得高度的依从性，尤其是对已经口服多种其他药物的患者。其他优势包括有 100% 的生物利用度，并且没有胃肠道副作用；此外，其对骨密度和骨折率的作用与口服疗法相当。目前使用剂量和时间间隔如下表所示。

| | |
|---|---|
| • 氯膦酸（Ostac®，Lodronat®，BONEFOS®） | 每 3 个月 600mg |
| • 帕米膦酸盐（阿可达®） | 每 3 个月输注 30mg |
| • 伊班膦酸钠（Bonviva®，Boniva®） | 每 3 个月输注或注射 3mg |
| • 唑来膦酸（密固达®） | 每年输注 5mg |

每 3 个月服用一次双膦酸盐是基于以下观察结果：单次静脉注射剂量可抑制骨吸收数周。每 12 个月静脉注射 5mg 唑来膦酸盐，与每天、每周或每月口服双膦酸盐的骨密度增加相同。

## 八、双膦酸盐治疗的持续时间和长期的研究

双膦酸盐治疗的最佳持续时间为 2～5 年，具体取决于骨质疏松症的最初严重程度和随后骨密度的增加情况。公认的 3 个

阶段如下。

- 修复（长达 12 个月）。
- 重建（6 ～ 36 个月）。
- 维持（24 ～ 60 个月）。

必须向每位患者明确说明双膦酸盐治疗需要花费数年的时间，并再次强调治疗的起始及过程。骨密度升高速度最快的时间段发生在修复吸收腔并重新填充骨的最初 12 个月内。在重建和维持阶段升高较少，因为在此期间，小梁的结构和密度得以恢复。我们认为在治疗的第一年中，骨小梁网络的修复和骨密度的增加共同使得此期间发生的骨折率显著下降。阿仑膦酸钠治疗使骨密度增加超过 3%，而骨折风险率的降低与骨密度的增加大致相同。在利塞膦酸钠治疗的患者中观察到类似的相关性：骨密度增加超过 3% 时，未观察到骨折风险的进一步降低。骨密度每年可能增加多达 10%，但不一定意味着骨折风险成比例降低。在利塞膦酸钠治疗下，骨吸收的标志物显示相似的关系。例如，尿 NTX（Ⅰ 型胶原蛋白交联氨基末端肽）下降超过 40% 并不会降低骨折风险。

在修复和维持期，主要是矿化作用增强，所以骨密度的增高相对不明显。绝经女性停用双膦酸盐后，第一年骨密度会逐渐降低，腰椎骨密度比髋关节骨密度降低更为明显，而在男性中则不会出现。在 1 ～ 3 年的疗程结束后，每年一次的骨密度检查可以用来判断何时重新开始双膦酸盐的治疗。一些研究表明，在停用双膦酸盐后，对骨皮质和骨小梁的骨密度维持及减少骨折风险的作用可持续 1 年。这些可通过给每位患者做骨密度测量来验证。

长期随访研究并没有证实"冷冻的，劣质的双膦酸盐骨"容易引起微骨折。没有证据表明在临床使用剂量下骨重建会完全停止，从而导致骨骼冻结及骨骼脆性增

加。用犬做的一些动物实验表明，用非常高剂量的双膦酸盐治疗会导致微骨裂增加，然而，生物力学特性和骨骼强度却得以保留，因此，双膦酸盐的使用和微骨裂增加的相关性尚不清楚。迄今为止，双膦酸盐的长期临床研究结果消除了这些担忧。对阿仑膦酸钠和利塞膦酸钠进行 7 ～ 10 年的临床研究表明，骨密度每年持续增加约 0.7%。因此，在 10 年的时间里，骨密度平均增加了 13%。这表明，用双膦酸盐治疗显然没有时间的限制，一个重要因素是患者骨骼的状况，应对此进行定期监测。FIT（骨折干预研究）长期延伸研究（FLEX）发现，停用阿仑膦酸钠后骨密度缓慢下降，而骨骼重建逐渐增加。最近的临床研究得出结论，长期服用阿仑膦酸钠的患者可能会增加微损伤的积累。这些研究结果建议对于低风险患者，使用阿仑膦酸钠治疗 5 年以后，临床医师应考虑暂时停药。尽管只有少数关于患者长期服用双膦酸盐与骨折愈合的相关性的研究，但骨折愈合似乎并不是问题。

**FDA 的最新建议**：除了那些经过 5 年治疗后仍处于高风险的患者，其余患者在 5 年治疗后先暂时停药。

总而言之，研究成果如下。

- 在 1 ～ 3 年的时间中，70mg 的阿仑膦酸钠渗入骨骼。假设骨骼中含有 2 000 000mg 羟基磷灰石，实际上可以排除物理化学损害的风险。其他现代的双膦酸盐同样如此。而且，使用这些双膦酸盐不会发生矿化干扰。

- 仅经过 6 个月利塞膦酸钠的治疗后，患者的脊椎骨折和非脊椎骨折明显减少。实验组服用利塞膦酸钠 3 年后停药 1 年，与对照组相比，发生新椎体骨折的风险仍然较低。

- 在阿仑膦酸钠或利塞膦酸钠治疗 7 年

后，骨量每年仍增加约 1%，表明基本的骨平衡保持不变。但是，建议口服阿仑膦酸钠因为存在药物假期效应，对低风险患者 5 年后暂时停药，以避免任何可能存在的微损伤积累。对于高风险患者或多发骨折患者，建议用药 5～10 年。

• 骨活检结果表明，使用阿仑膦酸钠或利塞膦酸钠治疗 7 年后，骨小梁结构和骨皮质结构均得以保留，未发现骨折。

• 正常的羟基磷灰石晶体数量增加，从而使骨骼更抗压。

• 相比之下，氟磷灰石晶体虽然比羟基磷灰石晶体密度大，但在氟化物中毒时与骨骼矿物相结合的氟磷灰石晶体却很脆，很容易破碎。

最近一项来自丹麦的 60 000 多名患者的队列研究表明，长期坚持使用阿仑膦酸钠超过 10 年，可降低 30% 的髋部骨折风险，且不会增加股骨粗隆下或股骨干骨折的风险。

可用于评估治疗效果的参数如下。

• 骨吸收的标志物，如血清中胶原分解产物尿氨酸和 TRAP 的减少，可最早反映治疗效果。

• 骨形成标志物，如碱性磷酸酶增加。

• 骨密度提高（腰椎和髋关节的骨密度）。

• 骨折发生率降低（椎体和椎外）。

• 骨质疏松性骨痛减轻。

• 生活质量和活动能力提高。

• 住院时间减少。

• 死亡率降低（唑来膦酸盐组降低 28%！）。

在 3～6 周的治疗后，骨吸收指标应出现下降。如果在 2～3 个月的口服治疗后，这些标志物没有减少 30%～40%，应询问患者是否按医嘱服用药物及用药方法是否正确，并根据情况采取适当的措施。疼痛、

活动能力和生活质量等主观参数只能作为次要标准。

一些患者出现了对治疗药物的耐药，他们的常规参数如骨密度与未接受双膦酸盐治疗的对照组相同。到目前为止，这类患者都是老年人、肥胖患者和 2 型糖尿病患者，特别是在脆弱区域（如髋关节、股骨颈和前臂），变化不明显。

尽管大量关于双膦酸盐的研究显示，即使骨密度没有明显增加，骨折的风险也可能会降低，但在使用双膦酸盐治疗期间，应每年测量骨密度。如果治疗 1 年后骨密度没有增加，应该考虑以下 4 种可能。

• 未服用药物：应检查骨吸收标志物。

• 未按照说明服药：询问患者用药情况并进行求证。

• 可能存在口服双膦酸盐"无反应"：改为静脉使用双膦酸盐。

• 可能不是原发性骨质疏松而是继发性骨质疏松。例如，可能存在未确诊的原发性恶性疾病。必须尽快进行 MRI 和骨活检等检查。

即使在抗骨吸收治疗下，骨密度的增加和骨折风险的降低之间也没有直接相关性，骨密度的测量（DXA）仍然是监测、诊断、评估和治疗骨折风险最实用的和可量化的参数。此外，DXA 测量的结果得到了全世界的认可，简化了试验结果的比较。两项关于椎体骨折的大型 Meta 分析的结果最终证明，由于骨密度的增加，双膦酸盐治疗可使骨折风险降低 24%～54%。这种效果在非椎体骨折方面更为明显。这些 Meta 分析还表明，双膦酸盐不仅通过抑制破骨活性，还通过对成骨细胞和骨细胞的影响（抑制凋亡）来增加骨密度。双膦酸盐可以改善骨骼的微结构，从而降低骨折的风险。这生动地说明了骨密度、骨骼强度和显微结构之间的密切关系。

此外，骨活检的研究表明，骨密度的增加与骨小梁微结构的改善密切相关。Recker 等采用显微 CT 和组织形态计量学方法证明了这一点。他们的 DXA 测量研究结果为双膦酸盐治疗骨缺损疗效评价提供了有说服力的依据。这些及其他研究已经证明了小梁厚度的增加，以及数量和连接的增加。骨小梁网络的"节点"减少，骨皮质的孔隙率降低。这些显微 CT 研究清楚地证明了双膦酸盐治疗下小梁微结构的改善。应注意的是，虽然在治疗期间骨密度通常会增加，但 DXA 值可能仍然较低。这种明显的矛盾已经被发现，尤其是在特立帕肽治疗 6 个月后的髋部骨密度测量中：DXA 值的降低与骨表面积的增加同时发生。相比之下，QCT 的测量确实记录了骨密度的增加。在特立帕肽治疗下，测量值可能显示密度降低，但骨体积和强度增加。因此，可以通过在骨表面增加的情况下 DXA 测量值低估了密度的增加来解释这一矛盾。

在实践中，抗骨吸收治疗的成功依赖于有规律、持续地给药，即患者的依从性。然而，一项研究表明，只有一小部分患者能做到这一点。采用每周一次的片剂后，依从性提高了 60%；因此，将会有改进到每个月一次的片剂。我们期望每个月一次甚至可能每年一次的药片（或静脉注射）可以奇迹般地提高患者的依从性。目前只有少量依从性相关的长期研究。一项相关研究确实表明，骨密度的明显增加有助于提高患者对治疗的依从性。对 101 038 名双膦酸盐使用者依从性的综合研究结果表明，年龄和骨折类型是决定依从性的两个重要因素。结果还表明，依从性与时间相关，从 1 年到 3 年，治疗依从性逐渐下降。

双膦酸盐治疗可使椎体骨折减少 40%～70%，使髋部骨折减少 40%～50%，是治疗骨质疏松症非常有效的药物，但非常罕见的副作用限制了它的使用，如非典型性股骨骨折和下颌骨坏死（Khosla 和 Hofbauer，2017）。

# 第 25 章　骨质疏松症的其他药物

## 一、地诺单抗

地诺单抗是一种完全人源化单克隆抗体，是美国 FDA 批准的第一种 RANKL 抑制剂，目前可用于治疗骨质疏松、医源性骨量丢失、骨转移瘤、多发性骨髓瘤和骨巨细胞瘤。破骨细胞前体细胞表达的核因子 kB 受体活化因子（RANK）属于肿瘤坏死因子受体（TNFR）超家族，可以与成骨细胞分泌的 RANKL 结合并被其激活。RANKL 激活 RANK 可促进破骨细胞分化为活性的破骨细胞。地诺单抗通过结合并抑制 RANKL 的活性，从而抑制破骨细胞的成熟。此过程模拟了骨保护素（OPG）的天然作用，抑制骨吸收。

2010 年 6 月，地诺单抗作为商品名 Prolia™ 被 FDA 批准用于治疗有较高骨折风险的绝经后骨质疏松症女性，也可用于治疗非转移性前列腺癌雄激素剥夺疗法后具有高骨折风险的男性。2010 年 11 月，地诺单抗又以商品名 Xgeva™ 用于实体瘤骨转移患者骨骼相关事件的预防（表 25-1）。

表 25-1　地诺单抗种类、剂量及用法用量

| Prolia™ | 60mg | 皮下注射 | 1 次 / 半年 |
|---|---|---|---|
| Xgeva™ | 120mg | 皮下注射 | 第 1 天、第 8 天、第 15 天给药，然后每 4 周 1 次 |

2012 年，一项 Meta 分析发现，地诺单抗在降低癌症患者的骨折风险方面比安慰剂、唑来膦酸和帕米膦酸更有效。然而，在那些患有骨质疏松症的人中，它虽然降低了骨折风险，但同时也增加了感染的风险。地诺单抗是一种比双膦酸盐更有效的骨吸收抑制剂，但目前尚不清楚其持续且显著的骨转换抑制作用是否会对骨骼产生不利后果（"骨转换的过度抑制"）。含氮双膦酸盐停药后，骨重建仍持续受到抑制。与此形成鲜明对比，地诺单抗停药后，骨转换的抑制作用被快速且完全逆转。双膦酸盐与骨表面紧密结合，并聚集于应激反应或骨髓水肿的部位，而地诺单抗无此作用。除此之外，地诺单抗与骨表面没有持续结合，也没有结合到骨基质中。因此，地诺单抗对骨吸收的抑制作用更短暂，当停药时可能会有反跳效应。

地诺单抗和双膦酸盐都是抗骨吸收的，主要作用是抑制破骨细胞的募集（地诺单抗）和功能（双膦酸盐）。

Prolia™ 每 6 个月皮下注射给药一次，生物利用度约为 62%。Prolia™ 不通过肾脏代谢，而是经过网状内皮系统代谢，因此无需依据年龄、体重或肾功能情况进行剂量调整。然而，在透析患者中，低钙血症的风险会增加。地诺单抗给药会迅速导

致血清 CTX 的明显下降，血清 CTX 约在给药 1 个月后达到最低点，然后在每次给药之间的 6 个月内逐渐增加。Prolia™ 治疗 2 ~ 3 个月后，骨形成标志物降低，与应用阿仑膦酸钠相似。

地诺单抗在 2010 年被 FDA 批准用于以下治疗。

• 有骨质疏松性骨折高风险的绝经后女性，包括有骨折既往史或多种骨折危险因素的女性，以及其他抗骨质疏松治疗无效或无法耐受其他抗骨质疏松治疗的女性。

• 芳香酶抑制剂治疗的乳腺癌患者。

• 有骨质疏松性骨折高风险的男性。

• 促性腺激素释放激素（GnRH）激动剂治疗的前列腺癌患者。

地诺单抗停药后骨丢失：地诺单抗可以减少骨吸收，降低椎体骨折和非椎体骨折的风险。与双膦酸盐相比，地诺单抗不结合到骨基质中，停药后骨转换没有受到持续抑制。最近的报道表明，停用地诺单抗可能导致多个椎体骨折的风险增加。最近对一项随机安慰剂对照的 FREEDOM（Fracture Reduction Evaluation of Denosumab in Osteoporosis Every 6 Months）试验的分析表明，停用地诺单抗 3 个月后骨转换标志物增加，6 个月后达到基线以上水平，12 个月后骨密度值降低至基线水平。停用地诺单抗后发生椎体骨折的受试者绝大多数为多发骨折，且较骨折之前的风险增加 [Cummings，et al.JBMR，2018，33：190–198]。因此，以目前的证据，若不考虑替代治疗，则不应停用地诺单抗，以防止快速骨丢失和潜在的椎体骨折风险反弹。

地诺单抗停药后，如果不使用其他抗骨吸收药物，骨质将会迅速丢失！

至少 5% 的用药患者发生不良事件。最常见的副作用是关节和肌肉疼痛。各种感染（皮肤、腹部、尿路和耳朵）、湿疹、皮疹、低钙血症、过敏反应、胰腺炎、下颌骨坏死和非典型髋部骨折的风险也会增加。

口服抗骨吸收药物（含氮的双膦酸盐、地诺单抗）可能会有下颌骨坏死、非典型股骨骨折的风险。尽管这些药物抗骨折的收益远超过了其风险，但公众对这些非常罕见的并发症的看法导致了治疗率的降低。

地诺单抗治疗后感染发生率增加可能与 RANKL 在免疫系统中的作用有关。RANKL 由辅助性 T 细胞表达并参与树突状细胞的成熟。使用地诺单抗可能会发生严重感染，因此，同时应用免疫抑制剂、化疗或糖皮质激素可能增加感染的风险。

低钙血症者禁用地诺单抗。应用地诺单抗治疗之前，必须达到足够的钙和维生素 D 水平。地诺单抗与含氮双膦酸盐相同，都可能增加拔牙或口腔手术后下颌骨坏死的风险。同时应用免疫抑制剂、皮质类固醇、化疗药物或免疫调节剂可能增加感染风险。

## 二、选择性雌激素受体调节剂

最近十年，越来越多的类雌激素物被开发出来并投入到临床。这些药物与全身各处的雌激素受体（ERα 和 ERβ）相结合。例如，他莫昔芬常被应用于乳腺癌女性最初的化疗、放疗和手术之后。它在乳腺组织发挥拮抗雌激素的作用，但在身体的其他器官和组织，如骨骼、肝脏和脂肪中发挥类雌激素的作用。如果体内残留的乳腺癌细胞仍然存有雌激素受体，他莫昔芬会持续抑制其生长。但由于不良反应，他莫昔芬已经被芳香酶抑制剂所替代，如阿那曲唑。

**雷洛昔芬**

选择性雌激素受体调节剂（SERM）

对骨的积极作用在雷洛昔芬中得到了进一步发展。雷洛昔芬是一种第二代选择性雌激素受体调节剂,对乳房、子宫无影响,起初用于乳腺癌的治疗。服药期间未观察到子宫出血、乳房压痛及水钠潴留,但有30%的患者会出现"潮热"和下肢痉挛症状。这是由于雷洛昔芬能阻断体内残留的所有雌激素受体,因而也影响了体内不断产生的少量雌激素。下肢痉挛多发生于夜间,可以通过补充镁剂治疗;推荐剂量每天300mg。一项国际临床试验MORE(Multiple Outcomes Studies of Raloxifene Evaluation)研究表明,服用雷洛昔芬组椎体骨折的风险较对照组减少50%。每日服用雷洛昔芬60mg,3年后髋部和脊柱骨密度增加23%,新发骨折的风险降低30%～50%;雷洛昔芬治疗后1年,新发椎体骨折减少68%。服用雷洛昔芬的女性患乳腺癌的风险也显著降低(60%～70%),这主要归功于雷洛昔芬使雌激素阳性乳腺癌减少了90%。相关临床研究RUTH(Raloxifene Use for the Heart)仍在进行中。

总之,选择性雌激素受体调节剂成为一种新的治疗方法,已被批准用于预防和治疗绝经后骨质疏松症,同时能减少心脏和循环系统疾病的风险,且无激素替代治疗相关的副作用和风险。雷洛昔芬推荐用于老年女性,但必须考虑其可能的副作用,并告知患者。推荐剂量为每日口服60mg,服用时间无限制,推荐同时补充维生素D和钙。雷洛昔芬是绝经后女性的首选治疗方法,特别是具有以下一个或多个因素的女性:

- 有较高的乳腺癌或心血管疾病风险。
- 有较高的椎体骨折风险。
- 绝经后期(55～65岁)有轻度骨量减少。
- 绝经后期(55～65岁)经双能X线诊断为骨质疏松症。

雷洛昔芬尤其适用于有椎体骨折风险的年轻绝经后女性(55～65岁)。它能大大降低患乳腺癌的风险。

## 三、甲状旁腺激素家族多肽

目前批准用于治疗骨质疏松症的药物大多是抑制骨吸收的。它们能够降低破骨细胞的活性,提高骨密度,降低骨折风险。尽管骨折风险显著降低,但很少超过基线水平的50%,且没有新骨形成。另一种不同的治疗方法是骨合成代谢疗法,刺激新骨的形成,其中氟化物、雷尼酸锶、生长激素(GH)、胰岛素样生长因子、他汀类药物和甲状旁腺激素(PTH)是短期给药的主要候选药物。值得注意的是,持续升高的血钙和PTH水平,如原发性甲状旁腺功能亢进(pHPT),可影响胰岛素敏感性,并导致胰岛素分泌增加;而骨质疏松症治疗剂量的重组甲状旁腺激素(rhPTH)并不影响血糖稳态。

PTH的骨合成作用:给药方式不同,作用相反;PTH片段能被体内迅速清除,不合成入骨;作用短暂。

PTH是调节钙稳态的主要多肽,含有84个氨基酸。PTH刺激骨骼中钙和磷酸盐的释放,促进肾脏中活性维生素D的合成,促进钙在胃肠道的转运。PTH对维持骨骼健康很重要,因此其补偿增加机制一般无害。此外,即使在PTH水平长期升高的疾病中,PTH的合成潜力也是显而易见的。当间断注射时,PTH刺激成骨细胞增殖和分化,骨表面可见新骨形成(图25-1),从而改变骨骼大小,而破骨细胞数量和骨吸收水平保持不变。PTH可以提高骨密度、强度和连接性,从而改善骨的显微结构(图25-2)。事实上,PTH是首个促新骨形成,同时保留骨微结构的骨质疏松治疗药物。然而，PTH 合成效应的潜在分子生理学机制仍然不清楚。同样，PTH 间歇性低剂量给药与连续给药对骨细胞作用相反的机制也不甚明了。最近，有证据表明 PTH 能减少成骨细胞的凋亡，延长成骨细胞的存活时间，增强其胶原合成功能。骨活检研究也证实了这些发现。PTH 治疗前后 18 ～ 36 个月，对男性和女性进行骨活检，结果表明：PTH 刺激骨重塑，新形成的骨基质比例增加，而骨密度较低。这表明应用 PTH 的同时，必须补充钙和维生素 D。

特立帕肽（重组人 PTH 1-34）是首个成骨制剂，在欧洲和美国已被批准用于治疗绝经后骨质疏松症，最近也用于治疗男性骨质疏松症，治疗周期为 18 个月（欧洲）和 24 个月（美国）。PTH 刺激骨形成，从

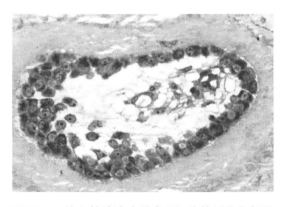

图 25-1　特立帕肽治疗后成骨细胞的活化和新骨的产生

而显著增加骨密度。已有研究表明，年龄不会影响特立帕肽的疗效和安全性。特立帕肽的使用剂量为每日皮下注射 20μg，不良事件包括直立性低血压、下肢痉挛、头晕和注射局部反应。代谢变化可能包括高钙血症和低钙血症、高尿酸血症或甲状旁腺功能减退。限制特立帕肽应用的主要因素是费用成本，治疗费用约是双膦酸盐的 10 倍。当完成特立帕肽为期 18 个月的治疗疗程后，序贯使用抗骨吸收剂（如阿仑膦酸钠）之后，骨折保护作用仍然存在。实际上，在 PTH 治疗后使用一种吸收抑制剂（双膦酸盐或雷洛昔芬）会增强其骨保护效应。此外，既往长期服用抗骨吸收药物的骨质疏松患者在使用 PTH 治疗后，骨密度和骨形成标志物也会增加。

回顾既往研究发现，在使用 PTH 治疗之前，无论是否使用过抗骨吸收药物治疗，椎体和非椎体骨折均显著减少。全长 PTH 1-84 同样有效，能显著降低绝经后骨质疏松症女性发生初次椎体骨折的风险。在已经经历过一次骨质疏松性骨折的女性中，PTH 1-84 也具有显著的保护作用（TOP 研究）。PTH 1-84 每日皮下注射 100μg，副作用与特立帕肽相似；使用 PTH 1-84 治疗的患者中，14% 发生高钙血症。应用 PTH 的时机，单独用药与否及使用 PTH 获得最大收益的人群，这些问题还需进一步研究。

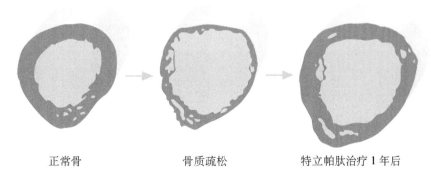

正常骨　　　　　骨质疏松　　　　特立帕肽治疗 1 年后

图 25-2　骨质疏松症及接受特立帕肽治疗后骨皮质的变化

值得注意的是，一些个案报道特立帕肽也能促进骨折的愈合。

由于花费较高，且需要每日注射，特立帕肽主要应用于合并多发低能量创伤骨折的重度骨质疏松症患者；也可应用于双膦酸盐治疗后有严重副作用的患者和严重骨质疏松的年轻患者。

阿巴帕肽是甲状旁腺激素 1 型受体的选择性激活剂。在超过 18 个月的观察时间内，每日皮下注射阿巴帕肽 80μg 较安慰剂显著降低椎体和非椎体骨折的风险。研究表明，阿巴帕肽对脊柱（骨松质）的作用较特立帕肽强，对髋部（骨皮质）的作用与特立帕肽等同。阿巴帕肽具有刺激骨形成、减少骨吸收和降低高钙血症发生率的优点（JAMA，2016，316：722–733）。阿巴帕肽已获美国 FDA 的批准，但截至 2018 年 12 月仍未通过欧盟审核（见表 27-1）。

PTH 作为一种促骨形成的药物，对于严重骨质疏松症患者具有重要价值。

### 四、雷尼酸锶

锶是一种二价阳离子，其化学性质与钙密切相关。雷尼酸锶含有两个稳定的锶原子和一个有机部分（雷尼酸）。锶促进成骨前体细胞增殖，成骨细胞分化，Ⅰ型胶原蛋白合成和骨基质矿化。低剂量锶能增加骨松质的密度，减少骨吸收，刺激骨形成，从而增加骨量，改善骨的力学性能（图 25-3）。换言之，锶可同时作用于成骨细胞和破骨细胞，利于骨形成。

锶的原子序数（38）比钙（20）大，会吸收更多的 X 线；若使用双能 X 线评估骨密度，会高估骨密度的增加（高达 50%）。

锶在人体的耐受性良好，最常见的不良反应是恶心和腹泻，通常在治疗的初期；静脉血栓栓塞（VTE）的发生率有所增加。

雷奈酸锶治疗前

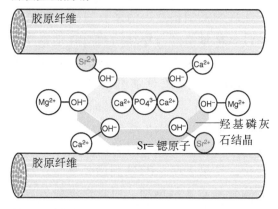

雷奈酸锶治疗后

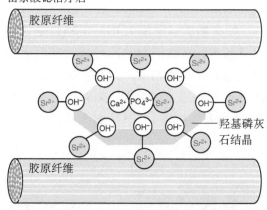

图 25-3　胶原纤维之间羟基磷灰石晶体中锶的沉积

锶的临床应用还与心肌梗死和严重皮肤反应（DRESS 综合征）的风险增加有关。

在下列情况下应谨慎使用雷奈酸锶。
- 肾功能严重降低的患者。
- 有血凝块形成风险的患者。
- 有心脏病风险的患者，包括高血压、糖尿病和吸烟。
- 最初的试验研究显示患者心肌梗死的风险增加了 60%，表明锶对骨质疏松症的治疗无净收益，因此其使用正在减少，在美国也未获得批准。

### 五、降钙素和氟化物

降钙素是由甲状腺滤泡旁细胞（C 细胞）分泌的一种多肽激素，它通过与细表面的特定受体结合来抑制破骨细胞。降钙素可通过皮下注射或鼻腔喷剂给药。鼻腔喷剂给药会产生副作用，如感觉热、恶心和黏膜刺激，因此其应用有限。降钙素因频繁注射的缺点和高昂的鼻腔应用成本，无法成为骨质疏松症的一线治疗药物。如今，降钙素最有效的指征是椎体骨折引起的急性、顽固性疼痛。即便如此，由于静脉注射双膦酸盐的效果更佳，降钙素的使用依然有限。另一方面，降钙素是生理性多肽，可以通过代谢而不存留在体内，毒性反应未见报道。因此，降钙素适用于儿童、孕妇和哺乳期妇女。降钙素作用于活性破骨细胞，可减少骨吸收，不影响成骨细胞，因而可能对骨平衡具有积极作用。目前，一种降钙素口服制剂正在努力生产中，以提高患者的接受程度和依从性，这将增加临床试验的有效性。因此，降钙素可能还不是"淘汰的药物"。

降钙素能明显缓解骨痛，不引起便秘，对急性椎体骨折的患者非常有帮助。同时它也适用于儿童和孕妇或哺乳期女性。

由于经济方面的原因，一些国家仍然使用氟化物治疗骨质疏松症，但其在预防骨折方面的作用尚未在临床试验中得到证实。推荐剂量为每日 20～200mg 氟化钠（氟元素占 1/2）。人们普遍认为氟化物能刺激成骨细胞骨形成，从而增加骨量。但新形成的骨的力学性能较差，甚至容易发生骨折。氟化物与羟基磷灰石晶体结合，而非羟基，从而改变晶体大小和构象，形成低质量的编织骨（图 25-4）。高剂量的氟化物会导致骨密度增加，但椎体骨折不会明显减少。与此同时，高剂量也会产生严重的不良反应。

• 胃肠道副作用：上腹部不适、呕吐及腹泻。

• 下肢疼痛综合征（LEPS）：髋、膝、

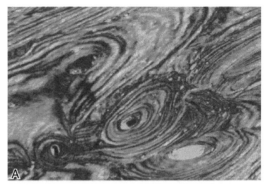
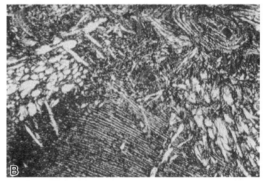

图 25-4  治疗中的骨质量。A. 长期接受双膦酸盐治疗的正常板层骨；B. 长期接受氟化物治疗的板层骨的结构改变

踝部疼痛，其原因可能是受影响部位的微骨痂形成延迟。

• 医源性氟中毒：严重病例 X 线可见骨的过度生长和增厚（图 25-5 和图 25-6），多见于治疗不当。有时患者也会因为持续疼痛而擅自增加药物剂量。然而，目前尚不清楚是否存在发展氟中毒的个人倾向。

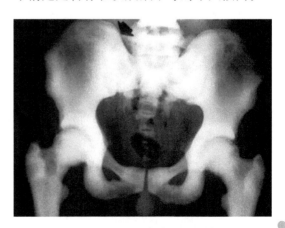

图 25-5  医源性氟中毒伴骨质增厚

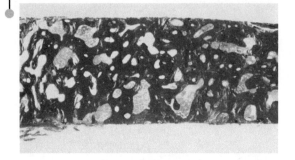

图 25-6　氟中毒患者的骨嵴活检显示整个活检组织明显的骨硬化

• 外生骨疣及韧带钙沉积。

最新的临床试验表明，在 3 ～ 4 年氟化物的使用剂量应更低（如每天 15mg），并应与维生素 D 和钙一起使用。氟化物的间歇性给药是否比连续给药更有优势，以及其长期作用仍尚未阐明。虽然有研究表明较低剂量（50mg/d）的缓释氟化钠似乎与骨折风险降低相关，但目前仍缺乏可靠的临床证据。由于氟化物治疗存在的各种副作用，以及其他抗骨质疏松症药物的有效广泛应用，因此目前不推荐氟化物治疗。此外，氟化物治疗骨质疏松症也未获得 FDA 批准。

总结

何时及如何干预骨质疏松症？

• 10 年髋部骨折风险为 3% 或骨质疏松性骨折的风险为 15% ～ 20%。

• 双膦酸盐仍然是使用最广泛的药物，静脉注射制剂（一年一次）是最有效和最方便的剂型。

• 绝经后早期骨质疏松症，可选择激素替代治疗。

• 肾功能受损或者有更严重疾病的患者首选地诺单抗。

• 特立帕肽、PTH 和阿巴帕肽由于花费较高，主要用于高骨折风险和骨量大量流失的患者。

• 血清维生素 D 水平较低的患者应持续使用维生素 D 补充剂。

• 不推荐使用钙补充剂。

## 六、联合和序贯疗法

当药物治疗效果不佳甚至无效时，主治医师会更换相同作用机制的其他药物或更换不同作用机制的药物，以达到满意的治疗效果。高血压的临床治疗即采用这种方法。高血压患者通常会应用几种作用机制不同的药物，以在达到有效控制血压的同时将副作用降至最低。尽管这种治疗策略似乎也适用于骨质疏松症的治疗，但在某些方面出现了一些问题，尤其是治疗的监测。多项研究显示，接受治疗的患者即使骨密度没有明显增加，骨折风险也会显著降低。此外，应用抗骨吸收药物时，骨吸收标志物水平的变化并不总是与骨折风险相关。

与单独使用任何一种抗吸收药物相比，两种抗吸收药物的联合应用具有更加明显的抑制骨吸收作用，同时骨密度显著增加。但是，多项研究对这类联合疗法的患者的骨密度和骨重塑标志物变化进行监测，结果显示决定性的临床标准——骨折风险却没有降低！选择性雌激素受体调节剂和双膦酸盐联合用药可以显著增加骨密度，但从减少骨折发生的角度及药物经济学的角度来看，这种联合用药仍值得商榷。

对于更年期患者，如果短时间使用激素替代疗法的同时使用双膦酸盐，可能会更大程度地减少骨转换，并增加骨密度。同时有研究显示，与单独使用雌激素或阿仑膦酸钠相比，这种联合治疗的患者脊柱和股骨颈骨密度的增加更为显著。雌激素和利塞膦酸钠联合使用对骨密度的影响也明显高于这两种药物单独使用。

对既往接受过 HRT 治疗的患者继以 PTH 治疗的研究显示，患者脊椎骨密度显著增加，这表明既往接受具有抗吸收作用的 HRT 治疗不会抑制 PTH 的治疗效果。因此，已接受骨吸收抑制剂治疗但仍未达到满意治疗效果的患者，适宜继续接受促骨形成药物的治疗。

那么双膦酸盐和 PTH 的联合用药是否也具有明显的治疗优势呢？很遗憾的是，在当前的相关临床研究中，无论是在绝经后女性，还是在男性患者中，均未得到双膦酸盐与 PTH 具有协同效应的结果。基于以上研究，如果考虑要进行 PTH 治疗时，应选择单独用药，而不应与双膦酸盐联合使用。然而，PTH 停药后立即使用阿仑膦酸钠治疗则能够进一步增加骨密度，这提示，在进行 PTH 治疗后应继续进行抗吸收治疗，以巩固 PTH 治疗期间获得的收益（图 25-7）。这正如 F.Cosman 等所建议的，如果可能的话，应在促骨形成药物治疗之后再继以有效抗吸收药物的治疗。

最近的一项研究表明，特立帕肽和地诺单抗联合使用较单独使用任何一种药物显著增加脊柱和髋部的矿物质密度。但这种联合用药对骨骼微结构的影响尚不清楚。

应用能迅速促进骨重建的 Romosozumab 之后，继以具有骨保护作用的抗骨吸收药的序贯性疗法是一种前景较好的骨质疏松症治疗方案。在 FRAME 研究中，绝经后女性每月皮下注射一次 Romosozumab 210mg 或安慰剂，1 年后两组均改为每 6 个月皮下注射 60mg 地诺单抗。结果显示注射 Romosozumab 1 年后过渡为地诺单抗治疗 1 年，能显著增加脊柱和髋部的骨密度，并显著降低椎骨和临床骨折风险。在 FRAME 试验随后的临床扩展试验中，停用地诺单抗后，输注 1 次唑来膦酸盐 5mg 治疗，1 年后的骨保护效果更佳。1 年后，接受唑来膦酸盐治疗的患者脊柱 / 髋部骨密度仍能保留 70% ～ 80%，而地诺单抗停药组的脊柱 / 髋部骨密度的治疗效果约 80% 会消失。骨重建药物治疗后继以双膦酸盐的序贯治疗，具有明显的骨保护作用，能长期维持骨密度并降低患者骨折风险，而且这一作用并不会在地诺单抗治疗后迅速抵消。

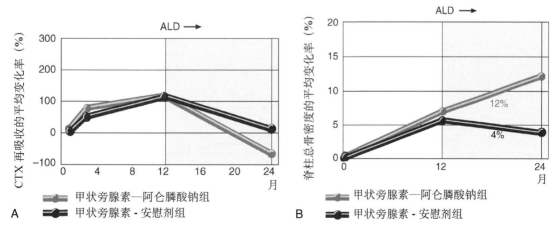

图 25-7　终止 PTH 治疗后立即使用阿仑膦酸钠（ALD）治疗。A. 骨吸收标志物（CTX）；B. 整个脊柱的骨密度

## 第 26 章　骨质疏松症治疗的依从性和监测

### 一、治疗依从性

不能长期遵循治疗或缺乏毅力是所有慢性疾病，尤其是无临床症状疾病的世界性健康问题。据估计，仅有 1/2 患者能够坚持长期治疗。一大部分患者自行停止了双膦酸盐的治疗，多数患者甚至从未调整过用药剂量。即使通过减少频繁给药来增强患者的依从性，患者的接受性、持久性和遵从性等均未达到理想效果（图 26-1）。此外，随着治疗时间的延长，依从性也会逐渐下降。在骨质疏松症和骨量减少的患者中，依从性不佳的患者骨转换指标下降幅度较小，骨密度的改善幅度较

小，骨折风险也更高。当骨密度或骨转换指标的检测结果显示治疗有效时，能够鼓励患者继续坚持治疗。通过采用简化和方便患者的治疗方式（如每周或每月服用片剂，以及每隔几个月或每年接受一次输液治疗）提高患者依从性。在讨论依从性或不依从性时，文献中通常使用 3 个定义。

- 持久性：指示药物服用时间。
- 符合性：表示接近官方产品信息中给出的治疗建议。
- 初级不依从性：当患者从未服用处方药物时。

研究表明，通过定期检测骨转换标志物

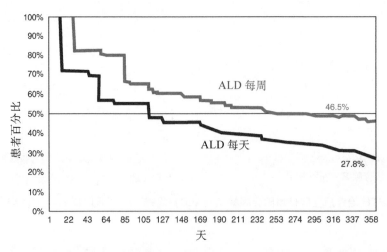

图 26-1　证据显示：与每日使用阿仑膦酸钠（alendronate，ALD）相比，每周使用一次阿仑膦酸钠依从性更好

和每年 DXA 检测来监测双膦酸盐的治疗效果，能够更好地增加患者的依从性。一项大型研究旨在比较不同情况中患者的依从性。结果显示，患者对骨质疏松症药物的依从率最低（36.8%）。较年轻的患者（60 岁）的依从性比老年患者差，而且随着合并症的增加，骨质疏松症受试者依从性逐渐降低。在加拿大进行的一项人群研究（Perrault，2008）显示，仅有 2% 的有既往骨折史的女性长期坚持抗骨吸收药物治疗。然而，2008 年丹麦的一项最新调查结果显示，男性和女性坚持接受治疗的持久性都有所改善。骨量丢失的前瞻性观察性研究（the Prospective Observational Scientific Study Investigating Bone Loss Experience）是一项在美国 33 个州的 4994 名绝经后女性中进行的大规模研究，该研究评估患者及其医师的特点对骨质疏松症药物治疗的依从性和持久性的影响。该研究结果将于不久后公布。

## 二、治疗监测

未接受药物治疗的患者应结合诊断时的基线水平及存在的危险因素，进行定期检查和评估。DXA 应 1～2 年检查一次（图 26-2）。身高下降超过 2cm 或急性背痛都可能是骨折的症状，在这种情况下需要立即进行放射学检查，并根据结果采取进一步治疗措施。由于骨质疏松症患者药物治疗的目标是增加骨骼强度、降低骨折风险，因此，常通过骨密度和骨转换相关骨生化指标（biochemical markers，BCM）的变化来监测药物的疗效（虽然两者都不是反映治疗干预疗效的完美指标）。接受药物治疗的患者最初 2 年应每 3～6 个月检查一次，2 年后每 6～12 个月进行复查。骨密度的测量值虽仅部分有效，但仍应每 2 年检查一次。虽然骨密度的增加并不意味着骨折风险降低（图 26-3），但是，在一些医疗中心，基于以下原因，DXA 仍作为每年复查的检测项目。

- 鼓励患者定期服用药物。
- 强调以年为单位进行长期治疗的必要性。
- 通过证明骨密度增加来激励患者。

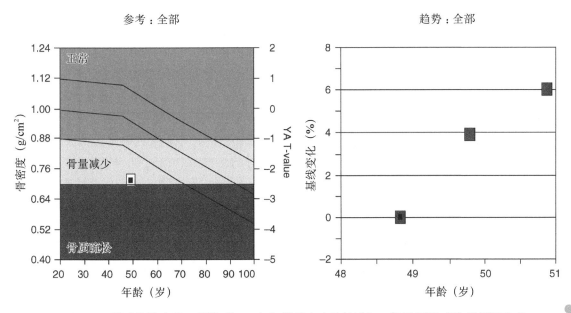

图 26-2　双膦酸盐治疗后，腰椎（$L_1 \sim L_4$）的骨密度持续增加。使用 DXA 每年监测骨密度

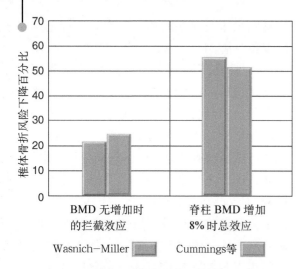

图 26-3　两项荟萃分析显示了椎体骨密度变化和无变化与椎体骨折减少之间的关系

心理学一直以来都是确保治疗成功的重要因素，因此，在治疗过程中必须尽量考虑患者的偏好，尤其是给药的剂型和频率。鉴于较长的治疗周期，建议：患者和医师之间的定期沟通，为患者药物剂量的调整提供建议；监测骨转换指标或关键骨区的骨密度（如髋部或椎骨），能够通过已取得的效果来鼓励患者坚持治疗。值得注意的是，必须测量相同的部位以监测治疗和（或）疾病的进展。

下文概述了长期监测患者抗吸收和骨合成疗法的详细信息。在评估对治疗的反应时，由于维生素 D 受体（vitamin D receptor，VDR）和雌激素受体 α（ERα）位点的多态性，有时可能会存在种族性差异。

## 三、抗吸收疗法的监测

目前我们已经认识到，通过抗吸收治疗引起的骨强度增加仅部分归因于骨密度的增加，而骨折率的降低还取决于其他因素，但这些因素目前还不能根据现行方法进行准确评估。这些因素包括以下几种。

- 骨矿化程度增加。
- 骨重塑率的减少。
- 修复和重填骨吸收陷窝。
- 稳定骨小梁微结构。
- 骨皮质重塑变化。
- 骨骼几何形状的变化。

针对大量随机临床试验的 Meta 分析，回顾性地调查了骨密度和骨重塑指标水平在减少椎体和非椎体骨折方面的相关性。这两项 Meta 分析得出这样的结论：24%～54% 的椎体骨折减少归因于骨密度的增加，而非椎体骨折的减少则几乎完全归因于骨密度的增加。研究还表明，增加的骨密度与降低的骨重塑指标之间有着密切的联系，并且骨转换指标的变化被认为是评估疗效的可靠、重要的指标。显然，骨重塑降低也会导致微骨结构及骨骼强度的变化，但这两种情况都不一定表现为骨密度的变化。使用阿仑膦酸钠治疗后，关节和髋部骨密度的增加与非椎骨骨折风险降低相关。然而，在使用利塞膦酸钠或雷洛昔芬治疗的患者中，骨密度的变化却无法可靠预测椎体（雷洛昔芬）或非椎体（利塞膦酸钠）骨折的减少程度。在这些情况下，可以通过利用抗吸收疗法的指标来完成监测。最新研究表明，骨重塑的生化标志物的变化能更敏感地反映抗吸收疗法后骨折率的下降。然而，这些研究能否应用于临床实际操作中仍有待商榷。骨性标志物应用于病情监测中的一个重要优势是，在仅仅 1～3 个月的治疗后，就可以识别出治疗"无效者"。骨形成标志物的最小显著性改变（least significant change，LSC）为 25%，骨吸收标志物的 LSD 为 40%～65%。当骨吸收标志物减少到约为初始值的 1/3 时（如在诊断时），可能为以下情况：①患者已服药；②药物已充分吸收；③对骨骼产生了生物学影响。

临床试验已证实，患者对双膦酸盐的"反应"率超过 90%。

## 四、骨合成代谢疗法的监测

使用骨合成代谢疗法治疗的过程中，即使检测结果显示骨骼体积增加，但是 DXA 测量结果显示实际骨量（骨矿物质含量，bone mineral content，BMC）并未增加，这是由于骨密度的计算主要基于以下计算方式：骨密度（bone mineral density，BMD）= BMC / 面积（g/cm$^2$）。因此，DXA 测量显示较低的骨密度并非骨量损失的结果，而是由测量的骨化面积增大所致。一项关于特立帕肽的研究也证实了这种自相矛盾的临床现象。使用 DXA 和 pQCT 测量前臂的骨密度，逐一比较测量结果发现，在接受特立帕肽治疗时，pQCT 和骨活检的三维分析均提示前臂骨骼体积增大，相反，通过 DXA 测量的骨密度值则较低。然而，前臂骨强度确实是增加的，且前臂的骨折率也降低了。同时，在髋部的测量上也有类似的结果。PTH 疗法刺激骨重塑增加，首先表现为骨内膜的骨形成及骨皮质的"小梁化"，之后骨膜下骨形成导致骨轮廓的增大及骨量的增加。在治疗的第一年，这种结构变化在 DXA 测量中反映为骨密度（BMC / 面积）的减少，而 pQCT 测量则更准确地反映了 PTH 治疗的积极作用。然而，如果能够正确解释这种现象，DXA 仍可作为骨合成疗法疗效监测的"金标准"。特立帕肽降低椎体骨折风险的原因，近 1/3 是由于骨密度的增加；雷尼酸锶抗骨折的功效，大部分（74%）可以通过髋部骨密度的变化来解释。此外，与使用抗吸收药物的患者相比，骨密度监测对使用骨合成疗法治疗的患者更具监测价值。

## 五、文献报道中对现有临床治疗的争议

Reid（2014） 和 Järvinen 等（2015）讨论了用于预防和治疗骨折的现阶段药物的效力、疗效和副作用。WHO 于 1994 年发布了骨质疏松症的诊断标准，每位医师都意识到，用 DXA 测得的骨密度每降低 1 个标准差（1SD），骨折的风险就会成倍增加。因此，仅凭降低的骨密度值，许多医师就向数百万无症状的患者开具抗骨质疏松症的药物。但是，目前有关骨质疏松症的许多观点和理念尚有争议，我们现有的骨质疏松症和骨折治疗方法仍有待改善。当前脆性骨折的预防和治疗策略取决于以下观点：骨折主要由骨质疏松症引起；高风险患者可以通过 DXA 的测量确定；风险可以通过应用骨靶向药物降低。

但是，一项对所有 RCT（随机对照试验）研究的系统性评价显示，既往无骨折或椎体压缩的女性，抗骨质疏松治疗并不能显著降低髋部或腕部骨折的发生率。这一研究包括了目前通过骨密度诊断骨质疏松症并接受双膦酸盐治疗的大多数女性。对于二级预防，双膦酸盐的确能降低髋部和腕部骨折的发生率，但其绝对收益却很小（1% ～ 1.3%）。3 篇关于依替膦酸盐、阿仑膦酸钠和利塞膦酸钠的 Cochrane 系统评价得出了类似结论：一级预防中，髋关节骨折无明显减少，二级预防中，轻微降低髋关节骨折（差异有统计学意义）。二级预防中，前 3 年口服双膦酸盐相对于其副作用能使患者获得微弱收益，但应用超过 3 年后，药物副作用则明显大于其带来的益处。

大多数骨折患者均伴有跌倒，但并非所有患者均患有骨质疏松症，跌倒可能是由于衰老导致相关的生理功能下降及虚弱

的体质。因此，骨折（包括椎体骨折）主要原因是跌倒。并且女性较高的骨折发生率也主要归因于跌倒的高发生率，而并非骨密度的下降。

Järvinen 等发表的文献中（J Intern Med，2015，277：662-673）讨论了有关低能量创伤性骨折的诊断、预防和治疗的关键问题。

• 骨折患者在多大程度上患有骨质疏松症？

• 骨折相关危险因素是否具有遗传性？

• 椎体骨折是否为真正的骨质疏松性骨折？

• 骨折会导致死亡率增加吗？

• 骨密度能否有效评价骨脆性？

• 骨折预测工具对于患者骨折风险评估是否有效？

• 现有证据是否证明广泛使用骨靶向药物治疗的合理性？

• 骨靶向药物治疗是否安全？

• 骨质疏松症是否有别于其他风险疾病？

综上，作者提出了最后一个问题："鉴于以上这些原因，'骨质疏松症'是否应列为诊断，对其减少治疗或者不予治疗是否比治疗后更好？"也许在未来，新的治疗方法可能会给出更乐观的答案，但任何新的预防骨折的药物必须在获得许可之前明确其能有效降低髋部骨折而无严重副作用。这一点至关重要。

## 六、骨质疏松症治疗的缺口

研究表明，过去 10 年中，骨质疏松症的诊断和治疗率有所下降，尤其是在骨质疏松性骨折的患者中。尽管新的有效药物，以及有效的治疗理念可以减少骨折事件的发生，但仍存在明显的治疗缺口。这些治疗缺口包括医师的主动性差、医师间责任不清、患者长期依从性、DXA 检查

的报销问题、罕见的副作用（如下颌骨坏死和股骨骨折）以及对抗骨质疏松药物长期疗效的关注。在 S.Khosla 和 L.Hofbauer（2017）最近发表的一篇综述"骨质疏松症治疗：最新进展和持续挑战"中提到，在美国商业性健康计划的 22 598 例髋部骨折患者中，使用双膦酸盐患者的比例在 2004 年仅为 15%，而到 2013 年这一比例甚至下降至 3%！作者提出："寻找增强患者对药物治疗的接受度和依从性的方法，以及持续研发具有副作用小、作用持久、促骨合成的新药，在临床治疗过程中需求迫切。只有做出这些改变，才能真正逆转这种具有潜在破坏性的衰老相关疾病。"尽管有许多有效的药物，但证据表明，许多本应接受强效药物治疗的患者并未拿到处方，或者在给予处方后却不曾服用。在髋部骨折或多发性椎体骨折的患者中也是如此，即使这些药物对患者明显有效。造成这种缺口的最重要原因可能是患者担心罕见的副作用。任何有效的抗吸收药物（如双膦酸盐、地诺单抗、odanacatib）都可能损害骨组织的修复机制，从而增加易感患者非典型股骨骨折的风险，并且服用双膦酸盐的患者非典型股骨骨折的相对风险确实增加了（每 100 000 人年为 3.2 ～ 50 例）。然而，当用于高骨折风险患者的治疗时，每发生一例非典型股骨骨折病例的同时，可预防80 ～ 5000 例脆性骨折的发生！

使用双膦酸盐的第二个非常罕见的副作用是下颌骨坏死，这一副作用首次在大剂量静脉注射双膦酸盐治疗的多发性骨髓瘤或转移性癌症患者中报道。但是，在用于骨质疏松症治疗的推荐剂量下，这种不良反应极为罕见（0.001% ～ 0.01%）。对患者、医师及牙科医师进行更好的科普，保持良好的口腔卫生和牙齿健康，可能有助于解决该治疗难题。

# 第 27 章　未来发展方向

我们目前的治疗都无法使骨骼质量和强度恢复至正常人水平。即使是最有效的药物也仅能将髋关节骨折风险降低 40% ～ 50%，这与副作用或不耐受有关。在目前所有骨质疏松症的药物治疗方法中，每当一种细胞系的活性减少或增加时，与之"偶联"的细胞系也会发生同样的改变。因此，每当一种抗骨吸收药物通过抑制破骨细胞的分化和（或）功能来减少骨吸收，成骨细胞功能同时也会降低。同样，每当成骨细胞功能增加时，破骨细胞功能也会增加。这种联系阻碍了目前骨质疏松症的治疗。未来的药物可以"解偶联"这些变化，在促进成骨的同时不刺激破骨，从而更大地增加骨密度；更直接地作用于骨微结构，提高骨强度。药物干预控制骨细胞（骨骼中最丰富的细胞）是未来骨研究领域的一个重要方向。

## 一、现有药物的新剂型

选择性雌激素受体调节剂（SERM）雷洛昔芬，现称为雌激素激动剂/拮抗剂，可降低椎体骨折的风险，但尚未显示出可降低髋部骨折发生率。对 SERM 中的 3 种新药进行检测发现，苯萘昔芬和阿佐昔芬相对雷洛昔芬并没有绝对优势。

降钙素的口服制剂对骨密度的影响比降钙素鼻喷制剂更大，但是Ⅲ期骨折临床试验显示骨折风险并没有降低。

一种新的利塞膦酸钠制剂有肠溶衣，可防止片剂在胃中溶解，早餐后服用，每周一次。

目前正在测试特立帕肽口服、经鼻和经皮 3 种给药途径的效果。其他 PTH 分子和 PTHrP 类似物也正在研究中。

## 二、新型药物

### （一）组织蛋白酶 K 抑制剂

组织蛋白酶 K（CatK）是破骨细胞的相关产物，参与Ⅰ型胶原蛋白[有机骨基质的主要成分（90%）]的降解。抑制 CatK 可以抑制破骨细胞吸收骨基质的能力，而不会降低破骨细胞的数量、活性或存活率，并且不会影响破骨细胞其他功能，如创造局部酸性环境。由于 CatK 抑制剂的治疗并不会降低总体骨形成，因此，CatK 抑制剂可归类为"间接骨合成"药物（表 27-1）。

在临床前和临床研究中已经评估了 4 种 CatK 抑制剂。抗组织蛋白酶 K（odanacatib）已经在Ⅲ期临床开发计划中，以研究其作为骨吸收抑制剂的潜在作用。在为期 12 个月的Ⅱ B 期临床研究中，受试者每周接受一次 Odanacatib 50mg 治疗，研究结果显示受试者的腰椎骨密度增加 3.4%，组织形态学检测发现破骨细胞数量增加，而 sCTX（Ⅰ型胶原 C 末端肽）和 sBSAP（骨特异性碱性磷酸盐）分别降低 57% 和 18%。然而与安慰剂相比，odanacatib 的不良反应更为常见，包括皮肤病变、非典型股骨骨折和脑

表 27-1　在临床Ⅲ期试验中三种新的骨质疏松药物的特征

| | abaloparatide<br>PTH 相关肽 | abaloparatide<br>骨硬化蛋白抗体 | odanacatib<br>组织蛋白酶 K 抑制剂 |
| --- | --- | --- | --- |
| 研发现状 | 批准（美国） | 待批准 | 终止 |
| 临床试验 | ACTIVE | FRAME | LOFT |
| 剂量及给药途径 | 80μg/d，皮下注射 | 210mg/ 月，皮下注射 | 50mg/d，口服 |
| 主要作用 | 骨代谢 | 骨代谢，抗吸收 | 抗吸收 |
| 降低椎骨骨折的概率 | 86% | 73% | 54% |
| 副作用 | 注射部位反应，高钙血症，头晕，低血压，头痛，关节痛 | 注射部位反应，下颌骨坏死，非典型股骨骨折 | 皮肤病变，非典型股骨骨折，脑卒中 |

摘自 Khosla 和 Hofbauer,2017.

卒中。虽然 LOFT 试验的最终结果尚未公布，但是鉴于脑卒中的 HR 为 1.37，默克公司于 2016 年 9 月宣布将停止开发 odanacatib。

**（二）骨硬化蛋白抗体**

目前为止，抗吸收药物仍不能发挥骨重建作用，还没有一种药物可以有效重建骨。随着 PTH 作为一种高效骨合成代谢疗法的发展，这种情况已经改变。另一种有效促骨合成的方法是使用抗骨硬化蛋白的抗体抑制 Wnt 信号通路。骨硬化蛋白仅在骨细胞中产生，并抑制成骨细胞的分化。事实上，在临床前研究中，已有骨硬化蛋白的单克隆抗体（如 romosozumab 和 blosozumab）能够快速促进骨形成。抑制骨硬化蛋白可单一促骨形成，而不会增加骨吸收。因此，抗骨硬化蛋白疗法可用于治疗骨质疏松症患者，直到他们的骨密度和骨强度恢复正常为止。研究还显示，骨硬化蛋白的单克隆抗体能增加骨形成速率和骨小梁数量，而不增加骨吸收相关标志物。

抑制骨硬化蛋白能诱导骨合成，而不伴随骨吸收的增加。甚至严重的骨质疏松症也可以逆转并"治愈"。最初的临床数据令人鼓舞。

Romosozumab 是一种抑制骨硬化蛋白的单克隆抗体，研究显示可在 12 个月内降低骨折风险。

2014 年，romosozumab 的第一个Ⅱ期临床研究发表。受试者每月接受 1 次皮下注射 romosozumab 210mg，研究显示该治疗有效、安全，且具有良好的耐受性，尚未有严重的副作用报道。romosozumab 通过增加骨形成和减少骨吸收的双重作用使髋部和脊柱的骨密度增加（表 27-1）。romosozumab 的骨增强作用与其对腰椎和髋部的骨皮质间隔和骨小梁间隔的积极作用有关。

在 ARCH 试验中，高骨折风险的绝经后骨质疏松女性应用 romosozumab 治疗 12 个月后转为服用阿仑膦酸钠，骨折风险显著低于单独使用阿仑膦酸钠者。

与特立帕肽和安慰剂相比，经过 12 个月的治疗，romosozumab 治疗对椎体和股骨强度的增加更为显著。

在接受多年双膦酸盐治疗的患者中，向特立帕肽 /PTH 治疗过渡是一种常见做法，如那些在治疗过程中发生骨折的患者，romosozumab 的治疗可以提高这类患者髋部的骨密度，而特立帕肽则未观察到这一疗效。这些数据可以为高骨折风险的患者提供临床决策依据。

"虽然目前有多种药物可供临床使用，但更多的药物可能还会出现，最终可能使骨折在医学上不再成为衰老的重要特征"（Robert Lindsay）。

# 第七部分

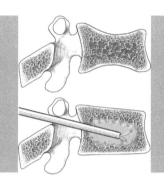

# 骨质疏松性骨折的预防和管理

# 第 28 章　骨质疏松性骨折的流行病学

骨质疏松性脆性骨折是世界范围内的重大公共卫生问题。美国国家骨质疏松基金会估计，目前有超过 4000 万 50 岁以上的美国人有骨折风险，到 2030 年，这一数字将增加到 6100 万。由于人口结构的变化，骨质疏松性骨折的发生率到 2040 年将至少翻一番。

即使出现了用于骨质疏松症的高效药物，骨折也仅减少了约 50%，仍有 50% 难以避免。骨质疏松性骨折不仅使人变得虚弱，而且具有较高的死亡率（见图 11-1）。瑞典的某些研究者指出，因髋部骨折导致的死亡在所有死亡原因中占比超过 1%。

据估计，50 岁以上的髋部骨折患者约有 25% 将在 1 年内死亡。

斯堪的纳维亚的一项研究中发现，尽管在过去的十年中，男性和女性的年龄相关髋部骨折发生率均无明显变化，然而髋部骨折后的生存率也并没有改善。这表明这些老年人的骨质脆性很高。据估计年龄在 50 岁以上的人一生中遭受骨质疏松性骨折的风险约为女性 40%，男性 13%。在未来，随着预期寿命的增加，预计这些骨折发生风险的数字将进一步变大。

低骨量相关骨折可发生在骨骼的许多部位，最常见于股骨近端、脊柱、腕部、肱骨近端和骨盆环（图 28-1）。

这些骨折中超过 75% 发生在 65 岁以上的患者中。相关的临床并发症包括疼痛，功能下降、残疾及失去独立生活的能力。

这些所谓的脆性骨折是由通常不会导致骨折的低能量外伤所造成，仅在美国，骨质疏松症每年就造成 150 万以上的骨折：70 万椎骨骨折、30 万髋部骨折、25 万腕部骨折及 20 万肱骨近端和骨盆环骨折。第一次脆性骨折后，这些人未来再次发生骨折的风险明显增加。一项 Meta 分析表明，在接下来的几年中，再骨折风险增加了 2 ～

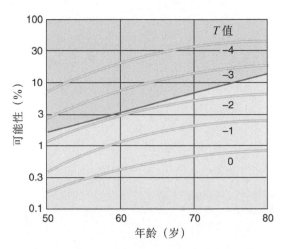

图 28-1　根据 DXA 评估的股骨颈 $T$ 值，瑞典男性和女性髋部骨折的 10 年概率。概率标度是对数的。蓝线表示干预措施具有成本效益的概率

4 倍。

　　骨质疏松症的社会成本是由直接治疗成本（如急性骨折的治疗和康复）及与健康状况不佳相关的间接成本引起的。非椎骨骨折的社会成本占总成本的 80％ 以上，其中髋部骨折占大部分（图 11-2）。

　　约 25％ 的骨折和 1/4 的总费用发生于男性。

　　据估计，到 2050 年，全球单因髋关节骨折而造成的直接和间接成本将达到每年 1300 亿美元左右。

# 第 29 章　骨质疏松性骨折的危险因素

## 一、危险因素

治疗骨质疏松症的主要目标是降低有巨大社会经济影响的骨折的风险。脆性骨折通常是骨质疏松症的首发表现，然而许多发生低强度创伤性骨折的患者并无骨质疏松的低骨密度测量证据。因此，亟须对具有骨折风险的人进行更好的识别。目前，结合骨矿物质密度和临床风险来评估骨折风险的工具正在被研究。

两个关键而又相互影响的因素增加了脆性骨折的风险。

- 降低骨量和骨强度的因素。
- 增加跌倒风险的因素。

表 29-1 概述了骨因素、跌倒风险增加因素及其对脆性骨折的影响。腕部或椎骨骨折是绝经后骨质疏松症的早期表现，而肱骨近端或髋部骨折则多见于年龄相关性骨质疏松症的晚期（图 29-1）。在没有预防措施的情况下，女性一生中会失去35% ～ 50% 的骨小梁和25% ～ 30% 的致密骨（图 29-2）。

通常，骨量越低，造成骨折的创伤能量需要量越低，如在床上咳嗽或翻身即可导致骨折。

50 岁男性与女性后续生存期的骨折风险（括号中的数据为男性的）如下所示。

- 股骨近端18%（6%）。
- 椎体16%（5%）。
- 桡骨远端15%（3%）。
- 任何部位40%（13%）。

大量的脆性骨折是由跌倒导致的。这些老年人中约5% 需要短期或是长期的住院治疗。

目前的估计表明，约50% 的椎体骨折及所有腕部和髋部骨折是由创伤直接造成的。

16 项大型研究证实导致跌倒的最常见因素如下（表 29-1）。

- 肌肉无力。
- 既往跌倒史。
- 平衡和运动能力受损。
- 缺乏助行设备。
- 视力障碍。
- 关节炎。
- 抑郁等心理因素。
- 认知障碍。
- 年龄 > 80 岁。

提示：检查工作地点和家里是否有障碍物，挪开或处理掉。

在 OFELY 研究中确定了绝经后女性中脆性骨折的 7 个独立预测因素。这些因素反映了脆性骨折不同的潜在作用机制（图 29-3）：①既往脆性骨折史；②低骨密度；③身体活动不足；④握力下降；⑤老年人群；⑥产妇骨折史；⑦跌倒史。

表 29-1　降低骨强度和增加跌倒的风险因素

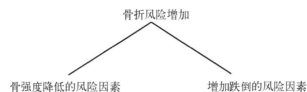

骨折风险增加

骨强度降低的风险因素　　　　　　　增加跌倒的风险因素

不可改变的风险因素
- 骨密度
- 骨微结构
- 骨转换
- 骨骼几何结构

不可改变的风险因素
- 性别
- 年龄
- 种族
- 骨折个人史
- 产妇骨折史
- 绝经
- 身高降低

可改变的风险因素
- 维生素D缺乏
- 体重低
- 久坐不动的生活方式
- 尼古丁
- 酗酒
- 肌肉力量下降
- 糖皮质激素应用
- 雌激素缺乏
- 睾酮缺乏
- 疾病（例如，类风湿关节炎，移植后状态，糖尿病，抑郁症，甲状旁腺功能亢进症等）

内在因素
- 痴呆
- 肌肉骨骼疾病
- 神经系统疾病
- 心血管疾病
- 虚弱
- 认知障碍
- 视力差
- 药物（镇静剂、降压药及其他）

外在因素
- 环境危害
- 缺乏助行器
- 低水平照明
- 地面光滑

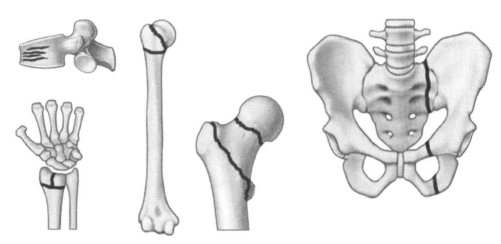

图 29-1　骨质疏松性骨折常见的发生部位

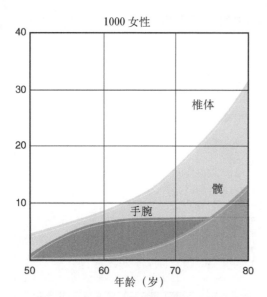

图 29-2　年龄相关骨质疏松性骨折的发生率

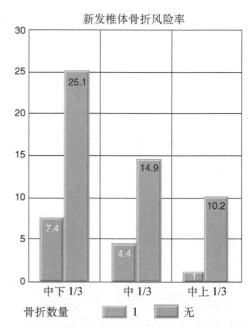

图 29-3　常见椎体骨折与骨密度对继发椎体骨折风险的关系

髋部骨折 1 年后，即使获取足够的钙摄入量，患者的骨骼和肌肉量也会丢失 5%～9%。许多人也因为此而失去了独立生活或行走的能力。

骨质疏松性骨折的临床风险评估应包括以下骨骼因素（表 29-1）。

- 骨量减少（密度）。
- 骨微结构的不连续。
- 矿化障碍（"骨质疏松症"）。
- 骨转换增加（"继发性甲状旁腺功能亢进"）。
- 跌倒风险增加。

## 二、骨折风险评估

在目前的文献中，骨密度被描述为影响骨折风险的最重要因素。卡明斯等的研究结果表明，在参考人群的标准以下，每减小一个标准偏差都会使骨折风险加倍。

使用骨密度检测及将 T 值用作单一参数的主要优点是可以动态监测随着时间推移患者对治疗的反应。但是，如果骨折风险评估仅基于 BMD 检测，则存在较大的局限性。因为其他几个重要因素也会影响

骨折风险。例如，抗骨质疏松治疗降低的骨折风险只有 50% 能够用骨密度的变化来解释。

骨折风险评估工具旨在计算个人骨折风险，并有助于临床决策过程（是否需要骨质疏松治疗）。最广为人知的是由 WHO 推出的 FRAX® 工具，它估计了患者 10 年内发生严重骨质疏松性骨折的可能性。除骨密度外，它还考虑了临床风险因素，如年龄、性别、体重指数、父母髋部骨折的发生、个人骨折史、尼古丁滥用、酒精滥用、类风湿关节炎、继发性骨质疏松症和皮质类固醇的使用。

FRAX® 可以为每位患者提供更准确的骨折风险评估，并对其做出治疗决策。例如，对于有骨量减少和多个并存的临床骨折风险因素的患者，可显示发生严重骨质疏松性骨折的 10 年风险增加，因此应进行治疗。

FRAX® 的一个主要限制是它不能用于随访患者，而只能用于未接受骨质疏松症或骨量减少症治疗的患者。

另一个限制是，在风险因素分析中，所有风险因素都是以二进制方式评估（只有是或否），而每种风险因素都没有分级。因此，目前椎体压缩性骨折（VCF）的数量、吸烟者的累计吸烟量或皮质类固醇的使用剂量等未纳入风险评估中。由于缺乏分级，该工具可能低估了有多个 VCF 的患者未来发生骨折的风险，而高估了单个 VCF 未来骨折的风险。其另一个缺点是 FRAX® 模型仅使用股骨颈的骨密度。实际上，腰椎的骨密度更早地反映了骨小梁的丢失。而骨小梁丢失在疾病发生过程中更早地受到影响。FRAX® 的优点是公式可以在没有骨密度的情况下进行计算。这样可以识别出哪些患者可能在 DXA 扫描中获益。

为了进一步提高骨折风险评估的准确性，评估工具还应包括其他重要的风险因素，如糖尿病、维生素 D 水平、跌倒的风险和身体虚弱情况的存在等。

在骨质疏松症的治疗中，未来可靠的骨折风险评估工具的主要任务是确定那些骨折风险高到足以需要进行合理治疗的人，尤其是那些尚没有骨折的人，并协助其进行临床决策。

# 第30章　骨折愈合

## 一、骨折愈合的发生过程

在骨质疏松症患者中，低强度的创伤即可能导致骨骼广泛破坏，并发生移位、出血和血凝块形成；亦或是它可能只影响少量的骨小梁，而不引起明显的移位或疼痛。细微的断裂或裂缝（"微裂缝"）主要发生在承重的骨骼，尤其是椎体骨中。它们通常在骨质疏松症发生过程中出现明显的骨量流失。在骨活检中，有时可发现骨损伤仅涉及单个小梁。但是，在髂嵴骨质活检中，很难识别裂纹。应当指出的是，这些裂缝是随着身体老化出现的，并没有特定的外伤或跌倒史。大的骨折总是伴有出血，随后的血凝块形成是独特且高度复杂的愈合过程的组成部分（图30-1）。骨骼、骨髓、骨膜、周围的肌肉、神经和血管都有助于骨折愈合。骨折愈合相当于胚胎骨化过程的重复。因此，与所有其他器官相比，骨骼是一个例外，因为它不产生瘢痕组织，可以再生出成熟的骨骼组织，而不受骨转换率的影响。

简而言之，以下是骨折愈合过程中的主要事件顺序——不管在正常骨还是骨质疏松骨中（图30-2）。

• 炎症期：对坏死物质立即产生强烈的炎症反应：出血、血管扩张和血浆渗出。在接下来的几天内，出血区域将经历组织重组。有趣的是，已经证明这种组织有成骨的潜力。坏死组织通过吞噬作用和溶酶

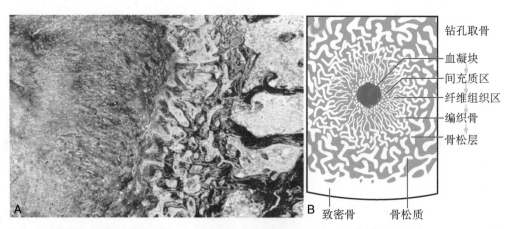

图 30-1　骨活检修复骨孔的顺序：A. 组织学，从血凝块（左）到板层骨（右），Gomori 染色；B. 骨折愈合发生顺序的示意图

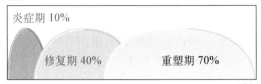

密度

炎症期 10%

修复期 40%　　　重塑期 70%

时间

**图 30-2　骨折愈合的阶段。炎症、修复和重塑阶段的持续时间**

体分解被清除。

• 修复期：其特征是愈伤组织的形成，这是一种由纤维、软骨和骨成分组成的复杂组织，由周围的间充质细胞衍生和产生。早期愈伤组织形成的基质由胶原蛋白和蛋白多糖组成。约在同一时间，在 1 周内，血管开始增生，运输营养、激素和生长因子。软纤维性骨痂向硬骨性骨痂（编织骨）的进展通过基质（类骨质）矿化和软骨骨化发生。在 3～6 周，组织学上可见新骨形成了小梁结构。

• 重塑阶段：此阶段的特征是将编织骨转化为板层骨。修复后的骨质慢慢恢复原来的形状和强度。骨痂的吸收主要是通过破骨细胞。破骨细胞由机械和电因素调控，进而调控刺激细胞的增殖和活性，以及形态学改变。

在这些重叠阶段中，骨折间隙中形成的肉芽组织立即填补骨折间隙，然后是软骨细胞产生软骨组织。在修复期早期，骨形成于膜内骨化。在修复期后期，骨折区的软骨组织矿化，在重建期通过软骨内成骨作用转化为板层骨。

骨质疏松性骨折多位于干骺端。在有骨折碎片的干骺端，骨折愈合过程为直接的骨小梁修复 / 形成，而骨痂很少形成。在骨干骨折中，如髓内钉或桥接钢板接骨后，骨痂形成，从而产生继发性骨折愈合。在动物模型中，干骺端骨折愈合与骨干骨折愈合相比，骨形成率更高，骨矿物质含量也更高。促进干骺端骨折直接愈合的潜在因素是骨小梁表面提供了骨折碎片与大量成骨细胞之间的充分接触。实验研究表明，在骨小梁愈合中，骨折血肿中早期存在间质细胞和炎性细胞是非常重要的。未来将重点研究未被充分认识的以骨质疏松性骨折为代表的干骺端骨折愈合过程。

股骨近端骨折内固定术后骨不连的总发生率为 20%。在 70 岁以上的患者中，总发生率为 25%。几项研究显示，年龄、性别和复位的准确性与股骨近端骨折复位后骨不愈合的风险相关。对骨质疏松大鼠模型的研究为骨质疏松性骨折不同的骨折愈合方式提供了证据，这可能对评价骨质疏松症新治疗方法对骨折愈合的作用具有重要意义。在去卵巢的骨质疏松大鼠模型中，组织形态学分析显示骨痂愈合延迟，成熟骨发育不良。实验研究表明，在骨质疏松性骨折愈合过程中，老龄和卵巢切除均可破坏骨折骨痂的机械性能和矿物质的积累。另一方面，临床实践证明，如果骨折内固定达到足够的稳定性，骨质量和骨强度明显降低的骨折也可以愈合，提示骨质疏松性骨折也可以愈合。

## 二、药物对骨折愈合的影响

骨吸收抑制药广泛用于骨质疏松症的治疗。然而，骨吸收的抑制会间接抑制骨形成，从而导致骨转换的大幅降低。在女性患者接受阿仑膦酸钠治疗 2 年后，骨转换激活频率降低了 90%，这一点已得到证实。此外，双膦酸盐（BP）对矿物质有很高的亲和力，它们在骨骼中的半衰期非常长——人类约为 12 年。骨质疏松症患者容易骨折，且 BP、雌激素和 SERM 抑制骨重塑，因此，需要动物实验和临床试验来研究这些骨吸收抑制剂对骨折愈合的影响。既往的动物实验表明，高剂量的依替膦酸盐会干扰骨折的愈合和矿化。这些研究结果并不适用于现在含氮的 BP，它可以在没有增加骨质疏松性骨折患者风险的情况下服用。此外，动物实验表明，现代双膦酸盐治疗有以下效果。

• 骨痂面积和钙含量增加，这可能是由于抑制骨吸收。

• 在 BP 的长期治疗下，晚期骨痂从编织骨向组织良好的板层骨的重构过程可能会延迟。其结果可能表现为影像学上骨折线的正常消失和解剖结构的正常恢复，而骨骼强度的机械性能恢复延迟。

• 与对照组相比，骨痂面积的增加和骨痂矿化程度的增加提供了更高的抗弯刚度和骨痂强度，这似乎可以弥补骨折愈合过程中骨痂重建的延迟。

对于人体，BP 对骨折愈合的影响是有争议的。目前只有五项聚焦于骨折愈合时间的研究，包括一项研究和一个对照组。在桡骨远端骨折的研究中，BP 组的愈合时间延迟最小；一项研究显示，女性患者的愈合时间延迟更明显；而在股骨骨折愈合的研究中，两组之间没有差异。一项大型的 RCT 研究显示，髋部骨折后立即开始 BP 治疗对愈合率、骨折愈合时间和骨折固定并发症的发生率等方面均无不良影响。目前还没有来自临床研究的有力证据来停止临床正在进行的 BP 治疗或推迟发生骨折时 BP 的应用。应用骨吸收抑制药物治疗的患者如果出现一个或多个新的脆性骨折，且骨密度无明显增加，可改用骨合成药物治疗，以确保骨折保护效果。未来评估 BP 对骨折愈合影响的研究应包括更高的患者数量和对照组，并应区分上肢和下肢骨折、干骺端和骨干骨折，以及手术和非手术治疗，以提供可靠的数据。

地诺单抗是另一种新型的骨吸收抑制药物，其作用机制是抑制破骨细胞形成和破骨细胞募集。在骨折愈合模型中，它显示出与 BP 类似的作用，与对照组相比，骨痂的形成和矿化增加，但重塑和重组延迟。对于这两种药物（BP 和地诺单抗），最近的临床研究报道了非典型股骨骨折发生率的增加，尤其是长期使用的患者。由此推测，这些药物降低了骨重建率、抑制了骨转换，导致微损伤的积累，从而导致微裂隙的产生，进而导致不完全应力性骨折或股骨干或转子下区域的完全非典型骨折。总的来说，非典型骨折是罕见的，如果有正确的治疗指征，骨吸收抑制药物预防的骨折比其引起的要多得多。

甲状旁腺激素（PTH）是一种促骨合成代谢药物，已被证实可提高骨密度，减少人体骨折的风险。在动物骨折愈合模型中，有强有力的证据表明特立帕肽 /PTH 可以显著改善骨痂的生物力学性能。组织学显示骨痂形成加速，膜内成骨、软骨内成骨和骨重塑速率加快。近期的临床研究显示，对于非手术治疗的桡骨远端骨折（管型固定）和非手术治疗的肱骨近端骨折（悬吊），特立帕肽在骨折愈合时间上的优势很小，在上述两个骨折部位的临床评分上都没有优势。在用螺钉、动力髋螺钉或股骨近端髓内钉进行股骨近端骨折（股骨颈或转子间骨折）的内固定后，在 3 次临床试验中，干预组使用特立帕肽并没有加快骨折愈合的时间。在一项评估骨盆环骨折保守治疗的 RCT 研究中，与对照组相比，特立帕肽组显示出更快的骨折愈合和更高的临床评分，但在本研究中发现了一些方法上的缺陷。目前没有明确的证据表明使用 PTH/ 特立帕肽在骨折愈合时间上或多个骨折部位的临床评分结果上有显著优势。另一方面，骨折愈合过程也未受破坏或被明显延迟。

在抗骨质疏松的新药物中，sclerostin

单克隆抗体的临床前研究显示其可使骨折愈合增强，而评估其对骨折患者骨折愈合影响的 RCT 研究正在进行中。

细胞因子和前列腺素等小分子介质不仅在细胞免疫功能中起关键作用，而且在骨折修复的起始过程中起重要作用。研究最好的例子之一是环氧化酶 -2（COX-2），显示了这些因子在骨修复中的关键作用。在动物实验中，将非选择性非甾体抗炎药与选择性 COX-2 药物进行比较，发现选择 COX-2 治疗对骨折愈合的损害大于非甾体抗炎药。

β 受体阻滞剂也被研究与骨骼健康的关系。多项研究表明交感神经系统对骨骼有分解代谢作用。事实上，成骨细胞和破骨细胞中均有功能性的肾上腺素能受体，骨组织中也存在交感神经纤维。因此，神经系统很可能是骨代谢的共同调节器，从而影响骨折的愈合。

在临床实践中使用的许多药物，如非甾体抗炎药或糖皮质激素，以及尼古丁等外部因素或糖尿病等全身性疾病，在动物实验中均被观察到对骨折愈合有延迟作用。

吸烟者及长期酗酒者不仅更容易跌倒和骨折，而且骨折愈合也会延迟。此外，据研究显示，他们的再生骨的成熟过程是不正常的，不愈合或畸形愈合在这些患者中更常见。吸烟者自己评估的预后效果比不吸烟者差得多。酒精的有害影响包括抑制成骨细胞的骨形成、改变骨化基质的成分、降低成骨细胞对激活骨形成信号的反应能力。

对于假关节形成的骨折不愈合，骨形态发生蛋白 BMP-2 和 BMP-7 的局部应用已被批准，但其在骨质疏松性骨折中的应用尚无可靠的数据。另一方面，到目前为止还没有研究证明骨形态发生蛋白 BMPs 在治疗骨不愈合方面优于骨松质移植。关于生物物理加速骨折愈合，低强度超声已被证实可促进延迟愈合骨折的愈合。

# 第 31 章　骨质疏松性骨折的处理

骨质疏松症治疗的主要目的是预防脆性骨折。通常，低创伤性骨折是老年患者骨质疏松症的第一个表现，而骨质疏松症在骨折事件之前是一种无症状的疾病。低创伤性骨折的处理包括石膏托或夹板等保守治疗，以及固定或关节置换等手术治疗。对于骨量减少的老年患者，下肢、脊柱和骨盆环骨折手术的稳定性重建应考虑到早期承重，上肢骨折应考虑到早期的物理治疗。对于某些有明显骨量丢失的骨折，需要特殊的植入物来提供稳定的骨折固定，使骨愈合。早期骨折处理、早期活动和骨折稳定后的积极物理治疗对于保持关节功能、预防关节挛缩、加强肌肉力量以保证行走安全及预防因制动而引起的并发症都很重要。

骨质疏松性骨折的治疗指南概述

• 老年患者最好尽快进行骨折处理。手术干预应尽量小，以便减少手术时间、失血和压力。事实上，髋部骨折手术治疗延迟超过 2 天会显著增加患者 1 年的死亡率和围手术期并发症。

• 手术干预应实现稳定的骨折固定，以便早期负重和早期物理治疗。

• 对于骨质疏松性骨折，需要特殊的植入物以使骨折愈合，包括骨折假体、髓内植入物、干骺端骨折锁定钢板和用于脊柱手术的锁定植入物（必要时，需用骨水泥增强）。骨折内固定失败的主要原因是骨质疏松骨的愈合能力受损。

• 康复的目的是通过运动来改善肌肉功能，预防肌肉减少及跌倒。由于未来继发骨折的风险可能达 4 倍，因此，使用特定的骨吸收抑制药物或骨合成代谢药物和补充维生素 D 来预防继发性骨折非常重要。

## 一、骨折部位及其临床意义

当骨折发生时，骨质疏松症将出现症状。认识到骨量丢失本身并不会引起疼痛或残疾这一点很重要。髋部、脊柱、手腕和肱骨近端的骨折是最常见的，尽管它们也发生在骨骼的其他部位，特别是在骨盆环、足踝、肋骨和假体周围区域。虽然任何骨折都可能对个人产生毁灭性的影响，但从公共卫生的角度来看，髋部骨折是迄今为止最重要的。

## 二、髋部骨折

年轻人倾向于向前跌倒时用他们的手腕来保护自己，而年长的人倾向于向一边跌倒并以臀部着地。髋部骨折被归类为"骨质疏松相关"骨折，其费用占了骨质疏松性骨折总费用的大部分，约达到 65%。仅在美国，每年就有 30 多万患者发生股骨近端骨折；25% 为平均年龄 80 岁的男性。每

6 位白种人女性中就有 1 位（约 15%）会在一生中遭受髋部骨折。所有的骨折都是由跌倒引起的。骨折的类型取决于多种因素，包括跌倒的角度和方式、股骨颈的骨强度、神经肌肉和患者对跌倒的保护反应。

　　股骨近端最常见的两种骨折类型是股骨转子间骨折（50%）和股骨颈骨折（50% 的股骨头下段和经颈段骨折）（图 31-1）。股骨转子间骨折可用股骨近端钉或动力髋螺钉等保护关节的内固定植入物治疗。由于生物力学的改善和早期负重的考虑，粉碎性股骨转子间和股骨转子下骨折最好采用髓内钉治疗（图 31-2）。在骨强度非常低的情况下，位于股骨头的螺旋刀片可以用骨水泥进行增强（图 31-3）。

　　采用螺钉内固定失败率高，如发生螺钉切割等，因此，骨质疏松性头下型股骨颈骨折主要采用半髋关节置换或全髋关节置换术治疗。骨水泥关节置换术在骨质疏松的情况下提供了较高的初始固定稳定性，并允许立即负重（图 31-4 和图 31-5）。

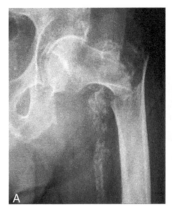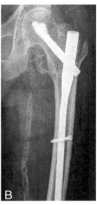

图 31-2　A. 股骨粗隆骨折；B. 股骨近端髓内钉固定（PFN）

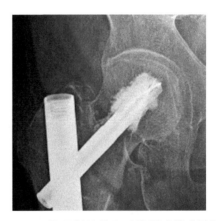

图 31-3　股骨近端的严重骨质疏松采用骨水泥增强

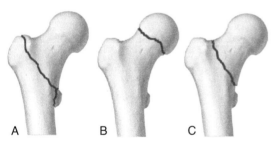

图 31-1　股骨近端骨折类型：A. 粗隆间骨折，B. 股骨颈内侧骨折，C. 股骨颈外侧骨折

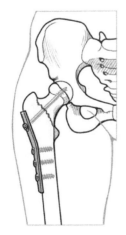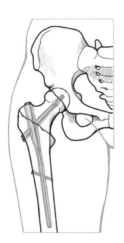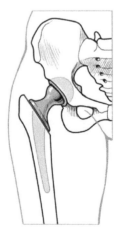

图 31-4　治疗股骨近端骨折的常见术式

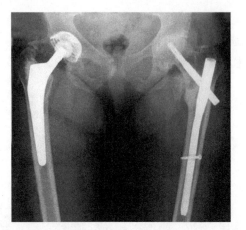

图 31-5　人工髋关节置换术治疗股骨颈内侧壁骨折。3 年后用股骨近端髓内钉对股骨粗隆部骨折进行治疗

髋部骨折有非常严重的后果，大多数患者会留下残疾。

· 20% ～ 25% 将在第一年内死亡。

· 近 25% 的人需要长期护理机构提供护理或家庭护理。

· 约 40% 的人从未完全恢复他们的灵活性和独立性。

· 只有一小部分恢复到受伤前的活动水平。

第一次髋部骨折的危险因素包括以下几种：①以前任何部位的骨折；②高龄；③体重低；④骨密度低；⑤跌倒风险增加。

一项前瞻性随机试验的结果显示在第一次髋部骨折发生的 3 个月内注射一次唑来膦酸可以使骨折后的 2 年新的骨折发生减少 35%，死亡率减少 28%。此外，双膦酸盐没有延迟骨折愈合，也没有增加骨折固定后并发症的发生率。有几项研究观察到，在过去的 10 年中，无论男性或女性，年龄相关的髋部骨折发生率并未升高，但有迹象表明髋部骨折的存活率并没有任何改善，尽管已经改进了骨质疏松症的治疗策略和手术技术。髋部骨折的治疗有确切的需求，因为 12% 的患者将在未来遭受第二次髋部骨折，特别是在第一次骨折后的前 6 个月。

最近的一项欧洲研究表明，髋部骨折约占所有骨质疏松性骨折的 17%，但其造成的直接成本占所有骨折的 50% 以上。

Salomon 等最近在美国进行的一项研究显示了一个令人担忧的迹象：在过去 10 年里，接受髋部骨折治疗的患者数量呈下降趋势。研究表明，髋部骨折后骨质疏松症的初始用药率从 2002 年的 40% 下降到 2011 年的 20%。

## 三、非典型股骨骨折

几项试验表明，双膦酸盐和地诺单抗的骨吸收抑制治疗与非典型股骨骨折的发生有关。大多数患者长期使用骨吸收抑制药物至少 3 ～ 5 年。我们认为，由于这些药物的靶向重塑抑制而导致的微损伤积累导致微裂隙的产生，进而导致不完全应力性骨折或不典型的股骨干或转子下完全骨折。患者常表现为前屈性大腿疼痛，可发生在双侧。在不完全骨折时，X 线片显示骨膜反应与外侧股骨皮质增厚（图 31-6），也可在外侧皮质出现应力骨折线。大多数完全骨折发生时仅为低强度的创伤，主要表现为转子下或股骨干未粉碎的横行骨折（图 31-7）。骨的几何形状也可能影响骨折的位置，因为正面更明显的股骨弓可能会导致股骨干骨折。

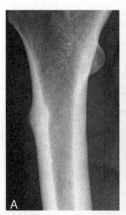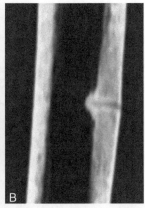

图 31-6　A. 股骨外侧皮质非典型不全骨折；B. 外侧骨皮质折线伴周围皮质肥厚（CT）

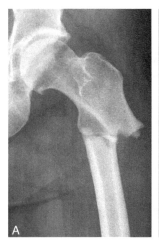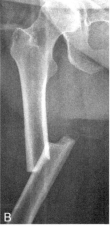

图 31-7　A. 不典型转子下完全性横行骨折；B. 一例长期使用双膦酸盐不典型股骨干横行骨折

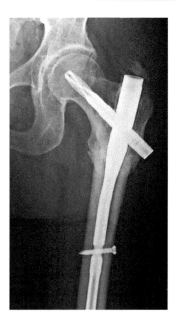

图 31-8　图 31-7A 非典型股骨骨折病例用股骨近端钉固定

骨活检的组织学结果显示，在不完全骨折的骨折线周围和外侧骨痂周围有更多的骨重塑和编织骨的存在，以稳定骨折。另一个因素是不完全股骨骨折的股骨外侧张力不利于骨折的愈合。早期诊断的不完全应力性骨折，如果只有皮质增厚，停止 BP 治疗和补充维生素 D 是一个可尝试的非手术治疗方法，但这一过程需要仔细监测。有病例报道显示特立帕肽治疗可能是治疗不完全非典型股外侧皮质应力性骨折的一种选择。

对于完全骨折，通常在髓内扩孔后使用股骨近端髓内钉进行手术治疗（图 31-8）。ASBMR "特别工作小组" 还建议，考虑到完全骨折内固定居高不下的并发症发生率，在非手术治疗失败后，对于有应力骨折线的疼痛性不完全性骨折应在增厚的皮质上预防性置入髓内钉。新的研究表明，女性可能有更高的非典型股骨骨折的风险，而在停止双膦酸盐治疗后，骨折的风险迅速下降。在这些研究的基础上，笔者建议对于发生了骨折的骨质疏松症患者应停止服用这些骨吸收抑制剂。而对于长期接受骨吸收抑制剂治疗的骨质疏松症患者应该仔细

进行监测。因为药物的抗骨折作用必须与它们造成的非典型骨折这一严重不良事件相平衡。在 3 ～ 5 年的治疗后，是否继续或是暂时停用骨吸收抑制药物可由患者的个体风险评估结果决定。研究表明，非典型股骨骨折的总发生率较低，双膦酸盐使用者的非典型股骨骨折发生率为 1/100 000 ～ 5/100 000。Meta 分析和综述总结表明，前 5 年双膦酸盐的治疗明显具有有利的收益 - 风险比 [Black 和 Rosen，2016]。未来的研究将验证，是否一年一次的给药与每周给药相比风险更低，以及地诺单抗的有效抗再吸收作用是否同时也伴随着非典型骨折潜在的更高发生率。总的来说，非典型股骨干骨折是罕见的，只要合理选择适应证，这些骨吸收抑制药物预防的骨折比可能引起的骨折要多得多。

## 四、椎体骨折

椎体压缩性骨折（VCF）常无症状，因此无法诊断。60% 的 VCF 没有在临床上被

发现，是自然发生的，通常伴有轻微或不记得的创伤。只有约 1/3 的椎体变形引起了临床注意。大多数椎体骨折是由日常生活活动下的轴向载荷引起，如抬举、落地和弯腰动作引起，或是偶然被诊断。压缩性骨折的最大危险因素是潜在的骨质疏松症伴发于多发性骨髓瘤和转移性癌症，尤其是乳腺癌。在 VCF 疼痛的鉴别诊断中尤其需要注意。正确的诊断需要胸椎和腰椎的侧位 X 线片。椎体骨折在老年妇女中很常见。有 5%～10% 的 55 岁女性可在 X 线片中发现椎体骨折；对于 80 岁女性，这一数字上升到 30%～40%。据估计，全世界 70 岁以上的老年人中约有 20% 发生椎体骨折，每年估计有 140 万新发骨折。椎体的皮质层仅提供约 10% 的抗压负荷。年龄越大，骨小梁越薄，越易出现微裂隙。虽然这些椎体愈合后会形成骨痂，但微裂隙的大量积累会导致骨质显著弱化，进而导致椎体压缩和骨折（图 31-9）。椎体骨折在许多不同的情况下都会发生，约 50% 的骨折找不到明确的压力负荷事件。

脊柱骨折更为隐蔽，甚至可能难以识别，其表现也有很大差异。它们可能是由日常生活中常见的活动引起的，如弯腰、抬举、转身、伸展和咳嗽等。

椎体骨折最常发生在胸椎中段和胸腰椎交界处（图 31-10）。相比之下，上胸椎骨折（$T_2$～$T_6$）更可能是由转移性疾病或多发性骨髓瘤引起的。MRI 有助于区分良恶性疾病。MRI 还可以帮助识别新出现的 VCF，这些骨折在脂肪抑制 $T_2$/STIR 序列上出现了小梁骨髓水肿（图 31-11）。

椎体骨折引起的症状在不同个体间有很大的差异。当骨折发生时，一些患者可能痛感很少或没有痛感，而另一些患者则会感到剧烈的疼痛。部分患者在几个月后疼痛感消失，但还有些患者可能会留下长期的疼痛或不适感。椎体骨折患者可能在弯腰、起立，甚至是单纯的直立动作等活动中加重疼痛。椎体骨折通常不会引起背部疼痛并向下肢放射。这是椎间盘问题引起的神经根压迫的典型表现。由于体型的变化（腰围的扩大和腹部的隆起），许多患者很难找到合适的衣服。椎体骨折的长期影响仍被低估：许多会导致慢性背痛、行动不便、畸形、肺功能下降、死亡率增加、生活质量下降和机体功能下降。

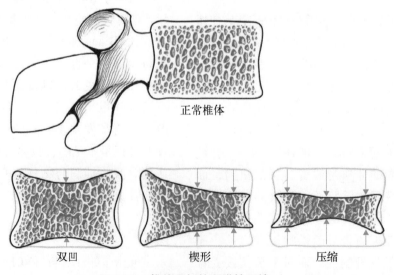

正常椎体

双凹　　　　　楔形　　　　　压缩

图 31-9　椎体骨折的渐进性压缩

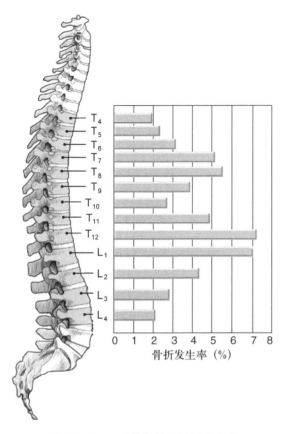

图 31-10　不同节段椎体骨折发生率

X 轴标注：骨折发生率（%），刻度 0 1 2 3 4 5 6 7 8

椎体标注（从上到下）：$T_4$、$T_5$、$T_6$、$T_7$、$T_8$、$T_9$、$T_{10}$、$T_{11}$、$T_{12}$、$L_1$、$L_2$、$L_3$、$L_4$

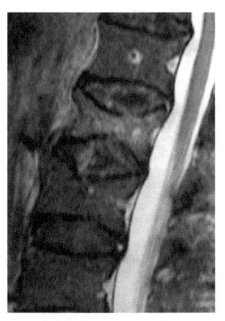

图 31-11　脊柱 MRI 显示椎体骨髓水肿，提示新鲜压缩性骨折

脊柱骨折通常会引起身高和体型的变化。

椎体骨折修复期为 2 ～ 4 个月，在此期间，矫形器具和束带的使用应尽可能短。它们的目的是减轻疼痛，避免后凸和保留肺功能。充分的镇痛治疗是必要的，用以允许活动治疗。增加脊柱肌肉力量的康复方法将减轻椎体的负荷，从而降低机械功能不足带来的骨折风险。对椎体骨折风险的研究发现，腰椎骨密度降低，2SD 椎体骨折的风险将增加 4 ～ 6 倍。一个有症状的椎体骨折意味着发生髋部骨折的可能性增加 2 倍，2 个或更多的椎体骨折则意味着发生新的椎体骨折的可能性增加 8 倍。

新发 VCFs 的手术适应证是非手术治疗下仍持续疼痛、活动受限。疼痛性 VCF 可通过椎体成形术（VP），即通过骨活检针等经椎弓根穿刺注射聚甲基丙烯酸甲酯（PMMA）来治疗，使骨折椎体稳定（图 31-12）。后凸成形术（KP）包括在透视指导下将充气球囊或可扩张的金属丝笼插入椎体（图 31-13）。椎体内球囊扩张后，将 PMMA 填充入骨小梁缺失区。新鲜的楔形 VCF 可以用这种技术进行校正。这两种技术都有很高的使用率和接受率，但只能用于有完整后壁的稳定 VCF。通过这两种经皮穿刺手术后，95% 的疼痛获得了减轻，功能明显改善。如果在骨折后 2 ～ 3 个月进行，后凸成形术可提高骨折椎体的高度，使后凸度降低 50% 以上。但若长于这个时间，那么在高度上的改善将显著减小。手术后获得的骨折稳定性和椎体高度的恢复被认为是疼痛缓解和功能改善的主要原因。两种方法的并发症主要由骨水泥的渗漏和潜在的骨水泥微栓子通过脊髓静脉丛引起。后凸成形术并发症较少，因为骨水泥被限制在球囊内。在一些病例中，由于经水泥增强的椎体刚度增加，特别是在注射多节

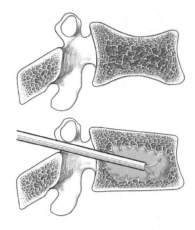

图 31-12　椎体成形术：椎体骨折通过骨水泥注入修复

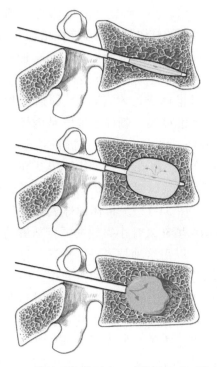

图 31-13　椎体后凸成形术：球囊后凸成形恢复椎体高度

段水泥后，在行椎体成形术节段上下的椎体可观察到相邻椎体因新的压缩性骨折而塌陷（图 31-14）。最近的 2 个 RCT 研究显示椎体成形术治疗 VCF 的效果与假注射组相似，因此椎体成形术的疗效值得怀疑。一项分析椎体成形术治疗 VCF 效果的大型 Meta 分析显示，与非手术治疗相比，椎体

成形术在改善健康相关生活质量评分和缓解疼痛方面更有效。另外，与所有对照组相比，椎体成形术并没有导致新的椎体骨折数量增加。对于不稳定的 VCF 或累及后壁的爆裂性骨折，可行经后路椎弓根内固定附加骨水泥增强（图 31-15）。对于有明显骨量丢失的病例，为了优化应力分布和减少每个内固定椎体上分担的弯曲力，必须使用多节段内固定。这些手术在早期是有效的，但可能会发生严重的并发症。

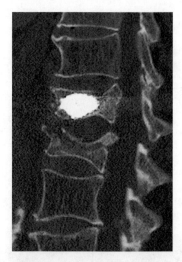

图 31-14　术后 4 个月的 CT 显示后凸成形术后相邻节段的压缩性骨折

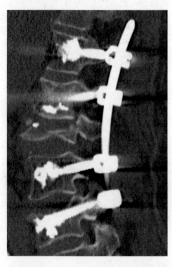

图 31-15　重度骨质疏松症患者的不稳定椎体骨折的多节段脊柱内固定术、使用骨水泥加强螺钉固定

## 五、桡骨远端骨折

老年患者发生的桡骨远端骨折常伴有骨量减少，常为绝经后女性首先发生的骨折。50 岁以上女性患桡骨远端骨折（腕部骨折）的终生风险约为 15%，而男性的风险仅为 2.5%。它是 75 岁之前最常见的骨折，主要发生在围绝经期的女性。手腕骨折通常发生在户外，尤其是冬季。这些手腕骨折大多发生在伸直手臂跌倒之后。尽管腕部骨折主要是由意外跌倒引起的，但这也表明了骨密度测量的迫切需要，特别是对于 40 ～ 60 岁的女性。

腕部骨折疼痛明显，需要急诊治疗；老年患者可能需要住院治疗。大多数非移位性骨折可采用闭合复位和石膏固定治疗。对于有移位的骨折或关节内骨折，如果石膏可以维持骨折复位 2 周，那么这些骨折患者中的大多数无需手术治疗。管型石膏的治疗通常需持续 6 周。粉碎性骨折、关节内脱臼骨折或石膏固定后再次移位的骨折最好使用掌侧锁定钢板。在过去的 10 年里，这已成为复杂骨折的标准术式（图 31-16 和 31-17）。对功能需求高的老年人，如独居人士或需照顾伴侣的人士，钢板内固定可使他们的腕关节活动范围和手腕功能早期恢复。

多项 RCT 研究显示，与石膏固定相比，锁定钢板能更好地恢复腕部解剖结构。但 1 年后，两组在腕部功能、健康相关生活质

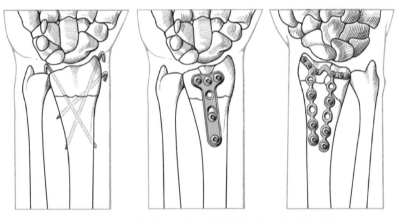

**图 31-16　治疗不稳定的桡骨远端移位骨折的常用术式**

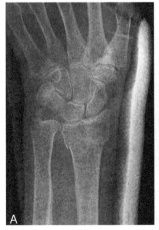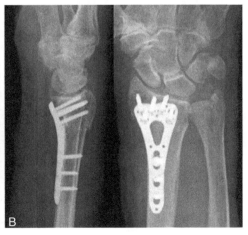

**图 31-17　A. 桡骨远端骨折的石膏固定；B. 掌侧锁定钢板固定**

量和整体活动状态方面均无差异。两种方式都是安全的，并发症发生率均较低。老年患者在选择治疗方式时不仅要考虑骨折类型，还要考虑患者的功能需求、合并症情况和活动状态。

年龄为 50 ～ 60 岁的患者发生桡骨骨折通常是骨质疏松症的症状，需要立即测量骨密度。慢性局部疼痛综合征（chronic regional pain syndrome，CRPS）是非手术治疗或手术治疗后的重要并发症。这些患者经常出现持续性疼痛、压痛、肿胀、僵硬和手部明显的骨质流失，这种情况可能持续数年。如前所述，骨质疏松症患者在其他任何部位发生骨折的风险也更高。研究表明，发生桡骨远端骨折后死亡率并没有增加，但是在接下来的几年里，与健康相关的生活质量显著降低。

### 六、肱骨近端骨折

第二常见的骨质疏松性骨折是肱骨近端骨折。大多数肱骨近端骨折为手臂内收后肩部着地所致的外伤。大多数是无移位或微移位的外科颈骨折，可以用吊带非手术治疗，允许早期功能康复。移位性骨折

或多部分骨折需要手术切开复位、锁定钢板或顺行髓内钉固定（图 31-18）。如果有明显的骨量丢失（肱骨头的蛋壳样改变），可以在钢板固定的同时行骨水泥增强。对于移位性四部分骨折和需求低、体弱的老年患者，也可以考虑行半关节置换术/全关节置换术。因为对于这些患者，采用任何类型的内固定方式都有很高的并发症发生率。

老年患者应尽早开始被动运动的理疗，防止术后关节囊挛缩及运动障碍。无论男性还是女性，肱骨近端骨折都会增加将来发生椎体和髋部骨折的风险。与手术治疗肱骨近端移位骨折的增加趋势相反，Rangan 等（2015）的 RCT 研究显示，在功能和健康相关生活质量评分方面，手术治疗（内固定和关节置换术）与非手术治疗（吊带）相比没有优势。

### 七、其他骨折

其他骨折包括骨盆环相关的骨折。单侧骨盆前环（耻骨支）或骨盆后环（骶骨外侧块）骨折可以通过疼痛管理和适当的活动进行治疗。骨盆前后环双骨折表现出较高程度的不稳定性，疼痛程度更大、制

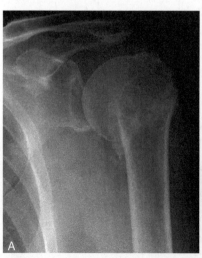
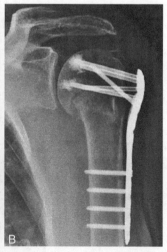

图 31-18　A. 简单肱骨近端骨折的非手术治疗；B. 带骨水泥增强的锁定钢板内固定治疗伴局部骨量丢失的肱骨近端复杂骨折

动持续时间更长。早期处理时，可以使用前路外固定架。骶骨骨折可表现为外伤性骨折或非创伤性不完全性骨折，有时也可表现为双侧骶骨骨折。疼痛造成的肢体制动和潜在的并发症和死亡率类似于老年人髋部骨折，利用导航经骶髂关节或经骶骨的通道螺钉可以稳定骨盆后环（图 31-19）。对骶骨或骨盆环低创伤性骨折患者进行 DXA 扫描显示，他们股骨颈的骨密度是降低的，意味着未来骨折风险的增加。

近年来，骶骨骨折的骨水泥增强术，即骶骨成形术逐渐流行起来。然而除了临床上体现出的优势外，研究还报道了骨水泥渗漏致神经根受压等严重并发症。在椎体后凸成形术和椎体成形术中，骨水泥增强用于吸收横形骨折椎体的垂直压缩力。在骶骨中，站立位置产生的轴向载荷会产生沿垂直的骶骨骨折线的剪切力，而这种剪切力无法通过水泥增强来补偿。因此，骶骨成形术潜在的积极的生物力学作用是值得怀疑的，此外，骨折间隙的骨水泥阻止了骨折愈合。

膝关节周围骨折（股骨远端髁上/关节内骨折或胫骨平台骨折）具有继发性骨关节炎和关节僵硬的高风险。其他骨折包括肘部低强度外伤后的肱骨远端骨折，以及髋关节、膝关节假体周围骨折和其他骨质疏松性骨折后的假体周围骨折。这种骨折的发生是由假体周围的骨应力遮挡导致

假体周围骨量出现了丢失。此外，邻近骨的局部张力增加，假体尖端的应力也会提升，从而导致完全骨折。这些复杂的骨折可以通过桥接钢板内固定来处理，但是在完全负重之前需要一个完善的康复计划（图31-20 和图 31-21）。

其他骨折在有大量骨小梁的部位尤其容易发生。

为了提高老年患者脆性骨折后的预后评估水平，有必要使用适当的、以患者为中心的评估工具，以更好地评估与健康相关的日常活动情况和骨折后独立生活的水平（如 PROMIS、患者报告结局测量信息系统）。这些评估工具需要包括功能评估（如 SF-36、EQ-5D、Parker 运动能力评分）、认知评估（如微小意识状态评估）、衰弱评价（如患病级别、Charlson 合并疾病评分；营养状况）和平衡与协调能力（如起立行走试验）。利用这类评估工具将有助于优化住院和术后护理（死亡率、围手术期并发症发生率、康复），并优化治疗过程的成本效益。

## 八、再发脆性骨折的预防

如上所述，低创伤性骨折患者在接下来几年里的骨折风险将增加 2 ～ 5 倍。Bolland 等近期的一项 Meta 分析和另外两项研究（Lyles 等和 Beaupre 等的 RCT 研究）表明，髋部骨折后口服和静脉注射 BP

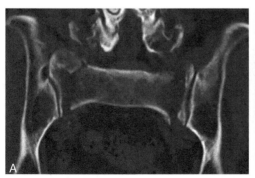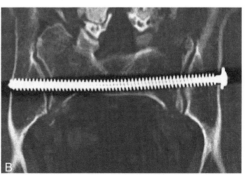

图 31-19　A. 双侧骶骨骨质疏松性骨折；B. 导航引导下的骶髂螺钉置入

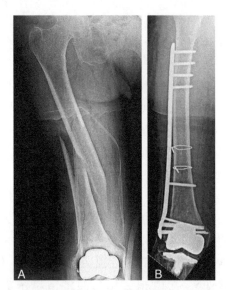

图 31-20　A.假体近端股骨螺旋性骨折；B.锁定钢板固定

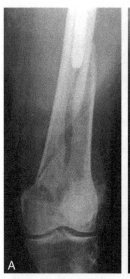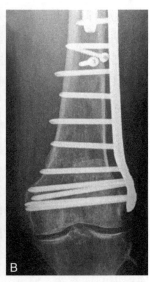

图 31-21　A.股骨远端髓内钉末端假体周围骨折；B.钛板内固定

与未来骨折的显著减少及随后几年死亡率的显著降低相关。死亡率的降低只部分与BP的骨骼效应相关。研究结果还表明，BP是否对心血管事件和肺炎有额外影响仍有待进一步确定。对既往骨折患者的分析也显示，使用特立帕肽和地诺单抗治疗的患者未来低创伤性骨折的发生率降低。最近在美国和欧洲的研究中最令人担忧的发现是，在第一次脆性骨折后接受骨质疏松症药物治疗的患者数量停滞不前/呈下降趋势，在过去的10年中，接受治疗的患者数量至少减少了30%。根据上述欧洲和美国的研究，仅有不足30%的新发脆性骨折患者得到了足够的治疗。令人诧异的是，这一情况在髋部骨折的病例中最为显著，而髋部骨折是所有骨折中死亡率最高、费用最高的。较低的骨质疏松症药物治疗率与高龄、男性和接受长期护理等存在相关性。造成这一巨大治疗缺口的根本原因尚不清楚。潜在的原因是，许多医师害怕罕见的并发症和骨质疏松症药物的副作用，而忽略了这些药物在利益风险分析中的明显优势。此外，由于不明确的报销政策，导致

的骨密度检测施行率下降可能在一定程度上造成了这一情况的出现。一个缩小治疗缺口的机会是创建世界范围的骨折联络机构，以更好地识别脆性骨折患者，并进一步加强预防骨质疏松性骨折。

骨质疏松性骨折的治疗原则如下。

· 所有出现低能量骨折的患者都应该进行骨质疏松筛查。

· 所有患者应每天服用1000IU的维生素D和1000mg的钙元素制剂。

· 出院前，所有患者应开始每周口服BP药物。在骨折后2个月静脉给药BP(5mg唑来膦酸盐每年一次，或3mg伊班膦酸盐每3个月一次)或地诺单抗每6个月皮下给药可作为替代的给药方式。

· 对于伴有多处骨质疏松性骨折的重症骨质疏松患者或BP维持治疗下的新发骨折患者，可以尝试使用特立帕肽等促骨形成药物(20μg/d)或甲状旁腺激素(100μg/d)治疗。

· 出院后6周内，所有患者应进行DXA扫描和骨代谢检查，以排除继发性骨质疏松相关事件。

# 第 32 章 罕见骨病骨折

典型骨折的临床诊断并不困难，而某些特殊类型的骨折经常被漏诊或误诊。本章将着重讨论病理骨折和一些罕见骨病引起的多种特殊类型骨折及相关内容。

## 一、应力性骨折

应力性骨折通常是由正常骨骼承受极限应力所致（疲劳骨折），如进行高强度训练的跑步者或运动员。另一方面，应力性骨折也可发生在正常应力下的因潜在骨病而导致局部骨量强度下降的部位（不全骨折），如非创伤性骶骨不全骨折。应力性骨折常见于下肢，通常由局部骨量不能够适应短期频繁剧烈的高强度活动造成。跑步者经常出现的胫骨内侧皮质应力性损伤就是该部位发生应力性骨折的早期表现。由于反复承受应力，引起骨转换增加，并且由破骨细胞活性增加导致局部微裂纹。骨量重塑过程中的骨吸收与形成的平衡被打破，骨骼就会变得脆弱并容易受伤。此时如果继续承受应力，微裂纹就会延长并导致皮质破坏。在此阶段，应力性骨折通常在 X 线片上显示出具有硬化边界的射线样骨折线。早期 X 线片上无法发现明确骨折线时，MRI 检查可以早期发现局部应力反应和应力性骨折。骨折发生后期，X 线片上能够很清晰地看到骨膜受刺激后引起的

局部皮质增厚反应，这种现象提示应力性骨折已经开始愈合。跖骨骨折也是一种常见的应力性骨折，好发于入伍新兵（行军骨折）（图 32-1）。这种骨折引起的疼痛常与剧烈活动相关，停止活动后疼痛减轻。女性径赛运动员在生理状态上出现三联征时（饮食失调、闭经、雌激素缺乏），其发生应力性骨折的可能性明显增加。大多数骨折发生在负重的下肢，常见于胫骨（图 32-2）、腓骨、跖骨、跟骨、股骨干、股骨颈及骨盆。大多数应力性骨折在发病初期可以通过休息方式进行非手术治疗。愈合

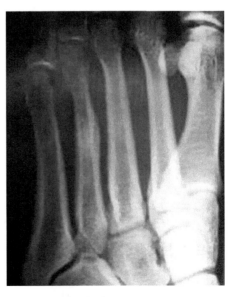

**图 32-1　运动员第四跖骨应力性骨折伴局部骨痂形成**

不良的高危骨折通常位于骨折断端张力侧，如胫骨干、股骨干或股骨颈。在某些情况下需要手术稳定骨折断端。采集病史时，明确患者是否存在局部反复的剧烈活动有助于区分应力性骨折与骨感染，以及肿瘤引起的病理性骨折。

## 二、先天性和代谢性疾病的骨折

骨折是代谢性骨病患者的常见并发症。出现影像学改变时，这些疾病已经引起明显的骨量强度下降。这种情况下，骨折可能发生在影像学无明显改变的正常部位。

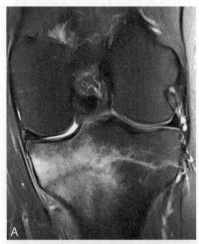
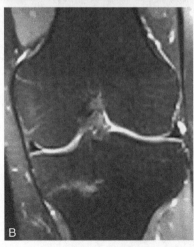

图 32-2　A. 胫骨平台内侧急性应力性骨折（黑色骨折线），周围有大量的骨松质水肿改变；B. 6 周内进行 3 次双膦酸盐注射后，骨折接近完全愈合

为了正确地识别和诊断这种类型的骨折，应该在病史采集过程中明确患者是否存在甚至非常微小的局部创伤经历，以明确其骨折是否由潜在的骨病引起。

成骨不全症（osteogenesis imperfecta，OI）是指与遗传性胶原合成和骨结构形成异常有关的一组遗传性疾病。OI 在遗传学和临床表现上存在多种异基因亚型，每个表型都存在变异，因此很难分类（另见第 40 章）。患者常表现为骨量减少或骨质疏松、脆性骨折及骨骼畸形，同时可伴有巩膜发蓝、听力下降、牙齿畸形和皮肤异常等伴随症状。图 32-3 显示了一名 14 岁的成骨不全症患者，其股骨受轻微创伤后反复出现骨折。

骨软化症患者的骨骼矿化能力差。患者常出现骨骼畸形、骨痛、骨折和肌肉无力。骨折发生于骨密度降低区域，X 线表现为在未愈合的骨皮质微骨折后形成的放射带状骨破坏，骨折方向多垂直于骨皮质且无骨痂形成。这种类型的骨折可能发生在多个部位，通常累及肋骨、骨盆前环和

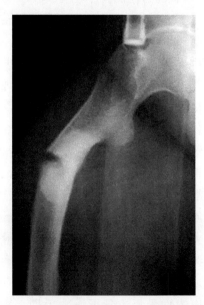

图 32-3　一名成骨不全症的 14 岁男孩的股骨近端骨折

股骨近端的内侧。病理性骨折也可继发于骨囊肿、骨肿瘤或出现肿瘤骨转移的皮质侵蚀之后。表 32-1 概述了伴有骨折的罕见骨病。

表 32-1　与骨折相关的骨疾病

| 骨密度降低 | 正常骨密度 | 骨密度增加 |
| --- | --- | --- |
| 老年性骨质疏松 | 应力性骨折 | 骨硬化症 |
| 绝经后骨质疏松 | | 转移性骨疾病（如前列腺癌、乳腺癌） |

续表

| 骨密度降低 | 正常骨密度 | 骨密度增加 |
| --- | --- | --- |
| 继发性骨质疏松症 | | 肾性骨营养不良 |
| 成骨不良 | | 氟中毒 |
| 骨软化症 | | Paget 骨病 |
| 纤维异常增生 | | |
| 高胱胺酸尿症 | | |
| 低磷酸酯酶症 | | |

# 第 33 章 跌倒和预防

约 1/3 的老年人每年发生一次以上的跌倒，其中不到 5% 的跌倒会导致骨折。跌倒时，手臂呈伸展状态易导致腕部骨折，而上臂处于屈曲内收状态时，则易引起肱骨近端骨折。髋部骨折和骨盆环骨折是在侧面或背部跌倒后发生的。跌倒时，脊柱轴向受力会导致脊柱骨折。

跌倒会增加老年人对跌倒的恐惧，而为了避免跌倒，老年人会不自觉地减少活动，久而久之引起身体功能下降，更增加了跌倒的风险。

衰弱的老年人中跌倒风险增加的相关因素如下：①肌量减少和力量下降；②反应迟钝；③使用助行工具；④平衡能力下降；⑤认知能力下降；⑥视力受损；⑦协调能力受损；⑧服用催眠药、镇静剂和精神药物；⑨酒精；⑩环境风险（如电线）。

对老年患者的研究表明，骨折前没有助行器的患者中有 75% 可活动，但在骨折后只有 20% 的患者具有活动能力。因此，在这个脆弱的患者群体中，跌倒代表着负面的"生命事件"。跌倒可能表示体弱、慢性疾病加重和即将失去独立生活能力。在年老体弱的患者中，存在多种风险因素，如抑郁、肌肉减少症、体重减轻和行动不便，这进一步增加了跌倒的风险。为了识别高危患者并评估脆性骨折康复后的身体功能，应使用老年评估评分（如 Charlson 合并症指数）和跌倒风险评估表来评估患者的心理、认知和营养状况。

治疗干预措施包括系统的平衡训练，力量训练，减少使用不必要的药物，优化生活方式及使用助行器和保护装置。Cochrane 数据库显示，基于小组和家庭的运动计划及家庭安全干预措施可降低老年人的跌倒率。对于存在维生素 D 缺乏的人，应补充维生素 D，初始给予大剂量，随后每天补充 1000 ～ 2000IU。在几项研究中，补充维生素 D 在老年维生素 D 缺乏症患者中显示出有利于肌肉功能及减少跌倒和骨折事件的明显优势。

# 第八部分

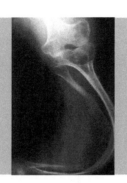

# 特殊类型骨质疏松症

# 第 34 章 男性骨质疏松症

## 一、男性骨质疏松症的临床评估

男性的衰老伴随着性激素和生长激素水平的持续下降，这在很大程度上决定了骨密度的下降。"男性更年期"，即男性发生与年龄相关的自然睾酮水平下降的时期，已经开始被医务人员和公众所理解并接受。目前已对性腺功能减退症及其对男性的影响和后果进行了许多研究，这种体内激素水平的变化会导致包括骨质疏松症在内的一系列身体变化。衰老可以直接或间接地影响骨骼状态。

但是，人们对睾酮替代疗法的益处认识并不十分充分，尽管短期研究已经取得了积极的结果，但长期随访结果尚需时日。到目前为止，对雄激素对骨量减少的直接作用与雄激素水平下降对老年男性骨骼及其代谢的影响几乎没有受到关注。年龄被认为是男性骨质疏松症最重要的危险因素，男性骨质疏松通常比女性晚 10 ～ 15 年，即发生在 60 ～ 65 岁，70 岁后不平衡的骨骼重塑导致骨质流失呈现明显加速趋势会导致骨骼的微体系结构不断退化。

男性罹患骨质疏松症的风险约为女性的 1.5 倍，但人们通常并不重视。男性罹患骨质疏松骨折的年龄要比女性晚 10 年，而且通常导致更严重的后果。

需要注意的是，很高比例（在某些研究中约为 60%）的 60 岁以上的男性不再具有最佳的雄激素分泌水平，但雄激素分泌开始减少的年龄常常早于 60 岁。还应该强调的是，一系列临床试验已经证明睾酮治疗能够改善肥胖症、胰岛素抵抗和冠心病心绞痛患者的骨密度情况。

与衰老相关的其他因素的退变也可能导致骨质疏松。即使在 60 岁以上的健康人群中，肌肉总量下降（肌少症）的现象也很普遍，并且随着年龄的增长而加重，同时骨骼的状态也受到影响。随着年龄增长，养成经常锻炼的习惯非常重要，而且为防止肌量丢失而进行的持续锻炼应从年轻时就坚持。

直到最近几年，男性骨质疏松才被认为是一个重要的公共卫生问题，其严重程度也在逐渐增加，这是由于随着老年人口比例的增加，老年人口数量相应增加，其医疗费用也在增加。此外，髋部骨折的老年男性的发病率和死亡率均明显高于女性。

根据最近的统一，所有骨质疏松症病例中有 20% 是男性。50 岁以上的男性中，患骨质疏松症的比例为 6%，骨量减少的比例为 47%。男性骨质疏松症的临床表现与女性相似，因脊柱压缩骨折导致的楔形变造成的脊柱后凸、腹部隆起、背部皮肤横向皮褶。髋部骨折的男女比例约为 1 : 3，而脊柱骨折的比例接近 1 : 2。

临床诊断四步法如下。

- 排除其他导致骨矿物质含量降低的骨疾病（骨软化症）。

- 骨质疏松程度的量化（腰椎和股骨近端的 DXA 检测及个别患者可增加其他部位）。

- 评估骨质疏松症的临床阶段（从临床前期、无并发症期到并发症期）。

- 排除继发性骨质疏松症，以及原发性、更年期和年龄相关的骨质疏松症。

男性发生继发性骨质疏松症的比例约为 50%，比女性高 10%。因此，应仔细筛查男性，尤其是老年人群，以探究造成骨质疏松症的任何其他潜在原因（表 34-1）。重要的危险因素如下。

- 大量吸烟：男性吸烟会降低髋部和前臂的骨密度，并增加骨折风险。

吸烟是引起男性骨质疏松的第一危险因素！

- 性腺功能减退：其影响与发病时间（约 60 岁开始）和持续时间直接相关。与年龄相关（> 73 岁）的可测量的游离睾酮水平降低伴随着临床症状，包括勃起功能障碍、前列腺炎、认知功能改变及日常活动能力降低和骨质疏松症。

- 大量饮酒：酒精对骨骼的负面影响的确切机制尚未阐明，但似乎是在骨骼形成方面发生作用。然而，其他有害的生活方式因素无疑也会使骨密度降低，导致长期酗酒者发生骨折。

- 饮食因素：研究表明，男性饮食失调，即神经性厌食和暴饮暴食的各种亚型，导致的低体重指数（BMI）所造成的骨质疏松，几乎等同于甚至比女性的更严重。其严重程度与营养不良的持续时间明显相关。如前所述，早期的营养不良还可能导致衰老加速及其伴随的机体功能障碍。

- 体重减轻：中年男性如果存在低 BMI 和减肥行为，在男性更年期之前和进入男性更年期之后，都可能发生髋部的骨密度降低。

- 应力和焦虑：这些状态，可分为原发性或继发性，例如，伴有抑郁状态。但是有一个重要的区别是患者的年龄，因为应力性骨折的患者通常是年轻人，多为男性军人。对 32 名年轻军人患者和 32 名健康对照者的调查仅显示患者的骨转换减少和跟骨强度降低，而未发现其他引起骨折的病理或生化原因。

- 前列腺癌：是骨质疏松症的主要危险因素，尤其是当患者接受雄激素去势治疗时。应在开始治疗前对骨密度进行测量，并应在诊断后尽快开始治疗，以防止肿瘤扩散和骨转移。提倡采用各种非激素疗法以改善患者的生活质量和生存时间。

- 肾脏疾病：肾功能下降的老年男性患骨质疏松症和髋部骨折的风险增加。

**表 34-1　男性 DXA 测量指征**

| |
|---|
| 脆性骨折 |
| 糖皮质激素（≥ 5mg 泼尼松使用 ≥ 3 个月） |
| 雄激素剥夺疗法治疗前列腺癌 |
| 性腺功能减退 |
| 身高减少（距最大身高减少数英寸） |
| 吸烟 |
| 营养不良 |
| 胃部分切除手术 |
| 酗酒 |
| 与继发性骨质疏松症的用药 |
| 复发性含钙肾结石 |

男性骨质疏松症最常见的原因（约占 30%）是睾酮缺乏，它是髋部骨折的危险因素。必须确定血液中的睾酮水平，因为尽管睾酮水平降低，但有些患者并无性功能障碍并且看起来睾丸正常。性腺功能减退的具体原因如下。

- 克兰费尔特综合征（Klinefelter syndrome）。
- 催乳素瘤。
- 卡尔曼综合征（Kallmann syndrome）。
- 普拉德 - 威利综合征（Prader-Willi syndrome）。
- 男性特纳综合征 [ 努南综合征（Noonan syndrome）]。
- 血色素沉着病。
- 睾丸炎后。
- 去势治疗。

雄激素对于男性的峰值骨量及此后的骨强度维持至关重要。雄激素对男性骨骼的作用是通过芳香酶将雄激素转化为雌二醇而介导的。性腺功能减退是男性骨质疏松症的主要危险因素。男性骨骼中同时存在雌激素和睾酮的受体。

有症状的迟发性性腺功能减退症（SLOH）可能会同时引发身心症状，如疲劳、嗜睡、身心活动减少、肌肉和骨量减少、贫血、出汗增加和抑郁状态，临床表现特别严重。这些患者需要进行特别的检查（PSA、血红蛋白检测等），然后才建议进行特殊治疗，尤其是雄激素治疗。睾酮水平低的男性可能有多种身体表现，如体重增加和脂肪增加（尤其是腹部）。血生化变化包括血糖、胰岛素和甘油三酯水平的升高。骨密度降低，这是由于骨吸收增加及骨形成减少，而导致骨量快速丢失。此外，多项研究表明，雌激素缺乏症也通过以下机制引起男性骨质疏松症：血清中高性激素结合球蛋白含量会降低男性体内睾丸激素和雌激素的水平，并降低了雄激素通过周围组织的芳香化作用合成雌激素的能力。实际上是因为雌激素减少而非雄激素不足导致骨吸收的增加，即使在男性中也是如此。这一观点已经被 Framingham 等的研究确认。数据表明，老年男性的低髋部骨密度与血清雌二醇水平低相关，而不是和睾酮缺乏有关。因此，雌激素作用对于年轻男性骨骼的正常发育是必不可少的，并且对成年人骨骼代谢也具有重要作用。

## 二、男性骨质疏松症的特殊特点

男女发生骨折的频率和部位不同。男性比女性发生骨折的频率更高，这很容易用以下理由解释：①男性比女性在运动上更活跃，尤其是激烈的接触运动；②年轻男性体力更强。男性椎骨和长骨的直径大于女性，这构成了防止运动损伤引起骨折的重要防御措施。35 ~ 60 岁男性股骨颈骨折发生率明显下降，而在 70 岁以后才开始上升。目前认为有两个主要因素决定了男女骨骼状况的差异。第一是峰值骨量，第二是晚年时期睾酮水平的缓慢下降。由于男性运动量大和钙摄入量高，年轻男性的骨质峰值比年轻女性高 25%。此外，与年龄有关的骨量损失始于 30 岁左右，男性损失较慢，每年 0.3%，而女性为 0.8%。男性中的睾酮水平随着年龄增长而缓慢下降，因此，现在所说的"男性更年期"不像女性更年期是由性激素的突然下降而引起的。女性一生中可能损失多达 40% 的小梁骨，而男性仅损失约 14%。目前认为男性骨质疏松症发生率相对较低，原因如下。

- 成熟时的峰值骨量更高。
- 长骨和椎体的直径更大。
- 晚年骨丢失率低。
- 未经历类似女性绝经时激素的突然下降。
- 更年期的特征是性激素逐渐减少。
- 相对而言，男性的平均寿命较短，但幸运的是这一情况正在发生改善。

男性患者仅占全部髋部骨折患者的 25%，但男性患者的整体医疗费用和由此造成的死亡实际上要比女性多。

## 三、男性骨质疏松症的预防

要预防男性骨质疏松症，首先要关注其钙摄入量和血液的睾酮水平，可以根据需要，以凝胶、贴剂、片剂或肌内注射的方式给予睾酮，例如，每 3～4 周肌内注射 250mg 庚酸睾酮或每天应用 2.5mg 睾酮贴片，但前列腺癌患者禁止进行这项治疗。

严重肥胖的男性可能会发生促性腺激素功能减退症（IHH），这可能是由雌二醇产量增加所致，可以首先以每周 2.5mg 的低剂量芳香酶抑制剂（如来曲唑）治疗。但是，重要的是要考虑到，男性发生骨折时可能比女性具有更高的骨密度，并且男性髋部骨折后的死亡率高于女性。尽管健康男性的维生素 D 含量不会随着年龄的增长而自动下降，但是维生素 D 缺乏症却很普遍，因此建议患者补充维生素 D。以下方案可用于预防男性骨质疏松症。

• 每天摄入 1000mg 钙和 1000IU 维生素 D。

• 定期进行适应自身状况的体育锻炼。

• 戒烟。

• 适量饮酒。

• 监测睾酮水平并根据需要进行治疗。

• 监测可能影响骨骼的其他疾病和药物。

• 老年男性需要避免跌倒和使用臀部保护装置。

睾酮替代疗法对睾酮水平正常的男性无治疗效果。

## 四、男性骨质疏松症的治疗

类似于女性骨质疏松治疗原则：可以使用激素治疗。如果发现睾酮水平低且没有禁忌证，则肌内注射、皮下或经皮吸收睾酮会增加骨量。临床试验表明，激素治疗对男性和女性同样有效，安全且效果良好。

使用双膦酸盐及使用地诺单抗（denosumab）的患者都存在下颌骨坏死的风险，主要发生在侵入性牙科操作后，但是这种副作用的发生率仅为 1/100 000～1/10 000。关于怎样避免这种严重并发症的有效建议已经发表。

阿仑膦酸、利塞膦酸和唑来膦酸已获批准，被认为是有效的双膦酸盐类治疗男性骨质疏松药物。

前瞻性研究已经证实，这些药物可以用于治疗男性骨质疏松症（图 34-1）。

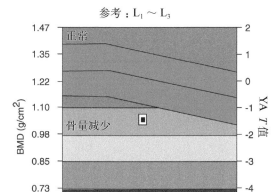
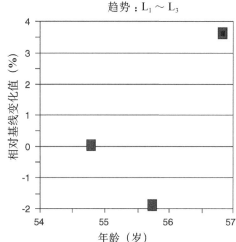

图 34-1　含氮的双膦酸盐治疗之前和治疗期间男性患者的骨密度（BMD）（$L_1 \sim L_3$）监测

男性患者在治疗后未显示出骨密度增加的两个最常见原因如下。

• 患者未接受或未正确接受治疗（约占所有口服治疗患者的40%）。

• 患者显示维生素 D 缺乏。

然而，也有研究发现长期使用阿仑膦酸钠治疗（＞6 年），发生股骨干骨折。因此，需要仔细监测。地诺单抗和特立帕肽也能有效治疗骨质疏松，但其价格目前相对高昂。

由于老年男性髋部骨折死亡率居高不下，所以必须重视男性骨质疏松症的治疗。统计显示，75 岁以上的男性在髋部骨折后 1 年内的死亡率高达 34%。

# 第35章 儿童和青少年骨质疏松症

生长发育过程中，骨骼的形状、结构和强度主要由三个过程调节：生长、形成和重塑。其中骨形成尤为重要，因为在生长过程中，骨骼发育对外部负载的反应明显强于其他各个节段。

骨重塑也会在生长过程中发生，但这一过程会受到限制，并且在生长特别活跃的阶段停止。生长过程中骨矿物质沉积的模式在图35-1和图35-2中进行显示。两图显示了生长过程中全身骨矿物质沉积与骨

形成的平面速率图。这些对男孩和女孩骨形成进行一系列的研究还发现，平均而言，成年人总骨矿物质的26%是在骨矿物质沉积达到峰值的两年左右完成的，女孩的平均年龄为12.5岁，男孩的平均年龄为14.1岁。此外，令人感兴趣的是，实际的骨密度不会

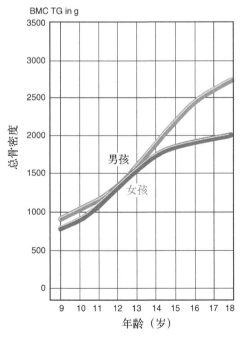

图35-1 按年龄分组的男孩和女孩的全身骨矿物质含量

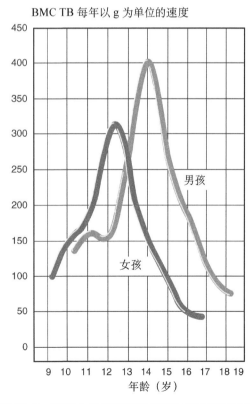

图35-2 速度曲线描述了性别和年龄在骨矿物质累积峰值的时间和大小上的差异（修改自 Baily，1997）

随骨大小或年龄的增长而增加，而且据报道骨密度随年龄增长的增加是因为骨尺寸增加，而非每单位体积骨矿物质的增加。人们早已认识到儿童期营养对于实现最佳的身体和认知发展至关重要，同时认识到促进儿童健康将有助于减少许多成人疾病包括多种退行性疾病和心血管疾病、2型糖尿病、癌症、肥胖症和骨质疏松症。据此，美国饮食协会刚刚发布了2～11岁儿童的营养指南。

## 一、儿童和青少年骨质疏松症的鉴别诊断

尽管儿童很少发生骨质疏松症，但一旦发病且未采取适当的治疗措施，可能会导致严重的疼痛、多发骨折及终身运动能力障碍。临床上儿童骨质疏松症经常在患儿连续发生两处以上骨折或在 X 线片上出现明显的低密度影像表现时，才被诊断出来（表 35-1）。因此，需要儿科医师和骨科医师提高诊断儿童骨质疏松的意识，至少需要了解与成年人一样，儿童也有罹患骨质疏松症的风险，甚至可能导致更为严重的后果。因为儿童期和青春期任何形

式的骨密度降低（未得到纠正）均将对峰值骨量产生负面影响，并在以后的成长中增加罹患骨质疏松症的风险。

表 35-1　儿童骨质疏松症潜在疾病检验与检查

全血细胞计数和红细胞沉降率（ESR）
肾和肝功能
葡萄糖（血清、尿液）
TSH（血清）
钙、磷酸盐（血清）
碱性磷酸酶（血清）
维生素 D 和 PTH（血清）
空腹尿钙
颅骨和腰椎的 X 线片
骨转化标记物
骨 / 骨髓活检（有适应证时）

对于儿童而言，骨密度的增加反映了随年龄增长骨体积的增加，而不是每单位体积骨矿物质的增加。

儿童骨质疏松症尚无官方正式定义。WHO 的定义是基于成年人的诊断标准。但目前已发布了有关儿童骨密度测定的建议。临床工作中，儿童骨质疏松的诊断是基于骨密度测量和 X 线检测（图 35-3 和图 35-4）。

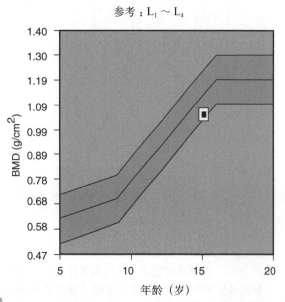

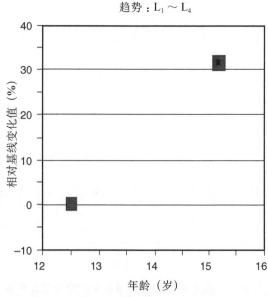

图 35-3　DXA，测量 15 岁骨质疏松儿童的骨密度（BMD）。用双膦酸盐治疗约 3 年后，BMD 明显升高

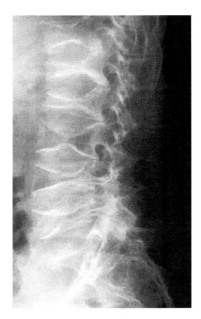

图 35-4　成骨不全症患者的所有椎体明显变扁伴有椎间盘膨出

- 比具有健康骨骼的同龄儿童的平均值低两个以上的标准差。
- 病理性骨折发生次数。

通过 DXA 结果评估骨大小仍然具有一定局限性，且目前是否应该应用尺寸校正及采用哪种校正方法尚未达成共识。

儿童中因运动系统疾病就诊的临床患者相对较常见，约占所有患者的 20%。考虑到运动系统是一个非常活跃的代谢器官，并保持钙和磷的动态平衡，所以这个系统的疾病可能导致体内骨矿物质代谢失衡和其他一些相关代谢疾病。

鉴别诊断包括风湿性疾病、感染、代谢性骨疾病、神经病和特定的骨科疾病。所有这些都可能与骨量减少 / 骨质疏松症有关。诊断评估的第一步需要明确患者家族病史，进行体格检查和相关基础实验室检查。

以下列出了先天性和后天性儿童骨量减少 / 骨质疏松症的主要原因（此列表尚待补充）：

- 急性髓细胞性和淋巴细胞白血病。
- 神经性厌食症。
- 抗惊厥疗法。
- 支气管哮喘。
- 胆道闭锁。
- 脑瘫。
- 慢性肝病。
- 慢性肾功能不全。
- 克罗恩病和腹腔疾病。
- 先天性自身免疫性疾病，尤其是糖皮质激素治疗的疾病。
- 糖皮质激素治疗。
- 库欣综合征。
- 发绀型先天性心脏病。
- 囊性纤维化。
- 糖尿病。
- 毒品。
- 糖原贮积症。
- 生长激素缺乏症。
- 同型半胱氨酸尿症。
- 性腺功能减退。
- 特发性高磷血症。
- 甲状旁腺功能减退。
- 感染及其后果（如果为慢性）如具有代谢危险因素的丙型肝炎。
- 青少年慢性关节炎。
- 青少年 Paget 骨病。
- 吸收不良综合征。
- 儿童肉瘤。
- 纤维性骨营养不良综合征（McCune-Albright 综合征）。
- 神经纤维瘤。
- 肥胖。
- 器官移植。
- 风湿病。
- 脊髓损伤。
- 珠蛋白生成障碍性贫血。

短期制动会减少骨形成并增加骨吸收。由于缺乏机械刺激，长时间的制动会严重损害骨骼生长。儿童骨质疏松症的其他重要生理机制如下。

- I型胶原蛋白生成不足（先天性疾病）。
- 长时间制动（骨折或神经系统疾病）。
- 炎性细胞因子（慢性风湿病）。
- 维生素 D 缺乏（营养和肠胃疾病）。
- 骨髓肿瘤性疾病（肿瘤性疾病）。

糖皮质激素治疗是许多疾病治疗不可或缺的方法之一，因此应在开始治疗和开展相关的预防计划之前检查患儿的骨密度。这些疾病包括肾小球疾病、皮肌炎、肠炎、幼年型类风湿关节炎、器官移植和进行性假肥大性肌营养不良症。糖皮质激素和免疫抑制剂可用于治疗肿瘤性疾病和移植，但需要强调的是，癌症患儿发生骨质疏松的原因是多方面的。一些研究认为，需要更详细地评估长期抗肿瘤治疗对带瘤生存患者的副作用，特别是由于肿瘤治疗的不断进步，越来越多的癌症儿童幸存下来，这就需要密切监测患者整体状况，以便及时采取预防措施。

被 HIV 感染的患儿需要终身使用具有强烈副作用和毒性的抗病毒药物治疗，因此对其进行疗程健康管理十分重要，包括骨质疏松症的监测和治疗。此外，研究发现在接受抗反转录病毒治疗的儿童中，IGF-1 和低体重对患者的治疗有积极作用，但这种作用是呈非线性变化的，这一现象与体脂测量及胰岛素抵抗的增加有关。有学者推测这些变化与免疫恢复和 IGF-1 水平有关。而对于存在肾脏疾病的 HIV 感染患儿，推荐使用 HAART 治疗来控制肾脏损害造成的蛋白尿，并防止肾脏疾病的进展。

身体活动不足不是神经系统受损引起的，而是因为其他病理生理缺陷，从而导致患病儿童骨密度降低。例如，血友病儿童因为具有出血风险，而刻意控制其运动幅度与强度，临床医师需要注意监测此类患者的骨密度情况。

青春期运动员：根据文献记载，由于大量运动，约 1/4 的女性运动员有出现闭经的倾向。这种发生在青春期阶段的性腺功能减退对骨代谢有负面影响，尤其是对骨量达到峰值时有害，因此必须采取预防措施。

## 二、儿童和青少年骨质疏松症的治疗

儿童骨质疏松症治疗的一般措施如下。

- 小儿椎体骨折疼痛的治疗。
- 矫正长骨骨折的骨科手术。
- 物理与康复治疗，肌肉力量训练。
- 必要时进行职业治疗（OT）。
- 保护脊椎。
- 小儿疾病卧床休息的时间应尽量减少，以避免失用性骨质疏松症，如果预计长期休息（数月），应考虑立即开始干预。

关于儿童骨质疏松症的医学治疗文献数量不多，且缺乏足够的临床证据。相关研究提出了以下建议。

- 推荐补充钙和维生素 D：尽管在现有研究中，几乎没有证据显示其对改善骨质疏松有益。然而，英国最近的一项研究强调，大多数青少年未能达到英国政府关于钙摄入的标准。而这个标准可能也适用于许多其他国家。这一标准的重要性在于，女性在 18 岁和男性在 20 岁可以达到 90% 的峰值骨量。研究发现，维生素 D 缺乏症在世界各地儿童和青年中普遍存在，甚至在健康的婴幼儿中也很常见。此外，由于目前肥胖症在许多发达国家和发展中国家儿童中呈普遍流行趋势，几乎被认为是全球流行病，因此必须注意肥胖儿童的营养需求，这些儿童经常患有维生素 D 缺乏症。他们罹患葡萄糖代谢疾病的风险更高，此类疾病的并发症也包括对骨骼的影响。好消息是，有研究表明每周一次给高危儿童服用大剂量（14 000IU）维生素 D 是安全的。此外，研究证实，儿童早期营养不良可能会加速衰老，并易患各种与年龄有关的疾病。因此，应从其很小的时候就提供（并摄取）均衡的营养饮食。

· 骨化三醇在一些小范围研究中被证实有助于改善骨质疏松临床症状，降低骨折风险和改善骨密度（某些结果不显著）。

· 生长激素是一种功能强大的促合代谢激素，患有生长激素缺乏症的儿童可以从生长激素治疗中受益。

· 降钙素抑制骨吸收的能力已被临床广泛认可，一些小型研究表明，降钙素鼻内给药后，骨痛可能会消失，同时骨质疏松的放射学体征可能会得到改善。

· 双膦酸盐治疗儿童骨质疏松症的研究也取得了一定进展，它在特发性青少年骨质疏松症和成骨不全症的治疗方面取得了一些令人鼓舞的临床效果。尽管迄今为止尚未发现应用双膦酸盐对生长中的骨骼有潜在的不利影响，但仍有学者对此表示担忧，而且治疗过程中连续的骨活检显示有正常的片状骨形成而没有发生骨软化症的倾向，同时双膦酸盐对骨折愈合或生长速度也没有产生不利影响。含氮双膦酸盐目前已经应用于儿童骨质疏松症，但其确切效果需要进一步的随机对照研究来证实。

尽管尚未被 FDA 批准用于儿童成骨不全症（osteogenesis imperfecta, OI），但含氮双膦酸盐已经被证实可以有效治疗儿童骨质疏松，并且无严重的不良反应。实际上，双膦酸盐是帮助儿科医师有效治疗儿童骨骼疾病的首选药物。需要强调的是，儿童骨质疏松症即使未经任何药物治疗也可能自发改善。因此，对于某些患有骨质疏松症的儿童，可能需要"观察并等待"，以监测其病情随着时间的进展情况，尤其是在他们已经不再出现新发骨折的情况下，同时也取决于儿童日常生活环境的变化。

## 三、特发性青少年骨质疏松症，特发性青少年关节炎及相关疾病

特发性青少年骨质疏松症（IJO）是在没有明确主要病因的情况下做出的骨质疏松诊断。IJO 是一种短暂的、非遗传的、罕见的儿童骨质疏松症临床疾病，这种疾病从不累及骨外组织。在没有发生临床骨折的情况下，术语"儿童期骨量减少症"会更合适。诊断这种疾病首先需要排除其他可能引起椎体塌陷的原因，如急性白血病。

IJO 的病因尚未阐明。有研究发现是成骨细胞反应性降低而导致骨骼在生长过程中不再充分适应增加的机械负荷。这一疾病通常在青春期前（主要在 8～12 岁）发作，并且有自愈倾向。

鉴别诊断：OI 是最常见的一种先天性骨质疏松症。这种疾病必须仔细进行临床鉴别诊断（表 35-2）。骨质疏松-假性神经胶质瘤综合征是一种非常严重的先天性疾病，临床表现为严重的骨质疏松和失明。

表 35-2　特发性青少年骨质疏松症（IJO）与成骨不全症

| | IJO | OI |
| --- | --- | --- |
| 家族史 | 无 | 常有 |
| 发病时间 | 儿童后期 | 出生后很早发病 |
| 持续时间 | 1～4 年 | 终身 |
| 临床表现 | 步态异常 | 牙齿发育异常 |
| | 干骺端骨折 | 蓝色巩膜 |
| | 脊柱后凸、背痛 | 长骨骨折 |
| 增长率 | 正常 | 正常或下降 |
| 影像学改变 | 椎体骨折 | 长骨皮质变薄层 |
| | "新骨骨质疏松症" | 颅骨虫蚀样改变 |
| 骨活检 | 骨转化降低 | 骨转化增加 |
| 结缔组织病变 | 无 | 胶原发育异常 |

其临床表现分为三个主要类型。

- 四肢骨折，特别是松质骨骨折，患儿起病极早，有时甚至在产后初期就发生骨折。临床上常有足踝和膝盖疼痛，下肢骨折。

- 脊椎骨折伴腰酸、脊柱后凸、身材矮小和运动功能障碍（行走、奔跑）。

- 无病理性骨折的骨密度降低（DXA）。

IJO 的诊断是通过排除 OI 和引起继发性骨质疏松的疾病来确定的。应当强调的是，IJO 严格来说是通过排除法而完成的诊断，所以儿童期恶性肿瘤必须进行鉴别诊断。诊断需要对腰椎进行正、侧位 X 线检查。当怀疑存在 OI 时，还需要对长骨进行 X 线检查，以检查特征性的干骺端压缩性骨折。IJO 患者通常长骨宽度发育正常，其皮质可能变薄，干骺端骨折较为常见。X 线检查可见在干骺区形成的新骨表现为射线可透带（"新骨骨质疏松症"）。OI 的发病通常在出生后不久。这些患儿经常伴有蓝色巩膜和胶原蛋白合成异常。骨密度测定最好使用腰椎的 DXA 测量，如果可能需要长期监测包括骨质疏松症在内的各种长期并发症。对于体重不足 30kg 的患儿，DXA 检测需要特殊设计的儿童专用软件来评估骨密度情况。最新的骨免疫标记物 NTX 可用于区分 OI 和 IJO。

由于缺乏已知的血液生化特征，而且也没有典型特异性骨标记物帮助诊断。随着双膦酸盐（BP）治疗的推广，儿童骨质疏松症的规范化治疗现在变得相对简单且有效。有几项临床试验已经提供了可靠证据，表明接受 BP 治疗的儿童骨密度增加，骨折风险降低。虽然有这种疗法可能会干扰长骨生长的担扰，但这一现象并没有足够的临床证据。此外，使用新型含氮 BP 治疗的患者，相对较早进行单纯 BP 治疗的患者，骨软化症也得到了有效纠正。含氮 BP 可以口服或每间隔 3 ～ 6 个月输注一次。由于尚未进行针对儿童的随机临床试验，

因此这项治疗建议在儿科中心接受伦理委员会的咨询并获得父母或监护人的同意后方可进行。每天还应给予 500 ～ 1000mg 钙和 500 ～ 1000IU 维生素 D 作为基础药物支持。作为维生素 D 的活性代谢产物，骨化三醇也可以在治疗中使用。

IJO 患者通常能够在几年内痊愈但在疾病的活跃期，患儿生长可能会受到一定程度的抑制，疾病治愈后可恢复正常生长。但是，在某些情况下，IJO 可能导致永久残疾，如脊柱后凸畸形甚至漏斗胸。由于 IJO 儿童的临床症状能够自愈，特别是骨质疏松症没有骨折的情况下，所以建议对此类患者先密切临床观察。

患有特性性青少年关节炎（IJA）的儿童经常会发生非常严重的身体障碍。其中部分患者药物治疗无效，这类患者需要进行免疫抑制之后开展自体干细胞移植。这种治疗的缺点是需要一个非常长的治疗周期（在一项研究中治疗持续了 9 年）。长期的免疫治疗会严重削弱患儿运动能力，运动系统功能和关节状态也出现明显下降。这类患者在日常健康管理中，需要注意预防包括骨质疏松在内的一系列长期并发症。

## 四、成骨不全症

对任何在婴儿期和儿童期发生严重骨质疏松症的患者，医师接诊后都应考虑可能罹患这种先天性疾病。诊断过程中需要全面收集患者家族史并进行系统体格检查。患者虽然经常出现脊柱的严重改变，但常以四肢骨折就诊（图 35-5）。人们尝试通过犹他骨生理模式（Utah paradigm）来解释成骨不全症（OI）的病理生理学。但是其结果尚未被大范围发表和广泛接受。

不同的遗传突变会导致不同类型的 OI，表现出不同的临床特征。Ⅰ 型胶原蛋白基因可能发生多种突变。基因突变也可能涉

及参与编码Ⅰ型胶原蛋白的修饰和胶原分泌的蛋白质的基因。即使在胶原分子构成时仅一种错误氨基酸被编码，也可能导致分子结构缺陷。结果胶原蛋白的螺旋结构发生变化，进而导致骨骼发育缺陷，造成骨骼层状结构形成障碍，并特别容易被胶原酶分解（图 35-6 和图 35-7）。

除骨骼外，其他有Ⅰ型胶原参与的器官也会受到影响，如下所示：①蓝色巩膜薄（图 35-8），巩膜和角膜破裂；②牙齿异常，呈褐色透明，易于快速脱落；③心脏瓣膜和主动脉异常，二尖瓣脱垂和主动脉瓣关闭不全；④中耳听小骨损伤引起的耳聋；⑤肾结石和高钙尿症；⑥瘢痕形成体质。

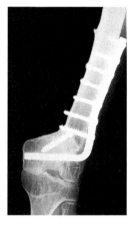

图 35-5　患有成骨不全症女孩的 X 线片显示皮质骨变薄、骨矿化差。可以在手术内固定区域同时存在陈旧、愈合和新的骨折

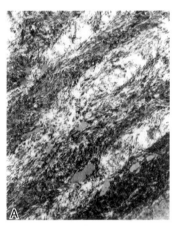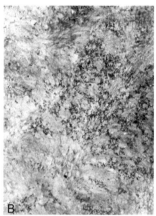

图 35-6　A. 电子显微镜观察可见，成骨不全标本特征是骨小梁没有形成任何有组织的微结构；B. 与正常骨组织中具有层状结构的小梁明显不同

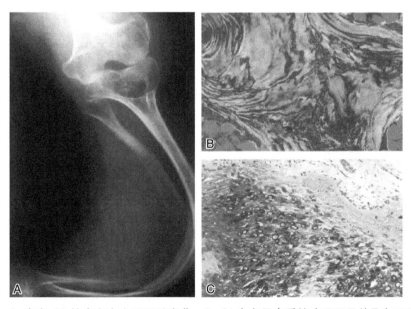

图 35-7　OI：A. 患有 OI 的患者右小腿严重弯曲；B. OI 患者骨皮质的病理可见其具有异常的板层状结构形成，但没有发现正常编织的骨结构（Gomori 染色，偏振光）；C. 年轻 OI 患者生长板的概况，显示了软骨不同区域的混乱和不规则。右上角有成骨细胞边缘覆盖的薄皮层（Giemsa 染色）

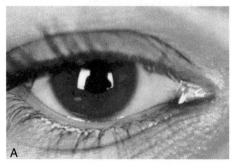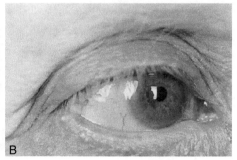

图 35-8　OI 患者的巩膜蓝染：A. 一名年轻女孩；B. 一名 68 岁男子

约每 20 000 名新生儿中就有一名 OI 患者。全美约有 15 000 名 OI 患者。儿童期发病表现从典型骨质疏松症到严重的骨骼异常均有发生（图 35-9）。OI 可分为 4 种类型：①伴蓝巩膜的轻型（Ⅰ型）；②围生期致死型（Ⅱ型）；③进展性结构异常型（Ⅲ型）；④轻度无巩膜蓝染型（Ⅳ型）。

以前临床使用氟化物对 OI 患者进行治疗的尝试均未取得临床效果，诸如骨髓基质细胞置换在内的骨髓移植也没有取得成功。如今，尽早输注 BP 成为主流治疗方式，在病情严重的情况下，需要每 3 个月静脉注射 BP，而非口服药物。而最近的研究表明，口服阿仑膦酸钠治疗对 OI 患儿，即使是很

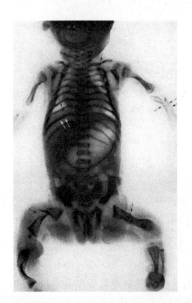

图 35-9　严重 OI 患儿表现出子宫内多处骨折

小的患儿也是安全有效的。

在过去的 3 年中，笔者小组对 50 例 OI 患者进行了新型 BP 的口服和静脉治疗。所有患者的病情都得到了明显改善。

• 骨密度增加。

• 连续活检显示骨骼质量提高。

• 临床症状特别是骨痛明显减轻。

• 骨折发生率显著下降（未经治疗的患者每年发生骨折次数可高达 12 次）。

• 骨愈合不受影响。

• 尽管骨转换减少，但是含氮 BP 治疗没有损害生长。

钙和维生素 D 与 BP 一起使用可改善新形成骨骼的矿化作用。BP（帕米膦酸、唑来膦酸盐、神经氨酸酯）在患有 OI 的儿童和成人中的多项临床试验结果已经公开发表。经 BP 治疗后，患者骨密度和体力活动明显增加，同时骨折率降低了 65%。患者经帕米膦酸治疗 4 年后，骨矿物质含量、骨体积和骨矿物质体积密度分别比未治疗的同龄、同类型匹配的 OI 对照组患者高 54%、44% 和 65%。OI 患者骨组织基线显著缺陷者，经治疗后骨量增加更加明显。BP 疗法在 OI 幼儿的治疗过程中产生了一个有趣的副作用，即药物治疗组牙齿萌发延迟，这一现象在动物实验中也能观察到。一项研究证实，BP 治疗的 OI 儿童的牙齿萌发平均延迟了 1.67 年。

总结：儿童骨质疏松症的治疗需要多

学科参与，包括骨科医师、物理治疗师、职业治疗师、牙医、儿科医师和心理学家进行及时治疗，以获取更多的信息和支持，并预防和护理复发性骨折。

在有确切疗效的基因疗法问世之前，无论胶原蛋白突变的类型如何，BP 似乎都是阻止 OI 进展和改善患者生活质量最有效的方法。治疗效果与开始治疗时的临床症状严重程度和发病年龄相关。关于 OI 的诊断、分类、病理生理机制和当前疗法的最新综述也已经发表（Barlow et al,2001）。通过直接替代骨髓中产生胶原蛋白的细胞（干细胞疗法）针对病情严重的 OI 患儿的临床治疗潜力尚待结果。几个有限的研究结果并不一致。

## 五、Turner 综合征和 Charge 综合征

Turner（特纳）综合征和 Charge 综合征是另外两种具有非常复杂和独特特征的先天性疾病。临床特征包括生长发育迟缓。它们都需要多学科的治疗方法。特纳综合征仅见于女婴、女童和女性，必须根据与患者年龄和生理状态（适当的饮食因素）相关的要求进行管理。例如，钙和维生素，以及初潮时的激素治疗；在更年期后需要改变治疗方案，并进行适当的抗骨质疏松治疗，以防止骨质疏松。

## 六、X 染色体相关低磷血症佝偻病

这类患病儿童需要早期应用生长激素治疗，以提高血清磷酸盐和维生素 D 的水平，并使甲状旁腺功能正常化。同时，应该通过研究骨骼的矿化来检查佝偻病的改善程度。如果有年幼阶段已经出现骨骼畸形的表现，就需要对患者进行密切观测。

## 七、戈谢病

戈谢病是最常见的溶酶体贮积病，是由葡萄糖脑苷脂酶的缺乏导致。该病可分为几个亚型，其中非神经病理性最为普遍且变异性大。患者最明显的临床表现是肝脾大伴有血细胞减少和骨骼系统疾病。早期识别、诊断和治疗对于预防疾病进展至关重要。该疾病进展包括不可逆的骨骼畸形和其他严重的合并症。开展安全有效的酶替代疗法已有近 20 年的历史。治疗关键因素是早期诊断，临床统计发现有超过 50% 的患儿在 10 岁之前就出现了临床症状。

# 第 36 章　绝经前骨质疏松症

## 一、发病机制

绝经前女性骨质疏松症是由峰值骨量降低和（或）进行性的骨丢失引起的。绝经前女性的低骨密度与其发生骨折和应力性骨折的风险增高有关。研究表明，女性在绝经前有骨折病史往往预示着绝经后可能会再次骨折。这些研究表明（确切来说）一些个体因素，如跌倒次数、神经肌肉对跌倒的保护性反应、骨量及骨质量等多个方面均可以对骨折的发生风险产生影响。绝经后女性的骨密度与骨折风险存在相关性，而绝经前女性的骨密度与骨折风险间的关系尚不明确。因此，根据现行指南，绝经前女性骨质疏松症的诊断不应该仅限于骨密度的测量。现已证明发生过 Colles 骨折的绝经前女性，在非骨折侧的桡骨、腰椎和股骨颈的骨密度均明显低于未发生骨折的绝经前女性。因此，国际骨质疏松基金会（IOF）建议，对于发育成熟的、患有会影响骨量的慢性疾病的年轻人，将脊柱或髋部的 $T$ 值 $-$ 2.5（$T$ 值绝对值 2.5）作为诊断骨质疏松症的标准。在绝经期前，即使骨密度较低，骨折的风险也通常较低。

## 二、继发性原因

大多数有脆性骨折或低骨密度病史的绝经前女性，往往都存在其他影响骨量的疾病或有过影响骨量的药物服用史。研究显示，在 20 ～ 44 岁的人群中，90% 的骨质疏松性骨折都有一个继发原因（表 36-1）。遗传因素可决定峰值骨量变化的 80%，而且遗传因素是无法改变的。如果在 7 ～ 15 岁出现生长发育缓慢，则在接下来的几年中出现髋部骨折的风险将会增加。一个人是否可以达到或维持自己的最佳峰值骨量也可能受到一些后天（可改变）因素的影响。这些因素如下。

表 36-1　绝经前女性骨质疏松的继发原因

| |
| --- |
| 绝经前闭经 |
| 神经性厌食 |
| 库欣综合征 |
| 甲状腺功能亢进 |
| 原发性甲状旁腺功能亢进 |
| 维生素 D、钙和其他营养缺乏症 |
| 胃肠道吸收不良 |
| 类风湿关节炎，SLE |
| 肾脏疾病 |
| 肝脏疾病 |
| 慢性酒精中毒 |
| 结缔组织病 |
| 药物 |

• 引起骨量丢失的疾病：如类风湿关节炎、甲状腺功能亢进、腹腔疾病、吸收不良和神经性厌食。糖皮质激素、抗惊厥药和肝素是可能引起骨量丢失最重要的药物。

• 月经因素：由雌激素缺乏引起的月经初潮、闭经或少经及经期延长都可能导致峰值骨量降低或骨量丢失。与此类似的是，使用醋酸甲羟孕酮类避孕药也会导致雌激素水平降低。停药后，雌激素恢复到正常水平，骨丢失可能出现部分逆转。下丘脑性腺功能减退时，包括神经性厌食症和运动引起的闭经等情况，同样会引起明显的骨丢失。

• 生活方式因素：只有保证充足的体育运动及钙和维生素 D 的摄入，才能达到并保持最佳的峰值骨量。如果有反复的吸烟戒烟和肥胖减肥情况发生，也会导致骨密度的降低。

## 三、检查

对于骨密度 BMD 值低（$Z < -2.0$）和（或）发生了脆性骨折的绝经前女性应进行全面检查。在绝经前骨质疏松症中，潜在原因的评估尤为重要，因为约 50% 的情况是继发性的。对于发生过椎体骨折的患者，需要进行脊柱 X 线检查，因为骨折病史是增加二次骨折的独立风险因素。同样应该仔细评估脊柱畸形，以排除其他与骨折风险增加无关的疾病，如休门（Scheuermann）病。骨组织活检有时可能会发现诸如系统性肥大细胞增多症或贮积症等不常见原因。

## 四、管理与治疗

对于所有患者，均建议采取有益于骨骼健康的一般措施。

• 负重锻炼。

• 补充营养（钙、蛋白质、维生素 D）。

• 改变生活方式（戒烟和限酒）。

• 对雌激素缺乏症女性行雌激素类药物治疗（应排除禁忌证）。

然而，药物治疗应根据个人情况而定。在可能的情况下，潜在疾病的诊断和治疗应成为疾病诊治的重点。药物疗法，如双膦酸盐或特立帕肽在绝经前的女性中很少采用，除非在以下几种情况下。

• 存在持续性的骨丢失。

• 曾经或有可能再次发生脆性骨折。

不同于糖皮质激素诱发的骨质疏松症，目前尚无许可药物应用于绝经前骨质疏松症的患者。由于双膦酸盐会沉积在孕妇的骨骼中，并且可能通过胎盘沉积在胎儿骨骼中，所以备孕期女性应慎用。通常，双膦酸盐可应用于有脆性骨折或持续骨量丢失的患者。其他药物如雷洛昔芬、雷奈酸锶或地诺单抗尚未经许可，因此不建议使用。对于所有可能接受治疗的育龄女性，均建议采取避孕措施。对于这部分患者，应该给予长期随访，直到停止治疗后骨密度能够处于稳定的水平或通过连续骨密度测量证实治疗有效。骨转换标志物可能有助于证明抗骨吸收治疗的疗效。

尽管绝经前女性很少接受药物治疗，但是对于那些进行性骨丢失或持续存在脆性骨折的患者，可能需要药物干预，如含氮的双膦酸盐、地诺单抗或特立帕肽等治疗。

# 第 37 章　妊娠相关性骨质疏松症

## 一、妊娠期和哺乳期的骨骼

孕妇体内钙储备的不断增加促使胎儿骨骼矿化。总体而言，胎儿的骨骼发育需要吸收 33g 钙，其中约 80% 的钙在妊娠后 1/3 时期沉淀，在此期间胎儿骨骼生长迅速。此时孕妇在骨化三醇和其他激素介导下，肠道对钙的消化吸收增加了一倍，以此来满足胎儿这种日常的高钙需求，因此，尽管胎儿对钙的需求量很高，但对于孕妇骨骼没有后续不良影响。妊娠初期钙吸收的增加可能会刺激孕妇的骨骼，为妊娠后

期的胎儿钙需求高峰做好准备。在哺乳期，婴儿需要从母乳中获取足够的钙以促进骨骼生长。人体妊娠和哺乳期钙动态平衡如图 37-1 所示。

一项针对年轻初产妇（刚分娩第一胎）和年轻未生育女性（尚未妊娠和分娩）骨骼状况的研究表明，初产妇在产后初期的 QUS 值明显低于未生育女性，而骨标志物的含量则高于未生育女性。由于后续的测量没有进行，尚且无法得出明确的结论。可能是由于早期没有进行此类检查，并且这种差异很快就得到纠正，所以这种变化

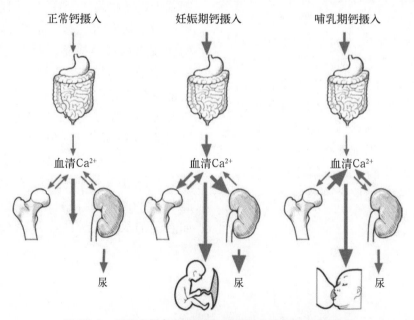

**图 37-1　正常女性与妊娠期和哺乳期女性相比的钙稳态**

并没有带来持久的不良影响。

妊娠期间母亲体内维生素 D 的水平已经引起重视，有观点认为可能会影响子宫内胎儿骨骼的矿化、肌肉的生长和发育，影响甚至持续到童年或更久。

妊娠晚期孕妇体内较低的维生素 D 水平与后代新生儿期和儿童中期的骨量减少有关。这种现象部分是由脐静脉内的钙浓度来调节的。

这种现象提出及早确定孕妇的维生素 D 水平，并根据需要服用补充剂是种全新的指导。但是，目前关于这类补充剂对孕妇和胎儿可能产生的益处和不良反应的研究很少。一项英国的研究测量了一组孕妇在妊娠后期维生素 D 的水平。该研究共有 466 名（78%）儿童在出生时进行了检查，9 个月时有 440 名（74%）进行了检查，9 岁时有 178 名（30%）进行了检查。结果表明，孕妇体内维生素 D 的浓度 > 75nmol/L 时不会影响新生婴儿的体型、心理健康或心血管系统。但是特发性疾病的发生率很低，（是否存在发生率很低的特发性疾病）仍需要进一步确认。澳大利亚的另一项研究结果表明，孕妇维生素 D 缺乏症会增加新生儿低体重和新生儿维生素 D 缺乏症的风险。孕妇维生素 D 水平过低可能会增加先兆子痫的风险，这是在妊娠早期需要进行维生素 D 水平测定的一个充分理由。在对女性的纵向研究中发现，妊娠先兆子痫的病史与胰岛素敏感性、血管舒张功能及老年胰岛素敏感性受损之间存在关联。

孕妇也会患有许多常见的骨骼肌肉疾病和外伤，以及出现同样可能影响该年龄段非妊娠期女性的一些特定状况。在明确这些疾病的治疗措施中，一个关键因素便是妊娠期本身的保护和维持。正如目前大多数学者所指出的那样，大多数妊娠期的骨科问题都可以非手术治疗，手术干预可以推迟到分娩后。

妊娠期和哺乳期骨质疏松症的发生率比公认的要高，这是因为只有在意外骨折发生时才会认识到患有骨质疏松症。在一些关于妊娠期和哺乳期骨质疏松的研究中，有 3 例发生了严重椎体骨折的患者均接受了双膦酸盐治疗，但未报道对婴儿的不良影响。只有一例腰胸椎椎体骨折的患者接受了促骨形成药物治疗，并且治疗后反应良好。哺乳期静脉注射双膦酸盐已用于治疗在妊娠期间发生椎体骨折的严重骨质疏松症。在另一个罕见的病例中，一名 30 岁女性在第一次妊娠的最后一个月出现腰背痛，在分娩后疼痛加剧，影像学检查发现了 8 处椎体骨折，$L_{2\sim4}$ 的总 T 值为 - 4.7。因此，当妊娠和（或）哺乳期间出现腰背痛时，鉴别诊断时应考虑是否存在骨质疏松症的情况。

## 二、髋关节一过性骨质疏松症

"骨髓水肿综合征"是一种罕见的、自限性的、妊娠相关性骨质疏松症亚型。有一些假说来解释这种疼痛性疾病，包括由妊娠子宫所导致的股静脉淤滞、反射性交感神经营养不良、缺血、外伤、病毒感染和制动。这些女性表现出单侧或双侧髋部疼痛和（或）妊娠晚期的髋部骨折，并伴有 MRI 可证实的骨髓水肿。上述症状和 MRI 表现通常可在产后 2～6 个月消失。

## 三、妊娠相关骨质疏松症的发病机制

在妊娠期间，较高的性激素水平会增加钙的吸收，从而使由妊娠本身造成的钙流失得以平衡。为满足妊娠期和哺乳期钙需求量的增加，女性的机体内有多种补偿机制，只有在钙储库（骨骼）中的钙储量不足时才会出现问题。因此建议钙和维生素的补充应该从妊娠就开始。然而，妊娠本身并不是骨质疏松症的危险因素，但是孕妇卧床休息和（或）用肌肉松弛剂和（或）镇静药治疗，都是骨质疏松的危险因素。在一些病例中，甚至有使用皮质类固醇的情况，这时钙不可避免地从骨骼中大量流失，所以至少应通过补充足够的钙和维生素 D 予以补偿。

正常妊娠和哺乳期中骨量丢失的因素如下：①妊娠前患有维生素 D 缺乏症；②饮食中钙和蛋白质的摄入量低；③甲状旁腺激素相关蛋白（PTHrP）增加；④有肝素治疗血栓栓塞性疾病的病史；⑤身体锻炼不足。

在妊娠期间，通常骨密度会略有下降，但是这种骨丢失在婴儿出生后很快就会恢复。应当注意到每天约有 500mg 钙从乳汁中排出，应每天通过增加适当的食物和钙剂的摄入量来维持平衡。实际上，很少有女性在妊娠期间（以及由于妊娠本身）出现骨质疏松性骨折。

## 四、预防与治疗

如果孕妇发生骨折，建议不要母乳喂养或至少尽可能缩短时间。尽管双膦酸盐尚未批准用于绝经前女性，但在面临严重的绝经前骨质疏松症患者时，应考虑使用双膦酸盐，同时辅以已被认可的其他治疗措施。此外，必须充分告知患者有关双膦酸盐的使用情况：好处及可能的（尽管很少见）不良副作用；适应证和禁忌证；如何服用及何时服用。在这些患者中，有关骨骼中残留双膦酸盐及以后再次妊娠和哺乳的问题仍然没有定论。

第 38 章

# 制动相关骨质疏松症（废用性骨质疏松症、废用性萎缩）

## 一、骨丢失的原因

骨丢失的可能原因有脊髓损伤、脑卒中、长期住院、骨折及其他等。缺乏锻炼是骨质疏松症最重要的危险因素之一。对于卧床不起的年轻患者尤其如此，他们可能在几个月内骨密度下降多达30%，却需要数年的时间恢复到以前的骨密度，即"完整恢复"（图 38-1 和图 38-2）（另请参见 Bartl 和 Frisch 的 *Atlas of Bone Biopsy in Internal Medicine*）。

机械力会使骨骼变形，并产生电势和压电效应，从而激活骨骼重塑。因此，成骨细胞产生的新鲜骨量可与以前被吸收的骨量持平。其中，骨皮质受到机械力的影响更大。

导致骨丢失的原因如下：

- 损害椎体内骨髓，对骨骼有不良影响。
- 脑血管事件后偏瘫。
- 下半身截瘫。
- 下肢骨折后制动（快速骨丢失，尤其是儿童）。

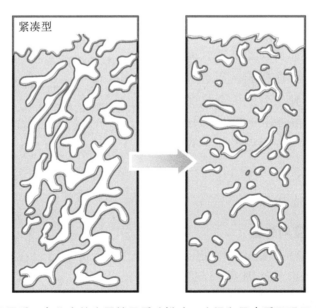

图 38-1　卧床休息 17 周后一名儿童的失用性骨质疏松症：小梁和骨皮质量明显减少，在连续活检中有记录

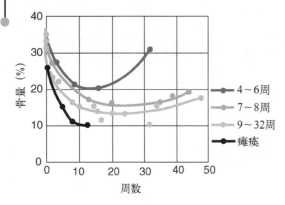

图 38-2 儿童制动和恢复骨量的时期。注意瘫痪后缺乏恢复

• 腿部或足部手术后制动，随后长时间活动受限。

• 由肌肉疾病或神经系统疾病（如多发性硬化症）而导致无法活动。

在最近的一项研究中，有 20 名儿科患者（年龄 1～16 岁，由于脑瘫卧床不起）已成功接受利塞膦酸钠治疗以预防继发性骨质疏松症。最近的研究证明，多发性硬化症的男性和女性的骨质疏松症患病率均显著增加。因此，需要进行骨密度筛查和采取包括应用双膦酸盐在内的适当措施，以避免这些患者发生骨折。

已合并骨质疏松症的患者因发生骨折而制动数周后，有可能再开始活动时再发骨折，除非及早采取预防措施。应当尽可能减少术后卧床，并使用有效的药物保护骨骼，如双膦酸盐可预防骨量进一步丢失，也要采用各种方式的理疗，以及适当的营养和补充剂。

## 二、太空旅行与重力

### 缺乏引力导致的空间失重

宇航员在太空飞行之前和飞行期间都要接受定期的专业肌肉骨骼训练，以抵消外太空中重力的缺乏。尽管如此，他们每月仍损失约 1% 的骨密度。一项将恒河猴置于太空飞行约 14 天左右的研究显示：它们的骨量减少了 35%。在失重状态持续存在的情况下，宇航员的骨质损失比地球上骨质疏松症患者高 10 倍。这无疑表明重力是自然界中保护骨骼的重要方式。宇航员中骨丢失的机制已被彻底研究，如今已用作制动相关骨质疏松症的模型。目前已认识到的三个主要因素如下。

• 骨骼去矿化。

• 成骨细胞活性被抑制。

• 破骨细胞的活化。

在飞行前和飞行中必须及时采取预防措施。目前，主要的建议包括以下内容：补充钙剂、维生素 D 和维生素 K、促骨形成剂和长效双膦酸盐药物，当然还有专门的运动训练。

## 三、制动相关骨质疏松症的治疗

治疗重点是尽早进行体育锻炼，并使其尽可能多样化，根据每个患者的状况和能力进行调整。足够的钙剂和维生素 D 摄入对于维持肌肉和骨骼健康至关重要。

骨量在很大程度上取决于肌肉量和骨骼的肌肉负荷。

药物治疗的主要目的是预防。因此，应根据骨密度测量结果尽早开始双膦酸盐治疗。这一点特别重要，因为这种在肌肉制动一开始就立即发生的骨密度明显下降，应该并且可以得到预防。建议采取以下措施：前两种药物仅在患者摄入后能保持坐立至少 30 分钟，并且有充分的理由时才可以口服，否则，优先选择静脉给药的方式。

• 阿仑膦酸钠：每周 70mg。

• 利塞膦酸钠：每周 35mg。

• 伊班膦酸：每月 3mg 注射，以后每 3 个月注射一次。

• 唑来膦酸盐：每年一次 5mg 输注。

# 第九部分

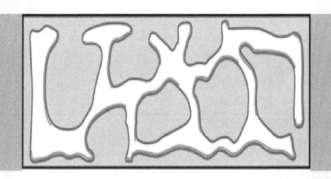

# 各医学专科中的继发性
# 骨质疏松症

# 第 39 章　继发性骨质疏松症的评估

首先是分清"原发性"（或称"特发性"）骨质疏松症与具有潜在病因（即特定疾病）的"继发性"骨质疏松症。尽管已经发现许多导致骨质疏松症发病的因素，但原发性骨质疏松症主要是指绝经后和与年龄相关的骨质疏松症。继发性骨质疏松症占所有骨质疏松性骨折的约20%（表39-1）。继发性骨质疏松的疾病（如作为合并症）在已患有原发性骨质疏松的老年患者中也很常见。

表 39-1　与骨质疏松症风险增加相关的疾病、手术和药物

| 疾病类 |
| --- |
| 肢端肥大症 |
| 艾迪森氏病 |
| 艾滋病 |
| 淀粉样变性 |
| 强直性脊柱炎 |
| 神经性厌食症 |
| 乳糜泻 |
| 慢性阻塞性肺疾病 |
| 慢性肾衰竭 |
| 先天性卟啉征 |
| 克罗恩病 |
| 库欣综合征 |
| 糖尿病 |
| 子宫内膜异位症 |
| 戈谢病 |
| 性腺功能不全 |

续表

| |
| --- |
| 血色素沉着病 |
| 血友病 |
| 甲状旁腺功能亢进 |
| 低磷酸血症 |
| 甲状腺功能亢进 |
| 特发性脊柱侧弯 |
| 制动 |
| 乳糖不耐受 |
| 淋巴瘤和白血病 |
| 吸收不良综合征 |
| 肥大细胞增多症 |
| 转移性肿瘤 |
| 多发性骨髓瘤 |
| 多发性硬化症 |
| 神经肌肉疾病 |
| 营养失调 |
| 成骨不全 |
| 肠外营养 |
| 恶性贫血 |
| 原发性胆汁性肝硬化 |
| 类风湿关节炎 |
| 结节病 |
| 珠蛋白生成障碍性贫血 |
| 甲状腺功能亢进 |
| **手术类** |
| 胃切除术 |
| 肠旁路术 |
| 甲状腺切除术 |
| 移植 |

续表

| 药品类 |
| --- |
| 抗惊厥药 |
| 芳香酶抑制剂 |
| 化疗药物 |
| 糖皮质激素 |
| 肝素（激素避孕药） |
| 免疫抑制剂 |
| 质子泵抑制剂 |
| 放射治疗 |
| 另见第Ⅻ部分药物性骨质疏松症 |

因骨质疏松症就诊的女性和男性患者中，分别最高有 20% 和 60% 患有可导致骨质疏松症相关的疾病（"继发性骨质疏松症"）。

医师应考虑继发性骨质疏松症的可能原因，尤其是当患者出现以下情况时：

- 少见骨折。
- 低于该年龄的骨密度。
- 尽管坚持有效治疗但仍反复骨折。
- 常规实验室检查异常（贫血、低血钙和高血钙、ESR 升高）。
- 无法解释的骨痛。
- 骨扫描或 X 线检查未明原因的骨病灶（转移癌、骨髓瘤、恶性淋巴瘤、肥大细胞增多症）。

骨质疏松症最有可能发生在后面章节所述的专业中。这里仅列出其他章节未涉及的疾病列举在这里。表 39-1 中的疾病主要的继发病变会影响到骨骼。

# 第 40 章　心 脏 病 学

许多研究讨论了骨质疏松症与心脏病之间的联系。例如，最近的一项研究调查分析了 198 例接受冠状动脉造影的胸痛患者中骨质疏松的发病率。结果显示，有 53 例（27%）患有骨质疏松症，79 例（40%）患有骨量减少，只有 66 例（33%）骨密度正常。此外，有 76% 的骨质疏松症患者和 78% 的骨量低下患者患有阻塞性冠状动脉疾病。

接受冠状动脉造影检查的患者也应进行骨质疏松症的检查，尤其是在老年人群中。

另一项研究调查分析了 3299 例接受冠状动脉造影患者的维生素 D 水平。随访时间的中位数为 7.75 年，在此期间，有 95 例患者死于癌症。研究者得出结论，维生素 D 缺乏或不足与心血管疾病患者的患癌风险高有关，而心血管疾病本身也与维生素 D 的缺乏有关。一项 1739 例平均年龄为 55 岁的人群研究（所有人均无心血管疾病）证实了这一点。该研究评估了维生素 D 的初始水平，平均随访时间为 5.4 年，在此期间，有 120 例维生素 D 水平低的人出现了第一次心血管事件。

该研究的学者得出的结论是，仍需要进行更多的研究来证实维生素 D 缺乏对心血管系统的影响。

心脏瓣膜手术后接受长期抗凝治疗（取决于所用抗凝剂）的患者尤其容易出现骨量丢失和骨坏死。其他原因包括缺乏身体锻炼或因慢性心功能不全导致活动受限。

心脏移植患者应在移植前后进行骨质疏松的检查，以便进行预防性治疗并避免骨折。

过量饮酒会引起心肌病的发生，并最终导致心力衰竭。

动脉粥样硬化和骨质疏松都是与衰老过程有关的多因性疾病。越来越多的证据表明，进行性的端粒缩短与心血管疾病和其他心脏代谢疾病有关。血管钙化与维生素 D 水平高和骨骼重塑有关。血管钙化的患者也可能患有骨质疏松症，也需要得到治疗以预防骨折。然而，其他研究表明，较高的维生素 D 水平不仅会促进血管钙化，而且也是心血管疾病的危险因素。似乎只有在一定的维生素 D 水平范围内，心血管功能才是最好的，才可以避免钙化和降低发生心脏病的风险。此外，如上所述，维生素 D 缺乏也是心血管疾病的危险因素。慢性肾病的患者还可从因伴随心脏问题而服用维生素 D 的治疗中获益。

高胆固醇血症和血脂异常与动脉硬化性血管疾病及骨质疏松症有关。他汀类药物通常用于脂类代谢紊乱，但应注意，阿托伐他汀也可增加维生素 D 的水平，因此也应进行维生素 D 检测。此外，还应该建议患者注意饮食，如果脂肪摄入量高于推荐水平，则应减少脂肪摄入。双膦酸盐类药物是骨质疏松症的首选治疗方法。给药的类型、剂量和途径应根据患者的要求和喜好决定。

既往研究认为，β 受体阻滞剂和噻嗪类利尿剂对老年人的骨折风险具有有益作用，但长期使用的效果不明。最近，英国和荷兰的两项大型研究并未发现使用 β 受体阻滞剂治疗与降低骨折风险之间存在因果关系。

一项基于人群的病例对照研究，一方面研究了心房颤动与心房扑动之间的关系，另一方面，研究了使用双膦酸盐类药物治疗女性骨质疏松症的效果，并没有发现双膦酸盐对心脏节律有作用的证据。

在心脏病学中，骨质疏松症的主要风险是体力活动的减少和抗凝剂的使用。

# 第41章 内分泌学

首先应明确指出，许多内分泌疾病都不可避免地与肌肉骨骼系统的代谢相关，在此仅举几例。此外，这些疾病中的许多疾病也与其他系统密切相关，而其他系统又可以反过来影响骨代谢。

## 一、生长激素缺乏症

许多研究表明，患者对生长激素治疗的反应存在很大个体差异。尽管如此，长期随访研究表明，人体成分、骨密度和肌肉力量都有明显改善。但是，女性也可能需要一定程度的雌激素治疗以维持骨密度。生长激素疗法也对先天性疾病如特纳综合征和普拉德 - 威利综合征有效。此外，生长激素疗法对心血管和其他系统具有有益作用，而心血管和其他系统疾病本身就是骨代谢的危险因素。有研究提出了一个与 GH-IGF-1 轴和寿命有关的有趣假设。研究表明，尽管有侏儒症和明显的肥胖症，但一些激素缺乏的患者的寿命可达到 75 ～ 78 岁甚至更长。该假说认为，生长激素缺乏是一个可以预防癌症的主要有益因素，而癌症是导致老年人死亡的重要原因。

## 二、甲状腺功能亢进

甲状腺功能亢进患者可能会发生全身性骨质疏松症，因为尽管甲状腺功能亢进患者的骨形成和骨吸收的速度都加快了，但是前者落后于后者的速度：这是高转换型骨质疏松症的一个经典例子。据报道，由于甲状腺激素引起 RANK L 水平升高，50% 以上的患者中离子化和总血清钙水平升高。因此，对于有甲状腺功能亢进或 TSH 抑制治疗史的女性患者，进行骨密度检查是有用的。所有具有高骨转换或低骨密度的患者都应考虑抗骨吸收治疗。

成骨细胞和破骨细胞上的甲状腺激素受体活化导致骨吸收和骨量丢失增快。

## 三、甲状腺功能减退症

甲状腺功能减退症会减少骨细胞的募集、成熟和活动，其结果是骨吸收和骨形成减少（"低转换"）。

对于甲状腺功能减退症，有学者提出一种假说，即 TSH 引起了骨骼中的这种作用，但最近的动物研究表明，这是由缺乏甲状腺激素 $T_3$ 引起的。

甲状腺激素过多或过少都会引起骨质疏松症。

## 四、原发性甲状旁腺功能亢进

由腺瘤、癌、先天性疾病（如特纳综合征或甲状旁腺增生）引起的甲状旁腺激素分泌增加，使得钙从骨骼中释放入血，从而导致钙稳态的紊乱。然而，尽管患者可能没有临床症状或临床症状很少，但是这种骨转换的增加会导致骨量丢失。许多研究报道了其骨密度会降低。维生素 D 代谢的变化及 FGF23 的增加也导致骨密度下降，从而增加了骨折风险。骨转换，尤其是骨吸收的增快，表现为复杂的骨骼变化，影响全身骨骼的骨皮质和骨松质，还可能影响关节甚至血管。但是必须指出，正如不同研究中所报道的那样，原发性甲状旁腺功能亢进（pHPT）的骨骼变化非常多样。pHPT 是由激素导致的骨量低下 / 骨质疏松症的另一个例子。然而，在一项研究中，对体内总钙的测定未能证明 pHPT 中总骨矿物质的缺乏。确实，pHPT 有广泛的组织学变化。实际上，实验和体外研究表明，间歇性应用 PTH 可以抑制脂肪细胞并诱导间充质细胞向成骨细胞分化。在一项活检研究中，20% 的患者，特别是那些有肾结石的患者，在骨活检中没有形态异常。在一般以维生素 D 缺乏为特征的骨病中，组织学参数（如骨吸收、破骨细胞和骨内膜纤维化）占主导地位（"解剖纤维骨囊化症"）。虽然已有研究表明甲状旁腺疾病的主要破骨作用可能导致广泛的骨质减少，但是在研究中发现皮质和小梁的骨量可以得到维持。仅在严重的情况下（10%）可以看到 pHPT 的经典骨骼表现：明显骨量丢失的纤维性囊肿性骨囊炎，小梁网络的溶骨性破坏（"棕色肿瘤"）和多处骨折的存在。在 246 例 pHPT、年龄在 19～91 岁的患者中，对骨密度和维生素 D 代谢物水平进行研究，结果表明低维生素 D 水平和高血 1，25(OH)$_2$D 与高骨转换增加和低骨密度有关。甲状旁腺切除术的长期有益效果（包括老年患者）已被证明，包括骨密度的增加和骨折风险的降低。当存在根治性手术禁忌时，建议患者使用含氮的双膦酸盐。

在患有 pHPT 的患者中，患有骨质疏松症是无其他症状患者进行甲状旁腺手术的手术指征。

## 五、继发性甲状旁腺功能亢进

继发性甲状旁腺功能亢进（sHPT）已在肾病透析患者中进行了描述。最近在欧洲启动了一项多中心观察性研究（COSMOS），用于透析患者中 sHPT 的诊断、预防和治疗。该研究将包括对许多相关参数的研究，包括骨矿物质标记的变化。该研究计划进行 3 年，然后对结果进行评估。sHPT 同样存在于先天性疾病中，如特纳综合征。

## 六、库欣病

与糖皮质激素引起的骨质疏松症相比，这种内源性的高皮质醇增多症比较罕见。糖皮质激素引起的骨质疏松症较为常见，但是如果不加以治疗，将会进行性加重。

## 七、糖尿病

"糖尿病性骨病"的发生率比一般人想象的要高，主要由于成骨细胞产生胶原蛋白受到抑制，这是由胰岛素和 B 细胞衍生蛋白质分泌不足而直接导致的，其阻碍了成骨细胞的形成并导致骨骼质量下降。1 型糖尿病患者的骨质疏松性骨折风险增加 12 倍，而 2 型糖尿病女性则增加 20 倍。

在慢性疾病中，糖尿病并发症，如视网膜病、多发性神经病和肾病是骨量丢失和骨折风险增加的主要原因。骨质疏松症在糖尿病患者中经常被漏诊，骨质疏松检查和 DXA 检测很有必要！

表现为血管壁的变性，纤维化及浆细胞、肥大细胞增加。这些患者的骨髓基质中明显的炎症反应与炎症的血清学参数有关。这可能对糖尿病患者的骨髓萎缩和"慢性疾病性贫血"有重大意义。糖尿病患者的松质骨萎缩程度也明显更高，但其骨重塑能力正常或仅略有下降。胰岛素依赖型患者的骨量丢失少于口服降糖药物的糖尿病患者。这些结果表明，糖尿病性骨病的发生包括骨髓脉管系统的退行性改变、骨髓基质的退行性反应、骨髓萎缩和骨质疏松症，并伴有轻微的骨重塑能力降低及骨质参数改变。

在2型糖尿病的双膦酸盐治疗中，发现了一个有趣的现象：血管内膜厚度显著降低，表明依替膦酸盐具有抗动脉粥样硬化作用。但是，目前患者主要使用最新的双膦酸盐药物，至今尚未见药物这种作用的研究。许多研究表明，2型糖尿病患者发生骨折的风险更高，但是这些患者的骨密度并未降低。糖尿病的其他后果主要由以下原因引起，如视力障碍和失衡、周围神经病变、体位性肌张力低下、包括下肢在内的各种器官的缺血状态及其他容易跌倒的状况，这些都是（可以造成）骨折的直接原因。2型糖尿病还会导致脑结构改变和加速认知功能下降。在患有症状性动脉疾病和2型糖尿病的患者中，高血糖症和2型糖尿病的持续时间会导致脑萎缩和患者一般状况（包括骨骼状态）的恶化。2型糖尿病经常由罗格列酮或吡格列酮治疗，它们属于噻唑烷二酮类（TZD）。现在的研究表明，这些药物会增加骨量丢失并减少骨形成，从而增加骨折的风险，因此必须采取预防措施或建议患者服用其他药物。

# 第 42 章 消化内科

肝或胃肠道的慢性疾病（如吸收不良综合征、乳糖不耐受症、克罗恩病、溃疡性结肠炎、胰腺功能不全和原发性胆汁性肝硬化）经常引起骨质疏松症和骨软化症（"骨质疏松性软化症"），这是由维生素 D、维生素 K 和维生素 C 的缺乏引起的。应该注意到的是，克罗恩病患者，即使是年轻人，也经常出现与骨量低下 / 骨质疏松症相关的肌少症。在克罗恩病中，骨质疏松症的病理生理是多因素的，包括以下几方面。

- 炎性细胞因子介导疾病活动。
- 吸收不良。
- 回肠切除。
- 制动。
- 低体重指数。
- 性腺功能减退。
- 糖皮质激素。

如上所述，在胃肠道慢性疾病患者中发生很多变化，这些变化会随着患者年龄的增长而趋于恶化，因此建议定期筛查骨量低下 / 骨质疏松症。值得注意的是，即使在年轻的克罗恩病患者中，肌少症发生率也很高，这增加了骨丢失的风险。胃肠手术（如 Billroth Ⅰ式、Ⅱ式和小肠切除术）会干扰钙与维生素 D 的吸收和利用，并可能最终导致骨病，特别是椎体的骨质疏松症。骨量低下在全胃或胃部分切除术后的患者中很普遍，尤其是随着年龄的增长。但是，骨活检中的骨软化症特征却很少见。随着强效抑酸药的使用，胃直肠切除术的数量减少了。然而随着肥胖的增加，胃旁路手术越来越受欢迎。这种外科手术治疗还导致与高骨转换率有关的骨密度降低。胃切除术后及使用质子泵抑制剂（PPI）的患者中的骨质疏松症是由胃肠道 pH 较高导致钙吸收减少所致。肠道吸收变化（无明显原因）可能导致尿钙过多，这与某些患者（包括绝经后女性）的肾结石症、骨丢失和特发性骨质疏松症有关。这些情况都是胃肠吸收、肾功能和骨骼代谢之间交织联系的例子。

对于所有患者，无论原因如何，糖皮质激素的滥用和酒精滥用都会增加骨丢失。大肠疾病很少与骨丢失相关，因为吸收过程通常在小肠中完成。腹腔疾病与多种疾病有关，继而影响骨骼（图 42-1）。常见的例子有自身免疫炎性疾病（尤其是一些相关的细胞因子如 TNF-α 和 IL-1）、糖尿病、甲状腺疾病、继发性 HPT、垂体功能减退等。在给予适当的治疗之前，必须仔细评估每名患者病情。但是当下其诊治的重点是早期诊断和治疗及适当的营养和生活方式干预措施，以防止上述疾病的发展，因为所有这些疾病均对骨成分有影响。如果

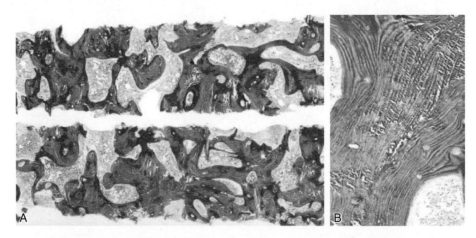

图 42-1　A. 患有乳糜泻和全身性骨痛患者的髂骨活检：骨软化症伴大量未钙化的骨增生（红色）和继发性甲状旁腺功能亢进（"解剖性骨质疏松"）。注意小梁体积增加（骨基质增加但钙化不足）。Ladewing 染色。DXA 结果测量显示髂骨和脊柱的骨密度很低，诊断为"严重骨质疏松"。B. 在高倍镜下，小梁表面、血管周围区域和骨细胞周围的斑片状脱钙（红色）。Ladewing 染色

没有及早采取预防措施，则应考虑到乳糜泻患者从儿童期便开始出现骨丢失了。目前，能够控制乳糜泻的唯一有效措施是终生坚持无麸质饮食。

可能与骨质疏松症进展过程中有关的营养不良的四个主要原因如下。

- 饮食摄入受损，包括神经性厌食症。
- 吸收减退。
- 饮食中营养的流失。
- 与肠吸收不良有关的肝胆和胰腺疾病。

在讨论肝脏疾病与骨骼疾病的关系时，有四个分类很重要。

- 慢性胆汁淤积性疾病（胆汁性肝硬化）。
- 慢性活动性肝炎。
- 病毒性肝炎。
- 酒精性肝硬化。

将肝脏疾病与骨骼联系起来的六个主要致病机制如下。

- 肝具有将维生素 D 转化为 25（OH）D 的能力。
- 肝产生的维生素 D 转运蛋白、白蛋白和维生素 D 结合蛋白，用于将维生素 D 转运到其靶组织。
- 维生素 D 代谢产物的肝肠循环。
- 胆汁和胆汁酸结合树脂在胆汁淤积性疾病中促进维生素 D 和钙的吸收。
- 在慢性活动性肝炎和肝移植中使用糖皮质激素作为免疫抑制药物。
- 酒精对肝硬化患者的直接骨骼毒性。

胰腺功能不全的临床特征是糖尿病和硬脑膜炎。缺乏胰腺酶、胆汁分泌减少和小肠疾病会导致维生素 D 缺乏症和骨骼疾病。

胃肠道疾病患者有多种原因引起骨质疏松症和骨软化症，即"骨质疏松性软化症"。

# 第 43 章　遗　传　学

骨质疏松性骨折最强的预测因子是年龄、既往的低能量性骨折和低骨密度。但骨质疏松也是一种家族性疾病。骨质疏松性骨折患者的子女骨密度更容易偏低。对双胞胎的研究表明，骨质疏松可能是由遗传因素决定的（多达50%），并且涉及许多基因。因此，峰值骨量在某种程度上是通过基因编码的，随后骨密度的丢失程度主要受小梁（松质）骨的影响。业已证明，基因在不同的骨骼部位可能对骨产生不同的影响，并且在这些部位对整体的骨发育及骨质疏松程度发挥作用。近年来，维生素 D 受体基因与骨密度之间的联系引起了人们的特别关注，尽管这些研究的结果仍存在一些矛盾。在临床上，成骨不全是遗传性骨质疏松中最重要的疾病。其他具有骨质疏松成分的先天性综合征包括特纳综合征、克兰费尔特（Klinefelter）综合征、埃勒斯 - 当洛（Ehlers-Danlos）综合征、马方（Marfan）综合征和沃纳（Werner）综合征。对先天性早衰综合征"先天性角化病"的研究已经确定了编码端粒酶复合体基因中的突变。这些患者的细胞端粒非常短，而且患者会过早衰老，表现为头发早白、牙齿脱落、骨质疏松和恶性肿瘤。

最近发现，在胎儿出生前（遗传决定）和出生后，骨可能受到 GH-IGF-1 轴的影响。在女性中，这种作用可能一直持续到成年，表明 GH-IGF-1 轴在女性骨量基因编码中发挥一定作用，而男性的结果仍未发表。在戈谢病病例中成功使用酶替代疗法后，患者组织浸润减少，但骨质疏松加剧，故应在测量骨密度后进行预防性治疗。累及肌肉的先天性综合征也容易导致骨质疏松和骨质重塑的紊乱。有趣的是，生长激素受体基因多态性（外显子 3 缺失，d3GHR）提高了儿童对重组人生长激素（rhGH）的反应，但在患有生长激素缺乏症的成年人中，它仅导致短期 rhGH 治疗的疗效差异。

目前已经进行了许多研究，包括骨与关节的遗传学和疾病、先天性综合征、涉及发育和分化途径的基因、骨质疏松和各种类型骨折发病相关基因的骨表型、人群调查中骨代谢与种族、民族和年龄相关的基因，以及关于哪些基因多态性可能产生对治疗反应的差异和它们在代谢综合征中与骨和肌肉关系的研究。所有这些甚至更多的研究清楚地表明，骨质疏松与众多基因和环境因素相关，尤其是 Wnt/β-catenin 信号通路被证明为骨量调节、骨发育和响应机械负荷的重要介质。

就临床意义而言，骨质疏松的遗传学领域有望在下列两个主要临床领域中得到应用。

- 预测对新治疗方式的反应。
- 识别有风险的个体（"遗传风险概况"）。

# 第 44 章

血液学和贮积性疾病

骨髓疾病直接影响骨质重塑，并能导致严重的骨质疏松。多发性骨髓瘤通过病理性浆细胞产生的破骨细胞活化因子，常引起骨质疏松，或更常引起溶骨性病变（"骨相关事件"，SRE）。真性红细胞增多症（PV）（图 44-1）和慢性髓细胞性白血病（CML）（图 44-2）都通过扩张性生长引起广泛的骨质疏松，但具有不同的组织学表现（图 44-3）。骨的变化也发生在骨髓硬化症（OMS）（图 44-4），以及 TNF-α和乳酸脱氢酶（LDH）水平升高时的白血病转化期。不仅是细胞结构，不同的增殖性造血细胞系也会影响骨质重塑。在 PV 中，小梁骨减少，但是具有正常的微结构和连接，而髓细胞性白血病（ML）的特征则是具有较少连接和较大骨髓腔隙的粗化小梁

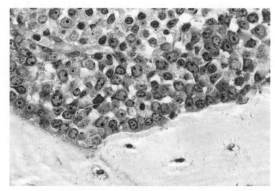

图 44-2　慢性髓细胞性白血病，伴有成骨细胞宽阔的骨内腔隙并抑制骨质重塑。Giemsa 染色

网。先天性溶血也会产生类似的改变，导致严重的红系增生和骨质疏松。

诸如戈谢病（图 44-5）或遗传性草酸盐沉积症（图 44-6）等贮积性疾病也可通过类似的机制引起骨质疏松和（或）溶骨性病变。另一方面，恶性淋巴瘤和急性白血病在最初阶段很少伴有骨质疏松，但后期则会发展而成。骨髓浸润的扩散方式是决定骨性病变模式的主要因素。弥漫性骨髓浸润的特征是系统性骨质减少，而局灶性、结节性或斑片状浸润的患者会发生局部骨质减少，甚至有局限性溶骨性病变。

镰状细胞病等红细胞异常的患者通常也患有骨质疏松和骨软化，其骨密度（BMD）值较低。有些患者还患有维生素 D 缺乏症，除了双膦酸盐治疗外，还必须

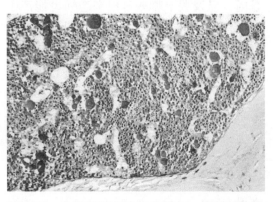

图 44-1　由于破骨细胞活性增加，真性红细胞增多症伴有大量红细胞生成和继发性骨质疏松。Giemsa 染色

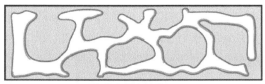

正常致密的小梁骨

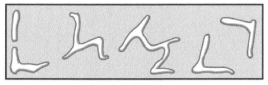

骨质疏松，组织学类型A

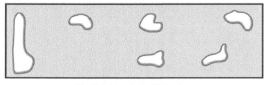

骨质疏松，组织学类型B

图 44-3　**骨质疏松性小梁变异**：A 型的真性红细胞增多症和 B 型的慢性髓细胞性白血病（摘自 Bartl 和 Frisch，1993）

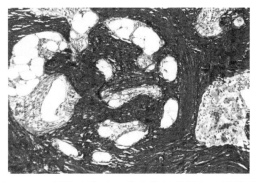

图 44-4　骨髓硬化症，伴有编织骨增加、骨髓腔小和造血功能减退。注意残留的非典型巨核细胞簇（右），Gomori 染色

根据骨吸收标志物和 BMD 值给予适当的维生素 D 治疗。维生素 $B_{12}$ 缺乏症（恶性贫血）与高胱氨酸血症和骨质疏松相关。维生素 $B_{12}$ 与成骨细胞的功能存在直接关系，维生素 $B_{12}$ 的替代治疗可使血清中的

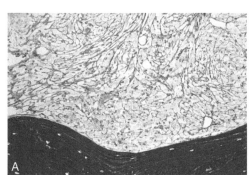

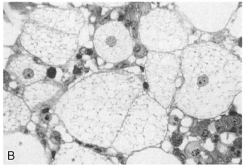

图 44-5　A. 戈谢病患者的髂嵴活检，DXA 结果提示严重的骨质疏松，造血功能被完全取代；B. 更高的放大倍数展示了典型的大小不一的戈谢细胞，以及具有明显"皱纸样"外观的细胞质，Gomori 染色

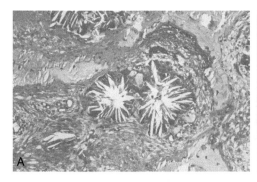

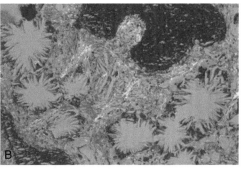

图 44-6　A. 年轻遗传性草酸盐沉积症患者的髂嵴活检，其还合并有慢性肾衰竭、血液透析所致铝中毒、肾性骨病和全血细胞减少；B. 小梁间骨髓腔隙中多个草酸钙晶体的玫瑰花环被粗纤维和新形成的编织骨所包围（上）。没有残存的造血功能。Gomori 染色，偏振光

破骨细胞标志物蛋白（碱性磷酸酶）恢复到正常水平。

血友病患者的 BMD 值较低，并伴有骨量减少 / 骨质疏松。这可能从儿童时期就已经开始，导致其身高和体重都低于正常人。心理因素，特别是在儿童时期，如对出血的忧虑和恐惧，也可能与个别患者体力活动受限相关。其他因素，如整体减少的体力活动和对感染的易感性，也可能刺激成年时期的骨量丢失。显然，对骨量减少 / 骨质疏松患者，必须根据病史、检查结果和个人危险因素进行个体化评估并治疗。

# 第 45 章 传染性疾病

鉴于世界范围内有超过 3300 万人（也有估计称 4300 万人）感染了艾滋病病毒（HIV），艾滋病现已成为可能发生骨质疏松的最主要的传染性疾病。最近的报道表明，感染艾滋病病毒是骨质疏松和病理性骨折的另一个危险因素。

骨矿物质代谢、骨组织形态测定和骨密度的变化证明了复杂的艾滋病骨病的存在，包括骨质疏松、骨软化和继发性甲状旁腺功能亢进。艾滋病长期幸存者特别容易患骨质疏松症。

运动不便、胃肠道感染、脂肪营养不良、肝炎和激素缺乏都是造成骨量丢失的其他危险因素。HAART 也已显示出可加速 HIV 感染患者的骨质丢失，因此它是这些患者发生骨质疏松的强力诱因请参阅第 53 章"艾滋病骨病"）。T 淋巴细胞的全身活化导致了骨保护素配体介导的活性破骨细胞增加和骨丢失的假说，可能部分解释了 HIV 感染与骨吸收的相互作用。营养不良、体育活动不足和其他生活方式的影响等危险因素也在上述骨质变化中发挥作用。随着可延缓艾滋病进展的治疗方法的广泛应用，应尽早注意这些潜在的并发症，以尽可能避免其发生。

其他慢性感染也可能影响骨，如结核病，尤其是当患者的身体功能受损并且需要长期治疗时。如果产生耐药性，那情况就会更糟。所以有人提出了辅助疗法，如应用 L- 精氨酸和维生素 D，它可以刺激分枝杆菌并促进免疫调节作用以抗感染，从而缩短治疗时间。

值得注意的是，据报道结核病患者维生素 D 水平较低。尚未报道对这些患者进行维生素 D 治疗的效果研究。

# 第46章 肾脏学

肾和骨都参与钙稳态。因此无论年龄大小，肾脏功能受损都会导致钙稳态失调和肾性骨营养不良（见第89章）。慢性肾功能不全会导致维生素 D 缺乏，从而引起骨质疏松、骨软化和继发性甲状旁腺功能亢进。观察性研究表明，通过在透析过程中给予维生素 D 类似物治疗，可以改善合并甲状旁腺功能亢进透析患者的生存期。骨折风险增加的慢性肾脏病（CKD）和终末期肾脏病（ESKD）都是国际关注的热点话题。随着世界各地人口的老龄化，这两种疾病的患病率预计将在今后的 10 年内逐渐增加，许多针对这些患者的研究（包括已完成和正在进行的）都涉及骨质疏松与骨折的治疗和预防，其中包括双膦酸盐疗法。从流行病学的角度来看，另一个主要考虑的因素是 CKD 与心血管疾病的风险密切相关，而后者在老年人群中发病率较高，并且可能与骨减少/骨质疏松相关。骨化三醇治疗使 CKD 患者的生存期延长，近年来，更多有效的类似物都表现出额外的优势，而这些有益效果也归因于心血管系统的改善。现在，研究者们希望早期治疗能对肾脏有益，使疾病进展缓慢，并推迟血液透析和肾移植。

在血液透析期间或在肾移植后，骨病可能有所改善或"定型"并保持静止。在 21 世纪 20 年代早期，研究者对透析患者尤其是甲状旁腺切除术后患者的骨的微模型进行了有趣的观察。近期针对透析患者进行的骨活检研究还包括了活跃的年轻门诊患者及绝经后女性。由于涉及以下许多潜在的因素，因此需要综合的方法来管理移植后的患者：类固醇的使用、性腺功能减退、持续性甲状旁腺功能亢进、同种异体移植功能低下、与年龄相关的疾病、其他慢性并发症和营养因素。尽管如此，研究表明维生素 D、钙、双膦酸盐和降钙素可能有效。基于维生素 D 的疗法已被证明可有效预防肾移植后的排斥反应，而注意生活方式也很重要。多种新颖治疗方法的研究正在进行，结果仍未发表。由于慢性肾脏病和血液透析，现在经常会遇到难治性骨质疏松患者。患有慢性肾功能不全且长期透析的患者会发展出一种复杂的骨病，被称为肾性骨营养不良。这种疾病的临床表现很严重，包括严重的骨痛、多发骨折和骨外成骨，显著降低了患者的生活质量。肾性骨病已在相应章节中进行了详细描述。

# 第47章　神经病学和精神病学

慢性神经系统疾病（如帕金森病、短暂性脑缺血发作、脑卒中、阿尔茨海默病、癫痫、多发性硬化症、肌萎缩侧索硬化和糖尿病神经病变）增加了跌倒的风险，并与运动不便和药物引起的骨量降低相关。同样，抑郁症患者的体育活动减少，而且可能也缺乏营养。抑郁症还与心血管疾病和许多其他系统疾病相关，伴有骨质疏松及各种细胞因子如 TNF-α 的增加，甚至还可能加重抑郁症。抑郁症和认知功能之间似乎也存在联系，这会使情况更为复杂。而且不幸的是，一些研究表明抗抑郁药，如三环类药物，会增加跌倒和骨折的风险。

大多数帕金森病患者骨质疏松和骨折的风险增加，尤其是老年女性患者。这种风险主要是由疾病本身所导致的身体活动受限。应监测 BMD 并采取适当的措施，包括患者个体化的适应性锻炼。在缺乏预防措施的情况下，智力和（或）发育障碍的人也更容易发生骨质疏松和骨折。

许多研究发现，使用抗癫痫药（AED）（如卡马西平）治疗癫痫的患者骨折风险增加。增加的风险在某种程度上与服用药物的时间相关。因此，建议对患者的 BMD 进行适当的筛查和监测，注意营养状况，并根据需要补充钙和维生素 D。相关详细信息，请参见第 53 章"艾滋病骨病"。

抑郁症和骨质疏松相关性明显依赖于其严重程度和持续时间。老年 SSRI（选择性 5- 羟色胺再摄取抑制剂）使用者的骨折风险有所增加，这可能与跌倒风险增加相关，而非与低 BMD 相关。

## 运动不便和身体功能受损

为宇航员开发的用于减少航天飞行前和飞行期间骨质流失的简单易用的措施，现已提倡应用于瘫痪患者。目前已经研究了精神分裂症等精神疾病患者的 BMD 变化，其可能与病情本身对生活方式的影响及所用药物相关。研究表明，糖皮质激素几乎共同应用于所有精神病和复杂性躯体疾病的众多疗法中，而糖皮质激素本身参与人体大多数器官和组织的病理生理过程，其中就包括骨。因此，它们也在精神疾病对骨的影响中发挥了作用。有报道表明在神经退行性疾病包括精神疾病中，随着年龄的增长，线粒体会发生变化和功能障碍，继而影响骨。

患有多发性硬化的成年和老年患者更容易发生骨质疏松和跌倒损伤。在调查的共 354 名患者中，超过 50% 的患者发生跌倒损伤。对合并骨质疏松的治疗和对跌倒恐惧的缓解，是治疗过程及预防跌倒计划中最重要的两个组成部分。

Charcot 关节病被认为是神经源性的。然而，Charcot 关节病在糖尿病患者中最为常见。考虑到糖尿病与骨质疏松的关系，有学者提出 Charcot 关节病可能是糖尿病患者骨质疏松的晚期结局，而糖尿病也是早期诊断和治疗的最有力的理由。研究还表明，经过早期诊断和保守干预的患者，治疗和康复效果良好，能避免手术。在更晚期的情况下则必须进行手术，如踝关节骨折合并 Charcot 关节病的患者，当踝关节非常不稳定而又为了挽救胫距关节时。在急性期预先接受抗吸收治疗的患者效果更好。有血管并发症甚至可能发生骨坏死的患者则需要更广泛的手术。最近的研究显示，C 反应蛋白水平是诊断 Charcot 关节病患者发生感染的可靠指标。而在 Charcot 足部病变患者中未发现 C 反应蛋白水平升高，所以在这种情况时并不涉及炎症性细胞因子。

患有慢性神经系统疾病患者的骨质疏松是由身体活动减少所致，还包括运动不便、药物和跌倒风险增加。

# 第 48 章  肿 瘤 学

实体瘤的转移可与原发性骨质疏松表现相似，特别是在没有局部溶骨性和（或）骨硬化性病变的情况下。始终应彻底检查病因不明并伴有骨痛、病理性骨折和（或）高钙血症的骨质疏松，以排除潜在的恶性疾病，尤其是乳腺、前列腺和肺部肿瘤的转移。乳腺肿瘤主要诱发骨质疏松／溶骨性转移，前列腺肿瘤主要诱发骨硬化。由于各种因素，脑肿瘤的患者特别容易发生骨量减少／骨质疏松。这些因素包括药物、糖皮质激素、抗癫痫药、抗凝剂、化疗、放疗、营养不良、部分运动不便和偏瘫，这些都必须在治疗中加以考虑。脑肿瘤患者也可能会发生局部骨质变化，如椎体压缩性骨折，必须予以适当处理。其他恶性肿瘤（如支气管癌）也可能通过分泌副激素相关蛋白（PTHrP）引起骨质病变，通常表现为副肿瘤综合征。骨肉瘤等骨肿瘤也可导致骨的各种局部变化。最近的研究表明，转移性乳腺癌细胞可诱导成骨细胞的炎性应激反应，并产生吸引破骨细胞的细胞因子，从而使骨吸收增加且骨形成减少。

在肿瘤早期使用双膦酸盐有两个主要目标：①预防肿瘤治疗对骨的不利影响；②拮抗肿瘤本身对骨的影响。目前已经明确双膦酸盐可以减少骨质疏松性肿瘤患者骨并发症的发生率并减轻其严重程度。

业已证实，实体瘤骨转移伴有骨吸收增加的患者在唑来膦酸治疗后 3 个月内骨吸收标志物正常。这是对乳腺癌、前列腺癌、肺癌和其他实体瘤转移患者早期给予双膦酸盐的主要理由。此外，接受芳香酶抑制剂（如阿那曲唑或来曲唑）治疗的绝经后早期乳腺癌女性不可避免地会发生额外的骨质丢失，这可以通过立即使用双膦酸盐（如阿仑膦酸或唑来膦酸）来有效预防。该结果已在 ZO-FAST 研究（2008 年）中发表。

此外，对于已经发生骨性并发症的患者，双膦酸盐可缓解骨痛。在某些情况下，它们还可以提高患者的生存率。还应强调的是，维生素 D 受体的基因变异体和类似物在预防及治疗恶性肿瘤中可能发挥作用。一些前瞻性试验已证明了这一点，如对于肾细胞癌患者的研究，以及正在进行的将维生素 D 类似物用于前列腺癌的研究。维生素 D 的骨外作用包括促凋亡、抗转移、抗血管生成、抗炎、促分化和调节免疫活性。显然，关注维生素 D 的状态对于预防和治疗恶性肿瘤至关重要。

另见第十二部分"药物性骨质疏松症"、第十三部分"骨髓疾病和骨质疏松症"和第十四部分"骨转移和骨质疏松症"。

对于患有骨质疏松性肿瘤的患者，转移可能会引起骨质疏松或溶骨性／骨硬化性混合病变。骨痛是早期症状！

# 第 49 章 肺 病 学

应长期监测可的松依赖型支气管哮喘的患者，以预防骨质疏松。囊性纤维化患者甚至可能在肺移植之前就出现骨质疏松，应预先进行治疗。慢性阻塞性肺疾病（COPD）的全身表现之一是骨骼肌的功能障碍，而这也是该病患者骨量减少/骨质疏松发展的原因之一。

肥大性骨关节病发生在患有慢性肺部疾病和支气管癌的患者中，包括手和足的杵状指（趾），继发于骨膜沉积的四肢肥大及关节疼痛、肿胀。

肺功能不全是 OI 和严重脊柱侧弯患者的主要问题。高达 60% 的 OI 患者具有明显的胸壁畸形，这些畸形的进展加速了限制性肺疾病的进程。

高达 61% 的晚期肺部疾病患者患有骨质疏松。长期使用糖皮质激素、BMI 降低、维生素 D 缺乏、运动不便和肺功能下降均与 BMD 降低有关。

进行肺移植的患者在移植前具有低骨量的诱发因素。

- 烟草暴露。
- 慢性低氧血症。
- 运动不便。
- 糖皮质激素的使用。
- 某些潜在的疾病，如囊性纤维化。

脊柱骨质疏松的患病率在 55%～66%，而髋部则高达 78%。移植前椎骨骨折的患病率在 25%～29%。与其他器官移植相似，有报道称肺移植后骨质呈高转换状态。

荟萃分析显示，在实体器官移植后的第一年内，使用双膦酸盐和维生素 D 进行治疗可使骨折患者的数量减少 50%。因此，现在静脉注射双膦酸盐是预防和治疗移植性骨质疏松最有前景的方法。

# 第 50 章　风湿免疫学

骨损伤是许多慢性风湿性疾病的标志，如类风湿关节炎（RA）、强直性脊柱炎（AS）和系统性红斑狼疮（SLE），在风湿性疾病中被称为炎症性骨丢失。维生素 D 在维持免疫稳态方面具有调节作用，并且已证明维生素 D 的净作用是增强固有免疫力。维生素 D 在多发性硬化症和类风湿关节炎等自身免疫性疾病中发挥作用。RA 中软骨下骨丢失的另一个显著特征则是几乎没有骨修复。

RA 的早期骨质特征是关节周围骨质减少，但 RA 的晚期骨质特征则是全身性骨质疏松，使骨折率增加。

风湿性疾病中，由长期的类固醇治疗和行动不便引起的额外骨质丢失加剧了骨质疏松病情。人们认识到了各种形式的骨破坏：局部骨侵蚀、关节周围骨丢失和全身性骨质疏松。局部骨侵蚀是炎症引起骨质丢失的最典型例子。病变会影响关节边缘的软骨下骨，并出现在关节软骨和相应软骨下骨的交界处，最初被称为"关节末端的龋病"。全身性骨丢失是 RA 的另一个重要且常见的特征。约 1/3 的 RA 患者患有骨质疏松，其中 10% 患有椎骨骨折。这些患者在患病的第一年内，其椎骨 BMD 降低了 2.5%，髋部 BMD 降低了 5%。如果疾病得不到适当治疗，那么一年后骨质丢失会增加 1 倍。炎症活动度高，代表了疾病的严重程度，是导致骨质丢失加快和骨折风险增加的独立危险因素。在长期接受皮质类固醇治疗的患者中，这可能是决定性的因素，而皮质类固醇对 BMD 的影响则相对较小。炎症诱导的细胞因子诸如 TNF、IL-6 和 RANKL 等的表达促进了破骨细胞的形成。此外，单核细胞和巨噬细胞积聚在滑膜炎性组织中，表达细胞因子如 RANK 的受体，进而又反过来刺激了活性破骨细胞的发育。研究表明，成骨细胞的复制能力随着年龄的增长而下降，并在类风湿关节炎中导致关节周围骨质减少，比骨关节炎患者更严重。

总而言之，在风湿性疾病中，关节痛、行动不便和糖皮质激素治疗的结合不可避免地导致了骨质的进一步丢失。强烈建议及早纠正维生素 D 缺乏并开始双膦酸盐治疗。对于慢性多关节炎的患者，超声测量指骨密度已被证明是监测骨质状态的有效方法。

AS 是一种慢性风湿性疾病，主要影响脊柱和骶髂关节。它对脊柱造成广泛的损害，导致骨折和脊髓损伤。为了防止这种损害，初步的预防措施是绝对必要的。一旦发生这样的损害，对患者的治疗就会变得很复杂，并且涉及大量的康复治疗。任何出现非特异性症状的患者在常规治疗前应仔细研究其可能的病因，但也有例外出现，常规治疗就能缓解疼痛。

尽管 AS 患者倾向于在炎症部位有过量的骨形成，但许多患者仍有脊柱骨质疏松的迹象。这种生物学行为归因于脊柱强直引起行动不便的不利影响，以及炎症对全身性骨重塑的不良反应。

# 第十部分

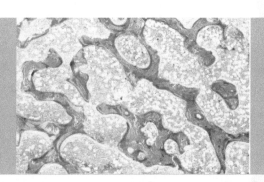

# 其他系统性骨病和骨质疏松症

# 第51章 低钙血症患者

## 一、定义和发病机制

低钙血症的定义为血浆或血清蛋白浓度正常时，血浆或血清中的总钙浓度 < 2.20mmol/L（8.8mg/dl），或血浆或血清中的离子钙浓度 < 1.17mmol/L（4.7mg/dl）。在健康人群中，只有48%的钙以离子形式存在，具有代谢活性。酸碱平衡也很重要，因为酸中毒会导致离子钙水平升高，而碱中毒会导致离子钙水平降低，从而更可能发生低钙血症。

临床症状仅与血清中离子钙水平的变化相关。因此，血清中总钙水平正常的意义是有限的。酸中毒和碱中毒还可导致离子钙和总钙之间的关系发生转变。

低钙血症的病因可根据血清甲状旁腺激素（PTH）水平高（继发性甲状旁腺功能亢进）或低（甲状旁腺功能减退）来划分。PTH或维生素D产生减少是最常见的病因。低钙血症可能有许多病因，目前PTH的变化将它们分为三类。

### （一）PTH分泌减少或缺乏引起的低钙血症

各种先天性和获得性疾病都可能导致甲状旁腺发育障碍或甲状旁腺的破坏，或导致PTH产生功能障碍。

• 甲状旁腺的破坏：甲状旁腺功能减退最常见的病因是在甲状腺手术时或在头颈部肿瘤扩大切除时被手术切除。肿瘤浸润、肉芽肿性疾病、肿瘤转移、辐射或重金属沉积也可导致甲状旁腺功能不全。

• 低镁血症：镁是PTH分泌的重要辅助因子。在慢性胃肠道疾病、饮食失调、酒精中毒或顺铂治疗等严重缺镁的情况下，可观察到与低镁血症相关的低钙血症。镁的应用可立即使PTH的分泌正常化。

• 特发性甲状旁腺功能减退：孤立性的甲状旁腺发育障碍是一种罕见的遗传性疾病。正常形态的甲状旁腺合成分子异常的PTH也可导致低钙血症。罕见的自身免疫性疾病（"自身免疫性多内分泌腺综合征Ⅰ型"）与艾迪生病、糖尿病和念珠菌病相关，并在儿童时期就会表现出来。

### （二）对PTH的抵抗（PTH受体缺陷）而导致的低钙血症

周围组织对PTH的抵抗称为假性甲状旁腺功能减退症（PHP），表现为低钙血症、高磷血症和PTH水平升高。PHP细分为几个亚组，其中1a型是遗传性骨营养不良症（Albright综合征），伴有身材矮小和骨畸形。

### （三）PTH水平正常或升高和PTH受体正常的低钙血症

即使PTH和PTH受体的功能均正常，但钙稳态、维生素D代谢的失调和其他疾病仍可能导致低钙血症。常见病因如下。

• 低蛋白血症：血浆低钙的最常见病因是低蛋白（特别是白蛋白）。然而在这些患者中，离子钙的浓度是正常的，因此常常缺乏低钙血症的症状。肾病综合征、肝硬化、吸收不良综合征及高循环量的患者白蛋白水平可较低。测定离子钙可以明确这种情况。

• 高磷血症：发生在血清磷浓度 > 1.46mmol/L（4.5mg/dl）的患者中，主要是由肾功能不全时 $PO_4^{3-}$ 的肾脏排泄减少引起。过量口服或胃肠外应用 $PO_4^{3-}$ 也会引起高磷血症。其他原因包括碱中毒、肿瘤溶解综合征和横纹肌溶解。临床症状是由伴随的低钙血症所引起的，并可能导致手足抽搐。

• 严重的组织损伤、烧伤、横纹肌溶解和肿瘤溶解。

• 胰腺炎：在 20 世纪 40 年代，胰腺炎患者首次诊断出低钙血症和手足抽搐。主要是由于受损胰腺中释放出的脂肪酶，进而释放出了与钙相结合的脂肪酸。伴有低钙血症的胰腺炎常常预后不良。

• 慢性肾功能不全：请参见本书的相应章节。

• 败血症：约 20% 的败血症患者血清离子钙水平降低，常伴预后不良。

表 51-1 显示了低钙血症的主要原因。

**表 51-1 低钙血症的主要病因**

| |
| --- |
| 甲状旁腺功能减退 |
| 肾脏 |
| 　急慢性肾衰竭 |
| 　肾病综合征 |
| 胃肠道 |
| 　维生素 D 缺乏 |
| 　营养不良 |
| 　吸收不良 |

续表

| |
| --- |
| 　急性胰腺炎 |
| 　肝病 |
| 代谢性 |
| 　碱中毒 |
| 　镁缺乏 |
| 　磷酸盐治疗 |
| 肿瘤 |
| 　破骨性转移瘤 |
| 感染 |
| 　麻疹 |
| 药物 |
| 　降钙素 |
| 　双膦酸盐 |
| 　螯合剂 |
| 　氨基糖苷类 |
| 　抗惊厥药 |
| 　抗肿瘤药 |
| 术后 |
| 　急性组织坏死 |
| 　大量输血 |
| 　中毒性休克综合征 |
| 妊娠 |

## 二、症状

低钙血症患者可能没有任何症状，但也可能会危及生命。低钙血症的症状主要是由神经肌肉兴奋性增高引起的（表 51-2）。典型表现为腿和背部的肌肉痉挛，进而则表现为唇、舌、手指和足的感觉异常（儿童喉痉挛）。逐渐发生的低钙血症还可能导致弥漫性脑病，并伴有抑郁症、精神病甚至痴呆，或者也可能完全无症状。相反，钙水平的急剧下降会导致心电图 Q-T 间期延长，甚至心力衰竭。

表 51-2　低钙血症的症状和体征

| |
| --- |
| 症状 |
| 感觉异常 |
| 手足抽搐 |
| 肌肉痉挛和无力 |
| 腹部痉挛 |
| 喉痉挛 |
| 支气管痉挛 |
| 癫痫发作 |
| 视盘水肿 |
| 白内障 |
| 充血性心力衰竭 |
| 抑郁症 |
| 昏迷 |
| 体征 |
| 低钙击面征（Chvostek 征） |
| 低钙束臂征（Trousseau 征） |
| Q-T 间期延长 |
| 颅内钙化 |

## 三、诊断

为了进行诊断，需要测定一些项目的血清值，如钙（总浓度和离子浓度）、磷、镁、肌酐和蛋白质（白蛋白），在某些情况下还需要测定维生素 D 和 PTH。Chvostek 征和 Trousseau 征在手足抽搐的潜伏期就能轻易被触发。对于严重的低钙血症，还可以在心电图（ECG）和脑电图（EEG）中发现典型的改变。

## 四、治疗

治疗方法取决于以下几方面。

- 低钙血症的严重程度。
- 进展的速度。
- 伴随的并发症（如癫痫发作、喉痉挛）。

症状性低钙血症的治疗主要是口服或胃肠外应用钙剂（如在 10 分钟内静脉注射 10ml 10% 葡萄糖酸钙溶液；或在 24 小时内静脉输注加入了 20 ～ 30ml 10% 葡萄糖酸钙溶液的 1L 5% 葡萄糖溶液）。诸如维生素 D 和镁补剂的进一步治疗则取决于基础疾病。治疗的目标是使血钙达到正常范围，并避免可能引起肾结石的高钙尿症。

症状性低钙血症可发生在许多组织器官和系统中：中枢神经系统、肌肉、心血管系统、腹部、眼、上呼吸道、牙齿和皮肤。这些症状通常是全身性和非特异性的，并且经常会导致非必要的诊断性检查（如剖腹探查术）。

# 第 52 章　骨软化症和佝偻病

## 一、组织学

骨软化症，译为"骨质软化"，于 1885 年由病理学家 Pommer 首次被确认为是一种特殊的疾病，并与骨质疏松症区别开来。它的特征是成年人中正常结构化的有机骨基质矿化功能障碍，并且在组织学上具有高比例的非矿化类骨质（"类骨质接缝"）（图 52-1）。矛盾的是，骨基质的总量是上升的，但骨折的风险在增加。

此外，骨形成过程中的矿化功能障碍并伴有骨骺的改变和骨骼的畸形，称为佝偻病。

## 二、发病机制

许多原因可能导致矿化功能障碍（表 52-1）。首先，骨细胞和骨基质的矿化浓度、维生素 D 代谢产物、酸碱平衡及遗传缺陷等都是已知影响骨矿化功能的原因。可以分为六个主要类别。

• 维生素 D 缺乏症：引起维生素 D 缺乏的主要原因有紫外线照射不足（特别是儿童和行动不便的老年人），饮食中维生素 D 摄入不足，吸收不良和消化不良综合征、乳糜泻，以及胃切除术后等少见情况。

• 维生素 D 代谢：维生素 D 代谢功能障碍最常见于慢性肾功能不全（"肾性骨营

养不良"），将在下一章中详细介绍。抗癫痫药物引起的骨病有重要的临床意义。慢性肝实质损害引起的骨软化很少见，因为 25% 的肝实质功能正常就足以确保维生素 D 的羟基化。在遗传性假性佝偻病中，由于 1α- 羟化酶缺陷（Ⅰ型）或维生素 D 受体缺陷（Ⅱ型），因此在婴幼儿期就出现佝偻样的遗传疾病。

• 肾小管功能障碍(抗维素 D 佝偻病)：骨软化症或佝偻病不常见的原因是肾脏中羟基化的遗传缺陷和维生素 D 受体的缺陷。其常在两岁时发病。除肾小管酸中毒外，所有病例的近端肾小管对磷酸盐的吸收减少（"磷酸盐糖尿病"）。由于羟基化功能异常，且肠道对钙磷的重吸收减少，患者常出现低磷血症。

• 磷酸酶缺乏症（低磷性）：是一种常染色体隐性遗传病，患者除了有骨软化症外，还经常发生软骨钙质沉着。患儿出现高钙血症、高钙尿症及各种骨骼异常、畸形，易发生骨折。

• 肿瘤相关的骨软化症：据报道，在某些肿瘤中，特别是在间充质肿瘤中，由肿瘤组织中产生的湿润因子（"磷蛋白"）可引起骨软化。这些因子首先影响了肾脏近端小管的多种功能，尤其是磷酸盐的重吸收，导致低磷血症。在手术切除肿瘤后，

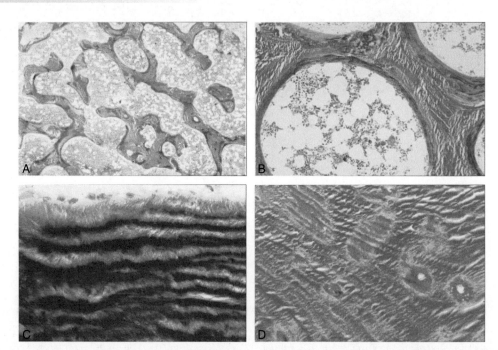

图 52-1 A. 骨小梁网致密，骨小梁表面骨样面增大；B. 高倍镜下显示类骨质层及零散规则的脱矿骨松质；C. 高倍镜下显示非矿化类骨质片由成骨细胞排列组或（红色）；D. 小梁内孤立的脱矿质病灶 - 骨软化症的病理诊断（Ladewig 染色）

表 52-1 骨软化症和佝偻病的主要原因

| 先天性因素 | 肾病综合征 |
|---|---|
| 低血磷性佝偻病 | **肿瘤性疾病** |
| 低磷酸酯酶症 | 间叶组织肿瘤 |
| 维生素 D 依赖型佝偻病，Ⅰ型和Ⅱ型 | 转移性癌 |
| 原发性肾小管缺陷 | 急性白血病 |
| 轴向骨软化 | 恶性淋巴瘤 |
| **营养因素** | 多发性骨髓瘤 |
| 低膳食摄入量 | **药物 / 毒素** |
| 缺乏阳光照射 | 氟化物 |
| 肠外营养 | 双膦酸盐（第一代） |
| **胃肠道** | 抗癫痫药 |
| 胃切除术后 | 巴比妥类 |
| 吸收障碍 | 考来烯胺 |
| 肝胆疾病 | 铝 |
| 慢性胰腺功能不全 | 铅 |
| **肾脏疾病** |  |
| 慢性肾衰竭 |  |
| 透析性骨病 |  |
| 肾小管酸中毒 |  |

骨软化症也可完全治愈。据报道，多发性骨髓瘤也可伴有肿瘤相关的骨软化症，这是由伴随的轻链肾病和肾脏对磷酸盐的重

吸收减少所引起的。

• 药物 / 毒性原因：尽管大量研究表明，氟化物会刺激新骨形成，但所需高剂量的钙剂及缺乏足量钙剂的补充的矛盾会引起新形成的骨基质矿化异常，出现与骨软化症相同的改变。该机制未知。大剂量的依替膦酸会抑制成骨细胞的功能，尤其是磷酸钙的结晶。因此如今只有较新一代的低剂量双膦酸盐可用于治疗骨质疏松症。骨骼中铝的大量沉积会破坏矿化作用，在慢性肾病中，会导致严重的骨软化症。

## 三、临床体征

骨软化症的临床表现视情况而定，临床特征是广泛严重的负荷性骨痛、骨弯曲、肌肉无力和萎缩。

骨软化症最常见的临床特征是全身广泛的骨痛、压痛和明显的肌肉无力。骨压痛可表现为脊椎、胸骨或肋骨的叩击痛。

这些问题可能非常明显，以至于在个别情况下它们会导致卧床和无法移动。骨痛是由柔软、可延展的骨骼引起的骨膜拉伸而导致的疼痛。在 5% ～ 10% 的患者中，在骨的某些特征部位可发生假性骨折（"假

骨折线"），这些部位在 X 线图像中表现为具有边缘硬化的带状低密度区（图 52-2）。假骨折线是严重骨软化症的放射学特征，主要发生在承担主要机械应力的骨骼中。它们通常在双侧肢体骨骼中多发存在，在解剖学上与骨的血供（营养动脉的入口部位）有关。他们可能会进展为完全骨折，即使通过治疗其愈合也可能会非常缓慢。

图 52-3 显示了这些病变的好发部位。这些假性骨折在骨扫描检查时呈现为"热点"浓聚。

肌肉无力常被误诊为多发性神经病变，尤其会影响腹部和近端肢体。这导致典型的"摇摆"症状。有些患者也可表现出一些精神方面的症状，如沮丧、表情淡漠等。

患者一方面由于骨骼的弹性较差，另一方面是由于肌肉无力而易发骨折。

婴儿和儿童的佝偻病有一些典型的发现，如软骨增大（"佝偻病串珠"）、四肢弯曲、佝偻病胸、鸡胸、牙釉质缺损和特征性脊柱后凸（"佝偻病性猫背"）。

影像学上，该病有 3 个特征性改变：①干骺端骨形成功能障碍；②骨骼中的矿

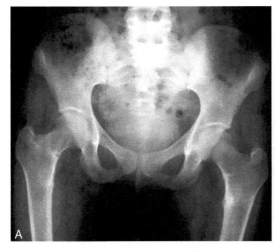
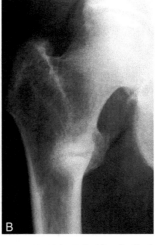

图 52-2　A. 双侧股骨近端假骨折线；B. 放大像下，股骨近端假骨折线：与皮质成直角的横带，主要累及皮质，有轻微的骨膜反应

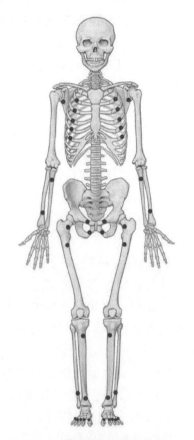

图 52-3 假骨折线的好发部位

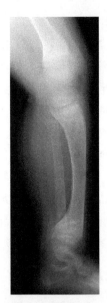

图 52-4 佝偻病患儿的膝关节和胫腓骨 X 线照片，显示骨骺板变宽，胫骨弯曲

物质含量低（请勿与骨质疏松症相混淆）；③骨膜并置（骨赘）。

最早的特定放射学变化是由软骨增加导致生长板变宽，然后是生长板干骺端的骨质流失（图52-4）。受累关节周围的软组织肿胀是比较典型的表现，解释了肋骨的"佝偻病串珠"外观。患者可出现前臂和下肢长骨弯曲、骨盆畸形及髋内翻畸形。然而，假骨折线带在佝偻病儿童中较少见。

低出生体重的早产儿也会发生佝偻病。诱发因素除早产外，还包括新生儿和孕妇先兆子痫的病情延长、营养不足及抗感染药物的使用等。

低磷酸酯酶症（HPP）是一种罕见的遗传性佝偻病或骨软化症，其特征是骨的异常矿化及碱性磷酸酶的组织非特异性同工酶（TNSALP）的活性异常。HPP 主要损害骨骼和肌肉。围生期 HPP、婴儿期 HPP、儿童期 HPP 和成人 HPP 是有区别的。由于 HPP 患者血清钙磷水平正常但碱性磷酸酶（ALP）活性降低，所有骨软化非常明显。约 50% 的患者患有高磷酸酯酶血症，高钙血症常发生在婴儿 HPP 中。高钙血症患者的血清 PTH 和 $1, 25 (OH)_2D_3$ 含量减低。目前对于 HPP 没有确定的治疗方法，将来只有酶替代疗法才有希望。在儿童 HPP 中，饮食控制结合纠正高磷血症可能有效。坚持定期进行口腔护理也很重要。

## 四、诊断

根据症状，实验室检查和放射学检查结果可确诊骨软化症或佝偻病。在少数病例中，为明确诊断，还需要组织学检查。其他还包括血清 25 (OH) VitD 水平降低和碱性磷酸酶水平升高（低磷酸酯酶症除外）（表 52-2）。

表 52-2　骨质疏松症与骨软化症的鉴别诊断

|  | 骨质疏松症 | 骨软化症 |
| --- | --- | --- |
| 临床表现 | 仅在发生骨折时骨痛 | 骨痛和肌肉无力 |
| 生物化学 |  |  |
| 钙 | 正常 | 低水平 |
| 磷酸盐 | 正常 | 低水平 |
| 碱性磷酸酶 | 正常 | 高水平 |
| 组织学 | 骨小梁变细和皮质变薄 | 类骨质层变宽，骨基质正常 |
| 放射学 |  |  |
| 骨密度 | 减少 | 减少 |
| 骨结构 | 骨皮质变薄、边缘清晰，骨小梁变细 | 骨小梁呈磨玻璃样改变 |
| 松动区 | 无 | 存在 |
| 骨软化 | 无 | 存在 |
| 骨折 | 存在 | 存在 |
| 与 HPP 关系 | 无 | 常见于肾脏疾病中 |

据估计，全世界只有不到 50% 的人血清维生素 D 含量正常（＞50mmol/L 或 ＞20ng/ml）！然而，在欧洲人群中，北欧人群与南欧及东欧国家的人群相比，其维生素 D 含量较高。

假骨折线是此病的特征性表现（"米尔克曼骨折"）。20% 的骨软化症患者可出现假骨折线，说明发生了应力性骨折，多见于长骨的凹侧（图 52-5）。DXA 检测可显示不能用"骨质疏松症"来解释的骨密度明显减低。它们对应于"碳酸钙的降低"。由于骨软化症患者的非矿化骨组织（骨基质）量增高，有效的维生素 D 治疗可快速强效地增加骨密度（BMD）（在几个月内达到 50%）。

DXA 测量显示骨密度降低可能不能用"骨质疏松症"来解释。另外，通过检测血清中碱性磷酸酶和钙的水平可考虑骨软化症的诊断。此外，若患者出现"全身性骨痛"，需怀疑骨软化症或其他恶性疾病的诊断，此时需要进一步的实验室化学检查、必要时可行骨组织学检查。

## 五、治疗

骨软化症和佝偻病的治疗原则是使患者的骨矿化正常和治疗由骨矿化异常引起的基础疾病。应用维生素 D₃、钙、磷酸盐

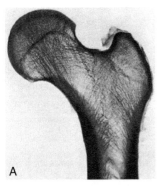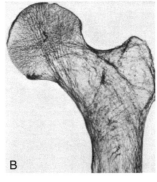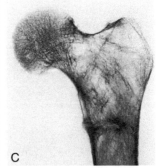

图 52-5　A. 股骨近端的正常骨皮质和骨小梁结构。转子间、股骨颈和股骨头的小梁网显示骨小梁排列成三个不同的束（轨迹线或应力线）：外侧束、内侧束和弓形束。B、C. 骨质疏松症与骨软化症的鉴别：B. 重度骨质疏松患者的股骨近端骨皮质变薄，骨小梁变少、变薄，轮廓清晰。C. 重度骨软化症患者的股骨近端骨小梁变宽但轮廓不清晰（骨基质矿化不全）。出现假骨折线，显示为与骨皮质成直角的横向骨折线，并伴有骨膜反应

和维生素 D 代谢产物及碱化物质都是可用的治疗方案。维生素 D 治疗的持续时间和剂量可能会有很大差异，必须根据常规的血清控制进行调整。初始的每周最佳剂量是 20 000 ～ 40 000IE（1000IE 对应 25μg 维生素 $D_3$）。随后每天服用 2000 ～ 3000IE 维生素 $D_3$ 片剂或丸剂通常就足够了。对于吸收不良综合征的患者，通常需要更高剂量的维生素 $D_3$。碱性磷酸酶水平最初可能会升高，但在数周或数月之内就会下降到正常范围。佝偻病的影像学改变也会很快恢复到正常。然而，假骨折线可能需要 1 年多的时间才能消失。钙（如每天口服 800 ～ 1000mg 碳酸钙片）是维生素 D 的必要补充。对于肾性骨病患者，可以使用活性维生素 D 代谢物。对于肾小管功能障碍患者，必要时可以口服磷酸盐和碱化物质。对口服维生素 D 无效的某些类型的佝偻病患者，可检测是否有罕见的先天性维生素 D 代谢或维生素 D 受体异常。

用高剂量的维生素 $D_3$ 治疗骨软化症应同时合用钙剂，以避免因矿化速度过快而造成的症状性低钙血症（"骨饥饿"）。荟萃分析还表明，维生素 D 和钙的联合使用对预防骨折至关重要。

# 第 53 章  艾滋病骨病

## 一、发病

必须强调的是，全世界有超过 4000 万人感染了艾滋病（AIDS）病毒（HIV），并且每年仍新增约 500 万感染病例。其中很大一部分是女性和儿童。尽管目前国际上正在为此做出更大的努力，但许多艾滋病患者所处的环境使他们无法获得基本的护理和治疗。简而言之，HIV 感染发展为全面的艾滋病与免疫能力丧失及其造成的影响（如机会性感染）和恶性肿瘤的发生有关，而免疫失调可能导致自身免疫现象，如血管炎。抗体反应较差也与 HIV 感染患者的 B 淋巴细胞过早死亡有关。真菌感染尤其会增加疾病进展的风险。合并感染丙型肝炎病毒也具有有害作用，并且会造成肝纤维化。DNA 微阵列分析已被用于预测肝纤维化，从而使患者免于进行肝活检。这些患者的 BMD 也可能降低，可能还有骨量减少 / 骨质疏松症。

多年来，人们从艾滋病发病机制的研究（表 53-1）和从 HIV 感染到艾滋病出现明显临床症状这一过程的疾病进展机制的工作中积累了许多知识。这些知识可用于协助开发具有广泛应用性的抗艾滋病疫苗。但是，迄今为止，为实现该目标所做的所有尝试均未成功，但努力一直在继续，并有望取得成果。

表 53-1　艾滋病骨病的病因

| 基本的障碍 |
| --- |
| 造血细胞缺陷? |
| T 细胞活化 |
| 骨髓炎症 |
| 营养不良 |
| 胃肠道感染 |
| 制动 |
| 脂肪营养不良 |
| 雄激素缺乏症 |
| 维生素 D 缺乏症 |
| 感染 |
| 甲状旁腺功能亢进 |
| 糖皮质激素 |
| 抗生素 |
| 蛋白酶抑制剂 |

1995/1996 年，HAART 的引入改变了艾滋病患者的未来和命运，至少改变了那些能够接受并坚持接受 HAART 治疗的人。自从引入 HAART 以来，已经对其进行了一些修改和改进，并且改进在近 10 年于治疗获益和减少不良反应方面都具有很好的效果。

许多不同因素，包括种族 / 族裔差异，

在一定程度上可影响患者对艾滋病相关疾病（如代谢综合征和恶性肿瘤）的治疗反应，从而影响其疗效，如骨量减少 / 骨质疏松症。研究表明，HAART 治疗 2 年后，晚期 HIV-AIDS 中常见的肾功能不全得到改善。但是，与 HIV-AIDS 相关的神经认知障碍不受 HAART 治疗的影响。相比之下，用 HAART 进行治疗已使 HIV-AIDS 患者的发病率和死亡率大大降低。

据估计，超过 40% 的 HIV-AIDS 患者在其一生中会罹患恶性肿瘤。自从引入 HAART 并提高了生存率以来，据估计，超过 40% 的患者一生中仍会发生恶性肿瘤，主要是淋巴瘤和肉瘤。可能主要是由于存活率增加造成发生率很高。这些患者患有所谓的艾滋病相关恶性疾病，但也患有肺癌等其他疾病。两种恶性肿瘤的治疗方法和后果均对骨骼产生有害影响，从而大大增加了艾滋病患者中骨量减少 / 骨质疏松症的患病率。随着 HAART 的引入，艾滋病患者的风湿病表现已发生变化，但仍出现代谢异常、心血管疾病和骨质疏松症等并发症。

应该明确指出，即使使用 HAART 治疗后，风湿性疾病也仍然很普遍。一些研究表明，阿仑膦酸钠是接受 HAART 治疗的患者骨量减少 / 骨质疏松症的首选双膦酸盐药物（尽管尚未发表比较研究）。自从 10 多年前引入和使用 HAART 以来，关于治疗抗药性病例的报道有所增加，国家主管部门和世界卫生组织已经制定了监测、评估和预防策略，以促进有关艾滋病治疗各个方面的循证决策的实施。

## 二、艾滋病性骨病的表现

艾滋病（ADIS）患者遇到的许多问题都需要血液学、免疫学和骨科学检查。这些问题包括血细胞减少症、淋巴瘤、感染、不明原因发热（FUO）、出血、骨痛和病理性骨折。必须强调的是，艾滋病骨病是一个重要的、高度复杂的并发症，迄今为止，它并没有受到足够的重视。血液系统疾病和肿瘤而非骨性疾病已得到广泛描述并得到公认。由于最新的艾滋病治疗方法现在可以延长生存时间，因此更加重要的是要关注生活质量，这对于行动能力和骨骼完整性至关重要，尤其是对数百万儿童而言，因为 4000 万艾滋病患者中有许多是年轻人。

由于许多患者的活动能力降低，用于治疗艾滋病的药物也可能对骨骼有害。HIV 治疗引起的一些参与骨重建的免疫因子变化可引起 HIV 感染的儿童和青少年的骨重吸收增加。在一项研究中，对骨髓穿刺和骨髓活检标本（$n=120$）的评估经常显示出造血功能增生 / 再生障碍性改变，以及骨髓基质中的炎症反应。骨骼本身也定期表现出称为艾滋病骨病的变化。这些变化总结如下（图 53-1）：

- 骨密度降低（骨量减少、骨质疏松）。
- 破骨细胞活性增加（继发性 HPT）。
- 骨矿化不全（骨软化症）。

最近有关艾滋病与骨骼相互作用的研究推测，对 T 细胞的持续刺激会导致破骨细胞活化，从而通过骨保护素使骨的重吸收增加。在成年男性的骨重建的控制机制中显然也涉及 GH-IGF-1 轴。除了病毒和药物对骨细胞、骨髓细胞和间质的直接损害外，还包括维生素 D 代谢异常及许多其他次要危险因素（图 53-1）。

1999 ～ 2002 年的一项大型国际研究发现，对艾滋病患者通过 DXA 测量骨密度，证实了艾滋病患者骨量减少 / 骨质疏松症和病理性骨折（在某些情况下）甚至骨坏死的发生率很高。最近的一项研究表明，与许多普通人群中具有和对照人群相同 BMD 的女性相比，HIV 阳性女性在绝

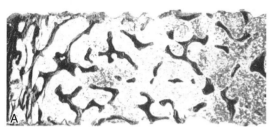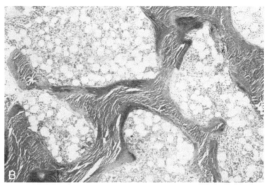

图 53-1　艾滋病患者的髂嵴活检：注意到明显的骨髓萎缩和骨质疏松，Gomori 染色；B. 在较高的放大倍数下，矿化不足，类骨质数量增加（红色），Ladewig 染色

经前和绝经后的脆性骨折发生风险明显增高。与未感染 HIV 的对照相比，患有艾滋病的女性和男性骨折风险增加了 3 ～ 4 倍。与对照组相比 HIV 感染者患骨质疏松的风险也增加了 3.7 倍。

如果患者同时合并其他病毒感染（如丙型肝炎），则将面临其他疾病并发症的风险，如糖尿病、脂肪性肝炎、继发性晚期纤维化和 BMI 增加。

前瞻性研究表明，HAART 治疗可以在 1 ～ 2 年将 BMD 降低 1% ～ 5%。与司他夫定或阿巴卡韦相比，替诺福韦降低 BMD 的作用更大。

艾滋病骨病的病因非常复杂（如上所述），并且还受到患者接受的各种疗法的影响。这些反过来会影响临床、生化和放射学表现。此外，艾滋病患者发生骨折可对其生活质量产生非常大的不利影响，由于额外的痛苦和行动不便，增加了对照料和护理的额外需求及对发病率和死亡率的影响，并且极大地增加了医疗费用，这在许多艾滋病高发的发展中国家仍然是一个非常重要的因素。这也说明了 HAART 可用性方面的地域差异。

## 三、诊断

因此，所有艾滋病患者在诊断时都应接受骨科评估，如果可能，应进行以下检查。

• 腰椎正侧位 X 线检查。

• 腰椎和髋关节的 DXA 检查（每年一次）。

• 外周血的钙、磷、碱性磷酸酶、交叉蛋白、PTH、维生素 D、TSH 和雄激素 / 雌激素检查。

• 全血细胞计数（CBC）。

如果存在适当的适应证（白细胞减少，血中出现的非典型细胞等）及可能的（未明确的）骨病，则应进行骨活检和穿刺以进行澄清及诊断。应该强调的是，在艾滋病中，年轻人和成年人的骨骼疾病始于儿童时期，甚至在新生儿和围生期也是如此。因此，对儿科患者的适当管理至关重要。

## 四、治疗策略

所有患有艾滋病的患者都可以从已确立的骨质疏松症基本治疗中受益。

• 体力活动。

• 注重骨骼的生活方式（如戒烟）。

• 每天 1000mg 钙。

• 每天 1000 ～ 2000IE 维生素 $D_3$。

但是，如果在诊断时已经存在骨质疏松症（$T < -2.5SD$），或者尽管进行了基本治疗(如上)，但 BMD 测量值却仍有降低，则建议添加口服含氮双膦酸盐。如果口服

困难，则可以静脉注射双膦酸盐，也可以改善口服药物的低依从性和不确定性（忘记了是否已经服药）。治疗方案与前面提到的相同。

| | |
|---|---|
| • 阿仑膦酸钠 | 每周口服 70mg |
| • 利塞膦酸钠 | 每周口服 35mg |
| • 伊班膦酸 | 3 个月静脉注射 3mg |
| • 唑来膦酸盐 | 每年 5mg |

当骨软化症和继发性甲状旁腺功能亢进症占主导地位时，维生素 $D_3$ 的每日补充量可以增加到每天 3000IU，或者可以用维生素 D 的活性代谢物。对低钙血症患者，必须对其进行钙剂补充，并注意监测血清钙的水平。

总而言之，艾滋病患者在疾病过程中会出现某种形式的骨病，可能是骨质疏松症、骨软化症和继发性甲状旁腺功能亢进的结合，并经常涉及病理性骨折和骨痛的困难临床情况。

以探索病毒感染本身和（或）抗病毒治疗造成多少骨量损失的研究仍在不断深入。继发感染和脂肪营养不良也会增加骨质疏松症的发生。如果进行了诊断性研究（如上所述）并实施了基本疗法，则可以在早期诊断并预防艾滋病骨病，甚至在后期也可以成功治疗。研究发现阿仑膦酸钠加钙和维生素 D 可有效改善骨密度，但是，大多数患者是男性，平均感染 HIV 的时间为 8 年。其他研究结果仍在进行中。

# 第 54 章　高钙血症患者

## 一、发病

高钙血症是指血浆或血清中总钙的浓度 > 2.60mmol/L（> 10.4mg/dl）或血浆 / 血清中离子钙的浓度 > 1.3mmol/L（> 5.2mg/dl）。高钙血症通常是由骨骼中钙的吸收增加而引起的，并且主要基于以下几种机制。

- 由蛋白质异常血症引起的蛋白质结合增加。由于离子钙是正常的，因此这种形式毫无意义。
- PTH 引起的高钙血症。这几乎总是归因于原发性甲状旁腺功能亢进症（pHPT）。在 90% 的病例中，根本原因是甲状旁腺腺瘤，7% 为增生，仅 3% 为癌。
- 肿瘤相关的高钙血症。这是副肿瘤综合征的一部分，或者是由肿瘤引起的溶骨性骨病。它是急性发生的，必须将其视为危及生命的紧急事件。
- 高钙血症与肉芽肿病或淋巴瘤有关。此变化是由 25（OH）D 向活性 1, 25（OH）$_2$D 的转化增强引起的。
- 甲状腺功能亢进中的高钙血症与 PTH 分泌受抑制相结合。

在住院患者中高钙血症发生率约为 1%，原因如下：肿瘤（46%），pHPT（35%），其他原因如结节病、制动和服用噻嗪类或活性维生素 D 等（19%）。

高钙血症的四个最常见原因如下。

- 结果误差。
- 骨转移。
- 多发性骨髓瘤。
- 原发性甲状旁腺功能亢进。

较不常见的原因应从现有的相关信息中进行检查，并通过鉴别诊断进一步阐明。

- 结节病。
- 甲状腺功能亢进。
- 制动。
- PTH 产生的恶性疾病（PTHrP）。
- 维生素 D 和维生素 A 中毒。
- 胃肠外营养。
- 三发性甲状旁腺功能亢进。
- 艾迪生病。
- 乳碱综合征。
- 锂中毒。
- 噻嗪利尿剂（氢氯噻嗪和氯噻酮）。
- 高嗜酸性粒细胞综合征。
- 结核。
- 家族性低钙血症性高钙血症（FHH，自体遗传）。

一旦通过对照测量确定了高钙血症的诊断，就必须对 pHPT，肿瘤引起的高钙血症和罕见的家族性低尿钙性高钙血症进行鉴别诊断。

还需要测定完整的甲状旁腺激素（iPTH）和 24 小时尿钙排出量。可能有以下区别：

- 在 pHPT 中，iPH 值通常 > 60ng/L。iPTH 值较低则表示高钙血症不是因甲状旁腺功能亢进引起的。

- 在肿瘤引起的高钙血症中，血浆中的 iPH 水平较低（< 40ng/L），而磷酸盐较高。
- 在典型的家族性低尿钙性高钙血症中，尿液中钙的排泄通常 < 100mg/24h

在结节病和结核病中，高钙血症是由于 $1\alpha$ - 羟化酶活性增加导致肉芽肿单核细胞不受控制地产生 $1,25(OH)_2D$。

## 二、症状

轻度高钙血症患者无任何症状。术语"高钙血症综合征"是指由任何原因引起血钙升高而导致的症状群。这些原因包括肾脏因素（肾结石）、胃肠道因素（消化性溃疡、胰腺炎、恶心、便秘）和神经精神性疾病（精神不易集中、性格改变、抑郁症）。该综合征临床范围较广，从无明显症状直至致命性病变均可出现。它的特征是严重脱水，由以下一系列事件引起：高钙血症、高钙尿症、多饮和多尿。恶心和呕吐会进一步增加体液和电解质的流失，导致出现低钾血症及与之相关的心律失常。此外，疲劳、抑郁和认知功能降低均表明已累及神经精神系统。在严重的情况下，病情可能发展为高血钙危象，出现昏睡和昏迷。如果甲状旁腺功能亢进长期存在，患者可能会出现骨痛和病理性骨折。

## 三、管理

轻度无症状高钙血症不需要立即治疗。但是，无论何种原因引起的有症状的高钙血症，均需要立即进行治疗干预。治疗方法取决于血清中钙的含量、临床症状和基础疾病。但是，不管原因如何，治疗总是从足够的补液开始。当钙 < 2.88mmol/L 时，对治疗和纠正引起高血钙的基础疾病就足够了。当 PTH 水平升高时，必要时需对甲状旁腺进行检查及手术治疗。在无法用手术方式治疗甲状旁腺功能亢进的情况下，

双膦酸盐是首选的二线治疗，这可能是最有效的。如果 iPTH 水平正常或较低，则必须排除恶性肿瘤。对于严重的症状性高钙血症（> 3.75mmol/L），必须立即采取措施以确保血钙水平迅速下降。这些措施包括补液（生理盐水）和应用强力的利尿剂（呋塞米）。肾衰竭时可能需要进行血液透析。在结节病、某些肿瘤和维生素 D 中毒的患者中，使用糖皮质激素也可降低血钙水平。

高钙血症的主要治疗目标为抑制破骨细胞对骨的重吸收。通过补液后静脉内注射双膦酸盐即可有效和可靠地抑制破骨细胞。使用原则如下。

| 氯膦酸盐 | 在 7 ～ 10 天每天输注 300mg。总输液取决于钙水平。输液时间：2 小时 |
| 伊班膦酸盐 | 根据钙水平输注 6mg。输注时间：1 ～ 2 小时 |
| 帕米膦酸盐 | 根据钙水平输注 30 ～ 90mg。输注时间：1 ～ 2 小时 |
| 唑来膦酸盐 | 输注 4 ～ 5mg，具体取决于钙水平。输注时间：15 ～ 30 分钟，以及 2 小时输注盐水 |

一般而言，单次输注含氮双膦酸盐即可使钙水平恢复正常。如果钙水平再次升高，则重复治疗。稳定钙水平所需的时间取决于引起高钙的基础疾病，通常约需要 2 周。输注唑来膦酸后，血钙水平通常会在第 10 天恢复正常并稳定下来。在 $1,25(OH)_2D$ 介导的高钙血症患者中，糖皮质激素是首选治疗方法。可静脉输注氢化可的松（每天 100 ～ 300mg）或口服泼尼松（每天 40 ～ 60mg），持续 3 ～ 7 天。

高钙血症综合征的临床范围很广，从无症状到致命。在所有高钙血症患者中，必须通过鉴别诊断来明确是否存在肿瘤。治疗的第一步是充足的液体摄入，现代的双膦酸盐已使高钙血症的进一步治疗变得安全有效。

# 第 55 章 原发性甲状旁腺功能亢进

## 一、发病机制

根据病因，甲状旁腺功能亢进可以分为原发性和继发性。在原发性甲状旁腺功能亢进（pHPT）中，甲状旁腺过度活跃的原因在于器官本身，而继发性甲状旁腺功能亢进（sHPT）是由肾脏或胃肠道疾病导致的钙磷代谢紊乱所致。家族性 pHPT 患者较少见（约占所有 pHPT 病例的 5%），但同样重要。这些家族综合征包括多发性内分泌肿瘤（Ⅰ、ⅡA 和Ⅳ型）、家族性低尿钙性高钙血症（Fl）和新生儿严重的 pHPT。在所有 pHPT 病例中，约 2% 是由Ⅰ型多发内分泌肿瘤综合征（MEN1）所引起的。该综合征是指甲状旁腺、胰岛细胞及下丘脑的肿瘤。肿瘤可通过手术进行切除。

pHPT 是由甲状旁腺分泌过多的甲状旁腺素（HPT）而引起一种钙代谢紊乱，因此其特征是血中 PTH 和血钙水平均明显增高。它是第三种最常见的内分泌疾病，发病率约为 1 : 1000，发病年龄高峰在40 ～ 80 岁，女性多见。

## 二、病理解剖学

在 80% ～ 85% 的病例中，pHPT 是由四个甲状旁腺之一中单发良性腺瘤（由主细胞组成）引起的。正常腺体重约 30g，腺瘤可达 20g。下腺最常受累，但在 5% ～ 10% 的病例中，腺瘤可能异位到胸腺、中隔或食管后间隙中。在 10% ～ 15% 的患者中，甲状旁腺素分泌过多是由四个甲状旁腺中主细胞的弥漫性增生所致。甲状旁腺癌引起的甲状旁腺功能亢进仅占病例的 0.5%，但伴有严重的症状性高钙血症。

pHPT 由以下原因引起。
- 单发性腺瘤（85%）。
- 全部四个腺体增生（15%）。
- 甲状旁腺癌（< 0.5%）。

大多数先天性 pHPT 病例是由两种多发内分泌肿瘤综合征之一引起的（"多发性内分泌肿瘤Ⅰ型和Ⅱ型"）。

## 三、诊断

pHPT 患者中有一半无症状或偶然发现。在血清蛋白水平和肾功能正常的情况下，若有血钙和 PTH 水平增高，则可诊断为 pHPT。通常，PTH 水平也可能在正常范围的上限。仅完整 PTH 水平较低时可排除 pHPT。另外，还经常发现血清中的磷和维生素 D 代谢物水平较低及轻度的代谢性酸中毒。最初的实验室诊断是对终末器官进行筛查：通过超声或 CT 诊断肾结石，并通过 DXA 测量来诊断骨质疏松。甲状旁腺功能亢进性肌肉病通过肌电图检查来诊断。24 小时尿可进一步阐明是否存在高钙尿症、可用颈部超声、颈部 MRI 和核素扫描显像对甲状旁腺腺瘤进行定位。仅在第二次或第三次手术干预之前才进行选择性静脉置管对 PTH 进行评估。异位甲状旁腺可位于上颈部及纵隔。有时需要进行二期手术。

## 四、临床发现

pHPT 的临床特征包括高钙血症的典型症状，并伴有不同的肾脏和骨性并发症。约 20% 的患者会发展为肾结石（草酸钙和磷酸钙），肾钙质沉着较少见。放射学上，肾脏钙化表现为钙呈线样或点样排列在三角簇中，呈金字塔样分布。这应与其他原因引起的肾钙质沉着不同，后者是由肠道吸收钙增加（结节病、维生素 D 中毒）、骨破坏（肿瘤和多发性骨髓瘤）或远端肾小管酸中毒等，导致降钙功能障碍。肾结石的高危因素包括高钙尿症和碱性尿。pHPT 患者骨的特征性改变为囊性纤维性骨炎，最早由 Recklinghausen 于 1891 年描述（图 55-1）。这种骨病是由骨重建增加而引起的，在骨 X 线片中有以下改变。

• 远端指骨（图 55-2）和颅骨的骨膜下骨吸收。

• 牙齿椎板硬脑膜脱落。

• 长骨中的骨囊肿和"褐色肿瘤"（囊肿伴出血）。

• 进行性骨丢失伴骨质疏松和病理性骨折。

• 骨硬化症（非常罕见）。

pHPT 患者有时会出现肌肉无力、疲劳、精神不振、十二指肠溃疡、胰腺炎、精神障碍、关节炎、胰岛素抵抗性糖尿病和心血管疾病。

20% 的患者，特别是那些有肾结石和

无症状的高钙血症患者，其骨活检未显示形态学异常，并且组织形态测定值也在正常范围内。

我们在 20 世纪 70 年代的观察性研究

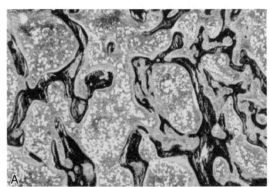
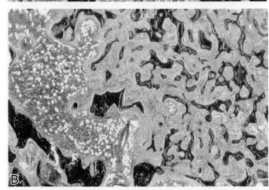

图 55-1　A.pHPT 患者的骨活检：骨破坏并伴有骨小梁旁纤维化。Gomori 染色。B. 小面积的造血骨随（左）及纤维连接组织网络中的局灶性编织骨。Gomori 染色

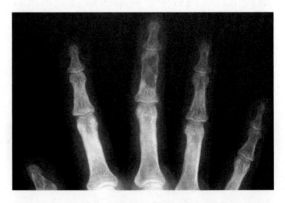

图 55-2　甲状旁腺功能亢进性骨疾病的放射学特征。发现指骨有明显的骨膜下骨吸收及皮质疏松多孔

表明，pHPT 和维生素 D 缺乏症的患者更容易出现骨异常，并伴有大量纤维性骨炎生成；而 pHPT 和维生素 D 含量正常（尤其从胃肠道动员钙）的患者，仅显示有少量的骨骼改变，但主要发展为肾结石和肾钙质沉着（表 55-1）。

表 55-1　pHPT 患者的临床和组织学数据：骨病与结石病

| pHPT 的变体 | 结石病 | 骨病 |
| --- | --- | --- |
| 患者人数 | 43 | 36 |
| 骨小梁（体积百分比） | 26 | 21 |
| 类骨质（体积百分比） | 2 | 11 |
| 纤维化（体积百分比） | 0 | 31 |
| 造血功能（体积百分比） | 45 | 21 |
| 破骨细胞数量（/mm²） | 1 | 11 |
| 成骨细胞数量（/mm²） | 3 | 19 |
| 患者年龄（岁，中位数） | 44 | 55 |
| 腺瘤大小（mm²） | 90 | 143 |
| 肾结石 | +++ | 0 |
| 骨溶解（X 线） | 0 | +++ |
| 血清 ALP 增加 | 正常 | +++ |
| 维生素 D 缺乏症 | 0 | +++ |

## 五、骨活检

髂嵴骨活检可发现骨转换增加是此病

的最一致的特征，骨形成和骨吸收之间的平衡被打破。在受累区有小梁旁纤维化，向内延伸到骨髓腔间隙内。破骨细胞的重吸收通常会超过成骨细胞的骨形成，从而在骨小梁上形成囊性结构和较宽的类骨质裂缝。骨皮质同样受到影响。可有多个含血铁蛋白的巨噬细胞聚集出血的区域，也称为棕色肿瘤（图 55-3）。一定程度的甲状腺功能亢进也可能导致骨质疏松。血管壁也会发生钙化。

pHPT 患者骨骼的组织学特征如下。

- 骨转换增加。
- 在骨皮质和骨小梁中散在破骨细胞侵蚀（图 55-4）。
- 较宽类骨样裂缝的表面侵蚀腔。
- 大量破骨细胞，大多数形态正常。
- 边缘不规则，但没有磨玻璃样改变。
- 骨小梁旁和小梁间纤维化，可能取代骨髓。
- 骨小梁网络被结缔组织取代。
- 含血铁蛋白的巨噬细胞聚集。

## 六、治疗

诊断为 pHPT 的患者中大约有 50% 是无症状的，因此第一个决定即患者是否需要治疗。许多患者将在许多年内保持无症状。以下情况，可考虑非手术治疗。

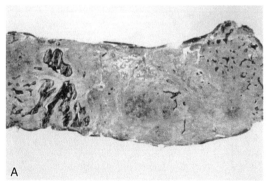
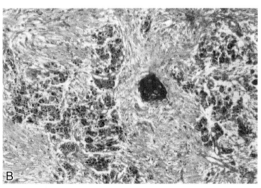

图 55-3　A. pHPT 骨病的 "棕色肿瘤"，骨小梁发生溶骨性破坏。Gomori 染色。B. 高倍镜下显示骨重建后的残留碎片，周围聚集着含血铁蛋白的细胞。Gomori 染色

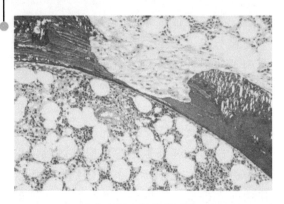

图 55-4 HPT 患者骨小梁的横断骨破坏。Gomori 染色

• > 50 岁及血钙 < 3.0mmol/L 的无症状患者。

• 一般状况不佳的患者。

• 拒绝手术治疗的患者。

事实证明，静脉输注的双膦酸盐，如伊班膦酸和唑来膦酸对高钙血症患者非常有效。输注的间隔取决于高钙血症的程度和反应。

| 伊班膦酸 | 每 3 ～ 6 个月输注 6mg |
|---|---|
| 唑来膦酸盐 | 每 3 ～ 6 个月输注 5mg |

静脉输注双膦酸盐可有效降低血钙水平并阻止骨丢失。另外，每日需要补充 1000 ～ 2000IE 的维生素 $D_3$，尤其是对于维生素 D 缺乏症的患者尤为重要。pHPT 患者大量消耗维生素 D，因此通常会造成早发维生素 D 缺乏。活性维生素 D 可抑制 PTH 分泌并可抑制受累甲状旁腺的生长。最近的研究表明，pHPT 患者服用维生素 D 不会加重高钙血症，反而会使升高的 PTH 值降低及抑制骨重建。系统地控制钙、维生素 D 和 PTH 是决定是否需要进一步输注双膦酸盐输液和口服维生素 D 所必需的。

目前，无症状的 pHPT 不一定需要手术治疗，但可以通过静脉注射双膦酸盐和口服维生素 D 很好地控制。

对有症状的 pHPT 患者的治疗方法是手术切除甲状旁腺腺瘤或部分切除弥漫性增生的甲状旁腺（切除三或四个甲状旁腺，并将部分甲状旁腺组织自体移植到前臂）。由经验丰富的外科医师进行甲状旁腺切除术时，术中和术后并发症的发生率较低。

根据无症状 pHPT 的甲状旁腺手术指南（2002NIH 会议共识），无症状 pHPT 患者符合以下标准之一表示有手术指征。

• 血清钙高于正常值上限 > 1.0mg/dl。

• 24 小时尿钙排泄 > 400mg。

• 肌酐清除率下降 ≥ 30%。

• 任何部位的 DXA 骨密度 $T$ < − 2.5。

• 年龄 < 50 岁。

术后血钙水平会迅速下降（手术成功），几天内即可恢复正常。如果发生囊性纤维化性骨炎，大量钙会流入受损和矿化不足的骨骼中（骨饥饿综合征）。因此，需要补充额外剂量的维生素 D 和钙剂来有效促进骨的快速矿化。

# 第十一部分

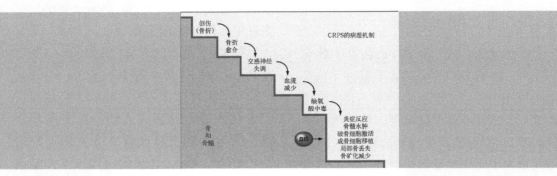

創伤
（骨折）
骨折
愈合
交感神经
失调
血流
减少
缺氧
酸中毒
炎症反应
骨髓水肿
破骨细胞激活
成骨细胞移植
局部骨丢失
骨矿化减少

BIS

骨和骨髓

CRPS的病理机制

# 局部骨疾病和骨质疏松症

# 第56章　Paget骨病

## 一、定义和发病机制

Paget 骨病（以 James Paget 爵士的名字命名，他于 1877 年首次准确描述了这种疾病），也被称为变形性骨营养不良或变形性骨炎。它是由病理性巨型多核破骨细胞（图 56-1）引起的不受控制的骨吸收增加，继而诱发了无序的骨形成而导致的局部骨性非炎性疾病（图 56-1）。这种疾病形象地说明了破骨细胞在局部完全脱离控制和失去"耦合作用"共同发生时在骨科学上的意义。成骨细胞受到刺激后取代被吸收的骨质，但是类骨质是随机产生的，而不是作为薄片状沉积的，因此所产生的骨质是致密的，但机械性不足。骨转换局灶性大大增加，并伴有血管增生和血流增加。受

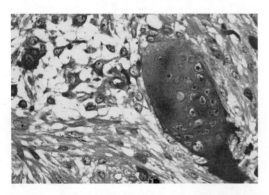

图 56-1　在疏松的结缔组织内但远离任何骨表面的巨型多核破骨细胞。注意小的发育破骨细胞（左上方；Giemsa 染色）

影响的骨头一般都会变形。Paget 骨病被认为有单骨和多骨的形式。

在 40 岁以上的人群中有 1%～3% 患有 Paget 骨病（男女患病比例为 3：2），但只有 5% 的患者最初发病时有症状或需要治疗。最新的研究表明，在美国和西欧，受累人群占总人群（55 岁以上）的 2%～7%。Paget 骨病的病因被推测是破骨细胞受病毒感染和（或）18 号染色体异常，而产生过度活跃的、不受调控的巨型多核破骨细胞。SQSTMI 中的突变与多达 40% 的家族和散发病例相关。其他遗传异常也有发生，但 Paget 骨病的病因尚未确定。另外，该病为何没有影响到所有破骨细胞的原因仍然是一个谜！

## 二、症状

Paget 骨病有以下症状提示；Paget 骨病的特征症状的变化是由受累位置的变化而引起的。

- 患处（骨盆、脊柱、四肢、颅骨）的疼痛和发热。
- 骨痛呈深刺痛，在晚上通常更强烈。疼痛也可能是由神经受压或其他相关的关节病引起的。
- 受累骨骼的弯曲和畸形，并有自发性骨折的风险（"军刀状胫骨"的外观）。

- 当涉及颅骨的底部时，可能会发生听力损失和脑神经损伤。
- 如果涉及椎骨，可能会导致压缩性骨折。
- 不当的负重可导致继发性关节炎。
- 当骨骼的大面积受到影响伴随高循环时，可能会导致心脏功能不全。
- 内耳受累会导致耳聋。据推测，贝多芬的耳聋是由 Paget 骨病引起的。

### 三、病程

Paget 骨病的病程可分为三个可在局部鉴定的阶段。

- 溶骨阶段：溶骨以每年 1cm 的速度扩散。
- 修复阶段（也称为"混合阶段"）：在快速骨吸收阶段之后，成骨细胞填充骨质到空腔中，从而产生 Paget 骨病特征性的马赛克样的黏合线（图 56-2）。
- 硬化期：当疾病发展了几年后，相对较大的受累区域都由致密的骨质构成，但这些区域不能承受重量或压力（图 56-3）。

必须定期通过 X 线检查和骨扫描来排除 Paget 骨病从单骨转变成多骨形式。

### 四、诊断

成像技术突出显示了骨重塑的局灶性增加，并描绘了骨骼受累程度（单骨或多骨）（图 56-4）。此外，特征性 X 线影像加上碱性磷酸酶水平及血清中骨重塑的其他标志物升高进一步证实了诊断。传统的 X 线和（或）CT 表现出典型的变化，需要考虑以下几点。

- 骨骼轮廓的变化（图 56-5）。
- 当椎骨受到影响时，需要仔细评估。
- 骨皮质增厚。
- 增粗的骨小梁结构具有交替的溶骨和硬化区域。
- 脊柱的骨小梁孔隙缩小（图 56-6）。
- 颅骨增厚。
- 受累骨灶周围的骨髓纤维化和血管增生。

在 Paget 骨病的初始阶段，骨活检可用于鉴别诊断和排除转移或关节炎。最重要的特点（图 56-7）如下。

- 形成马赛克结构和编织骨的黏合线。
- 多核破骨细胞含有核仁并显示出活动迹象：局限于吸收区域中及存在明显的褶皱膜。
- 显著的成骨细胞反应性骨形成。
- 周围骨髓的纤维化和血管增生。
- Paget 骨病的两个组织学上确切的特征：巨大的多核破骨细胞和新形成骨质的马赛克结构。

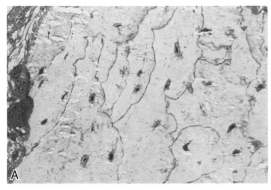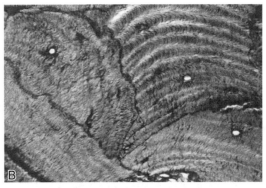

**图 56-2　Paget 骨病特征性的马赛克图案。** A. 伴有增生的骨细胞、黏合线和典型马赛克图案的异常骨重塑。注意多核破骨细胞（左）。Giemsa 染色。B. 小梁显示出马赛克图案明显的黏合线。Ladewig 染色

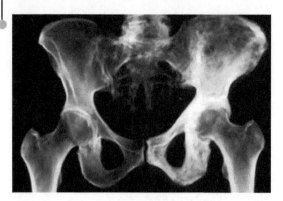

图 56-3　Paget 骨病左骨盆受累并伴有广泛疼痛（硬化期）

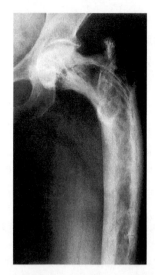

图 56-5　左股骨的 Paget 骨病。注意股骨柄的变形和增厚，密质骨的"小梁化"与增宽及伴有特别大的沃德三角的结实的不规则骨松质。骨小梁沿压缩和张力线方向特别粗壮。完全无序的骨重塑和编织骨取代板层骨引起了许多"疲劳骨折"。这些情况在接受双膦酸盐治疗一年内便得到修复。患者不再疼痛，并且血清中的碱性磷酸酶在 6 个月内便会恢复正常水平

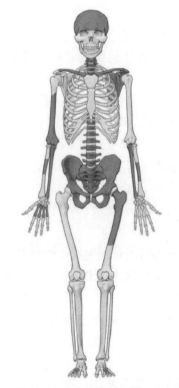

图 56-4　Paget 骨病的位置（红色）

疾病活动的生化指标是血液中的碱性磷酸酶和尿中的吡啶啉聚合物。将血清中骨钙素的水平用于监测。成骨细胞产生的骨钙素依赖于维生素 K，其水平反映了骨重塑的程度。

## 五、鉴别诊断

为了进行鉴别诊断，必须排除以下情况：①骨骼转移；②原发性骨肿瘤；③恶

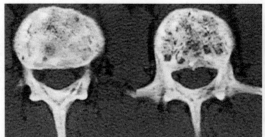
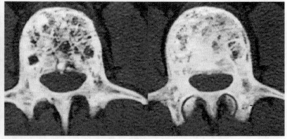

图 56-6　腰椎区域的 Paget 骨病（CT）。注意骨小梁的结构改变。椎管明显狭窄（右下）

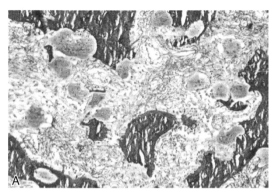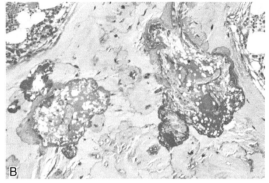

图 56-7　Paget 骨病的典型骨组织：A. 深层骨吸收腔隙中的多个活性的多核破骨细胞。注意骨髓区域明显的纤维化，Gomori 染色。B. 明显的重塑，并在邻近骨质中有骨破坏和马赛克结构，Giemsa 染色

性淋巴瘤；④严重关节病；⑤ pHPT 和肾性骨病。

后期转变为肉瘤的危险性极小（＜ 1%），尤其是在目前的双膦酸盐治疗时代。在 X 线或 CT 扫描中发现的与肿瘤相关的 Paget 样病变必须通过骨活检进行检查，但很少见。

## 六、治疗策略

如果患处存在局部变化、疼痛和可能需要神经外科或骨科干预的并发症的风险，并且碱性磷酸酶水平较高（超过 5U/L），则应进行治疗。骨骼畸形和骨折则需要骨科干预（图 56-8）。从疾病的临床病程中可得出两种单独的治疗指征。

• 症状缓解：严重头痛、腰痛和放射性神经痛。

• 预防并发症：骨折、耳聋、瘫痪、骨骼畸形（图 56-9）和肉瘤转化。

使用双膦酸盐（BP）药物是一种可选择的治疗方法，其中许多药物已被批准用于治疗 Paget 骨病（见下文）。最新的药物是唑来膦酸盐，现在已经被批准。这是治疗 Paget 骨病的简单疗法。对于患有广泛的和（或）活动性疾病（如血清中碱性磷酸酶水平高）的患者，静脉内给药是首选方法。现在几乎不需要镇痛药或非甾体抗

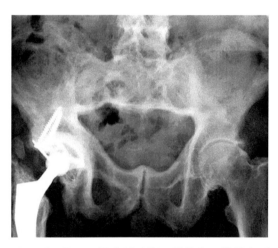

图 56-8　Paget 骨病活动期，骨盆和腰椎混合型伴小梁样变粗和右髋关节假体

炎药。可以使用以下输液方案。

• 帕米膦酸。开始时先输注 30mg，然后将 60mg 配入 500ml 生理盐水中，静脉注射时间为 30 ～ 60 分钟，每月 1 次，直到疼痛减轻并且碱性磷酸酶水平恢复正常为止。此后，仅需要定期进行临床和生化监测。

• 伊班膦酸。第一次输注 2mg，后续每次输注 6mg，配入 250mg 生理盐水中，注射时间为 15 分钟，每月 1 次直至如上所述恢复正常。

• 唑来膦酸盐 5mg，注射时间为 15 分钟。通常一次输注足以使骨标志物水平正常化。之后，进行上述监测。

或者，可以进行口服治疗，有效的双膦酸盐是最好的治疗方法之一。

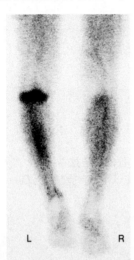

图 56-9 骨扫描显示 Paget 骨病患者的胫骨畸形

| 替鲁膦酸盐 | 每天 400mg，持续 3 个月 |
| 氯膦酸盐 | 每天 800mg，持续 3 个月 |
| 阿仑膦酸钠 | 每天 40mg，持续 3 个月 |
| 利塞膦酸钠 | 每天 30mg，持续 2～3 个月 |

双膦酸盐能使 Paget 骨病停止进展，甚至可能诱发 Paget 骨病的退化。这过程通常在 2～6 个月完成，具体取决于治疗强度。组织学上，破骨细胞数量减少和片层骨形成表明治疗成功。治疗的效果可以持续几年。如果再次出现诸如骨痛和（或）骨吸收标志物水平升高的症状，则应再次使用双膦酸盐。通常涉及以下标志物：碱性磷酸酶、骨钙素和 β- 胶原特殊序列（β-CrossLaps）。如果怀疑有耐药性，则给予不同的双膦酸盐治疗。骨扫描和 X 线检查可检查是否有扩散和（或）恶变，应每年进行一次（或根据需要每 6 个月进行一次）检查，以监测疾病和治疗效果。目前对 Paget 骨病的回顾已确认唑来膦酸的长期安全性及 5 mg 剂量长期缓解症状的有效性。

# 第 57 章

# 骨纤维异常增生病

## 一、定义

骨纤维异常增生症是骨骼的局部发育性纤维骨畸变。病因尚不明确，但似乎不是遗传性的。IL-6 的生成增加已被认为是一个致病因素。该病主要发生在 20 岁以前，男女都受到影响（图 57-1）。当存在多骨性骨纤维异常增生，伴有咖啡样皮肤色素沉着和内分泌失调时，这种情况称为 Albright 综合征或 McCune-Albright 综合征（MAS）（图 57-2）。潜在的病理学过程是由破骨细胞的活化导致纤维组织替代了骨髓和骨质。治疗的目标是通过应用双膦酸盐使增高的破骨活性恢复正常。

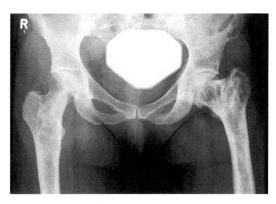

图 57-2　双侧臀部受累的 McCune-Albright 综合征。注意结实的不规则骨松质，类似于在 Paget 骨病中观察到的放射学变化。受累部位出现明显骨痛，血清碱性磷酸酶升高

## 二、诊断

主要临床症状和体征如下。
- 骨痛。
- 溶骨或局部骨质减少。
- 骨畸形。
- 自发性骨折。

骨盆、长骨和颅骨（图 57-3）特别容易患此疾病。图 57-4 显示了成纤维细胞对小梁骨的破坏，导致正常骨轮廓的脆化和变形。其中不足 1% 的病例会发生恶变。单发型和多发型的都可以被识别。腿部受累通常表现为跛行、疼痛、骨折和畸形，范围从髋内翻到典型的 Shepherd 弯曲畸形（图 57-5）。

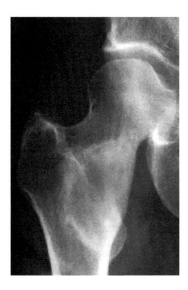

图 57-1　右股骨近端纤维异常增生

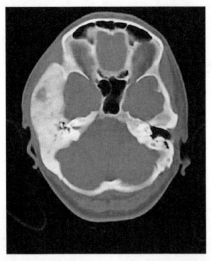

图 57-3 纤维异常增生。CT 显示右侧颅骨受累。诊断经过组织学证实。双膦酸盐可适度减少骨骼病变的范围，并显著减轻骨痛，双膦酸盐初始为静脉内给药，而后改为口服

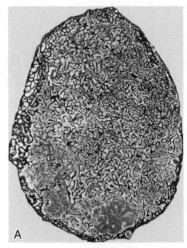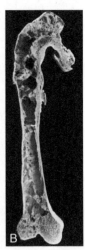

图 57-5 A、B.腓骨横断面的多骨性纤维异常增生，显示细微骨小梁良好的网络结构被纤维基质包围。B. 一个进展期纤维异常增生的患者的股骨显示出典型的 Shepherd 弯曲畸形

## 三、治疗

直到现在，手术矫正仍是唯一可用的治疗方法。早期应用双膦酸盐治疗可以减少继发性破骨细胞性的骨质破坏，从而防止骨骼变形。尽管只有很少，但已有报道用双膦酸盐治疗成功的病例。这些研究强调了疼痛的减轻、功能的改善、骨折风险的降低及畸形的预防。在实践中，建议进行静脉输注双膦酸盐治疗，但应在获得患者知情同意并记录下来之后，在骨科门诊内进行。

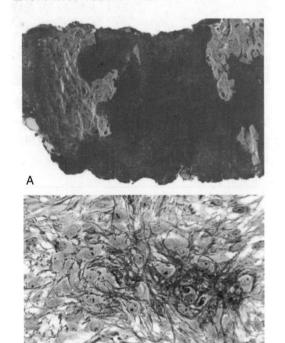

图 57-4 纤维异常增生。A.活检切片概况，显示小梁骨和骨髓完全转化为大量纤维组织。注意左侧的骨皮质。Giemsa 染色。B. 更高的放大倍数，观察成纤维细胞、纤维细胞及纤维化的产生。Gomori 染色

- 伊班膦酸每月输注 6mg，持续 4～6个月。
- 帕米膦酸每月输注 60mg，持续 4～6个月。
- 唑来膦酸盐每年输注 5mg。

X 线、CT 和（或）骨扫描可用于监测。

# 第 58 章 消失性骨病（戈勒姆-斯托特综合征）

## 一、定义

戈勒姆 - 斯托特（Gorham- Stout）综合征也被称为严重骨质溶解症和幻影骨。

戈勒姆消失性骨病是表现为正常骨吸收及骨形成的"耦合作用"完全解离的极度骨质疏松。其病因尚不清楚，不过与相关细胞因子尤其是 IL-6 的过度活跃有密切关联。戈勒姆病有时是致命的。这种疾病最初由杰克逊（Jackson）在 1938 年描述为"无骨手臂"（图 58-1）。1953 年，Gorham 和 Stout 报道了 24 例病例，并强调了该疾病的血管源性成分。此后有文献调查显示有近 150 例已记录的病例（Devlin et al，1996）。之后有了更多的报道，截至 2008 年 2 月，病例多达 175 例。这种疾病偶尔也会在儿童身上发生，如最近发生在一个 14 岁男孩的肱骨中。

## 二、病因学与病理生理学

其病因尚未阐明。由于内皮缺损会伴有刺激破骨细胞的细胞因子的生成且浓度异常高，所以认为病因可能与血管瘤和淋巴管瘤相关。

一些研究报道溶骨性病变附近存在大量渗漏的淋巴管及乳糜性腹水。现在的研究表明，几种淋巴管生成途径可能与戈勒姆病有关。许多研究者描述了突出的破骨

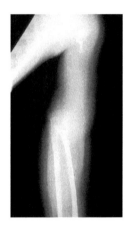

图 58-1　14 岁患者，戈勒姆 - 斯托特综合征，左肱骨几乎完全消失

细胞，特别是在病变的前端溶骨部分。但是，迄今尚无关于其反应性成骨细胞活性的记录，表明骨吸收与骨形成之间的生理"耦合"已被完全解离。这清楚地表明，破骨细胞与成骨细胞之间的联系缺陷是缺乏对成骨细胞的刺激而导致的，即对破骨活性无反应。在一名患者的病例中，IL-6（一种刺激破骨细胞的细胞因子，由多种类型细胞直接或通过 VEGF 生成，包括内皮细胞）被认为与疾病相关；应用双膦酸盐和放射治疗后，最初高浓度的 IL-6 减少。

在这种病中是什么引起和维持破骨细胞吸收，以及如何发挥作用，仍然是一个谜。骨吸收和骨形成的耦合作用完全解离。尚未发现推定的原因。

## 三、临床发现

基于 46 例患者的文献回顾，发现以下特征（图 58-2）。

• 年轻人亦可得病，且无男女差别。

• 尚未发现其导致遗传、内分泌和代谢紊乱。

• 它始于单个骨骼，然后扩展到相邻骨骼。

• 46 例病例中有 38 例在诊断时已是多骨性。

• 经常累及骨盆、椎骨、肋骨、四肢的近端骨和颅骨。

• 疾病的进展和传播是无法预测的。

• 当累及肋骨时，肺功能不全通常会致命。

• 乳糜胸是常见的并发症。

## 四、诊断

通过 X 线检查可确立戈勒姆 - 斯托特

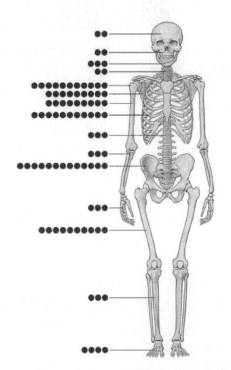

图 58-2　消失性骨病（戈勒姆综合征）的骨骼受累频率和区域。每个红点代表文献中报道的一名患者

综合征的诊断，X 线检查提示患处没有骨骼。在鉴别诊断中，有时应考虑严重骨质疏松症的椎体压缩性骨折。当下颌骨受累时，由于其他原因必须将其与骨质疏松症区分开（Mignona et al，2005）（另请参见有关牙周炎的章节）。在疾病的早期阶段，必须排除由恶性肿瘤引起的溶骨性病变。从受累区域进行的骨活检显示形态正常的破骨细胞所致的骨吸收增加。令人感到特别意外的是，受累区域没有成骨细胞，这也表明骨吸收与骨形成的"耦合"作用完全解离。骨吸收形成的空腔内充满成纤维细胞、血管和水肿结缔组织。受累区域被浆细胞、淋巴细胞和肥大细胞浸润，提示有免疫学成分。

## 五、治疗

在引入双膦酸盐疗法之前，戈勒姆 - 斯托特综合征的进展是无法改变的。先前治疗此病的所有尝试均失败。但是，已经证明与所有其他骨破坏状态一样，立即应用双膦酸盐治疗高度有效。病例报告显示静脉输注双膦酸之后局部症状和疼痛迅速消失，随后 24 个月的随访显示病情稳定且无进展迹象（Hammer et al，2005）。

局灶性骨溶解（不平衡的过度活跃的骨吸收）可以通过静脉输注双膦酸盐迅速停止，进而阻止疾病的进展。建议如下。

• 伊班膦酸盐，每月 6mg 输注，持续 4～6 个月。

• 唑来膦酸盐，5mg 单次输注。

应该每 4～6 个月进行一次 X 线复查以进行随访。即使在用双膦酸盐治疗时，也没有发现消失的骨骼恢复原状的情况。尚未报道过合成代谢药物的试验。

双膦酸盐出现之前没有对该病有效的疗法。静脉注射双膦酸盐可迅速停止局部骨吸收。

# 第59章 SAPHO综合征

## 一、定义

SAPHO综合征是一种皮肤和骨骼的奇怪疾病，也可发生在儿童中（Kerrison et al，2004）。通常，SAPHO综合征包括以下皮肤病学和骨科学表现：①滑膜炎；②粉刺；③脓疱病；④骨质增生；⑤骨炎。

胸锁骨骨质增生最主要发生在40～60岁。不伴有皮肤病学变化的情况也有被观察到。这种疾病的特征是锁骨（图59-1）、胸骨和相邻的上肋骨近端部分受累。所有受累的骨骼都肿胀，按压敏感并且过度温暖。有时锁骨下静脉被阻塞，导致水肿。30%～50%的患者表现出化脓性足底或手掌湿疹，因此一些专家将这种综合征分类为牛皮癣的一个特别类型。

## 二、诊断

实验室检查表明SAPHO综合征有炎症反应的迹象（高ESR、轻度白细胞增多和碱性磷酸酶升高），而类风湿因子和组织相容性抗原HLA-B27为阴性。必须通过影像学技术排除Paget骨病、骨炎和骨肿瘤，而且慢性弥漫性硬化性骨髓炎也应考虑。这是一种伴有顽固性疼痛的局部炎症性疾病。用双膦酸盐治疗可减轻症状并减少骨转换标志物（Wright et al，2005）。

## 三、治疗

直到最近，治疗仅限于镇痛药[非甾体抗风湿药（NSAR）和（或）糖皮质激素]。虽然从一些活检标本中分离出了细菌，但

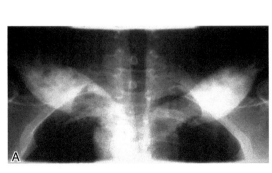
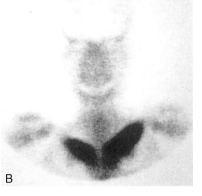

图59-1　SAPHO综合征：A. X线检查中两个锁骨严重增大；B. 在骨扫描中所见相同

是用抗生素治疗的尝试失败了。其他药物包括秋水仙碱、甲氨蝶呤、环孢素，降钙素和维生素 $D_3$ 也同样无效。通过双膦酸盐治疗尤其是通过静脉输液的治疗，几乎难以忍受的骨痛可以很快得到缓解，这是该疾病治疗的突破。随着治疗的继续，症状减轻，并且疾病暂停进展。有 5 例患者使用了以下方案治疗成功。

伊班膦酸，每次 6mg，缓慢输注 15 分钟，每月 1 次。

患有 SAPHO 综合征的儿童用环帕米膦酸盐治疗。X 线、CT、MRI 和（或）骨扫描可用于监测，而且这种双膦酸盐疗法在需长期治疗（难治性胸锁骨肥大症）的患者中也取得了巨大成功。

# 第 60 章 骨髓水肿综合征

## 一、定义和发病机制

骨髓缺血、软骨损伤和微骨折会导致骨骺及干骺端的炎症反应。骨髓中的巨噬细胞、单核细胞和破骨细胞前体产生反应并释放细胞因子及促炎症介质，导致骨血管毛细血管渗漏，然后液体流出到骨髓间质间隙（图 60-1）。血流量增加、静脉流出减少和淋巴细胞浸润进一步加重了骨髓水肿（BME）。组织学结果显示纤维血管再生与破骨细胞活性增加的骨转换增加。与骨髓呈间质低细胞性水肿，表现为淋巴细胞增多、浆细胞增多和细微纤维化。血

窦提示其壁扩张和破裂（毛细血管渗漏）。破骨细胞活化导致骨小梁的骨吸收和微骨折（图 60-2）。与骨质疏松症一样，骨矿化率降低了，但没有明显的骨量损失。完整的活化骨细胞的存在与骨髓水肿综合征（BMES）在被活化的骨转换纠正后的修复能力和可逆性有关。骨腔内增加的液体压力和炎症介质激活了骨髓中的传入神经，引起典型的疼痛。在实验研究中，发现正常的骨内压为 $20 \sim 30mmHg$。骨转换增加伴有破骨活性增加是由骨内炎性反应和毛细血管渗漏而导致的液体在骨髓间隙积聚所造成的。

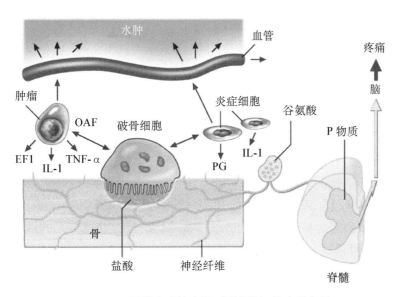

图 60-1 骨髓水肿综合征（BMES）的病理生理

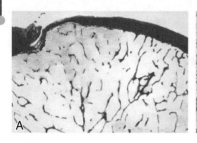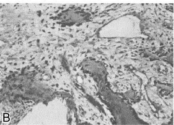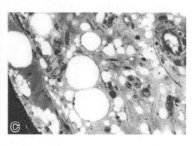

图 60-2　骨髓水肿区域的组织学：A. 软骨下骨髓水肿区域的一部分（浅棕色）的低倍放大（Gomori 染色）。B. 软骨下区域伴有新编织骨产生的微骨折（Giemsa 染色）和 C. 周围骨髓区域的大块骨髓水肿（Gomori 染色）

破骨细胞是骨髓水肿综合征的发病机制和病情进展的主要发动者！静脉给予现代双膦酸盐的早期治疗可以终止这种级联反应（图 60-1）。

骨髓水肿与骨坏死（ON）早期阶段的鉴别诊断具有决定性的重要意义。在临界情况下，动态高对比度且具有高瞬时分辨率的 MRI 或许可以使髋关节和膝关节的骨坏死相鉴别。在某些分类中，如国际骨循环研究会（ARCO），骨髓水肿被列为骨坏死的一个早期阶段。几项研究表明，骨髓水肿在治疗后具有很高的可逆性，因此，骨髓水肿综合征现在被认为具有明确独特的临床特性，其持续时间不同于缺血性骨坏死。目前，骨髓水肿综合征的病理生理机制仍有争论，但主要理论认为是在骨微小损伤后发生的炎症反应或在非创伤性条件下导致的骨髓缺血导致了该综合征的发生。

## 二、诊断和临床表现

通常，健康的中年人会罹患此病。由于临床表现的非特征性，骨髓水肿综合征的正确诊断经常会延误。通常在几周或几个月持续性功能障碍后才进行 MRI 检查。在文献中，症状期可持续长达 24 个月，尤其是非手术治疗后病程较长。骨髓水肿综合征主要发生在关节周围的骨骺和干骺

端。在大多数情况下，症状发作与特殊的创伤事件不相关。骨髓水肿可以被意外诊断，或者在进行剧烈的体力活动（如马拉松赛跑、跳跃）后诊断，或者诊断为伴有潜在的软骨病变、骨关节炎或类风湿关节炎的反应性骨髓水肿，或者在进行钻骨之后得到诊断（表 60-1）。

表 60-1　骨髓水肿综合征（BMES）的分类

| 创伤性、机械性 | 骨折 |
| --- | --- |
| | 应力性骨折、不完全性骨折 |
| | 骨挫伤 |
| | 骨软骨病变 |
| 缺血性 | 骨坏死 |
| | 剥脱性骨软骨炎（OD） |
| | CRPS |
| | 与妊娠相关 |
| | 凝血相关性疾病（如镰状细胞贫血） |
| 反应性 | 退化 / 炎症（骨关节炎） |
| | 肿瘤性 |
| | 骨髓炎 |
| | 代谢性 |
| | 医源性 [ 如钻骨、自体骨软骨移植（OATS）] |
| | 毒性，与药物相关 |

随着时间变化，骨髓水肿会出现大小、位置和强度的变化。由于骨头腔内的液体压力增加，在休息时会出现典型的钝痛，并在活动时加重。患者自述受累关节有疼痛及功能障碍。研究表明，疼痛水平与 MRI 上骨髓水肿的程度无关。

与妊娠有关的骨髓水肿综合征是一个特殊的亚型，以前称为一过性骨质疏松症，伴有疼痛的骨质减少和矿物质不足，发生在妊娠晚期或产后。骨髓水肿主要影响髋部（图 60-3）。

另一个特殊的亚型是转移型骨髓水肿综合征，它可能累及下肢的各个关节。骨髓水肿可以从一侧股骨髁转移到另一侧，或者可以越过关节线转移到胫骨近端（图 60-4）。

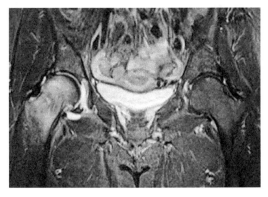

图 60-3　产后的股骨头和股骨干骺端骨髓水肿

## 三、影像学

在骨髓水肿综合征早期，放射线影像显示无异常，而在慢性期，可以看到局部骨质减少。MRI 在早期就已经可以高灵敏度和特异性地检测出骨髓水肿。MRI 还可以鉴别诊断出骨坏死（"双线征"）、软骨损伤、骨挫伤和应力性骨折等。水肿区域在 $T_2$ 加权、STIR、质子加权及抑脂的序列中表现为高信号，在 $T_1$ 加权图像中表现为低信号。骨扫描可提示骨转换较多的区域，但无准确的特异性。

## 四、治疗策略

治疗的选择与骨髓水肿亚型和潜在疾病有关。考虑到具有完整的修复能力，采用非手术治疗，并进行疼痛治疗和减少受累关节的负重是合理的。应补充使用维生素 D、镇痛药和抗炎药。对于没有功能改善的慢性病例，应采用含氮的双膦酸盐输注疗法。在有与骨髓水肿进展相关的功能减退和骨坏死危险因素的情况下，强烈建议输注治疗。

在所有与基础疾病及创伤无关的骨髓水肿综合征的疼痛病例中，起始采用以下输液方案之一。

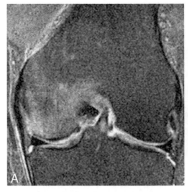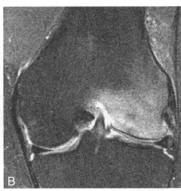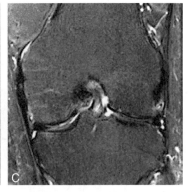

图 60-4　A. 股骨内侧髁转移型骨髓水肿；B. 4 个月后的股骨外侧髁；C. 双膦酸盐输液治疗后骨髓水肿完全消退

- 伊班膦酸，每 3 周注射 3 次，每次 6mg，输液时间为 30 分钟。
- 唑来膦酸盐，5mg，输注 1 次，输液时间为 30 分钟。

进一步输注的次数取决于疼痛缓解的程度。3 个月后进行 MRI 检查。

静脉输注双膦酸盐通过对破骨细胞的抑制作用，减少骨腔中原本增加的骨转换。静脉输液疗法拥有快速的治疗效果，因此应优先于口服药物治疗。输液疗法可以在非卧床状态下应用，并且潜在副作用发生率低。此用法为药物指征外用途，应与患者讨论后再使用。妊娠、哺乳和有近期颌骨手术史的患者慎用。在大多数情况下，首次输注后便有显著的功能改善，疼痛减轻。根据研究者在使用双膦酸盐输注疗法治疗的 1000 多例骨髓水肿综合征病例中的经验，没有观察到肾功能不全和下颌骨坏死的病例。在约 10% 的病例中，主要表现为轻度的首剂导致的急性期反应，并伴有流感样症状。在病例对照研究中，与使用镇痛药和部分负重治疗的对照组相比，双膦酸盐输注疗法显示出明显更快的功能改善和疼痛减轻。对照 MRI 显示 70% 病例 6 个月内骨髓水肿完全消退了，25% 的病例骨髓水肿显著降低（图 60-5 ～图 60-10）。双膦酸盐输注疗法的一个明显优势是，活跃人群和运动员的活动能力可以快速恢复。仅 10 名患者 2 年内复发，但是再次应用双膦酸盐治疗的反应仍然良好。

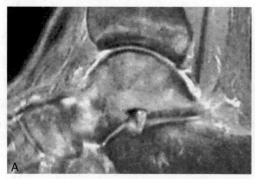
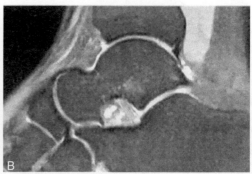

图 60-5　A. 踝关节外翻损伤所致踝部和足部明显的骨髓水肿并伴有 CRPS 样症状超过 6 个月。B. 双膦酸盐输注治疗后骨髓水肿完全消退，且 3 个月后功能完全恢复至可进行体育运动

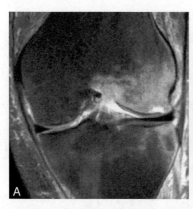
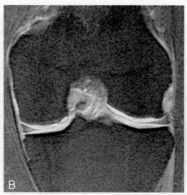
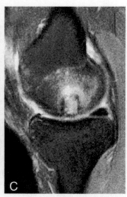

图 60-6　A. 一名 58 岁患者的股骨外髁骨髓水肿综合征，关节镜检查提示软骨下区域开始骨坏死（M. Ahlbäck）；B. 双膦酸盐输注治疗后骨髓水肿完全消退且软骨下骨坏死区恢复原状；C. 一名 27 岁患者软骨移植后的股骨髁反应性骨髓水肿

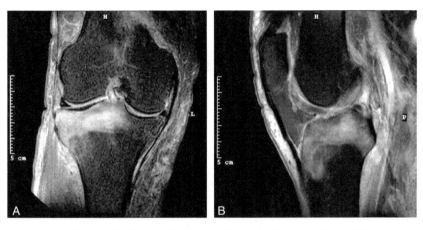

图 60-7　胫骨平台疼痛性骨挫伤伴相邻骨髓大量水肿（MRI）

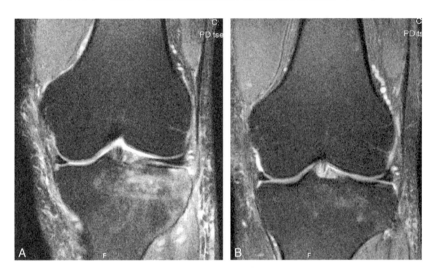

图 60-8　A. 一名 58 岁患者胫骨近端非创伤性骨髓水肿综合征，无骨坏死、骨关节炎或应力性骨折的迹象；B. 伊班膦酸盐 6mg 输注 3 次后，骨髓水肿综合征几乎完全消退。3 个月后，患者疼痛完全消失

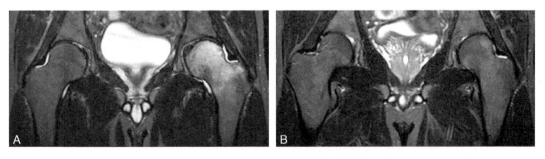

图 60-9　A. 累及干骺端的股骨头骨髓水肿；B. 双膦酸盐输注治疗后骨髓水肿消退

另一种选择是用前列环素类似物 [ 伊洛前列素（iloprost）、Ilomedin®] 进行输注治疗，该类似物通过增加血流量而发挥疗效，该用法同样是不符合该药物指征的。

由于潜在的严重副作用，该药物输液治疗必须在住院期间进行。伊洛前列素的剂量为 25mg 及 50mg[6 小时内 1.5ng/（kg•min）] 持续超过 5 天。

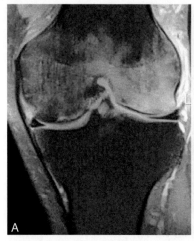 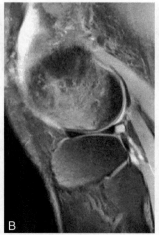 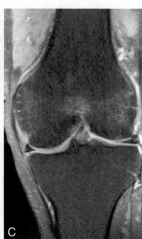

图 60-10　A、B. 一名 41 岁患者，骨髓水肿伴股骨外侧髁软骨下微骨折；C. 双膦酸盐输注治疗后，骨髓水肿几乎完全消退，软骨下微骨折愈合且负重能力完全恢复

也有其他治疗选择如有效的破骨细胞抑制剂地诺单抗（每 6 个月 60mg），或在病理报告中试验过的使用 PTH 的骨代谢疗法（每日剂量 20μg）。对于所有治疗方案，都应补充维生素 D、镇痛药和疼痛可忍受的部分负重。鉴于骨髓水肿综合征具有区别于骨质流失的明确独特的临床特性，因此特别确立了关于其使用镇痛药和部分负重及补充药物治疗的治疗标准。

非手术治疗或输液治疗难以治愈的股骨头缺血性骨髓水肿可以通过手术治疗，进行骨骺和干骺端骨髓水肿的核心减压来降低骨内压力，以启动骨血运重建及防止骨坏死的进展。手术减压也可以与输注疗法相结合，进一步改善血运重建。目前正处于研究阶段的另一个方法是软骨下逆行钻孔与软骨下较大的病变使用磷酸三钙黏合两种方法相结合。

在存在软骨病变并伴有软骨下骨病变的情况下，也可以进行其他外科手术，如微型骨折、软骨细胞和间充质干细胞移植、骨软骨移植（OATS）或截骨矫形，以治疗骨软骨病变并减轻受累骨腔负荷。

# 第 61 章　复杂性局部疼痛综合征（Sudeck病）

## 一、定义和发病机制

Sudeck 病（CRPS），也被称为痛性营养不良或者反射性交感神经营养不良，是一种非常令人不适、不可预测和痛苦的创伤并发症，尤见于骨折后。复杂性局部疼痛综合性（CRPS）的病因、病理发展和有效治疗方式目前仍不清楚。此病至今未见于儿童。从自主神经紊乱到内分泌和心身疾病等都是其潜在病因。CRPS 的触发因素包括骨折、骨折后反复复位、手术、感染和神经损伤。潜在损伤的严重程度与该病症状的严重程度没有明显的关系，即使是轻微的创伤也可能会引发 CRPS。最常受累的部位是四肢远端，如腕和手，主要继发于非手术或外科手术治疗后的桡骨远端骨折（90%）和足踝区域。受其影响的女性人数是男性的两倍之多。心理压力造成的相关因素是否也导致 CPRS 正中讨论中。不同于在骨髓水肿综合征（BMES）中的多骨骼和小关节区受累情况，CPRS 的初始阶段是交感神经的功能失调，伴随神经支配区域的皮肤肿胀和皮温升高，继而发展为神经源性营养不良。炎症期后，交感神经功能失调使得支配区域血流灌注不足，从而导致酸中毒和营养不良，伴有神经病理性疼痛、关节僵硬、肌肉功能障碍和局部骨质减少。

CRPS 分为两种类型。
- Ⅰ型 CRPS 为创伤后出现者。
- Ⅱ型 CRPS 为由周围神经损伤引起者。

## 二、诊断和临床表现

Ⅰ型 CRPS 的诊断以临床表现为基础。根据"布达佩斯标准指南"，必须满足下列标准。

- 不成比例的剧烈疼痛、神经病理性疼痛、痛觉过敏（图 61-1）。
- 不对称的肿胀和皮温升高。
- 不对称的皮肤变色和出汗。
- 受累区域毛发生长增加。
- 运动范围缩小、肌肉无力和关节僵硬。
- 症状不能由其他疾病解释。

以下检查有助于诊断。
- 热成像（升温区域）。
- 骨扫描（吸收增强的区域）。
- 放射照片（片状稀疏的骨区域）。
- MRI（关节和肌肉周围水肿区）。
- 定量感觉测量（疼痛特征）。

## 三、病程

CRPS 的病程分为 3 个主要阶段。

炎症阶段（长达 3 个月）：典型症状包括局部疼痛、皮肤变色和高温、面团状水肿

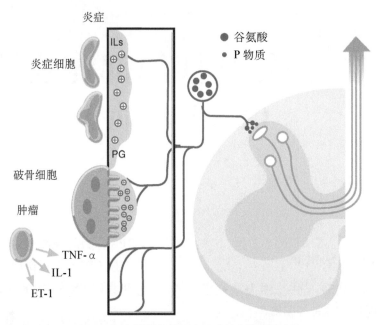

炎症

炎症细胞

破骨细胞

肿瘤

ILs

PG

TNF-α

IL-1

ET-1

● 谷氨酸
· P 物质

图 61-1　炎症性和肿瘤性疾病的骨痛机制

和关节功能受限。MRI 显示存在骨髓水肿。

营养不良阶段（3 ～ 6 个月）：皮肤症状消退，遗留营养不良表现的皮肤。关节活动进一步受限，并且在放射照片上可见相应骨区域有脱钙的斑点。

萎缩阶段（6 ～ 12 个月）：此期的特点是皮肤、肌肉和骨骼普遍萎缩（图 61-2A）。随着骨骼大片疏松，关节僵硬进一步加重。

CPRS 三个阶段的慢性病程可达 12 个月，局部骨量丢失为典型表现。该病可自发缓解，但双膦酸盐有助于早期缓解。到目前为止，仅有静脉注射双膦酸盐治疗被证实可成功减轻疼痛症状，并治愈许多患者！

## 四、治疗策略

患者与医师之间必须建立互为依托和互相信任的关系，以舒缓该慢性疾病中患者的恐惧、紧张和焦虑。首先，必须打破疼痛和神经源性营养不良的恶性循环，通过休息和理疗来控制疼痛。通常经石膏固定或骨折愈合后才进行诊断。所有导致疼痛加重的处理方式都是禁止的。

除非不可避免，否则手术是禁忌的，因其可能会加重病情。

患处固定和理疗，应用镇痛药、消炎药和抵抗高热的冷敷料均是第一阶段的有效措施。皮质类固醇因有抗炎和消肿的作用而被应用。双膦酸盐抑制破骨细胞的活性，并具有镇痛作用，用于治疗骨量减少和脱钙流失（图 61-2B）。双膦酸盐是骨折后 I 型 CPRS 的一线治疗方案。治疗神经性疼痛的药物（如加巴喷丁）也很有用。如阻断交感神经支配（星状）的侵入性干预或降钙素治疗亦可考虑采用。在第二和第三阶段，则强烈建议进行物理疗法、能量疗法和锻炼（"运动学习"）。

## 五、双膦酸盐

1988 年以来，4 项使用双膦酸盐治疗 I 型 CRPS 的 RCT 研究显示，大多数患者疼痛减轻、功能恢复。

在由骨折引起的 I 型 CRPS 病例中，双膦酸盐现在是一线治疗方案。

目前，下列含氮双膦酸盐中任一一种均需持续用药 4 ～ 6 个月。

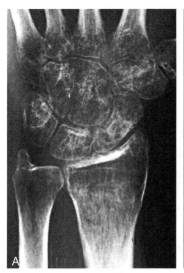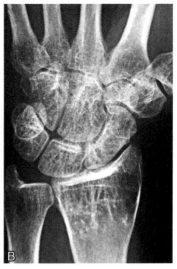

图 61-2　A. 桡骨远端骨折伴腕骨和腕关节大量骨丢失和脱钙的 I 型 CRPS；B. BP 治疗后骨量恢复和骨矿物质含量恢复正常的对照照片

• 伊班膦酸，每个月 6mg，分 4 次输注。

• 帕米膦酸，每个月 60mg，分 4 ～ 6 次输注。

• 唑来膦酸，每个月 5mg，单次输注。

起始可以给予半剂量的伊班膦酸 3mg 或帕米膦酸 30mg，以避免潜在的急性期反应（如前所述），急性期反应在 I 型 CRPS 患者中比在其他患者中更为明显。

随着复杂病理机制的详细研究，BP 在 I 型 CRPS 的治疗中变得越来越重要，静脉输注特别适合这些患者。

炎症阶段的交感神经失调导致患肢血流灌注不足和缺氧，最终导致局部酸中毒。酸中毒导致破骨细胞活化和骨吸收，并减少骨矿化（图 61-3）。成骨细胞的生长和胶原蛋白的产生被进一步抑制，使得骨形成

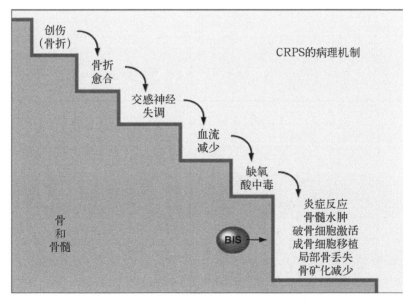

图 61-3　复杂区域疼痛综合征局部骨丢失的机制

减少。BP 是一种有效的特异性破骨细胞抑制剂，在 I 型 CRPS 患者逆转骨吸收和调节骨稳态方面起着关键作用（图 61-4）。酸中毒也可以活化 BP。

破骨细胞是骨髓水肿和 CRPS 发病机制中的主要致病细胞。BP 是一种有效的特异性破骨细胞抑制剂，在所有 CRPS 病例中，BP 在减少骨髓水肿、逆转骨吸收和调节骨稳态方面起着关键作用（图 61-4）。

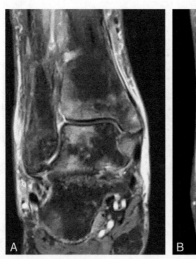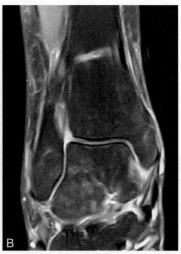

图 61-4　A. 旋后创伤伴韧带断裂后多发广泛骨髓水肿的足踝部 I 型 CRPS。B. 6 周内 3 次注射 BP 后，所有骨骼的骨髓水肿几乎完全消退

# 第 62 章 缺血性骨病

## 一、定义和发病机制

当血液供应中断时，骨骼会像其他组织一样死亡。这种死骨也称为骨梗死、骨坏死、缺血性坏死或髓质梗死。这种疾病在男性中比女性更常见（8：1），而且患者通常不到 50 岁。

缺血性骨病是一种可能特发性或继发于各种疾病的局灶性骨梗死。其可能会导致严重的关节破坏。最好用 MRI 进行早期诊断。

骨梗死可能没有症状，或可能导致疼痛的软骨下骨塌陷，从而导致关节破坏和骨折。这种疾病可能只影响一处骨骼，或同时影响超过一处的骨骼，或者在不同的时间影响超过一处的骨骼。在 30% ～ 70% 非创伤性股骨头缺血坏死（AVN）患者中，双侧患病。髓质梗死主要发生在股骨和胫骨的干骺端和骨干区（图 62-1 和图 62-2）。通常无症状，为偶然发现。坏死骨髓的钙化和修复性新骨呈"烟环"状，界线清楚，边缘呈锯齿状，伴有囊性改变。MRI 的 $T_2$ 加权像呈"双线"征，具有高度的骨坏死特征。

骨髓质梗死的特征性影像学征象是"烟环"征、细锯齿状、边界清楚、"双线"征、钙化和囊性改变。

股骨头是骨坏死最常见的部位，但也

可能发生在其他部位，包括股骨远端、胫骨近端、肱骨头、腕舟骨、距骨、腕和足。在疾病的早期，射线照片是正常的。MRI 显示骨髓水肿，对早期发现骨坏死特别敏感。在相对较晚的病理过程中，X 线片显示出分布不均的骨量减少或反映骨骼修复的骨硬化。

晚期股骨头坏死的影像学表现如下。
- 软骨板下方"新月征"。
- "双线征"。
- 关节面塌陷或变平。
- 斑驳性骨硬化、软骨下囊肿（见第85 章）和骨赘生物。
- 坏死节段广泛碎裂。

在缺血性坏死的情况下，实验室检验结果可能是正常的，但是也可以反映潜在的病因，如结缔组织病、糖尿病、高脂血症、凝血障碍或痛风。

## 二、组织学

放疗后观察到的病理变化是非特异性的，包括骨小梁密度降低、骨小梁微裂隙、骨髓水肿和骨髓纤维化。血流中断导致的骨骼和骨髓坏死始于窦壁和小血管的破裂，随后是红细胞的外溢，骨髓水肿、造血和脂肪细胞的变性及包括骨细胞、成骨细胞和软骨细胞在内的骨细胞的死亡。尤其是对于非创

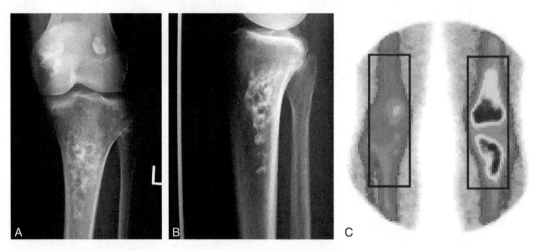

图 62-1　股骨和胫骨的髓质梗死。A.坏死脂肪组织钙化，形成细锯齿状、界线分明的烟环；B.股骨和胫骨近端有"烟环"的髓质梗死。C.骨扫描的同一区域局部摄取增加（"热点"）

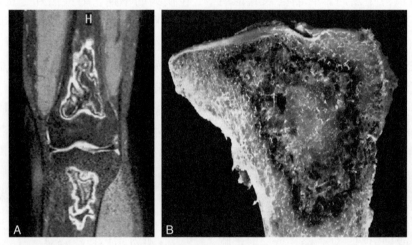

图 62-2　膝关节急性髓质梗死。A.股骨远端及胫骨近端急性髓质梗死的 MRI 图像（$T_2$ 加权）；B.全身皮质类固醇治疗下的胫骨骺部和干骺端的急性髓质梗死

伤性的缺血性坏死，易感部位似乎反映了随着年龄增长红骨髓向脂肪骨髓的转化。此外，双胞胎的发病情况和家族的聚集病例提示了特发性股骨头坏死的遗传基础。修复从源于邻近健康组织的血管、成纤维细胞和巨噬细胞等长入开始，这些组织清除坏死碎屑，并通过编织骨的形成重建骨髓基质。部分坏死骨质通过破骨细胞清除。

## 三、病理生理学

骨梗死可能是由支配血管被破坏、阻塞或压迫所致。造血细胞对缺氧和酸中毒最敏感，通常在血供停止后的 12 小时内死亡。骨细胞 2 天内死亡，而脂肪细胞 5 天内死亡。血流再灌注后，缺血骨的修复分为三个阶段。

- 未分化间充质细胞、巨噬细胞（破骨细胞）和单核细胞进入坏死骨髓组织。
- 伴随小血管和纤维组织生成的血管新生。
- 细胞向骨细胞和成纤维细胞分化。

骨动脉新生可能会受到各种机制的干扰。

- 创伤，骨折和关节脱位。
- 渗透过程。
- 血管阻塞。
- 糖尿病。
- 相关疾病。
- 骨软骨病。
- 放射性骨坏死。

许多因素与骨坏死相关，相关因素的总结见表62-1。

表 62-1　骨坏死的原因

内分泌和代谢
　　酒精滥用
　　库欣病
　　糖尿病
　　高尿酸血症
　　高脂血症
　　药物
储存障碍性疾病
血红蛋白病
创伤
HIV
减压性损伤
胶原血管疾病
辐射
胰腺炎
器官移植
血液透析
烧伤
血管内凝血
其他特发性病因

创伤可能会中断血液供应并导致骨梗死。这类骨梗死有两种典型的情况。

- 股骨头坏死通常由囊内股骨颈骨折引起（图62-3）。它是骨梗死最重要的临床综合征，常导致严重的残疾。股骨颈骨折移位后，骨骺外侧血管，即股深动脉的分支被撕裂。坏死的范围根据骨折移位的程

度而变化，在某些情况下，整个股骨头范围可以在几个月内坏死和塌陷。髋关节骨坏死的临床演变进展可分为不同阶段（表62-2）。距骨和腕舟骨也是容易在骨折后发生骨坏死的骨部位。

表 62-2　骨坏死分期

| 分期 | 临床表现 | 诊断方法 |
|---|---|---|
| 0 | 所有方法均为非诊断性，活检诊断性坏死 | 组织活检 |
| 1 | X 线片和 CT 正常，其余所列的至少一种方法可有阳性结果 | 骨扫描、MRI、组织活检 |
| 2 | 无骨质塌陷的异常影像学结果（硬化、囊肿、骨质疏松） | 骨扫描、MRI、组织活检、放射照片 |
| 3 | "新月征" | 放射照片、CT |
| 4 | 扁平或明显的塌陷的骨质变化 | 放射照片、CT |
| 5 | 基于第 4 分期上有关节间隙变窄 | 放射照片 |
| 6 | 基于第 5 分期上有关节破坏 | 放射照片 |

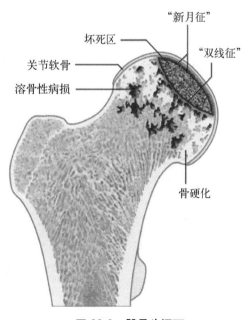

图 62-3　股骨头坏死

• 剥脱性骨软骨炎通常影响青少年。关节损伤以软骨和软骨下骨损伤和骨组织灌注不足为主要机制。股骨内侧髁和距骨内侧穹隆是剥脱性骨软骨炎（OD）最常见的部位（图62-4和图62-5）。剥脱性骨软骨炎的影像学特征是诊断性的：邻近关节面有一个杯状的放射状缺损伴边缘硬化。由于邻近的骨小梁囊性变化，这种缺损可能会扩大。

骨的浸润过程中，如感染或肿瘤（原发性或转移性），破坏或压迫血管，使其供应的骨骼区域随后梗死并坏死（"死骨"）。

血管闭塞也会引起缺血性骨疾病，称为"骨梗死"，直到几年前还被称为"特发性坏死""无菌性坏死"或"缺血性坏死"。与动脉硬化闭塞引起的心脏或大脑等其他器官的梗死不同，骨梗死是由小动脉或小静脉的血管内凝血引起的。这种类型的骨坏死可以发生在任何骨骼的任何部位。然而，股骨头、股骨远端、肱骨近端、距骨和舟状骨的软骨下区域常被累及。除软骨下区外，长骨骨干的骨髓腔也可能发生梗死。无菌坏死在健康患者中很少发生，并且通常存在一个潜在的医学问题。

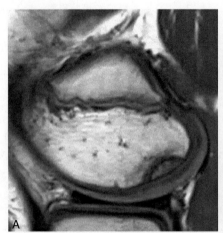
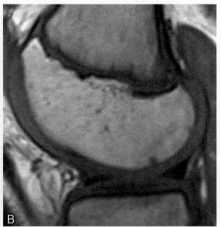

图62-4 股骨髁剥脱性骨软骨炎。A. 治疗前；B. 钻孔手术治疗后

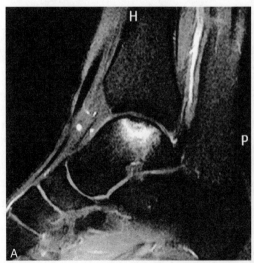
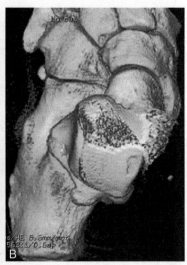

图62-5 距骨剥脱性骨软骨炎

- 弥散性血管内凝血（DIC）。
- 血管淤滞。
- 脂肪栓塞（高脂血症）。
- 骨内压升高（骨髓水肿或出血）。
- 血液高凝（低纤溶）。

多种相关疾病使患者容易发生骨坏死。

- 酒精中毒。
- 过量类固醇治疗。
- 化疗。
- 减压病（沉箱病）。
- 血管压迫。
- 血红蛋白病（如镰状细胞贫血）。
- 贮积病（如戈谢病）。
- HIV。
- 胰腺炎。
- 糖尿病。
- 痛风。
- 胶原血管疾病（如 SLE）。
- 脉管炎和高血压。
- 器官移植。
- 烧伤。
- 血液透析。
- 辐射、双膦酸盐或地诺单抗损伤。
- 特发性，常见。

酒精中毒约占骨坏死病例的 10%。长期饮酒可通过干扰脂质代谢、低纤溶、脂肪栓塞和脂肪肝而导致骨梗死。在酗酒者中，股骨头是最常见的骨梗死部位。

接受类固醇激素治疗的患者也有发生骨坏死的风险，其中许多患者也容易发生脂肪栓塞。骨坏死的风险与类固醇的用量有关；然而，由类固醇引起的骨坏死的易感性因患者而异，因此很难确定临界剂量和持续时间。最小报告剂量为 16mg 泼尼松，持续 30 天。大剂量类固醇用于系统性红斑、哮喘、多发性硬化、类风湿关节炎、风湿性多肌痛、炎性肠病和肾移植后的免疫抑制，其中多达 40% 的患者发生骨梗死。

许多部位的骨骼可受累及：股骨头、股骨远端、肱骨近端和胫骨。股骨和胫骨的髓干经常受累，多达 90% 的骨坏死患者有多处受累。

在压缩空气环境中工作的人员，如潜水员和沉箱工人，也有发生减压性骨坏死这种类型骨梗死的高风险。快速减压使组织中的氮从溶液中逸出、形成气泡，破坏骨髓中的脂肪细胞，导致脂肪栓塞。

也有报道镰状细胞病患者中，约 50% 的患者出现了软骨下和髓质骨坏死。病变的红细胞会导致毛细血管淤塞和血管血栓形成。急性骨梗死可能很难与急性骨髓炎相鉴别。然而，骨梗死在这些患者中的发生率至少是其进一步的并发症——细菌性骨髓炎的 50 倍。其他多种疾病易导致骨坏死，其中包括以下几种：①戈谢病；②胰腺炎；③糖尿病；④胶原血管疾病；⑤白血病；⑥痛风。

放射性骨坏死是一种罕见的疾病，目前几乎只在恶性肿瘤的外照射治疗后出现。外照射治疗后约有 5% 的患者发生骨损伤。受影响的骨骼可能是辐射的目标，或者是治疗体内肿瘤被包括在辐射场中的正常骨骼。骨损伤程度取决于照射类型、剂量和照射方式。剂量在 3000rads（1rad=0.01Gy）以下不会发生骨损伤，但超过 5000 rads 的剂量会导致永久性骨损伤。骨坏死通常在放疗后 5～10 年才出现。病理性骨折和关节面塌陷是常见的并发症。虽然在放疗辐射场中的任何骨都会受到影响，但特定部位受累常见：口腔癌的放疗照射后的下颌骨；乳腺或肺部肿瘤治疗后的肋骨、锁骨和肱骨；直肠、前列腺或妇科癌症放疗照射后的骨盆和股骨近端。在接受高剂量辐射的子宫癌患者中，发现 34% 的人患有骨盆功能不全性骨折。另一个值得关注的发现是，放疗后髋关节置换术增加了并发症的风险，包括感染和力学失败。手术后放疗的女性发生自发性肋骨骨折的发生率为 6%。邻近软组织或骨肉瘤受辐射部位的长骨可能会受到严重影响。在儿童中，骺板也会受损，从而导致骨骼畸形。骨坏死的早期特征是有明显的骨髓水肿和骨细胞丢失（"骨细胞死亡"）（图 62-6）。几天之内可能会检测到骨细胞核染色的丢失，但是在受影响的小梁中很少见到空洞的骨细胞陷窝，直到缺血或中毒事件发生的 1 周后。骨密度和骨小梁结构可能在数周内保持不变，因此这段时间内不会发生放射学改变。第一个影像学特征是骨量减少，在治疗后 5 个月至 1 年逐渐进展。同时，放射性骨发育不良的骨扫描显示放射性核素的摄取没有增加。修复反应开始于骨髓腔坏死组织被吞噬。增殖的毛细血管和成纤维细胞重建骨髓基质。一些编织骨形成于坏死区附近的骨小梁间隙。放疗后的病理性骨折愈合缓慢，常需内固定。塌陷坏死的股骨头最好采用全关节置换术。放疗后继发骨肉瘤的病例罕见（接受 7000 rads 剂量放疗后的患者发生骨肉瘤的概率为 0.2%）。

## 四、骨软骨病

骨软骨病是影响儿童和青少年骨骺和骨端的一组异质性疾病。在放射学上，它们被定义为骨折碎裂和周围硬化，并被确认为骨坏死的表现。对脆弱的生长中骨骼的创伤可能是这些综合征的主要原因。在骨骼的特定部位至少有 30 种综合征，其中 4 种疾病以骨坏死为特征（表 62-3）：① Legg Calvé-Perthes 病（股骨头骨骺）；② Freiberg 病（第二跖骨头）；③ Köhler 病（跗舟骨）；④ Kienböck 病（腕月骨）。

表 62-3　常见骨骺坏死的类型、部位和年龄分布

| 坏死类型 | 骨骼部位 | 发病年龄（岁） |
| --- | --- | --- |
| Calvé | 脊柱 | 1～12 |
| Scheuermann | 脊柱 | 14～17 |
| Perthes | 股骨头 | 6～16 |
| Kienböck | 腕月骨 | 14～18 |
| Osgood-Schlatter | 胫骨隆起 | 12～17 |
| Köhler Ⅰ | 足舟骨 | 3～8 |
| Köhler Ⅱ | 第 2 跖骨头 | 12～18 |

另外两种骨软骨病综合征，Osgood-Schlatter 病（胫骨结节骨骺炎）和 Scheuermann 病（椎体终板）没有坏死骨的特征（图 62-7）。Scheuermann 病现在被认为是椎间盘突出物进入椎体引起的。孤立性椎间盘突出物被称为 Schmorl 结

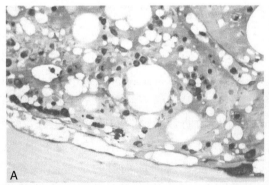
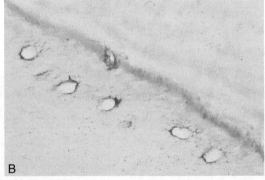

图 62-6　骨髓组织的早期辐射损伤。A. 明显的骨髓水肿，伴随造血细胞丢失；B. 骨细胞在辐射后死亡

节，常见于老年骨质疏松症患者。相反，Scheuermann 病影响 13 ～ 17 岁的青少年，并且病程是多灶性的。25%的病例有此病的家族史，表明这些患者椎体终板遗传性的薄弱。影像学上该病的特征是终板不规则或破裂，并伴有邻近的溶解性病变。椎体楔形变、椎间盘间隙变窄，尤其是在前区，导致不同程度的后凸改变。至少需要累及 3 个连续椎体才能确诊。

## 五、诊断

在早期阶段，MRI 和骨扫描是诊断最敏感的，但是早期缺血性坏死的 X 线在症状出现后的几个月甚至几年内都是正常的。早期的 X 线征象包括轻微的骨硬化和局部骨丢失。股骨头可能显示软骨下透光（"新月征"），随后是骨塌陷和关节炎改变。CT 扫描可能有助于量化骨塌陷的程度，从而可以预测对治疗的反应。骨扫描能显示骨骼重建有或没有骨折。

## 六、治疗

骨坏死导致的残疾程度取决于下列问题。

- 哪个骨骼受到影响？
- 骨骼的哪一部分受到影响？
- 受累面积多大？
- 骨骼自体重塑的效果如何？
- 药物或髓芯减压治疗的效果如何？

如果不加以治疗，愈合进程将无效化，并且骨组织的分解速度快于修复机制重建新骨的速度。疾病将进展，骨骼组织会塌陷，关节表面会受损，导致关节炎和剧烈的疼痛。缺血性骨疾病的医学治疗包括对承重骨的无负荷，加用血管活性药物如前列环素，特别是静脉注射含氮双膦酸盐（伊班膦酸盐或唑来膦酸盐），以减少周围水肿和防止早期骨坏死的塌陷。手术治疗包括髓芯减压以降低缺血骨的髓内压力，从而改善循环。人工关节置换术是晚期关节破坏患者的首选方法。

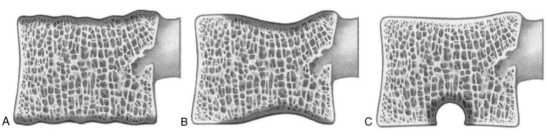

图 62-7　**椎体畸形类型**。A.Scheuermann 病；B. 丘比特弓病；C.Schmorl 结节

# 第 63 章 牙周炎和全身性骨质疏松症引起的口腔骨质流失

口腔骨质流失可由多种疾病引起，可分为细菌性疾病相关性和全身性疾病（如骨质疏松症）相关性口腔骨质流失。牙周炎（牙周病）是牙齿周围的组织（牙龈）发炎，导致牙槽骨被吸收，并可能发展为脓肿，从而导致牙齿松动和脱落。牙龈发炎伴有牙齿松动是立即进行 DXA 检查、牙科检查和相应治疗的明确指征。

## 一、口腔骨质流失与全身性骨质疏松症

长期以来，人们一直认为，口腔骨质流失可能与易患骨质疏松症的全身状况有关。实际上，一些同样的危险因素已被阐明。在绝经后女性中，骨质疏松症的全身测量（髋和脊柱的 DXA）与口腔骨密度之间的关系在一些研究中得到了证实。也有证据表明牙齿脱落可能与全身骨量有关。一些研究还报道了全身性骨丢失与残余牙槽嵴吸收之间的关系。

## 二、牙周炎的发病机制

牙周炎症是由牙菌斑中的细菌引起的炎症反应和颌骨牙槽骨的吸收（图 63-1）。基质金属蛋白酶通过分泌细胞外分子参与牙周组织的破坏。炎症反应的介质如前列腺素（$PGE_2$）、白细胞介素 -1（IL-1）和肿瘤坏死因子（TNF）也参与牙槽骨的吸收。这个过程的其他参与者还有胶原酶、巨噬细胞和破骨细胞。诊断通常毫无疑问。然而，特定的病因很少会被发现，如表现为局限于下颌骨溶骨性病变的戈勒姆（Gorham）病。该病患者成功地接受了唑来膦酸盐治疗。

## 三、临床表现

口腔内部的检查显示牙龈发炎，甚至可能是化脓性的牙龈炎，导致牙齿周围牙槽骨的骨质被吸收，牙槽骨松动后，可能导致牙齿在压力下脱落。

## 四、治疗策略

消除含有细菌的牙菌斑是成功治疗的必要先决条件。这可以通过机械去除，清洁和局部应用抗生素（如四环素或甲硝唑）来实现。非甾体抗炎药物可降低牙龈炎症区前列腺素的水平，从而减少牙槽骨的骨质丢失。

双膦酸盐能使炎症区牙槽骨的骨吸收和骨丢失最小化。它们抑制破骨细胞活性和胶原酶（金属蛋白酶）活性。这已在许多使用阿仑膦酸钠口服制剂的研究中得到证实。双膦酸盐加入牙膏中的局部应用也进行了试验。局部应用依替膦酸钠可减少牙菌斑块的形成，从而减少细菌感染。许

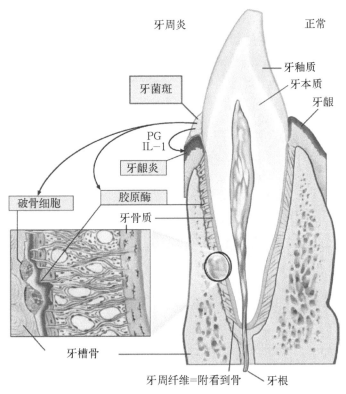

牙周炎　　　　　　　　正常

牙釉质
牙本质
牙龈

牙菌斑

PG
IL—1

牙龈炎

破骨细胞　　　胶原酶

牙骨质

牙槽骨

牙周纤维=附看到骨　　牙根

图 63-1　牙周炎引起牙槽骨质丢失的发病机制

多临床研究已经证实了全身性骨质疏松症和导致牙齿松动脱落的口颊部骨丢失之间的可能联系。推测的机制包括所有骨骼都受到全身性骨质疏松症的影响，包括下颌骨。因此，系统性低骨量骨骼也包括下颌骨，则牙齿容易脱落。

影响全身性骨丢失的全身性因素也会改变局部组织对牙周感染的反应。

据报道，大剂量双膦酸盐类药物治疗下颌骨坏死的病例几乎全部在经静脉治疗的癌症患者中出现，并且存在其他危险因素，如免疫抑制、化疗、应用皮质类固醇和口腔卫生不良（图 63-2）。然而，大多数与双膦酸盐相关的下颌骨骨坏死病例都是在接受大剂量、长期静脉注射双膦酸盐治疗的患者中观察到的，只有少数通过口服

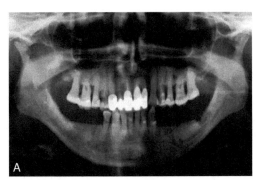

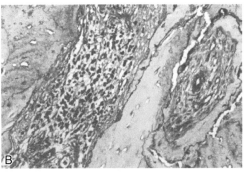

图 63-2　转移性乳腺癌患者长期静脉注射双膦酸盐治疗后发生的下颌骨骨坏死（ONJ）：A. X 线显示下颌骨左侧有骨坏死区域；B. Giemsa 染色的组织学显示坏死的骨组织周围骨髓有空的骨细胞腔隙和炎症反应

BP 治疗的患者作为个案报告。在一项 335 名患者的研究中，阿仑膦酸钠的治疗与继发于牙科手术的并发症发生率无关，也没有观察到有下颌骨骨坏死的病例。通过口服阿仑膦酸钠治疗的患者牙齿脱落率降低 40% 以上。因此，因其极低的骨坏死风险和对延缓牙槽骨丢失及治疗全身骨质疏松症的获益，大量女性常规口服 BP 药物。

# 第十二部分

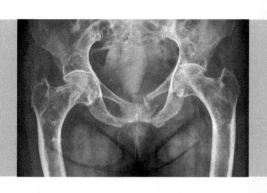

# 药物性骨质疏松症

# 第 64 章　皮质类固醇激素性骨质疏松症

详细的药物史至关重要，因为许多药物和物质可对骨骼产生不利影响。美国国家骨质疏松基金会（表 64-1）列出了一份与成年人骨质疏松风险增加相关的药物综合清单。

### 表 64-1　增加全身性骨质疏松症风险的相关药物

铝抗酸药

抗生素

抗惊厥药

抗高血压药

芳香酶抑制剂

化疗药物

利尿剂

糖皮质激素

促性腺激素释放激素（GnRH）激动剂

肝素

免疫抑制剂

异烟肼

锂盐

袢利尿剂（如呋塞米）

质子泵抑制剂

他莫昔芬

甲状腺激素

华法林

## 一、发病机制

类固醇引起的骨质疏松症几乎都是由长期使用类固醇激素治疗激发的，很少是由内源性库欣综合征引发的。还应强调的是，潜在的疾病本身往往也会导致骨质疏松症，而类固醇激素治疗则会加重骨质疏松症，如克罗恩病、风湿性疾病、器官移植、支气管哮喘、恶性淋巴瘤、多发性骨髓瘤等。

即使在非常高的剂量下使用皮质类固醇数天或数周，也不会导致临床显著的骨质丢失。但在类固醇激素治疗开始后的几个月内，骨质丢失很明显。如果进行长期治疗，如持续数年，那么约有 50% 的患者会患有明显的骨质疏松症（图 64-1）。每天需要 10mg 以上泥尼松的患者尤其可能出现持续性骨质丢失。儿童、年轻男子和绝经后女性尤其容易受到影响。少数患者可能对皮质类固醇有个体敏感性。建议对所有患者进行初始骨密度测量，以便建立基线方便以后比较。

激素性骨质疏松症具有以下特点。

• 30% ～ 50% 长期使用类固醇治疗的患者可发生。

• 骨质疏松症影响骨小梁，因此，骨折好发于椎体、肋骨、股骨颈和骨盆（图 64-2）。

• 骨量丢失率很快，在类固醇激素治疗的第一年，就可能会出现高达 20% 的骨量丢失。

• 即使是低剂量的泼尼松（7.5mg 或同等剂量）也可能导致严重的骨量丢失。

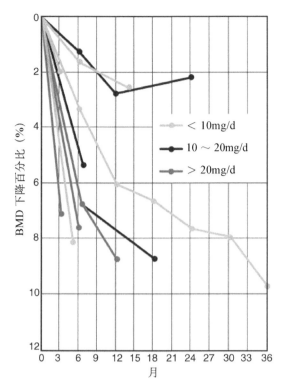

图 64-1　皮质类固醇治疗开始后脊柱 BMD 的丧失。十项研究的结果（摘自 vanStaa et al, 2002）

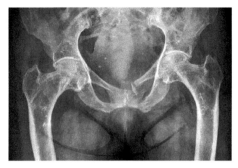

图 64-2　长期糖皮质激素治疗下明显的骨质疏松和骨盆骨折

胞功能。

- 成骨细胞凋亡增加。
- 破骨细胞激活。
- 钙的肠吸收减少。
- 钙的肾排泄增加。
- 甲状旁腺激素分泌增加。
- 降钙素分泌减少。
- 骨重塑单位数量减少。
- 发生无菌性骨坏死。
- 胶原酶的产生增加。
- 促肾上腺皮质激素和促性腺激素的产生减少。

此外，糖皮质激素与其他因素的相互作用也会促进激素性骨质疏松症的发生：

糖皮质激素对骨骼有多方面的影响（图 64-3）。

- 抑制成骨细胞增殖、细胞分化与细

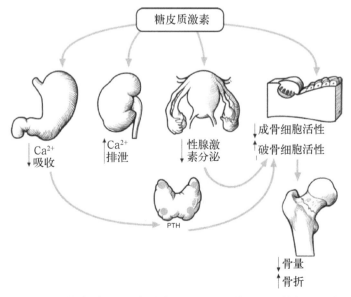

图 64-3　糖皮质激素对钙稳态、骨细胞活性和骨量的负面影响

①成骨细胞对 PTH 和活性维生素 D 的敏感性增加；②前列腺素 E 的产生减少；③局部 IGF-1 的产生减少；④对 IGF 结合蛋白的影响。

多部不同的指南均已提出治疗和预防皮质类固醇引起的骨质疏松症。

研究表明，在糖皮质激素治疗开始后不久，即便每日剂量处于 5mg/d 的相对较低水平，骨折的风险也已出现。糖皮质激素还抑制胶原合成，使得伤口延迟愈合和皮肤变薄。

皮质类固醇性骨质疏松症骨折的骨密度阈值也可能与绝经后骨质疏松症不同。停止治疗后，骨质丢失基本上可逆转，并且与潜在的疾病、年龄和性别无关。与关节病患者相比，阻塞性肺疾病患者的骨折风险更高。

吸入性皮质类固醇疗法（ICS）的使用者也有较高的骨折风险，但这可能与潜在的呼吸系统疾病有关，而不是与 ICS 有关。然而，一个定量的系统回顾已经发现 ICS 对骨密度的有害影响。布地奈德似乎是对骨骼损伤最小的药物，其次是丙酸倍氯米松和曲安奈德。

通常认为，口服泼尼松治疗超过 6 个月且剂量大于 7.5mg/d，将导致严重的骨质流失，因此建议使用双膦酸盐进行预防。在较高剂量下，每年的骨质流失可能上升至 15% 或更多，因此在开糖皮质激素处方时，应遵循以下建议：①制定最短的激素治疗持续时间，以避免肾上腺皮质萎缩；②使用半衰期最短的糖皮质激素；③尽可能局部应用激素治疗（霜膏、喷雾等）；④强调体力活动和肌肉训练；⑤每天补充 1000IU 的维生素 D；⑥确保患者每天通过食物或补充剂摄入 1000 ～ 1500mg 钙。

## 二、治疗

皮质类固醇性骨质疏松症的治疗与绝经后骨质疏松症的治疗相同，但应更早采取预防措施。在最近的一项临床试验中，维生素 D 和骨化三醇的治疗没有差异，但是阿仑膦酸钠在治疗糖皮质激素引起的骨质丢失方面优于两者。在最近一项对 65 岁或 65 岁以上（N=433 195）使用中高剂量泼尼松龙的患者进行的回顾性队列研究中，阿仑膦酸钠治疗可以显著降低髋部骨折的风险，中位时间为 1.32 年（Axelsson et al, JAMA，2017，318：146-155）。没有发生急性药物性骨坏死的病例。因此，提出了以下预防和治疗建议。

• 进行体育活动和肌肉训练。

• 补充钙和维生素 D。

• 检查和治疗类固醇引起的糖尿病。

• 检查性腺功能减退，并根据需要进行治疗。对激素治疗后睾酮水平降低的男性给予睾酮，12 个月内可使腰椎骨密度增加 5%。

• 尽早开始使用含氮双膦酸盐（如阿仑膦酸钠每周一次 70mg 或利塞膦酸钠每周一次 35mg）。

肠道吸收有问题如克罗恩病患者，或器官移植后的患者，最好用含氮双膦酸盐（唑来膦酸，每年 5mg）静脉输液治疗。开始治疗前，应测量腰椎和股骨颈的骨密度。可根据结果采用以下治疗策略之一。

• 骨密度正常，且无其他危险因素的患者：进高钙饮食、摄入维生素 D 和进行肌肉训练。每 6 个月进行一次 DXA 对照检测骨密度。

• 骨量减少或骨质疏松（T 值 < － 1.0）的患者：上述策略加上口服或静脉输注双膦酸盐。

缺血性骨坏死是高皮质醇症的典型并发症，最常见于股骨头、肱骨头和股骨髁（见第 62 章和图 62-1 和图 62-2）。

# 第 65 章　移植性骨质疏松症

肾、肝、心、肺和胰腺等实体器官的移植数量正在稳步上升，同时患者的生存周期也在延长。例如，98% 的肾移植患者、87% 的肝移植患者和 69% 的心脏移植患者的生存期均超过 1 年。所有移植患者中有 50% 最终会出现骨质疏松性骨折，这大大降低了他们的生活质量，如最近的一项研究所示，即使到现在，骨折发生率仍高达 20% ~ 40%。骨折的主要原因是可能在移植之前发生的骨骼相关疾病及移植带来的问题。在缺乏预防措施的情况下，制动和免疫抑制会引发术后即刻骨质流失，此后骨质丢失会持续进行，这种引发因素包括可能的神经病、活动性降低和缺乏运动、营养因素；其中最重要的因素是患者必须采取的免疫抑制疗法。在缺乏预防措施的情况下，移植前患有糖尿病的患者在移植后的骨折发生率明显升高。

据报道，在器官移植中，骨折的发生率高达 20% ~ 65%。治疗和预防策略必须针对移植期，以及等待移植的患者和长期移植受者。

移植性骨质疏松症的发病机制很复杂，目前只有部分得以了解。其经常涉及一般危险因素（缺乏活动、维生素 D 缺乏、女性更年期、男性更年期、乙醇和尼古丁）和某些药物（利尿剂、抗凝剂、皮质类固醇和其他免疫抑制剂，如钙调神经磷酸酶抑制剂）。另外，在许多情况下，患病的器官可能在移植前很长一段时间就损坏了骨骼。骨吸收的生化标志物水平总是在移植前阶段升高。

进入器官移植等待名单的所有候选人都应进行髋部和脊柱的骨密度测定（DXA）。应当进行脊柱 X 线检查以诊断骨折的部位。骨质疏松症的任何继发病因都应查明并立即治疗。应评估血清钙、PTH、25- 羟基维生素 D、甲状腺功能和骨吸收指标。应纠正维生素 D 缺乏症，所有患者均应接受足够的钙和维生素 D。

但是，移植后骨折是由于使用糖皮质激素、环孢素 A 和他克莫司（FK506）导致的免疫抑制作用。然而与环孢素相比，他克莫司可能引起更少的骨质流失，甚至可以通过减少糖皮质激素的使用来保护骨骼。硫唑嘌呤增加破骨细胞的数量，但不增加其吸收活性。移植后的第一年，骨质流失尤为突出。简而言之，这些公认的致病因素如下：①先前的骨量减少 / 骨质疏松症；②免疫抑制剂；③钙和维生素 D 缺乏症；④性腺功能减退；⑤行动不便；⑥营养不良；⑦老化；⑧低 BMI。

在心脏移植后的第一个月，睾酮水平下降，但在第二个月恢复正常。促性腺激素的水平也降低了，表明泼尼松对垂体-性腺轴有不利影响。所以，低睾酮水平很普遍。必须检查这些患者的骨密度，以避免性腺功能减退及骨质疏松带来的影响。如今，情况正在发生变化，尤其是如果患者在移植前接受了骨密度评估，并启动了保护骨骼的计划，包括补充适当的营养、摄入钙和维生素补充剂、早期动员、进行有针对性的运动疗法和使用一种含氮双膦酸盐的抗吸收疗法。迄今为止，关于 PTH 的合成代谢疗法的研究尚未发表。

肝衰竭患者在接受肝移植后也可能会有容易骨折的危险因素。另外，肝移植所用的免疫抑制剂的剂量要比肾移植后所用的剂量大。此外，肝在环孢素的代谢中起主要作用，肝功能障碍是环孢素毒性的诱因。这些因素可能导致在移植后第一年的观察中，肝移植受者的骨丢失率高于心脏移植和肾移植受者。

在同种异体骨髓移植（BMT）的前 12 个月内，股骨近端发生了严重的骨质流失。关于 BMT 长期幸存者的研究表明，股骨近端的骨丢失并未恢复。自体 BMT 后，骨质流失较少（4%），且发生时间少于 3 个月。移植物抗宿主病（GVHD）本身也可能对骨细胞有直接影响。BMT 后异常的细胞或细胞因子介导的骨髓功能可能影响骨转换和 BMT 后的骨密度。BMT 对骨髓骨祖细胞也有不利影响，骨髓间充质细胞治疗会损害骨髓基质细胞。同种异体移植存活者（中位生存期为 BMT 后 12 个月）中有 10% ～ 20% 发生无血管坏死。慢性 GVHD 的糖皮质激素疗法引发的成骨细胞凋亡是主要的危险因素。因此，成骨细胞数量少的骨髓基质细胞再生不足可促进无血管坏死（图 62-1 和图 62-2）。

移植前的骨质疏松症和免疫抑制疗法导致了一种进展性的骨质疏松症个体，其特征是骨髓移植后早期骨质迅速流失，骨折率增加。骨吸收增加，骨形成减少。因此，应告知移植候选人，并应治疗移植前骨质疏松症。一项荟萃分析（2011 年）显示，在移植后的第一年使用现代的双膦酸盐治疗可使骨折患者的数量减少 50%、椎骨骨折的患者减少 76%（J Clin Endocrinol Metab，2011，3457-3465）。

应当强调的是，肾移植患者需要特别注意：肾性骨营养不良症（可能具有低骨转换率甚至是多种骨疾病）的存在是双膦酸盐的禁忌证。维生素 D 补充剂在肾移植患者中特别重要，因为它们可以减少移植后甲状旁腺功能亢进的发生。一项单独的阿法骨化醇前瞻试验，单独的阿仑膦酸钠前瞻试验及两者一起用于肾移植受者中进行的前瞻性试验结果表明，与单独使用任何一种相比，该组合在改善骨量方面更为有效。移植前服用维生素 D 也可能对免疫系统产生有益作用，并减少排斥反应的可能性。此外，如果移植前维生素 D 水平低，这些患者甚至有患癌症的危险。

移植前合并糖尿病也是移植后骨折的重要危险因素。由于移植患者的生存时间已经增加，因此需要强调的是，长期的预防性治疗也是必需的。

生活方式、营养和危险因素：以往的经验表明，在移植之前很长时间就应该测量骨密度，并且如果需要，应在移植前就进行适当的治疗，包括双膦酸盐、钙、维生素 D 或其活性代谢物和肌肉训练。这样可以在移植前防止骨质流失。在移植后的时期，可能会流失多达 20% 的骨量，尤其是椎体和股骨颈。肝、心脏和肺移植患者的丢失率特别高。含氮双膦酸盐和骨化三醇是预防性治疗的首选。

肾移植患者必须避免维生素 D 引起的高钙尿症。性腺功能减退的患者，应给予雌激素或睾酮。富含钙的饮食和特殊运动也建议用于健康人群。雌激素激素疗法 ± 孕激素有助于保护接受肝、肺和骨髓移植女性的骨骼。在临床试验中测试的降钙素和氟化物未见效果。性别和年龄等其他因素也可能会影响骨质疏松症。例如，可以通过在移植时和 1 个月后静脉注射双膦酸盐来预防肾移植术后男性早期骨量的快速丢失。

# 第66章 肿瘤治疗引起的骨质疏松症

肿瘤学中的许多治疗方案都会导致明显的骨质疏松。辐射由于对骨骼和骨髓细胞的毒性作用而导致骨骼和骨髓的局部萎缩，而化学疗法和激素疗法会引起骨小梁和骨皮质的系统性稀疏。此外，这些医源性作用甚至可能通过对肿瘤本身骨骼的直接作用而增强，这可能早于治疗带来的副作用。

肿瘤形成治疗过程中骨质疏松的原因如下：①治疗引起的性腺功能减退；②化疗方案中糖皮质激素的使用；③化疗药的毒性作用；④放射疗法（也包括因儿童脑瘤或急性白血病对儿童中枢神经系统的放射疗法）；⑤制动；⑥营养障碍。

肿瘤治疗诱发的继发性性腺功能减退症：任何具有这种作用的化学疗法最终也会导致严重的骨质疏松症。分为两组肿瘤：①性激素依赖性肿瘤，如乳腺癌或前列腺癌。这里的性腺功能减退是治疗策略的一部分，不能给予替代治疗；②不依赖性激素的肿瘤，如霍奇金病和其他恶性淋巴瘤。在这些情况下，性腺功能减退是一种不良的副作用。

## 一、性腺功能减退和乳腺癌

绝经前患有乳腺癌的患者在化疗的第一年内出现不可逆的卵巢功能不全。在化疗的 2 年内，腰椎的 BMD 降低了 8% ～ 10%，髋部的 BMD 降低了 4% ～ 6%。但是，如果在化疗的同时给予双膦酸盐，则可以避免这种骨质流失。此外，卵巢功能不全的治疗已被纳入治疗计划，尤其是对于雌激素受体阳性的肿瘤患者。可以应促性腺激素释放激素（GnRH）类似物、芳香酶抑制剂（尤其是第三代抑制剂）和雌激素拮抗剂来治疗。这种激素抑制疗法会具有长期的骨质疏松症风险。他莫昔芬是一种合成的抗雌激素药，对骨骼具有抗骨吸收作用，但不能弥补缺乏雌激素对骨形成的刺激作用。相比之下，芳香酶抑制剂通过抑制芳香化酶来显著抑制血清雌激素水平，芳香酶是负责从雄激素底物合成雌激素的酶（图 66-1）。与他莫昔芬不同，芳香酶抑制剂对骨骼没有刺激作用。因此，第三代非甾体芳香酶抑制剂已被证明可通过显著降低循环雌激素水平来增加骨质疏松的风险。来曲唑（一种芳香酶抑制剂）的短期使用已被证明与骨吸收标志物水平的上升有关。与他莫昔芬治疗相比，阿那曲唑（也是芳香酶抑制剂）辅助治疗的骨折发生率更高（ATAC 研究）。然而，类固醇芳香酶抑制剂依西美坦可显著阻止骨质流失并增强骨骼机械强度。依西美坦的主要代谢物 17- 氢依西美坦可能起到骨保护的作用。

同时使用双膦酸盐可预防或改善类固醇芳香酶抑制剂或化学疗法所致的骨质疏松。因此，所有乳腺癌患者开始治疗之前应该进行腰椎及髋部的 DXA 检查以获取骨

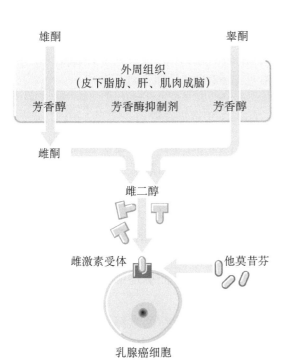

图 66-1　**芳香酶抑制剂和他莫昔芬的作用机制**
（修改自 Smith 和 Dowsett,2003.NEJM,348,2431-2442）

密度。如果患有骨质疏松，应采取双膦酸盐预防疗法。

- 每天口服 1600mg 的氯膦酸盐会增加骨量，并且很可能还会减少骨骼和脏器的转移。
- 每日口服阿仑膦酸钠（10mg）或利塞膦酸盐（5mg）也可以作为预防和治疗骨质疏松症的单一疗法。
- 如果可以，每周一次阿仑膦酸钠（70mg）或利塞膦酸钠（35mg）代替每日剂量。
- 伊班膦酸（150mg）口服每个月一次。
- 另外，根据骨质疏松症的严重程度和类型，每 3 个月静脉注射 3mg 不同类型的伊班膦酸。
- 最后但同样重要的是，建议每年静脉注射 5mg 的唑来膦酸盐，并且已经在临床研究中进行了测试。

值得强调的是，患有乳腺癌病史的骨质疏松症患者不应该接受激素替代疗法，而只能口服或静脉内给予氨基双膦酸盐。也可以给予雷洛昔芬。

## 二、性腺功能减退和前列腺癌

降低性腺功能水平是治疗的目标之一，尤其是在所有形式的转移性癌症和术后 PSA 水平较高的患者中。可能的治疗方式是睾丸切除术、应用 GnRH 类似物和抗雄激素疗法。接受过此类治疗的患者极有可能发展为骨质疏松症，因此对于乳腺癌患者，应采取适当的诊断和治疗措施。

## 三、霍奇金病和其他恶性淋巴瘤所致的性腺功能减退

由恶性淋巴瘤治疗引起的性腺功能减退是非激素依赖性肿瘤形成中最常见的。放疗和增强化疗后，有 30% ～ 60% 的女性会并发不可逆的卵巢功能不全和提前绝经。尽管男性在以后的生活中会表现出一定程度的骨质流失，但由于 Leydig 细胞的增殖能力较低，男性不太可能患上严重的骨质疏松症。淋巴瘤患者在诊断时还应进行 BMD 测量，以便在必要时开展双膦酸盐治疗，以预防骨质疏松症的发生发展。

## 四、抗肿瘤治疗对骨骼的直接作用

肿瘤学中使用的许多方案都包含一些物质，如果系统地使用它们，会对骨骼产生不利影响并引起骨质疏松症。但是，损伤的程度和骨丢失的程度取决于化疗周期的频率和（或）持续时间。BMD 的测量表明何时应预防和（或）治疗骨质疏松症。

## 五、包括糖皮质激素和其他药物的治疗方案

患有恶性淋巴瘤和多发性骨髓瘤的患

者接受的化疗方案，包括给予大剂量的皮质类固醇激素，但这些方案是间歇性给药，而不是连续给药。与卵巢功能不全的女性相反，尽管给予了此类患者高累积剂量的泼尼松，但因其没有性腺功能减退症，所以并没有骨质流失。一种可能的解释是暴露时间相对较短。此外，在淋巴瘤，尤其是多发性骨髓瘤中，该疗法还减少了对骨髓浸润骨面的负面影响。还应记住，现代双膦酸盐对骨髓瘤细胞具有抗肿瘤作用，如它们有助于骨骼重构，对骨质疏松和其他骨性病变有正面影响。

## 六、包括甲氨蝶呤和多柔比星在内的治疗方案

目前许多化疗药是否对骨骼有害还需研究。类风湿关节炎使用的甲氨蝶呤是一个例外：据报道，随着肾高钙排泄和 BMD 的降低，骨骼的吸收增加，形成减少。甲氨蝶呤的直接后果之一似乎是对成骨细胞前体的募集能力下降。用甲氨蝶呤治疗的儿童（如急性淋巴细胞白血病）尤其是容易发生骨骼的大量吸收，尽管停止甲氨蝶呤治疗后，所产生的骨质减少是可逆的。尚未报道用含甲氨蝶呤（CMF 方案）治疗的乳腺癌患者关于骨量的临床研究。

## 七、异环磷酰胺治疗

这种与顺铂结合的烷化剂主要用于实体瘤的治疗。根据给药量，它会导致近端肾小管可逆或永久性损害，导致代谢性酸中毒、磷酸盐丢失和高钙尿症，进而产生骨质疏松症的临床表现。但是关于异环磷酰胺本身是否对骨细胞有直接毒性作用，目前尚无信息。

## 八、放射治疗的骨骼并发症

当放射剂量超过 4000cGy 时，可以观察到射线对骨骼的辐射作用。人们也认识

到，相比短程照射治疗的患者，放射治疗对骨的损害更大。有关更多详细信息，请参见第 62 章"缺血性骨病"。

## 九、治疗策略

恶性肿瘤患者的骨质疏松问题是被低估的。通常，仅当患者已经患有一个或多个骨折时才咨询骨科医师。这种不令人满意的情况可以通过及时的"骨保护"来避免。骨保护从 BMD 测量开始，当骨质疏松确诊时，则根据结果采取适当的步骤。这些步骤包括上面概述的基本处理和特殊措施。

双膦酸盐治疗的选择、剂量、持续时间和间隔时间取决于骨丢失的严重程度和患者的危险因素。如果精心选择并正确使用，则可以消除骨缺损，并获得正骨平衡，且可使骨密度增加 10%。有多种双膦酸盐可供治疗使用。

口服给药
- 阿仑膦酸钠：每天 10mg。
- 阿仑膦酸钠：每周一次 70mg。
- 利塞膦酸钠：每天 5mg。
- 利塞膦酸钠：每周一次 35mg。

静脉给药
- 伊班膦酸：每 3 个月输注 3mg。
- 帕米膦酸：每 3 个月输注 30mg。
- 唑来膦酸盐：每年输注 5mg。
- 氯膦酸盐：每 3 个月输注 600mg。

总之，静脉内给药具有一些重要的优点。间隔 4～6 周进行静脉化疗的支持治疗；①避免胃肠道副作用；②避免胃肠吸收的问题；③避免合规问题。

随着人们对肿瘤学中药物不良反应的日益关注，这些患者继发的骨质疏松症是可预防的。患者的危险因素、病情和 BMD 测量结果决定抗吸收治疗的选择、给药方式、剂量、持续时间和间隔时间。

# 第 67 章　药物引起的骨质疏松症

骨形成和矿化需要钙和磷酸盐及维生素 D 的活性代谢物。影响维生素 D 系统的药物可能通过以下几种机制引起骨质疏松症和骨软化症。

## 一、维生素 D 产生的阻滞剂

营养和光照受限的老年人和在养老机构的人群面临着特别的危险。

## 二、维生素 D 吸收抑制剂

维生素 D 是一种脂溶性维生素，与胆汁酸结合在空肠和回肠中被吸收。因此，胆汁酸结合树脂如考来烯胺和考来替泊会干扰该过程并抑制维生素 D 的吸收。

## 三、干扰维生素 D 代谢

为了具有活性，维生素 D 必须首先在肝脏中代谢，然后在肾脏中代谢。诸如抗惊厥药或利福平之类的药物会在肝脏中诱导药物代谢酶，使其加速维生素 D 及其代谢产物的分解代谢。一些研究显示，接受苯妥英或苯巴比妥等抗惊厥药治疗的癫痫患者，尤其是在养老机构的患者，其中有 20%～65% 会发展为骨质疏松症和（或）骨软化症。这些患者在癫痫发作期间具有增高的骨折风险。服用这些抗惊厥药的患者需要更高剂量的维生素 D 以实现正钙平衡，每天的剂量高达 4000IU。抗惊厥药（如丙戊酸钠）不会诱导肝药物代谢酶，因此对维生素 D 代谢没有影响。

## 四、维生素 D 作用的拮抗剂

糖皮质激素会干扰肠道钙的吸收，但在受体水平上它们不是维生素 D 的直接拮抗剂。没有已知的药物可以直接在靶组织水平上干扰活性维生素 D 的作用。

## 五、磷酸盐吸收抑制剂

低磷血症是导致骨软化症的主要原因，而最重要的药物诱发病因是过量摄入含铝的抗酸剂，这类药物可抑制肠道对磷酸盐的吸收。

## 六、骨矿化抑制剂

铝诱导的骨软化症主要存在于血液透析和全胃肠外营养患者中。依替膦酸盐(etidronate)是第一个上市的双膦酸盐药物，大剂量服用也会引起矿化障碍。但是，目前尚无因含氮化合物引起骨软化症的报道。阿仑膦酸钠治疗超过 7 年的患者骨活检没有显示出脱矿质的迹象。高剂量的氟化物经常显示出异常矿化的迹象，并且同时摄入钙和维生素 D 不足会加剧这种缺陷。

# 第 68 章　抗癫痫药物相关的骨病

众所周知，抗癫痫药（AED）对骨骼的状态（健康与否）具有长期影响，尤其是在骨密度、维生素 D 代谢及其他骨折的危险因素方面。但是，迄今为止，尚未有研究对 AED 治疗的这些方面进行报道。

因此，需要着重强调的是，癫痫患者中使用 AED 会增加骨流失、骨矿化缺失和骨折的风险。

接受 AED 长期治疗的患者发生骨折的风险是对照组的 2～3 倍，并且正如研究所证明的那样，有 4%～70% 的此类患者（平均 50%）患有明显的骨病。抗癫痫治疗的类型、剂量和持续时间决定了骨病的类型，而诱导酶类药物和非诱导酶类药物对此都有作用。

与 AED 相关的骨骼疾病的发病机制仍存在争议且有多因素参与。

- 通过诱导酶的 AED 加速肝对维生素 D 的代谢。
- 改变维生素 K 代谢。
- 降低 AED 使用者的降钙素水平。
- 减少胰岛素样生长因子（IGF）-1 和 IGF 结合蛋白 3（IGFBP-3）。
- 直接抑制肠道的钙吸收。
- 低运动量，饮食中钙的摄入不足和阳光照射减少。
- 癫痫发作和其他时候跌倒的次数增加。
- 内源性雌激素水平较低。
- 性激素结合球蛋白水平增加。
- 抑制成骨样细胞。

关于苯妥英钠、扑米酮、苯巴比妥和卡马西平等酶诱导剂对维生素 D 代谢的影响已得到了很好的研究（图 68-1）。但是，在缺乏维生素 D 的情况下可能会发生骨质丢失。此外，同时患有骨质疏松症和骨软化症很常见，此时应建议采取特殊治疗方案。目前对一些现代 AED（如拉莫三嗪、加巴喷丁和左乙拉西坦）会对骨骼产生何种影响的问题仍需讨论。

在进行治疗之前，所有患者应进行彻底的检查，其中包括用 DXA 测试骨密度和

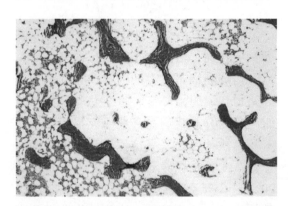

图 68-1　患有全身性骨痛长期卡马西平治疗的癫痫患者，显示大片骨质疏松表现（"纽扣现象"），类骨质（红色）增多和骨髓萎缩。Ladewig 染色

血清中 25（OH）D 以建立基线值，这与进行长期全身性类固醇激素治疗的方法相似。而且，除了那些已经确立的明确治疗方案，应建议骨质疏松的癫痫患者最大程度地减少癫痫发作和跌倒。

鉴于上述所有情况，建议采取以下治疗措施。

• 仔细选择 AED 并降低其剂量，以减少癫痫发作的频率。

• 进行体育活动，特别是增肌、维持肌量和改善肌肉协调性的活动。

• 禁止吸烟！选择健康的生活方式，有益于骨骼。

• 补充营养，每天至少包含 1000mg 钙。

• 维生素 $D_3$ 每天摄入 2000IU，但如果已诊断出骨软化症，则每天摄入超过 4000IU 或 5000IU，甚至高达 15 000IU。

应该监测患者血清中维生素 D 水平。服用苯妥英钠的患者需要摄入更高剂量的维生素 D 或者也可以每周或每月摄入维生素 D，如每月服用 20 000 维生素 D 胶囊，或每 3 个月肌内注射 100 000IU。

• 仅对合并明显骨软化症的患者或不能接受高剂量维生素 $D_3$ 的患者，才应使用活性维生素 D 代谢物，如阿法骨化醇或骨化三醇。

• 在极少数情况下，可以通过摄入富含维生素 K 的食物（如深绿色蔬菜）或维生素 K 补充剂，以防止应用苯妥英钠引起的骨质流失。

• 初步诊断出即将发生或已经存在明显的骨质疏松时，可以使用 FDA 或其他国家的权威主管部门推荐的含氮双膦酸盐或其他药物。

# 第 69 章 其他药物相关的骨质疏松症

在接受下述几种药物治疗的患者中也观察到全身性骨质疏松症。

- 大剂量、长期的肝素和华法林治疗与发生骨质疏松症的风险增加有关，停止治疗后对骨骼的影响可能延续。低分子肝素和新型抗血栓药如磺达肝素的使用可能对骨骼的作用较小。

- 噻唑烷二酮（TZD）被广泛用于治疗 2 型糖尿病。罗格列酮的使用会导致明显的骨质流失和对骨形成的生化标志物的抑制。在女性中，骨折的发生率显著增加。这种药物类别的影响与治疗持续时间呈正相关。男性和女性患者受到的药物影响是一致的。

- 选择性 5- 羟色胺再摄取抑制剂（SSRI）是广泛使用的抗抑郁药，其与骨量减少和骨折风险增加有关。但是，抑郁症本身可能与发生骨质疏松症的风险增加相关。

- 长期和大剂量的抑酸药物 [ 质子泵抑制剂（PPI）如奥美拉唑 ] 会增加骨折风险，尽管目前的机制尚不清楚。在开始治疗后的 1 年内，肠道钙吸收水平减少似乎不可能单独作为导致骨折风险增加的因素。对破骨细胞质子泵的抑制作用有望对骨吸收产生有益的影响。

预防骨质疏松症的药物如下。

- 有几项研究已经报道 β 受体阻滞剂的治疗可显著降低骨折风险，尽管这一发现还未证实普遍存在。

- 据报道，使用噻嗪类药物治疗的患者骨密度增加，骨折风险降低。肾钙重吸收增加可能在其中起到一定作用。

- 他汀类药物通过抑制甲羟戊酸途径中一种重要的酶,抑制破骨细胞活性。但是，在某些研究中，此类药物对降低骨折风险和改善骨密度的作用很小。

# 第十三部分

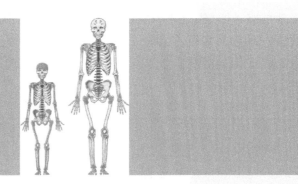

# 骨髓疾病和骨质疏松症

# 第 70 章 "骨与骨髓" 系统

由于其细胞外区域的钙化和骨化，骨骼被转化成一种极其坚硬的结构，从而使其四个主要功能得以实现。

- 构成直接运动和移动的手段。
- 为较柔软的脆弱组织提供支撑和保护。
- 参与矿物质的体内平衡。
- 容纳了具有造血功能的骨髓。

骨骼和骨髓是紧密相关的器官。它们共享同一套脉管系统，并且两者基质成分与细胞谱系（如单核细胞和破骨细胞）之间存在许多联系。因此，骨与骨髓二者之一发生病变时，另外一种随之有不同程度的变化并不令人惊奇。目前已观察到下述血液疾病的骨小梁有变化。

- 溶血和再生障碍性贫血。
- 骨髓增生异常综合征。
- 慢性骨髓增生性疾病。
- 急性白血病。
- 慢性淋巴细胞增生性疾病。
- 多发性骨髓瘤。
- 系统性肥大细胞增多症。

在动物的发育中，骨松质首先是在原始脊椎动物中被发现。在青蛙和两栖动物阶段，血液形成首先向髓腔转移，而髓腔先充满了疏松的结缔组织。

在儿童时期，当骨骼中的脂肪细胞替代胚胎细胞骨髓的过程完成后，中轴骨的骨髓腔就会转换适应不同的造血细胞系归巢到其中（图 70-1）。海绵体和皮层、特殊化的血管、骨髓基质和造血组织形成了复杂的解剖和功能单元（图 70-2）。例如，造血系统需要骨松质骨架和具有薄壁的特殊窦系统，以便将成熟的血细胞释放到循环中（图 70-3）。相反，骨和软骨需要造血功

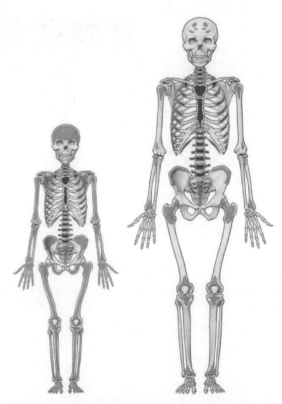

图 70-1　儿童和成人骨骼中的造血（红骨髓）分布

能来募集骨细胞，而脉管系统则需要蛋白质、矿物质、氧气和能量供应（图 3-8、图 3-12、图 70-4）。

骨骼不仅负责机械任务和维持体内矿物质稳态，还负责保护和设计柔软的造血组织和未分化的干细胞。作为回报，造血作用提供了骨细胞的前体细胞，其在激素

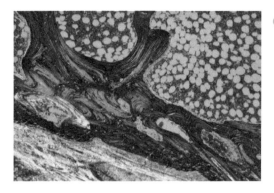

图 70-4 靠近骨膜的皮质骨（左下）及造血和血管系统（右上）。Gomori 染色，偏振光

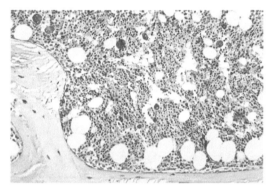

图 70-2 骨髓的正常结构，中央窦周围内膜表面有粒细胞前体、红细胞和巨核细胞。Giemsa 染色

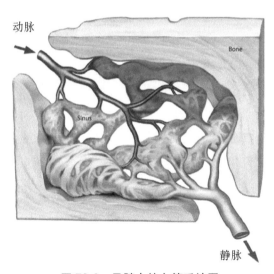

图 70-3 骨髓中的血管系统图

和神经的调控下在骨表面分化为破骨细胞和成骨细胞。骨髓中以下的细胞系会影响正常的骨骼重塑和再生。

• 造血干细胞（HSC），破骨细胞的起点。

• 间充质干细胞（MSC），成骨细胞和骨细胞的起点。

• 内皮细胞和血管周细胞，与骨内膜成骨细胞契合。

• 交感神经和感觉神经系统，影响骨骼重塑。

• 动脉、毛细血管和内膜窦系统，负责血液供应。

• 脂肪细胞，对 HSC 具有抑制作用。

• 巨噬细胞和单核细胞，包括具有骨吸收功能的破骨细胞。

• B 淋巴细胞和 T 淋巴细胞生成，具有免疫功能。

• 基质细胞和结缔组织细胞（包括纤维细胞），具有骨髓腔的组织和结构功能。

# 第 71 章 患有"骨髓源性骨病"的患者

诺伊曼（Neumann）和比佐泽罗（Bizzozero）在 1868 年几乎同时发表了这样的观点：骨髓和骨骼是紧密相关的两个器官。1938 年，根斯伦（Gaensslen）首次引入了"血液性骨发育不良"一词，以描述先天性溶血性贫血对颅骨的影响，即典型的颅骨"头顶发"外观。随后，罗尔（Rohr）（1940）和马尔科夫（Markoff）（1942）使用术语骨髓源性骨病（骨髓对骨骼的作用）和骨质性骨髓病（骨对骨髓的作用）来分别解释骨髓性疾病中发生的骨质疏松症、骨溶解和骨硬化症，以及由于骨病而受抑制的造血系统。根据成千上万的髂嵴活检，伯克哈特（Burkhardt）区分了骨髓性骨病的八种不同致病机制，这些机制可能单独发生或合并发生。

- 骨髓萎缩引起的骨质疏松症，同时骨小梁、血细胞生成和小血管减少（图 71-1）。
- 抑制骨质疏松症，骨髓腔中细胞的反应性或赘生性扩张导致骨小梁丢失。
- 血肿性骨增生伴红细胞增生，最大程度的刺激造血导致的正在生长的骨骼中出现骨髓血管窦状隙和骨内膜成骨的血肿性骨发育不良（图 71-2）。
- 缺血性骨病，由循环系统疾病引起的骨髓坏死后出现囊性和硬化性病变（图 71-3）。

- 破坏性的骨溶解，是由肿瘤的广泛生长引起的，并伴有大量破骨性骨破坏（图 71-4）。

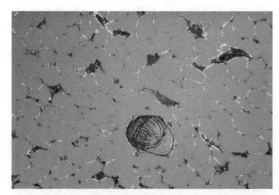

图 71-1　再生障碍性贫血，无造血，小血管脂肪组织增多和大量骨质疏松表现（中间出现"纽扣现象"）

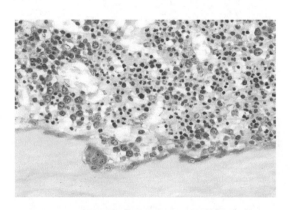

图 71-2　真性红细胞增多症伴三种造血细胞系大量增生，破骨细胞吸收增加。Giemsa 染色

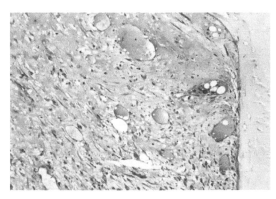

图 71-3　骨髓坏死伴大量水肿、炎症反应和造血功能缺失。Giemsa 染色

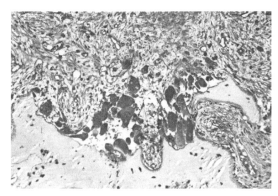

图 71-4　转移性乳腺癌中的溶骨性病变。注意骨和骨附近有侵蚀性破骨细胞。Giemsa 染色

- 由囊肿、血管瘤或血肿的压力导致的压迫性骨病。
- 骨髓硬化综合征，由纤维化和成骨反应，以及由非典型性巨核细胞生成导致的骨髓增生综合征触发。
- 骨髓性假性甲状旁腺功能亢进症，由成血糖和网状组织的体液产物（甲状旁腺激素样活性）引起的骨重塑增加。

根据骨髓的基本情况，骨异常也有不同的组织学模式。

- 低转换与高转换骨病。当骨髓发育不全或再生障碍时，包括骨衬细胞在内的血窦和基质成分的数量会明显减少。这可能是再生障碍性贫血中骨质减少和骨质疏松形成的主要原因。这种类型的骨松质萎缩的特征是细骨小梁周围脂肪细胞浸润，几乎没有骨内窦、成骨细胞和破骨细胞。当骨髓处于高细胞状态时，如在溶血性贫血和骨髓增生中，骨膜内窦、骨衬细胞和邻近的间充质同样发育不良，对应于无活性骨质疏松症。破骨细胞的活化归因于骨髓瘤，淋巴瘤或白血病细胞产生的破骨细胞活化因子（OAF）。成骨细胞失活因子的产生同样被假定。
- 细骨小梁与粗骨小梁反应。在真性红细胞增多症中，骨小梁减小，但微结构和连接正常，但慢性髓细胞性白血病的特征是小梁网络变粗，连接少，骨髓间隙变大。
- 全身性与局灶性骨病。骨髓浸润的扩散方式是决定骨性病变模式的主要影响因素。弥漫性骨髓浸润（白血病）的特征是系统性骨病，包含小梁网络和红骨髓，而局灶性、结节性或片状浸润（肉芽肿性疾病、霍奇金病、毛细胞白血病、结节性骨髓瘤或淋巴瘤类型的患者，局部骨性病变，甚至有局限性溶骨性病变。

当然，还有许多其他因素，如肾、胃肠道、神经系统和内分泌失调，会引起不同的骨骼反应和并发症，此内容在本书其他地方进行了介绍。表 71-1 显示了重要血液系统肿瘤的骨改变频率（X 线和血活检）。

表 71-1　血液系统肿瘤患者的骨骼放射学和髂峭骨活检中的骨反应（自身结果）

| 参数 | PV | CML | AL | NHL | HD | MM |
| --- | --- | --- | --- | --- | --- | --- |
| 患者数 | 210 | 190 | 200 | 510 | 85 | 300 |

续表

骨骼 X 线

| 正常（%） | 72 | 69 | 89 | 72 | 84 | 32 |
|---|---|---|---|---|---|---|
| 骨质疏松症（%） | 22 | 27 | 3 | 23 | 10 | 24 |
| 溶骨（%） | 2 | 4 | 6 | 4 | 4 | 22 |
| 骨硬化症（%） | 4 | 0 | 2 | 1 | 2 | 2 |

骨活检

| 正常（%） | 69 | 60 | 63 | 65 | 72 | 52 |
|---|---|---|---|---|---|---|
| 骨质疏松症（%） | 27 | 27 | 23 | 28 | 19 | 44 |
| 骨硬化症（%） | 4 | 3 | 4 | 7 | 9 | 4 |
| 骨转换率，增长（%） | 15 | 8 | 3 | 4 | 53 | 80 |

注：PV. 真性红细胞增多症；CML. 慢性粒细胞白血病；AL. 急性白血病；NHL. 非霍奇金淋巴瘤；HD. 霍奇金病；MM. 多发性骨髓瘤

# 第72章 贫血和骨反应

通过描述溶血性贫血中的面部畸形，Cooley 在 1927 年首次描述了增生性红细胞生成和骨骼重塑与骨骼畸形之间的关系。尤其是在严重的先天性溶血性贫血中，如镰状细胞贫血、重型地中海贫血和遗传性球形红细胞增多症，由于骨髓扩张（"血液异型增生"），存在典型的但非常相似的骨异常。整个骨骼都可能受到影响，但是最明显的变化发生在归巢于红骨髓的轴向骨骼中（图 72-1）。随着头骨以二倍体空间惊人扩大和外表变薄，头骨出现了异常现象。骨头的放射状针状体会导致"发端外观"或"刷头"（图 72-2）。骨扩张也发生在面部，并导致明显的面部异常。椎体畸形也很常见，骨髓腔宽，皮质薄。然而，贫血的严重程度与骨性 X 线异常之间没有密切的相关性。局部病变也可由微血管闭塞（无

菌性坏死、梗死和骨髓炎）引起。

在患有增生性红细胞生成（溶血性贫血、珠蛋白生成障碍性贫血、恶性贫血）的成年人中，仅观察到低转换性骨质疏松症的迹象（图 72-3），但未观察到骨骼的畸形形成。其存在弥漫性骨质疏松，伴有髓腔增宽、骨皮质丢失。这种骨质流失是由于过度活跃的红细胞生成。

Pommer 早在 1923 年就提出了骨髓再生不良与骨丢失的关系。1967 年，Burkhardt 指出了炎症性毛细血管损伤与骨髓和骨骼萎缩之间的关系，并在风湿病和再生障碍性贫血中创造了"骨髓萎缩相关的骨质疏松症"一词（图 72-4）。

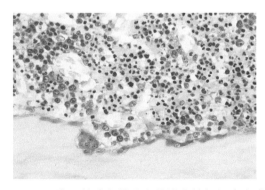

图 72-1　先天性溶血性贫血伴增生性红细胞生成和破骨性骨吸收增加。Giemsa 染色

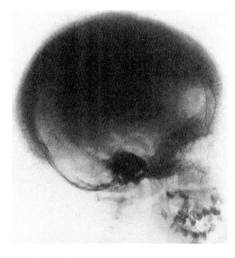

图 72-2　年轻的镰状细胞贫血患者的头颅 X 线片，显示二倍体空间扩大，呈现特征性的"发端外观"

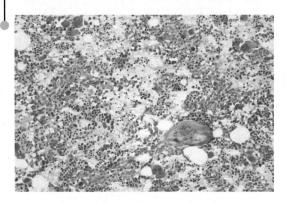

图72-3　溶血性贫血伴增生性贫血和明显骨质疏松，低转化。注意"纽扣现象"。Giemsa 染色

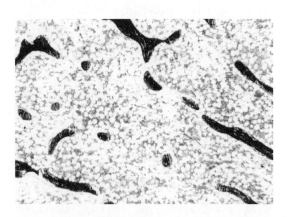

图72-4　骨髓细胞大量减少，可见脂肪细胞和骨质疏松现象。低转换。Gomori 染色

## 血色素沉着病

血色素沉着病的特征是组织中大量积累铁。症状由内脏器官损害引起，包括肝大、肝硬化、皮肤色素沉着、糖尿病、甲状腺肿和心肌病。可以分为以下亚型。

• 原发性血色病，是一种遗传性的 *HFE* 基因突变。

• 继发性血色素沉着病（血色素沉着病，如珠蛋白生成障碍性贫血、成铁细胞贫血或经常输血和在网状内皮系统中有大量铁沉积的患者）。

然而，骨髓中的铁沉积非常少，很少引起骨异常。骨骼中的铁含量过低，无法在 X 线片中显示出来。然而，骨质疏松是血色素沉着病的一种公认的并发症，已在 15% ～ 66% 的患者中发现。但导致骨丢失的主要原因是铁超载、性腺功能减退、肝脏疾病、性腺功能减退等毒性作用还是其他因素，目前尚无定论。

遗传性溶血性贫血是骨髓大量增生的结果，常伴有骨异常。骨梗死和骨髓炎也可能发生。

# 第73章 白血病和骨淋巴瘤

急性白血病（AL）是儿童中最常见的恶性疾病，其中淋巴母细胞亚型（ALL）约占80%。在放射学上，约50%病例的骨骼受到影响，并出现了以下几种损伤形式。

- 溶骨性病变（30%）。
- 弥漫性骨质减少（16%）。
- 骨膜反应（20%）。
- 干骺端带（17%）。
- 混合病变（18%）。

第一个 X 线异常可能是长骨干骺端水平的放射可透带。长骨的骨膜反应常反映白血病细胞对皮质的浸润。随着肿瘤负荷的增加和骨髓腔的扩张，皮质和小梁的普遍变薄引起全身骨质疏松。在终末期，可以观察到大量的破坏性融合病变，病理骨折也很常见。儿童期癌症的一个重要长期后果是骨量不足，这种情况往往会持续到儿童期，从而增加了骨质疏松症和骨折的风险。用于治疗这些癌症的化疗、移植和放疗是造成骨质流失增加的主要原因。

成人急性白血病很少出现骨异常（少于10%的病例）。中位骨小梁体积在正常范围内。然而，骨样体积和骨重建减少，表明骨表面不活跃。在治疗过程中，已观察到骨质疏松、溶解性病变和广泛骨髓坏死引起的骨硬化反应。

在治疗儿童癌症后，指南推荐适当的钙，维生素 D 的摄入和2年后的 DXA 测量。

在慢性粒细胞白血病（CML）中，骨骼异常被认为是不常见的。在慢性粒细胞白血病中有骨溶解性病变的报道。全身脱矿是目前为止最常见的骨异常。溶骨性病变和（或）高钙血症最常出现在加速期和软化期。CML 和真性红细胞增多症（PV）的骨硬化病变通常是向骨髓纤维化（MF）/骨髓硬化症（OMS）转化的迹象。

虽然个别的恶性淋巴瘤（ML）在组织学上是不同的，并呈现出不同的临床表现和放射学特征，但它们有足够的共同之处可以一起考虑。骨破坏和高钙血症在骨淋巴瘤中相对少见，但霍奇金病（HD）、慢性淋巴细胞白血病（CLL）和一些 T 细胞淋巴瘤除外。牛淋巴毒素已被证明是一种有效的骨吸收剂。IL-1 可能在基质和骨反应中起重要作用，如在 HD 中。与某些淋巴瘤相关的高钙血症可能是由淋巴瘤细胞合成的骨化三醇增加引起的。在 CLL（图73-1A、B）和 Waldenstrom 病患者中，约15% 的患者出现骨质疏松，7% 的患者出现骨硬化。由成骨细胞和破骨细胞的存在所显示的主动重塑极少且罕见。在高度恶性肿瘤 ML 中，约 1/3 的患者被发现有溶骨性病变。

目前 HD 在初次发病时的总体发病率

非常低。主要发生在骨骼的 HD 也非常罕见。骨受累为Ⅳ期淋巴瘤。中轴骨骼的受累率（77%）高于四肢骨骼（23%）。约50%的骨病损以溶解为主，伴有明显的破骨细胞活性被淋巴肉芽肿组织包围，淋巴细胞含量低，但有大量里 - 施细胞和霍奇金细胞。在 20% 的活检中观察到骨硬化反应，特别是在淋巴细胞含量高和有炎症反应的区域，最终形成了"象牙"椎体。在 12% 的阳性活检中，发现了破骨吸收区和成骨细胞形成区，这与骨骼 X 线片上的转移癌相似。

骨霍奇金病表现为广泛的骨溶解和骨硬化反应，在某些情况下与硬化性骨髓炎的组织学模式难以区分，纤维化组织没有里 - 施细胞和霍奇金细胞的证据。

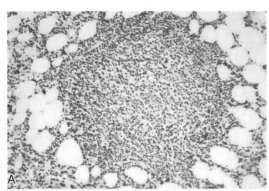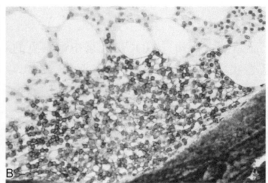

图 73-1　A. 反应性淋巴滤泡位于骨髓腔中央，生发中心。Giemsa 染色。B.ML 淋巴细胞的免疫组化和单克隆性的证明。无骨反应

# 第 74 章　骨髓纤维化/骨髓硬化症

正常骨髓中纤维较少，主要与骨小梁表面和血管有关。骨髓纤维化是对多种不同的毒性、炎性、溶骨性和恶性过程的反应，通常为Ⅲ型胶原蛋白。与骨髓纤维化相关的基本疾病如下。

- 慢性骨髓增生性疾病（CMD）。
- 骨髓增生异常综合征（MDS）。
- 淋巴增生性疾病（LPD）。
- 霍奇金病（HD）。
- 骨转移。
- 炎症反应。
- 甲状旁腺功能亢进。
- Paget 骨病。

基于骨髓增生性疾病（MPD）的反应性纤维化称为骨髓纤维化（MF），或者如果存在原始骨骼，则称为骨髓硬化症（OMS）。可变数量的这种矿化度差的骨头（Ⅰ型胶原蛋白）与占据小梁间腔的纤维组织（Ⅲ型胶原蛋白）随机交织（图 74-1）。即使在相同的活检中，总骨增加的程度也是可变的，并且 OMS 中三个等级的骨硬化是可区分的，从原发骨的小灶到并发和编织骨的等比例增加，到正常小梁结构几乎完全被矿化度差的原始骨骼网络取代。在约 50% 的 MPD 患者中观察到了向 MF 和 OMS 的转化。

伴有巨核细胞增殖的 MPD 患者有特殊

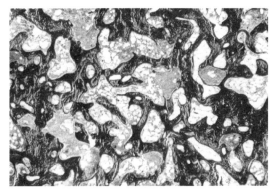

图 74-1　骨髓硬化症，在空的、小的骨髓腔中有纤维网

的发展成 MF/OMS 的趋势。骨髓上皮化生是在病因或前一种疾病未知，肝、脾有髓外造血作用的情况下，应用于 MF/OMS 的术语。现在认为，大多数（如果不是全部）病例是先前 MPD 伴有大量非典型巨核细胞的结果。

OMS 患者的主要潜在 MPD 频率为如下。

- 慢性粒细胞白血病（CML）39%。
- 真性红细胞增多症（PV）28%。
- 特发性血小板增多症（IT）8%。

在 MPD 中，纤维化和硬化被认为是由多种机制组合导致的。

- 由免疫复合物介导的慢性炎症反应。
- 巨核细胞和血小板衍生生长因子（PDGF）和胶原酶抑制因子（血小板因子4）

的产生。

· 转化生长因子 - β（TGF-β）的产生、释放和激活。

其他生长因子及基质蛋白也参与其中。

MF/OMS 通常影响成人，最常见的表现为贫血、肝脾大和骨痛。

放射学检查结果反映了病理改变，而骨盆、肋骨、脊柱和股骨近端及肱骨是最常受影响的骨骼部位。弥漫性骨质疏松可能是早期的最初发现。放射检查中，9% rMF 和 OMS 病例骨骼显示骨质疏松症。41% 的 OMS 患者有骨质硬化。当新骨在骨髓腔中沉积时，X 线片显示密度增加。在晚期，密度极高的骨可能占据整个海绵窦。

在约 30% 的 OMS 患者中，观察到组织活检中大量未矿化的编织骨与 X 线检查中骨的变化之间存在明显的差异。

骨 OMS 引起的疼痛静脉内双膦酸盐（BP）治疗反应迅速且持续时间较长。这说明 BP 减轻疼痛并不完全是由于抑制破骨细胞，BP 还作用于 T 淋巴细胞和基质细胞等其他细胞，从而对 RANKL/ OPG 系统产生影响。

# 第 75 章　单核吞噬细胞系统紊乱

贮积性疾病是遗传酶缺陷的结果，它导致在肝、脾和骨髓等组织器官的单核吞噬细胞系统的细胞内不能完全分解代谢的物质积累。这些产物中有许多来自细胞膜的脂质。

## 一、戈谢病

戈谢病是由于溶酶体葡萄糖苷酶（葡萄糖脑苷脂酶）存在缺陷，分解了 β - 葡萄糖脑苷脂。单核吞噬细胞系统中酶活性水平不同，进而影响疾病出现的时间，因此戈谢病可分为三种类型：婴儿期、青少年期和成人期。所有患者均有肝脾大、骨髓嗜髓性受累和严重的骨并发症。骨危象，又称无菌性骨髓炎，是戈谢病最痛苦的表现之一。骨髓移植已经在因替换而导致骨髓衰竭的患者中进行了试验（图 75-1A）。现在可以进行酶替代。

骨骼 X 线片显示两种不同类型的异常。
•由浸润的骨髓腔扩大导致全身骨质疏松和皮质变薄。
•由局部血液供应不足导致局灶性骨坏死。梗死面积可大而多，伴有斑块状骨硬化症。最典型的发现是股骨远端扩张（锥形瓶畸形），以及由骨坏死导致的骨髓梗死和软骨下骨塌陷。

"戈谢细胞"体积较大，外观类似于皱折的丝绸或薄纸（图 75-1B）。"假戈谢细胞"在外观上与戈谢细胞相似，并已在 CML 的骨髓中观察到（图 75-1C）。

## 二、尼曼 - 皮克病

这种脂质沉积病是由鞘磷酯酶缺乏引起的，在脾、肝、淋巴结和骨髓中积累脂质。"尼曼 - 皮克细胞"大，组织学切片可见清晰的细胞质。大多数病例的病程迅速而致命，只有极少数患者在确诊后能存活 1 年。由于其病程迅速，很少有骨异常报告，如长骨皮质扩张。

## 三、法布里病

法布里也被称为弥散性体血管角瘤，是一种 X 染色体隐性遗传病。储存细胞呈泡沫状外观，在骨髓中，它们可诱导明显的血管周围和旁细胞纤维化，伴有破骨细胞吸收（图 75-2）。弥漫性血管角化性皮肤病变常伴随发生。

## 四、黏多糖病和黏脂贮积症

这是一组先天性代谢缺陷，其中一种胞外糖苷酶活性不足。临床患者的特征是不同程度的骨骼发育不良，最常见的变异是 Hurler 综合征、Hunter 综合征、Morquio 病和 Scheie 病。

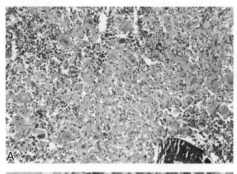

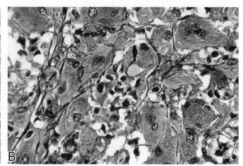

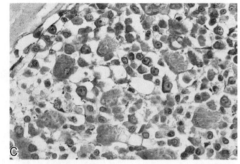

图 75-1　1例戈谢病患者髂嵴活检：A. 典型的戈谢细胞聚集体与正常的造血组织区域交替（左上）；B. 高倍率下典型的戈谢细胞皱纹丝或薄纸外观。均为 Gomori 染色；C.CML 患者的髂嵴活检显示大的"假戈谢细胞"。PAS 染色

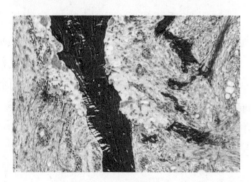

图 75-2　法布里病患者髂嵴活检：储存细胞和纤维化完全替代骨髓。可见明显的骨重建、破骨细胞吸收（中）和多处新形成的编织骨（右）。Gomori 染色

### 五、组织细胞增多症 X（朗格汉斯细胞组织细胞增多症）

目前认为该综合征的病因是一个不成熟的克隆朗格汉斯细胞。其包括三种相关疾病。

• 骨嗜酸性肉芽肿发生于骨骼内，为局限的溶解性病变、大小为 $1 \sim 5mm^2$（图 75-3）。最常见的部位是颅骨、股骨、骨盆、肋骨和脊柱（图 75-4）。扁平骨的内表面和

外表被侵蚀，常伴有中央死骨片，从而模拟化脓性骨髓炎。病变偶尔表现为"孔中之孔"的模式，因为内皮层和外皮层的骨质破坏率不同。受累部位的骨活检显示嗜酸性粒细胞，浆细胞、淋巴细胞、成纤维细胞和储藏细胞。病灶处有硬化的边缘，可愈合。

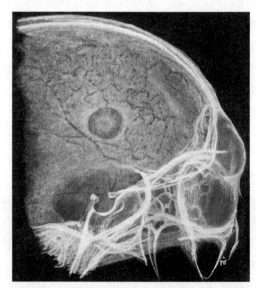

图 75-3　颅骨嗜酸性肉芽肿。圆形溶骨性病变伴有中度骨硬化反应和中央死骨片

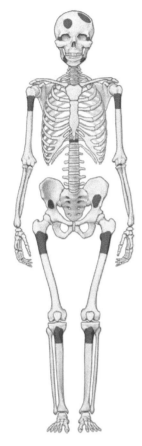

图 75-4　嗜酸性肉芽肿的位置图

• 汉 - 许 - 克病是一个更广泛和严重的变异，约占所有组织细胞增多症 X 病例的 10%。它是一种典型的综合征，由颅骨溶骨性病变、眼球突出和尿崩症组成。溶骨性病变分散在整个骨骼，与头骨（地理头骨）和其他扁平骨有密切关系。

• 莱特勒 - 西韦病是一种播散性变异，预后极差，占整个组的不到 2%。骨骼的造血区域有多个明显的破坏性病变。

• Erdheim-Chester 病，又称脂质肉芽肿病，是另一种以骨和其他器官组织细胞增生为特征的疾病。含有泡沫的脂质组织细胞在骨髓中积聚并引起纤维炎症反应。大多数患者有骨痛和压痛。斑片状或弥漫性骨硬化在骨干和干骺端最为突出。由于骨膜新骨的形成，皮质也增厚。该病的病因尚不清楚，但这种疾病类似于朗格汉斯肉芽肿病。

最常影响骨骼的全身性疾病可分为两大类。

• 造血系统增生紊乱伴弥漫性和对称性骨异常。

• 网状内皮系统（也称为单核吞噬细胞系统）增殖障碍，伴有多灶性和不对称骨病损（图 75-5）。

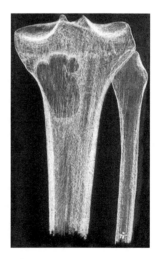

图 75-5　胫骨近端组织细胞增多症 X。周围骨溶解性病变伴中度硬化反应

# 第 76 章

# 系统性肥大细胞增多症

在炎症、创面和骨折愈合、水肿和纤维化等多种情况下，观察到骨髓肥大细胞、浆细胞和淋巴细胞数量增加（图 76-1）。免疫细胞和淋巴细胞的骨髓浸润常含有大量的肥大细胞。某些肿瘤可能含有大量的肥大细胞。骨表面附近的肥大细胞增殖也是原发性和继发性 HPT 的结果。肥大细胞与绝经后骨质疏松症之间也存在一定的关系，提示肥大细胞可加速骨小梁的丢失。

系统性肥大细胞增多症（SM，肥大细胞病）是一种肥大细胞的克隆性疾病，可伴有特征性的皮肤病变、肥大细胞介质的释放及对骨和骨髓的干扰。骨丢失是由肥大细胞产物（包括 IL-1、IL-3 和 IL-6）过度脱颗粒导致的，这些细胞产物都能促进破骨细胞的分化。

肥大细胞释放的组胺等介质可促进骨形成，引起典型的斑片状骨硬化。酪氨酸激酶的突变，存在于 90% 以上的肥大细胞症患者中，其有助于骨吸收。肥大细胞增生在大多数情况下被定义为全身性肥大细胞增多症，但它不是肿瘤。SM 的缓慢病程和肉芽肿特征提示了一种免疫的、非肿瘤性的发病机制，术语"肥大细胞肉芽肿病"因此而得名。

在笔者小组 10 年的观察期间，只有 4/100 的 SM 患者死亡。恶性类型（通常为白血病或肉瘤）仅发生 4 例。

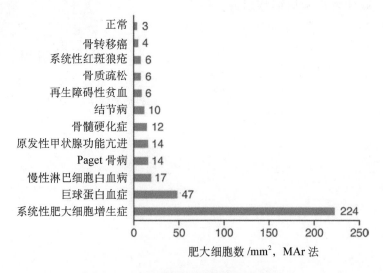

肥大细胞数 /mm², MAr 法

图 76-1　骨髓中肥大细胞增加的疾病

它局部分布于皮肤（色素性荨麻疹），或全身分布（肥大细胞增多症），或表现为肉瘤（肥大细胞肉瘤）甚至白血病（肥大细胞白血病）。

已经发表了几种肥大细胞症的分类，共识分类描述了四种变异。

- 惰型：占大多数，对预期寿命没有重大影响。
- 血液学类型：与骨髓增生和骨髓增生异常相关。
- 侵袭型：其实质器官肥大细胞增殖程度决定预后。
- 肥大细胞白血病或肉瘤：罕见和致命的疾病。

特征性的组织学病变是肥大细胞肉芽肿，主要位于血管内和血管周围区域（图76-2）。肉芽肿由各种颗粒状的纺锤形肥大细胞、淋巴细胞、浆细胞、嗜酸性粒细胞和海蓝组织细胞组成，均位于纤维和毛细血管网络内（图76-3）。

约70%的SM患者出现骨骼改变，可能表现为骨溶解、骨质疏松、骨硬化，呈局限性和（或）弥漫性，其在头骨、脊椎和骨盆中比在长骨中更常见。通常，骨性病变可能类似于转移性恶性骨病。骨髓肥大症也是继发性骨质疏松症的重要病因。

临床表现以肥大细胞产物的释放为主，包括瘙痒、潮红、腹泻、肠出血、腹部绞痛、胰腺炎、肌肉和骨骼疼痛及心动过速。

血清胰酶可能正常，测定 n- 甲基组胺24 小时尿排出量是骨髓活检诊断和评估肥大细胞负荷的一个有价值的无创参数。然而，只有通过对骨髓活检的组织学评估才能确定诊断，这些活检显示了肉芽肿病变中非典型肥大细胞的病理特征。

治疗是支持性的。治疗肥大细胞增多症的重要部分是控制疾病的症状，以避免任何可能导致肥大细胞释放组胺的情况。这可能包括极端的温度、酒精、情绪压力、昆虫叮咬和某些药物（如非甾体抗炎药）。抗增殖性药物、干扰素、免疫调节剂、抗组胺药、放疗和泼尼松已被使用，但未取得重大的成功。据报道，静脉注射双膦酸盐可引起严重的骨痛和晚期骨丢失。新的治疗考虑包括应用特异性酪氨酸激酶抑制剂。

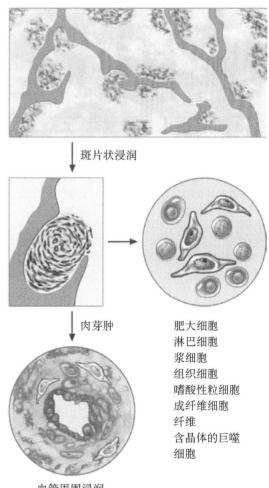

斑片状浸润

肉芽肿

肥大细胞
淋巴细胞
浆细胞
组织细胞
嗜酸性粒细胞
成纤维细胞
纤维
含晶体的巨噬细胞

血管周围浸润

图 76-2　骨髓中的肥大细胞增多症。局部累及：小梁旁，骨小梁间和血管周围肉芽肿由异质细胞群组成，但大多数为肥大细胞和淋巴细胞

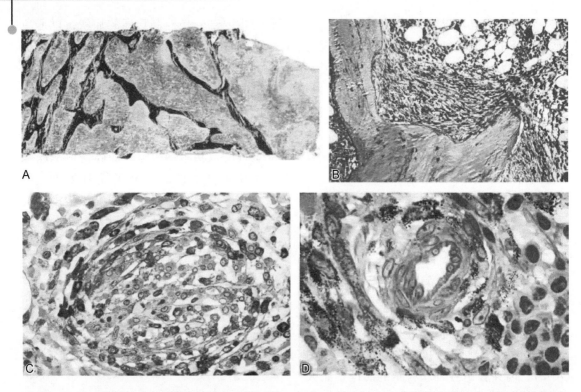

图 76-3  A. 系统性肥大细胞增多症患者髂嵴活检，Gomori 染色。B. 肥大细胞肉芽肿中圆形和纺锤形肥大细胞的高倍放大，肥大细胞肉芽肿中有不同的肉芽组织，骨内定位在深吸收区，Giemsa 染色。C. 肥大细胞结节（肉芽肿）中心有淋巴样细胞，Giemsa 染色。D. 肥大细胞浸润的小动脉，Giemsa 染色

# 第 77 章　多发性骨髓瘤

## 一、定义

多发性骨髓瘤（MM）是由浆细胞及其前体（终末分化的 B 淋巴细胞瘤）的单克隆增殖引起的一种恶性血液病。浆细胞产生的单克隆蛋白可以是完整的免疫球蛋白 IgG、IgA、IgD、IgE，也可能是其片段（如轻链蛋白、本周蛋白）。

## 二、发病机制

多发性骨髓瘤约占所有恶性肿瘤的 1%，约占所有血液肿瘤的 10%。其年发病率约为 3/10 万。虽然近年来年轻人的数量有增加的趋势，但发病高峰年龄为 55 ～ 75 岁，中位年龄为 65 岁。最初的恶性转化发生在不成熟的 B 淋巴细胞中，它们起源于骨髓或淋巴系统，在进入循环后才在骨骼中定居下来，有时在其他器官中。多发性骨髓瘤是一种典型的骨髓系统疾病。一旦建立，骨髓瘤细胞通过一组细胞因子激活单核细胞、T 淋巴细胞和小细胞，这些细胞因子也影响骨髓瘤本身的生长和表现。这些细胞因子和其他因子介导多发性骨髓瘤、骨髓基质和骨细胞之间的复杂相互作用。最后，这些相互作用导致骨的破骨细胞破坏（图 77-1）。

IL-6 在这些过程中起关键作用。它由

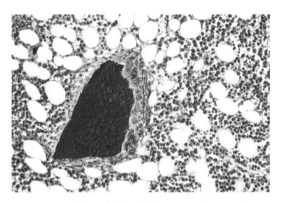

图 77-1　伴有骨髓瘤细胞的骨小骨的大量破骨吸收。Gomori 染色

骨髓基质细胞和内皮细胞、成骨细胞和破骨细胞组成。IL-6 可刺激骨髓瘤细胞生长，并抑制其凋亡。

总之，多发性骨髓瘤生长发育的机制涉及肿瘤细胞与基质细胞和骨细胞的活性和相互作用。

当可溶性 IL-6 受体（sIL-6R）和 IL-1 也存在时，骨形成的抑制和骨吸收的刺激特别明显。最新的研究表明，骨髓瘤细胞通过成骨细胞间接接触或通过可溶性因子增加 IL-6 的生成。所有这些相互作用被认为是造成破骨性骨病变的原因。基质细胞产生的可溶性血管细胞黏附分子（VCAM）-1 配体也刺激骨髓瘤细胞产生引起破骨细胞骨吸收的物质。骨髓瘤细胞自身产生血管内皮生长因子（VEGF），其受体位于骨髓基质细胞表面。而且，研究已经表明 VEGF 可增加多发性骨髓瘤基质细胞 IL-6 的产生。黏附分子（整合素）对骨髓瘤细胞的增殖也很重要。这些分子在破骨细胞、骨髓瘤细胞和内皮细胞的表面上可见。整合素水平高的肿瘤细胞尤其具有侵袭性。有趣的是，缺乏或抑制破骨细胞的整合素，会导致破骨细胞失活，从而可能导致特殊情况下的骨坏死。另一方面，破骨细胞与骨髓瘤细胞之间的细胞间接触产生了对某些化疗药物（如多柔比星）抗肿瘤作用的抵抗，而破骨细胞的吸收和骨髓瘤细胞的寿命均有所增加。TRANCE 是 TNF 家族的新成员，由骨髓瘤和基质细胞相互作用释放，同时也激活破骨细胞吸收并刺激骨髓瘤细胞。大量的实验研究已经证明了"微环境"和 RANKL/ 骨保护素系统不仅对骨髓瘤本身的生长起关键作用，而且对其耐放射线和化疗的发展起关键作用。

综上所述，多发性骨髓瘤的骨溶解和骨质疏松作用主要有四种致病机制（图 77-2）。

• RANKL 在骨髓瘤细胞表面的表达刺激破骨细胞的生长。

• 骨髓瘤细胞分泌的其他促破骨细胞因子（IL-6、IL-11、TGF-β）可激活破骨细胞和骨吸收。

• 骨髓瘤细胞通过吞噬和细胞内裂解来保护自己不受骨保护素的侵袭。

• 骨髓瘤细胞可产生 DKK-1，其抑制基质细胞向成骨细胞分化，从而阻止新骨形成。

## 三、临床表现

卡勒（Kahler）经典三联征——骨痛、恶病质和蛋白尿都是晚期多发性骨髓瘤的症状，如今在诊断时观察到的频率要低得多，因为现在这种疾病在早期或早期阶段暴露得更频繁。这主要是由于许多人定期

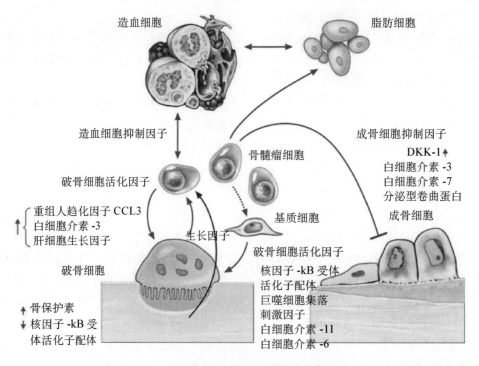

图 77-2　骨髓瘤病的发病机制

进行健康检查，因为在早期阶段，骨髓瘤主要是无症状的。接下来的过程是隐匿而多变的。最初的客观表现是虚弱、疲劳、能力下降、食欲缺乏和体重减轻，这些都是非特异性的恶性指征。

通常，在无症状阶段通过常规检查偶然发现的高 ESR、蛋白质电泳的病理性 M 峰或血细胞减少症，为进一步研究提供了动力。随着病情的发展，其通过导致器官损伤的肿瘤产物的相互作用而引起症状。

首先相对特殊的症状是骨痛、自发性骨折和对感染的易感性增加。多发性骨髓瘤重要生理机制和并发症总结在图 77-3 中。

## 四、骨骼表现的诊断

多发性骨髓瘤不仅是骨髓的恶性病变，也是一种以骨骼为特征的普遍的骨骼疾病破坏。因此，必须仔细检查骨骼，同时检查造血和骨髓瘤本身。

一项回顾性研究显示，在骨髓瘤确诊前一年，观察到的骨折比预期多 16 倍，尤其是脊柱、骨盆或肋骨骨折，所有区域都有红骨髓。

这些调查最好在器官并发症发生之前完成，以便能够采取早期预防和支持措施。

诊断时的骨骼特异性表现和症状如下。
- 骨痛（55%）。
- 溶骨（45%）。
- 骨质疏松症（40%）。
- 自发性骨折（18%）。
- 高钙血症（16%）。

对中轴骨骼进行系统的 X 线检查对于初始诊断和监测至关重要。受累最严重的骨骼是头骨（图 77-4）、胸椎和腰椎，其次是包裹造血骨髓的其他骨骼。骨性病变的结构取决于骨髓内多发性骨髓瘤的基本生长模式：结节型的骨溶解和间质型的骨质疏松。在不到 3% 的骨髓瘤患者中发现了骨硬化。

MRI 对于多发性骨髓瘤的早期发现和预后评估（尤其是在轴向骨骼中），变得越来越重要。

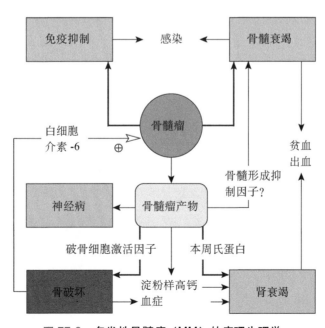

图 77-3　**多发性骨髓瘤（MM）的病理生理学**

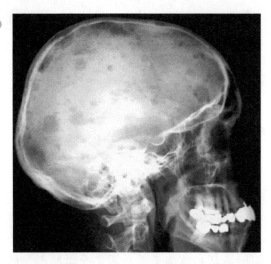

**图 77-4** 头骨 X 线片显示多发性骨髓瘤患者的典型穿孔病灶

目前骨髓瘤的早期诊断和准确分期取决于脊柱的 MRI 检查。骨扫描不适合诊断多发性骨髓瘤，因为其没有成骨细胞的激活，与许多转移性肿瘤的情况相反。

即使在 X 线检查完全正常的情况下，MRI 也能发现椎体内浆细胞有小的局灶性或结节性浸润，从而补充了髂骨活检的结果。MRI 在疑似孤立性浆细胞瘤的研究中同样不可或缺。

骨密度测量应在诊断时通过 DEXA 或 QCT 进行以提供基线，以便监测如糖皮质激素治疗期间潜在的骨丢失，并评估双膦酸盐治疗的成功性。

除进行完整的血细胞计数和常规生化调查（包括肝肾功能指标）外，还应检查骨代谢参数（钙、磷酸盐、碱性磷酸酶、肌酐和骨吸收标志物，如脱氧吡啶啉和端肽）。

骨和骨髓活检及抽吸可以估计浆细胞的类型、标记指数、浸润量、残留的造血作用、基质的成分，以及骨的结构和微结构及骨重塑，所有这些对于详细诊断和评估预后因素都很重要（图 77-5 和图 77-6）。此外，鉴于沙利度胺等最新的治疗可能性，对骨髓瘤细胞与骨髓基质之间的血管和连接的评估具有越来越重要的意义。关于肿瘤细胞、骨髓和基质细胞与骨及其细胞的反应的详细信息是通过骨髓活检获得的。而破骨细胞数量和活性的定量也为双膦酸盐的早期预防治疗提供了标准。

以下组织学资料与临床相关。
- 浆细胞类型（形态分类与分级）。
- 浆细胞数量（形态分期）。
- 生长方式（弥漫性、结节性）。
- 造血（数量和成熟 / 发育不良）。
- 血管生成（正常血管、新血管生成、淀粉样变性）。
- 基质成分（纤维化）。
- 骨吸收（溶骨、骨质疏松）。
- 矿化缺陷（类骨质增生、骨软化症）。
- 骨细胞的数量和活性（破骨细胞和骨吸收槽、破骨层）。
- 铁沉积。

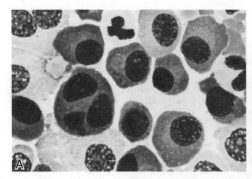
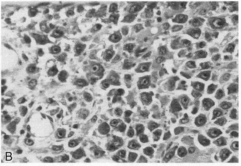

**图 77-5** 骨髓瘤细胞。A. 非典型、异质和部分核化浆细胞的骨髓抽吸；B. 骨髓活检，大型核化浆细胞占据骨髓空间。Giemsa 染色

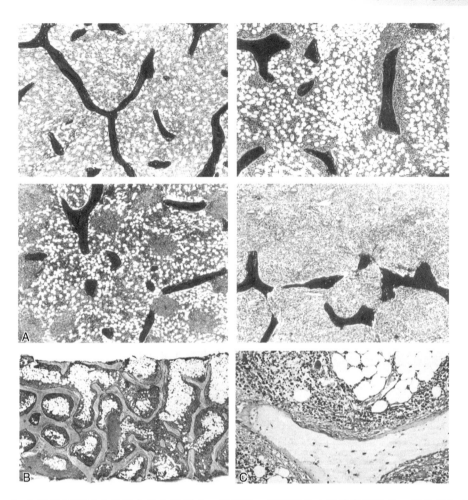

图 77-6　A. 多发性骨髓瘤在骨髓中的生长模式：间质性、间质性伴小梁旁浆细胞片、结节状和实性骨髓伴大量破骨细胞破坏。Gomori 染色。B. 多发性骨髓瘤和小梁旁浸润的例子对骨骼的影响。Giemsa 染色。C. 更高的放大倍数结果表明，小梁旁细胞层几乎完全由激活破骨细胞吸收的骨髓瘤细胞组成。Giemsa 染色

当骨髓瘤的组织学生长模式（图 77-6）与破骨细胞骨重塑相关时，可以分为两组。

• 具有高度破骨细胞吸收的小梁旁和（或）结节状生长模式（图 77-6）。

• 间质疏松浸润，破骨细胞吸收无明显增加（图 77-6A）。

第一种与明显的预后不良有关，并且明确指出了用双膦酸盐治疗。在双膦酸盐治疗下，改变为间质型后预后较好。

## 五、骨髓瘤变体

偶尔会遇到多发性骨髓瘤的变异形式。

如果应用上面描述的方法，可以很容易地将它们区分。这些变异如下。

• 低热和惰性多发性骨髓瘤。

• 浆细胞白血病。

• 非分泌的多发性骨髓瘤。

• 骨硬化性多发性骨髓瘤。

• 轻链淀粉样变性（图 77-7）。

• POEMS 综合征（多神经病、器质性巨细胞病、内分泌病、M 蛋白、皮肤病）。

• 轻链沉积病。

• MGUS（意义未明的单克隆丙种球蛋白病）。

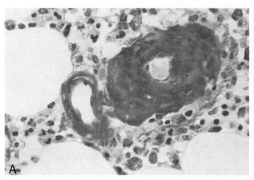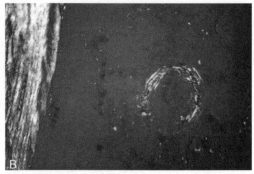

图 77-7 轻链淀粉样变性：A. 小动脉和小动脉壁上显示淀粉样沉积。Giemsa 染色。B. 用刚果红染色并在偏振光下观察的活检切片：动脉壁中的淀粉样蛋白显示出特征性的绿色荧光

- 原发性巨球蛋白血症。

MGUS 患者是一种免疫球蛋白的单克隆异常，可能发展为多发性骨髓瘤，其轴向骨折风险也增加了 2.7 倍。

## 六、治疗策略

只有在罕见的单发性浆细胞瘤病例或较年轻的骨髓移植患者中才能治愈。因此，在绝大多数患者中，治疗的目的是获得最长的生存期和尽可能好的生活质量。为了达到这一目标，必须预防骨骼的破坏，这是在诊断确定后就立即使用双膦酸盐治疗的最有力论据。

新诊断的多发性骨髓瘤患者的中位生存时间为治疗后 30 个月。然而，病程是很不稳定的。例如，对治疗没有反应的快速进展多发性骨髓瘤患者可能仅存活几个月。另一方面，有一些无症状的多发性骨髓瘤患者在没有任何化疗的情况下，有一个持续多年的低热过程，或者在只有短期治疗的情况下即可存活长达 20 年。因此，现在有必要提供各种治疗方案的详细信息，其中包括以下问题。

- 何时治疗？
- 骨髓还是干细胞移植？
- 哪种治疗方案？
- 初次化疗的持续时间多长？
- 缓解质量如何？
- 缓解期多长？
- 即将复发的早期识别——最小残留病（MRD）。
- MRD 的定义和识别方法。
- 针对复发用哪种二线化疗？
- 应用沙利度胺吗？
- 采取哪些支持措施？
- 如何调查和治疗并发症？
- 针对晚期脊柱疾病的椎体成形术和后凸成形术。

应尽早考虑高剂量化疗后骨髓或干细胞移植的可能性。

## 七、双膦酸盐

尽管化疗可显著减少肿瘤肿块，但它对修复溶骨性病变或防止骨质进一步丧失的作用很小。第一代双膦酸盐效果也不明显。另一方面，在安慰剂对照试验中静脉注射伊班膦酸盐或唑来膦酸盐等现代双膦酸盐可有效治疗骨骼相关事件（SRE）。在计划对每名患者的治疗时，应考虑使用双膦酸盐治疗骨髓瘤的广泛适应证。

既往的临床经验及临床试验的结果都突出了双膦酸盐治疗多发性骨髓瘤的以下适应证：①高钙血症；②骨痛；③骨质疏

松症；④溶骨性病变；⑤放疗后溶骨。

下面给出了治疗 SRE 的方案。

每 3～4 个月输注帕米膦酸 60～120mg。

每 3～4 个月输注氯膦酸盐 600～900mg。

每 3～4 个月输注伊班膦酸 6mg 或每天口服 50mg。

每 3～4 个月输注唑来膦酸盐 4mg。

这些只是实际的指导方针，必须这样考虑。对帕米膦酸盐和唑来膦酸盐进行的一项比较研究显示：每 5 分钟输注 4mg 唑来膦酸盐与 90mg 帕米膦酸盐预防 SRE 的效果相同。在发生脱水和（或）高钙血症时，应在补液后缓慢输注双膦酸盐，以避免骨髓瘤中常见的肾损害。因此，最好选择血清中半衰期最长的双膦酸盐，以尽可能减少对肾的损害。

双膦酸盐治疗多发性骨髓瘤的意义在于预防骨骼并发症。在诊断时进行双膦酸盐治疗将避免，或至少明显延迟骨骼并发症（如骨溶解、骨质疏松、骨折、高钙血症和骨痛）的出现。

此外，氨基膦酸盐对肿瘤细胞具有一定的抗增殖作用，即直接或间接地抑制骨髓瘤细胞的生长，如下所述。唑来膦酸盐或伊班膦酸盐的治疗引发了一系列的活动，当加入地塞米松或紫杉醇化疗时这些活动甚至得到增强。

• 骨髓瘤细胞凋亡增加。

• 减少破骨细胞和基质细胞产生 IL-6。

• 对血管和基质细胞的抗血管生成作用（与沙利度胺治疗后的变化相似）。

• T 淋巴细胞活化对骨髓瘤细胞的杀伤作用。

• 干扰细胞相互作用。

• 基质金属蛋白酶 -1 分泌的抑制（IL-1 刺激）。

## 八、地诺单抗和硼替佐米

地诺单抗是一种针对 RANKL 的人类单克隆抗体，已成功用于预防骨转移患者的 SRE，目前正在多发性骨髓瘤研究中进行测试。最近发表的一项研究显示，地诺单抗对实体瘤和多发性骨髓瘤有效，包括对双膦酸盐耐药的病例。

每 4 周皮下注射地诺单抗 120mg。

研究发现，地诺单抗治疗可导致严重的症状性低钙血症。此外，除现有高钙血症的患者外，所有患者都必须补充维生素 D 和钙。肾功能不全的患者要特别小心。相反，停用地诺单抗后会出现严重的症状性高钙血症，这被称为反弹效应。

硼替佐米是一种蛋白酶体抑制剂，通过抑制骨髓瘤患者血液中的 RANKL 和 DKK-1 直接影响成骨细胞及破骨细胞的活性。临床研究表明成骨细胞活化，破骨细胞抑制。另一种解释是硼替佐米直接抑制骨髓瘤细胞，使成骨细胞和破骨细胞功能恢复正常。硼替佐米可单独或与其他物质合用，静脉循环给药。

硼替佐米，推荐剂量应单项注射 1.3mg /m$^2$，每周注射 2 次，连续注射 2 周，3 周为一疗程。

多发性骨髓瘤是一个典型的例子，证明了肿瘤细胞和破骨细胞紧密协作，并具有很高的骨骼并发症（SRE）发生率。通过早期使用含氮双膦酸盐或地诺单抗，可以减少骨骼并发症和肿瘤增殖（图 77-8）。

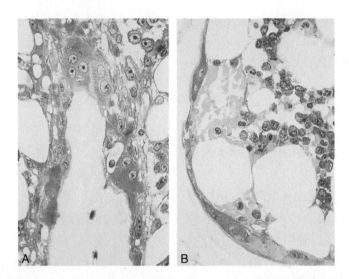

图 77-8　静脉内双膦酸盐对骨破坏和骨髓瘤细胞增殖的影响。A. 大量破骨细胞骨吸收，附近多形的核化骨髓瘤细胞。B. 多次输注伊班膦酸盐后的同一患者。骨吸收明显减少，破骨细胞变平，骨吸收腔消失，周围主要为不明显的浆细胞。所有为 Giemsa 染色

# 第十四部分

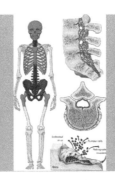

# 骨转移和骨质疏松症

# 第78章 肿瘤诱发的高钙血症

## 一、定义和发病机制

在所有住院患者中，约有 1% 发现高钙血症，其中 46% 由恶性肿瘤引起，35% 由 pHPT 引起。剩余 19% 为其他原因，包括结节病、不运动和药物，如噻嗪类或维生素 D 的活性代谢产物。轻度高钙血症患者没有症状。"高钙血症综合征"是指一组不能用其他病因（如肾、胃肠道和神经精神病变）解释的症状群。

"高钙血症综合征"具有很广的临床表现，可以从无症状到死亡。

其特征为严重脱水，由以下机制引起：高钙血症—高钙尿症—多尿—多饮—多尿。恶心和呕吐会进一步增加体液和电解质的流失。结果导致低钾血症和心律失常。此外，疲劳、抑郁和认知功能的普遍减退表明神经精神系统受累。在严重的情况下，可能发展为伴有昏睡和昏迷的高钙血症。

所有癌症患者在恶性肿瘤晚期都易出现高钙血症，尤其是患有乳腺癌或多发性骨髓瘤的患者，患有肺癌或前列腺肿瘤的患者则较少出现。

高钙血症发生在 30% 的转移性肿瘤患者和 50% 的多发性骨髓瘤患者中。

恶性肿瘤所致高钙血症的特征是血清钙水平升高，但甲状旁腺分泌功能正常。

血清钙的升高归因于侵袭性的局部骨溶解、肾排泄增加和肾小管对钙的重吸收增加。两种类型的肿瘤诱发的高钙血症（TIH）区分如下。

- 溶骨性高钙血症：骨髓中的肿瘤细胞分泌破骨细胞刺激因子（IL-6、TGF），刺激破骨细胞进行骨吸收并从骨骼中释放钙。

- 体液性高钙血症：许多肿瘤会产生甲状旁腺激素样物质（PTHrP），这些物质与骨和肾中的 PTH 受体结合并触发 PTH 的正常生理作用（副肿瘤综合征）。此外，肉芽肿，如结核病。结节病和肉瘤中的肉芽肿及肿瘤引起的活性维生素 D 代谢产物的产生（如淋巴瘤）可导致高钙血症。

## 二、治疗策略

双膦酸盐大大简化了高钙血症的治疗。一般情况下，单次 2 小时的静脉滴注下列药物通常是有效的，尤其是高效能的药物，可采用如伊班膦酸和唑来膦酸（图 78-1）。

- 氯膦酸盐 1500mg。
- 帕米膦酸盐 90 ～ 120mg。
- 伊班膦酸盐 6mg。
- 唑来膦酸盐 4mg。

补液后，将双膦酸盐在大量液体中（如 500ml 生理盐水）稀释后缓慢滴注（1 ～ 4

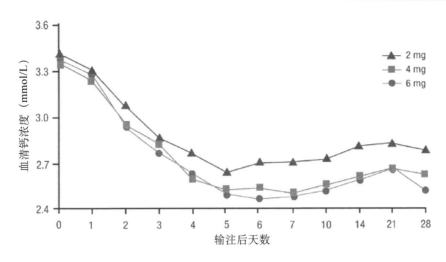

图 78-1　不同剂量的伊班膦酸在高钙血症中的效用

小时），以避免肾损害。2～4天（帕米膦酸盐所需时间更长）后，治疗开始生效，钙水平在4～7天恢复正常，并能维持数周，具体取决于肿瘤的侵袭性及使用的双膦酸盐（唑来膦酸盐88%、伊班膦酸盐78%、帕米膦酸盐70%）。通常情况下，血钙恢复正常水平的时间为2～4周，成功率为70%～95%。如果唑来膦酸盐治疗取得了满意的结果，应在7天后进行第二次治疗。当血清钙再次升高时，应再次治疗。恶性肿瘤高钙血症（hypercalcaemia of malignancy，HCM）的初始治疗推荐剂量为15分钟内输注4mg唑来膦酸盐，而复发或难治性高钙血症的推荐剂量为8mg。完全缓解的中位持续时间分别为32（4mg）天和43（8mg）天。

　　肾衰竭的患者应减少30%～50%的剂量，并延长滴注时间（如帕米膦酸盐0.5mg/

min）。伊班膦酸盐尚无肾功能紊乱和（或）输注部位局部副作用的报道。此外，随着高钙血症逐渐恢复正常，肾功能也得到改善。当PTHrP水平高时，双膦酸盐治疗效果较差，维持时间较短。PTHrP的骨骼外作用不受双膦酸盐治疗的影响。在危及生命的情况下，必须迅速降低血钙水平，建议将双膦酸盐与降钙素联合使用，通过增加肾的钙排泄在数小时内降低血清钙水平。降钙素起效迅速，并在双膦酸盐起效前起到桥接治疗的作用。

　　地诺单抗可能为TIH提供了新的治疗选择。对于近期接受静脉滴注双膦酸盐治疗的TIH患者，地诺单抗仍能在10天内降低64%患者的血清钙水平，并能长期维持（J Clin Endocrinol Metab，2014，99：3144–3152）。但是可能出现高钙血症恶化（15%）的严重不良反应。

## 一、定义和发病机制

骨痛是骨转移患者中最常见的症状。这些患者中有 50% 以上在诊断骨转移前或诊断为骨转移时出现疼痛。疼痛持续存在并且可能加剧。多发性骨髓瘤和骨髓硬化症通常还伴有严重的骨痛。骨痛的病因复杂，尚未完全了解。机械因素如下。

- 骨髓内压力增加。
- 骨骼弯曲或变形。
- 骨膜和（或）内膜的牵拉。
- 骨骼破坏。

炎症、体液和神经因素也参与骨痛的发生。前列腺素、组胺、5-羟色胺、缓激肽和其他细胞因子均可作为引起或调解骨痛的物质。骨痛主要由骨膜和骨内膜的伤害感受器（疼痛感受器）的刺激介导，也可能由骨髓内传入神经纤维的刺激和损伤引起。这些神经纤维调节血液在骨骼、骨髓和血窦中的流动。抽吸骨髓时可引起疼痛表明感觉神经纤维也参与骨痛的发生。最近的研究结果表明，RANKL/OPG 系统是引发骨痛的主要因素。此外，肿瘤细胞本身分泌刺激 T 淋巴细胞和破骨细胞的细胞因子，导致骨吸收过程中炎症介质进一步释放。常见的骨痛是由骨髓浸润（肿瘤转移、白血病）（图 79-1）或骨髓水肿引起

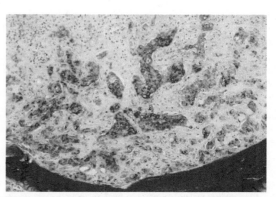

图 79-1　患有大面积骨痛的患者的癌变组织（乳腺癌）。免疫组化，甲基丙烯酸酯包埋骼骨活检

的压力升高导致的。副肿瘤性骨痛是由肿瘤通过其分泌的激素样物质间接介导的。

## 二、治疗

恶性肿瘤患者的骨痛治疗应成为整体治疗的一部分。癌症患者的骨痛可能由多种原因引起。

- 肿瘤本身引起（85%）。
- 与治疗相关（17%）。
- 与肿瘤相关（9%）。
- 上述原因以外的因素（9%）。

首要目标是针对引起骨痛的病因进行对应治疗。

- 维生素 D 用于治疗骨软化症。
- 抗生素用于治疗骨髓炎。
- 放疗用于局灶性肿瘤病变。

肿瘤诱发的骨痛的治疗还包括以下几种。

- 物理治疗（运动、物理治疗）。
- 中枢和周围神经镇痛药治疗。
- 其他药物（抗抑郁药、镇静药、肌肉松弛剂）治疗。
- 侵入性疗法（硬膜外或鞘内阿片类药物）。
- 抗肿瘤治疗（化疗和放疗）。
- 抗骨吸收治疗（双膦酸盐、降钙素）。

在一些安慰剂对照的临床试验中已证明，双膦酸盐可以减轻肿瘤诱发的骨痛。通常会在一天内起效，并且可能持续数周或数月，具体效果取决于给药剂量。然而，并非所有该领域的医师，甚至是专家都了解双膦酸盐能减轻骨痛。骨吸收的标志物与镇痛效果密切相关。双膦酸盐治疗的优势在如下。

- 减轻疼痛强度。
- 减少镇痛药的使用。
- 减少对放疗的需求。
- 减少手术干预。

推荐以下方案用于治疗肿瘤诱发的骨痛。

- 氯膦酸盐：每 3 ～ 4 周输注 600mg。
- 氯膦酸盐：每天口服 1600mg。
- 帕米膦酸盐：每 3 ～ 4 周输注 60 ～ 120mg。
- 唑来膦酸盐：每 3 ～ 4 周静脉输注 4mg。
- 伊班膦酸盐：每 3 ～ 4 周静脉输注 2 ～ 6mg。
- 伊班膦酸盐：每天口服 50mg。

目前，只有溶骨性病变引起的骨痛才进行双膦酸盐治疗（图 79-2）。然而对于成骨性转移、骨髓硬化或系统性肥大细胞增多症引起的疼痛，双膦酸盐也能迅速起效并长期维持。实际上，所有有关转移癌和多发性骨髓瘤的大型研究均已证实双膦酸盐对溶骨性、成骨性和混合性肿瘤转移引起的疼痛具有镇痛作用。这表明双膦酸盐缓解骨痛的机制不只是抑制破骨细胞，其还作用于其他细胞如 T 淋巴细胞和基质细胞，从而对 RANKL/OPG 系统产生影响。

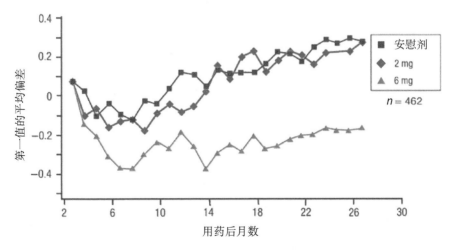

图 79-2　乳腺癌患者在伊班膦酸盐治疗后的疼痛减轻情况

# 第 80 章　骨转移的发生与发展

转移是临床肿瘤学中的基本问题。一旦在骨骼或其他部位发现肿瘤转移，说明肿瘤是全身性的，不能单纯通过手术治愈。这就是在发现骨或其他转移灶时就将肿瘤视为全身性肿瘤的原因。一些人甚至认为所有恶性肿瘤在发现时一旦已达到临床上可检测的大小，则将其视为全身性肿瘤。

骨转移（skeletal metastases）可以保持隐匿和无症状很多年。但是，一旦转移开始扩散，出现的疼痛、运动障碍、骨折、脊髓压迫、高钙血症和造血功能减低等并发症，会导致患者的生活质量急剧下降。在这种身体状况下不可避免地产生的恐惧、沮丧和绝望情绪会使情况变得更加糟糕。

由于许多患者在诊断肿瘤之前就已经发生转移性扩散，因此目前仍无法预防转移。研究表明，超过 10% 的乳腺癌患者的肿瘤转移潜伏了 10 多年。

也有超过 20 年（甚至更长时间）的复发转移病例的报道。尚未完全发现哪些内在因素和（或）外在因素能使肿瘤细胞以"冬眠"或"休眠"状态生存，以及哪些事件 / 环境会使其苏醒和再生。肺、肝和骨髓是弥散性循环肿瘤细胞的过滤器，是血行转移最频繁的部位。其中，骨 / 骨髓环境为转移提供了理想的条件。

但是，尸体解剖时发现骨转移的频率从 25% 到 85% 不等，这可能是由寻找肿瘤转移灶的方法和彻底性的差异所致。

在尸检中发现 70%～85% 的乳腺癌、前列腺癌和肺癌患者存在骨转移，但是只有不到 50% 的患者在生前得到了临床确诊。

既往研究表明，死于恶性肿瘤的所有患者中，多达 90% 具有骨转移。某些肿瘤表现出骨亲和性（osteotropism），即特别容易向骨转移，如乳腺癌、前列腺癌、肺癌、肾癌和甲状腺癌，它们占所有骨转移肿瘤的 80% 以上。图 80-1 显示了骨转移肿瘤在骨骼中的区域分布。

转移"巢"为容纳造血的红骨髓的骨（图 80-2A～D）。导致此倾向的因素如下。

- 广泛的血管系统。
- 血管壁薄，通常没有基底膜。
- 血液缓慢流过骨髓中的血窦。
- 正常骨吸收产生的胶原碎片和矿物质对肿瘤细胞具有趋化性。
- 血小板进入骨髓窦后释放生长因子。

图示血管内肿瘤细胞迁移到周围组织并植入，即自我种植（种子和土壤假说）的理想条件（图 80-3）。人们对骨转移的分子机制更加深入的了解有望促进靶向治疗的发展。在肿瘤细胞、骨细胞和环境基质细胞释放因子方面的研究已经取得了一些进展。肿瘤细胞主要产生刺激破骨细胞或成骨细胞的生长因子和细胞因子。从骨基质释放的生长因子支持并维持肿瘤细胞自

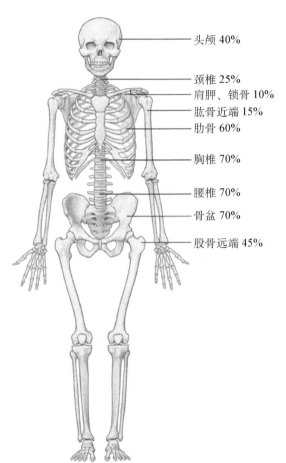

图 80-1　骨转移在骨骼内的区域分布

头颅 40%

颈椎 25%

肩胛、锁骨 10%

肱骨近端 15%

肋骨 60%

胸椎 70%

腰椎 70%

骨盆 70%

股骨远端 45%

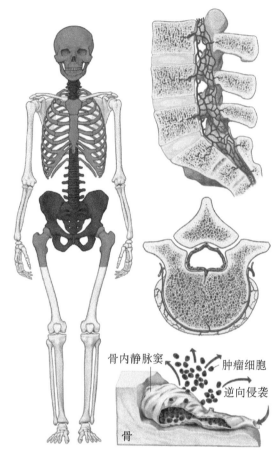

图 80-3　肿瘤细胞通过椎管内的 Batson 静脉丛逆行扩散。这是转移至中轴骨的常见途径。肿瘤细胞通过骨内静脉窦侵入骨髓，骨内静脉窦是骨髓中静脉系统的末端血管

骨内静脉窦　肿瘤细胞　逆向侵袭　骨

图 80-2　骨髓转移过程的初始阶段：A. 骨髓中的肿瘤细胞扩散，早期黏附在骨表面上（免疫组化）；B. 增生减低的骨髓中的巨大血管内肿瘤栓子和间质中的小肿瘤细胞簇，Giemsa 染色；C. 骨髓腔中心（左）及附着于小梁表面的肿瘤细胞簇（免疫组化）；D. 基质诱导下发生的微转移黏附在骨小梁表面，Gomori 染色

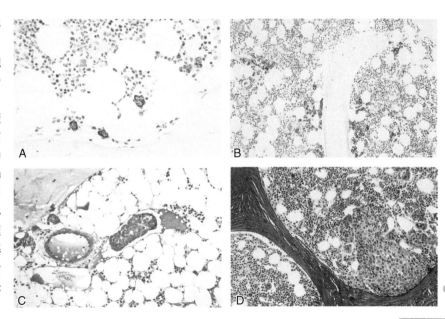

身——建立了一种环境与转移相互维持的恶性循环（图80-4）。这一过程的发现引出了新的治疗途径——通过靶向作用于骨髓微环境来抑制肿瘤生长。

如上所述，骨转移患者的骨反应（osseous reaction）明显增加，尤其是骨吸收，93%发生骨转移的患者出现骨吸收。骨转换标志物被用于诊断、评价预后和预测许多实体肿瘤的骨骼并发症。已知骨转移疾病中有两种类型的骨吸收：破骨和占位（图80-5和图80-6）。肿瘤转移的骨反应的类型和频率（图80-7）取决于原发肿瘤（表80-1）。通常，破骨细胞吸收伴随成骨细胞形成。乳腺癌的转移表现出这种破骨细胞/成骨细胞的混合反应，而前列腺癌的转移几乎完全是产生编织骨的成骨反应。

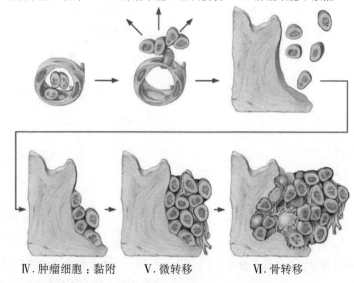

图 80-4　建立骨转移的六个阶段

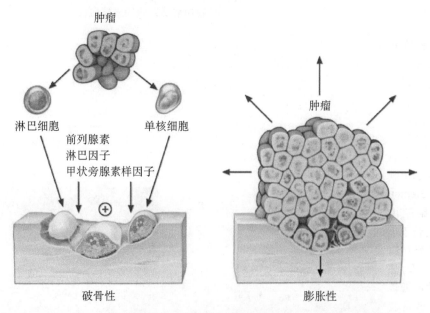

图 80-5　肿瘤骨溶解的机制：转移性骨溶解涉及的细胞和因子

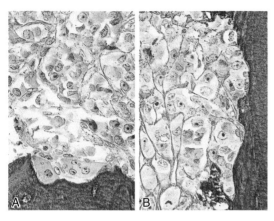

图 80-6　髂骨活检显示了在转移性骨疾病中破骨细胞（A）和肿瘤细胞（B）自身导致的骨吸收。均为 Gomori 染色

表 80-1　各种原发性肿瘤的组织学骨骼（占转移性骨疾病的百分比）

|  | 乳腺癌 | 前列腺癌 | 支气管肺癌 |
| --- | --- | --- | --- |
| 正常 | 5 | 0 | 28 |
| 骨质疏松 / 骨质溶解 | 20 | 7 | 18 |
| 混合表现 | 41 | 38 | 27 |
| 骨小梁硬化 | 22 | 0 | 26 |
| 形成编织骨 | 12 | 55 | 0 |

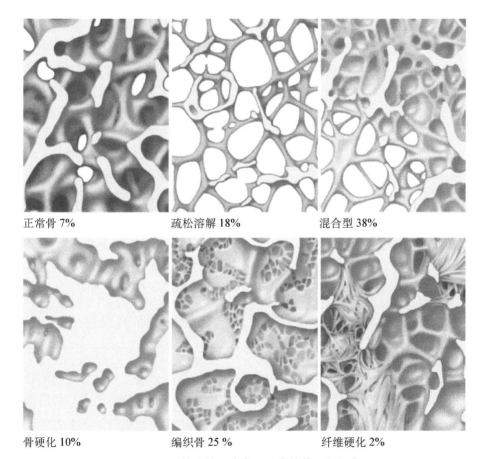

正常骨 7%　　疏松溶解 18%　　混合型 38%

骨硬化 10%　　编织骨 25 %　　纤维硬化 2%

图 80-7　转移性骨病中骨反应的范围和频率

# 第 81 章　乳腺癌和前列腺癌的骨转移

## 一、乳腺癌的骨表现

乳腺癌是女性最常见的恶性肿瘤。女性发病率为 10%，死亡率为 30%，超过 75% 的患者会随着病情的进展而发生骨转移。骨转移后的平均生存期为 2～3 年。发生内脏转移时，预后更差（只有几个月）。

肿瘤本身或化疗的细胞毒性作用对骨的破坏和对造血组织的取代，或两者的综合作用可导致以下并发症。

- 骨痛：60%～80%。
- 骨质疏松：40%～50%。
- 病理性骨折：10%～30%。
- 高钙血症：10%～30%。
- 骨髓衰竭：20%。
- 脊髓压迫：10%。

## 二、乳腺癌转移的治疗策略

在开始乳腺癌的治疗之前，要确定以下目标。

- 防止已经分散在体内的肿瘤细胞转移。一旦通过 MRI、骨扫描或骨活检等手段发现骨髓受累，立即治疗微转移和预防骨骼破坏。已经明确双膦酸盐在这种情况下的有效性。
- 预防及治疗骨质疏松症。应该注意的是，骨质流失可能是由患者的年龄、疾病本身和治疗所致，上述单一或联合因素

均可引起骨质疏松症，导致病理性骨折。最近的研究表明，这种骨丢失可以通过双膦酸盐和保持骨骼完整性来预防。

- 治疗已存在的骨骼并发症，如晚期乳腺癌患者或与放疗或其他治疗（如姑息治疗）相关的并发症。放疗后服用双膦酸盐可加速放疗后溶骨性病变的重新钙化。

鉴于这些药物的副作用极小，预防性应用双膦酸盐变得越来越重要。完成放、化疗后及手术后，开始使用芳香酶抑制剂阿那曲唑或来曲唑进行药物治疗。只要这种治疗仍在维持，双膦酸盐治疗也可维持，最长可达 5 年。一项为期 5 年、每 6 个月静脉输注 4mg 唑来膦酸的研究结果显示，这些绝经后患者在接受来曲唑治疗的第一年后骨质流失得到了预防。

## 三、双膦酸盐在预防转移中的应用

双膦酸盐是乳腺癌治疗的重要组成部分（图 81-1）。临床研究表明，使用氯膦酸盐治疗 3 年的患者骨转移减少了 50%。长期服用氯膦酸盐或伊班膦酸盐的患者生存时间明显延长。然而，这些研究并没有在内脏转移和生存方面产生一致的结果。很明显，有循环肿瘤细胞或高骨涎蛋白（bone sialoprotein，BSP）水平的患者从这种辅助治疗中获益最多。BSP 是由破骨细胞和肿瘤细胞产生的，

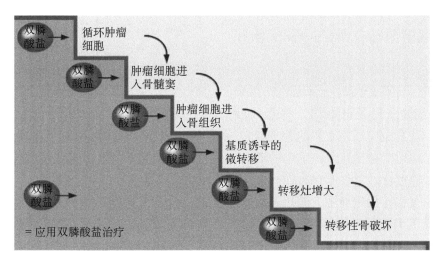

图 81-1　骨转移发生过程中的级联反应和双膦酸盐（BIS）的抑制作用

在骨细胞与基质的相互作用中起重要作用，如破骨细胞与 I 型胶原蛋白的黏附。

## 四、双膦酸盐在预防骨骼并发症中的应用

微转移及更大的明确转移，可以通过 MRI、血液中的肿瘤标志物和骨活检来证实。这种程度转移并不能产生任何能在骨扫描或 X 线上显示的骨性反应，使用双膦酸盐可以阻止其在骨表面和骨内的建立及发展（图 81-2）。

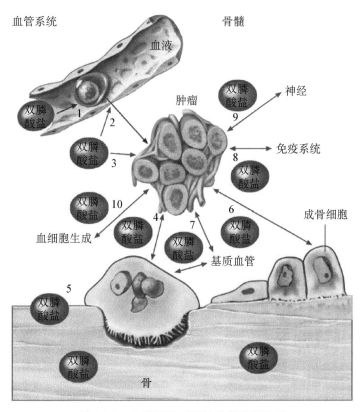

图 81-2　双膦酸盐对骨转移的十种作用

## 五、双膦酸盐在骨骼并发症治疗中的应用

双膦酸盐具有较强的抗骨吸收作用和一定程度的骨修复（再钙化）作用（图81-3）。可以防止放疗后不必要的骨质流失。给予双膦酸盐治疗会导致愈伤组织的形成，加速骨缺损的愈合。每天1000IU的维生素D（除高钙血症外）促进新生骨矿化。然而，由于完全恢复大的溶骨性病变的正常骨结构可能需要数年的时间，因此更重要的是预防溶骨性病变的发生。既往研究表明，双膦酸盐可以预防骨骼相关事件（skeletal-related event，SRE）（包括新的溶骨性病变、病理性骨折、高钙血症、脊髓压迫和骨痛），从而减少手术和放疗的需要。现已发表有关治疗10年以上患者的肾安全性和双膦酸盐疗效的临床研究。绝经前患者的存活率也有一定程度的提高。使用诸如氯膦酸盐的双膦酸盐联合放疗对溶骨性的治疗具有叠加效应。内脏转移的存在，虽然可能预示着较短的生存期，但不能成为

不使用双膦酸盐的理由。此外，来自许多国家的文献现已证实双膦酸盐可以有效保护乳腺癌患者的骨骼。许多学者强调了双膦酸盐早期给药的有效性，如新辅助化疗后立即评估其对细胞凋亡、细胞增殖和血管生成的影响，除了对骨细胞的影响外，还可预防肿瘤细胞所激发的成骨和或溶骨作用。

骨骼并发症的最佳疗法是每月静脉注射含氮双膦酸盐或皮下注射地诺单抗。

- 帕米膦酸盐：每月输注90mg。
- 伊班膦酸盐：每月输注6mg。
- 唑来膦酸盐：每月输注4mg。
- 地诺单抗（XGEVA®）：每月皮下注射120mg。

目前还没有确定治疗的最佳持续时间。在排除高钙血症后，还应保证饮食中富含钙和维生素D补充剂。与唑来膦酸盐相比，地诺单抗更容易引起低钙血症。因此，在开始使用地诺单抗治疗前应纠正血清低钙和维生素D缺乏症，治疗期间应监测纠正后的血清钙水平。

## 六、前列腺癌的骨反应

10%～20%的前列腺癌患者在确诊时已有骨转移，有些患者转移灶还很小。因此，建议进行全身MRI以尽可能全面地检测前列腺癌的骨转移。同时MRI还能发现骨骼并发症。多发性骨髓瘤和乳腺癌骨转移主要发生溶骨性病变，而前列腺癌骨转移的特征为由许多介质引起的成骨反应（图81-4～图81-6）。

尽管骨形成占主导地位，但由于破骨细胞在骨重建过程中的"耦合"作用，即使在前列腺癌骨转移中，破骨细胞也扮演着重要的角色，因此，双膦酸盐治疗也被认为是一种预防和缓解前列腺癌骨转移的手段。此外，实验研究表明，肿瘤细胞可

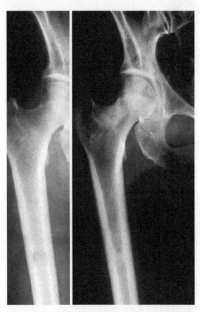

图81-3　在转移性乳腺癌患者中，双膦酸盐联合化疗后股骨溶骨性病变的再钙化

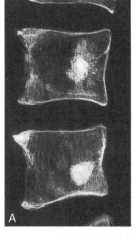
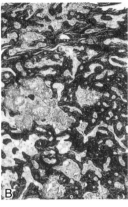

图 81-4　前列腺癌患者的硬化性骨硬化转移。A. 腰椎椎体内；B. 前列腺癌患者的小转移灶被骨硬化反应所包围（髂骨切片活检）

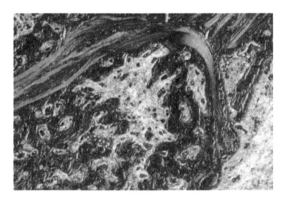

图 81-5　一名前列腺癌骨转移患者由于编织骨沉积在板层小梁和骨髓腔中，造成骨髓腔的缩小，Gomori 染色

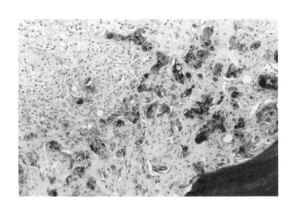

图 81-6　患有未知原发肿瘤转移患者的骨髓中的前列腺癌肿瘤细胞簇。免疫组化（PSA），塑料包埋

以产生 RANKL 受体激活物，从而激活破骨细胞。前列腺肿瘤细胞也分泌基质金属蛋白酶，起到降解骨基质的作用。前列腺癌骨转移患者在接受双膦酸盐治疗后，疼痛迅速减轻并能长期维持，同时减少镇痛药的用量。疼痛评分的改善还伴随着血液和尿液中重吸收物质的减少。早期应用双膦酸盐治疗的另一个理由是前列腺癌激素治疗时出现的性腺功能减退是骨质疏松症的危险因素。雄激素剥夺治疗影响深远，包括身体组成的变化，如体重减低、脂肪和肌肉减少及 BMD 降低。大剂量的氯膦酸盐、阿仑膦酸钠、帕米膦酸盐和伊班膦酸盐治疗已被证明能够取得良好疗效。

应用双膦酸盐治疗激素难治性前列腺癌引起的疼痛性骨转移后，75% 患者的疼痛明显减轻，镇痛药的日常用量明显减少。

由于能够更好地活动，Karnofsky 指数得以升高。因此，双膦酸盐在有症状的激素难治性前列腺癌的姑息治疗中具有一定的作用。已有研究证实，使用双膦酸盐治疗可降低雄激素依赖性前列腺癌和骨转移患者的骨骼并发症风险。此外，化疗（紫杉醇）联合双膦酸盐（唑来膦酸盐）治疗的早期研究已经显示出良好的疗效，而针对 RANKL 的人类单克隆抗体——地诺单抗也取得良好疗效。

将双膦酸盐引入转移癌治疗管理的共识指南已经发布（Berensen，2005）。关于唑来膦酸盐能够预防骨骼并发症的研究已经发表。另外，目前正在进行用伊班膦酸盐预防骨转移的研究。非小细胞肺癌患者应用唑来膦酸盐治疗 21 个月的回顾性分析显示，治疗与生存率增加之间存在具有统计学意义的相关性。需要指出的是，唑来膦酸盐是唯一一种对肾细胞癌患者具有统计学意义的长期益处的双膦酸盐。关于在实体肿瘤中应用双膦酸盐的新共识指南刚刚发布。

最后，需要注意的是：给予强效双膦酸盐，尤其是通过静脉注射给药时，不要忘记双膦酸盐诱发下颌骨坏死（necrosis of the jaws，ONJ）的可能性。必须充分告知患者这一可能性，强烈建议其咨询牙医，并且必须在治疗开始之前签署同意书，特别是在针对超说明书适应证用药时。因此，用药前建议查询是否已经批准使用双膦酸盐预防上述肿瘤患者的转移，如在美国，唑来膦酸盐可用于治疗骨转移患者。目前许多临床试验正在进行双膦酸盐预防骨转移的有效性研究，其结果尚未公布。治疗引起的骨质流失也可能发生在上述未提到的癌症中，如某些肉瘤。

最后一个重要的群体是长期癌症幸存者（long-term cancer survivor），应定期监测其骨骼状况，以便在需要时给予及时的预防性治疗。儿童和成人都适用。最后，在某些特定情况下，肿瘤引起的骨骼破坏可能需要完全不同的方法，如在肿瘤转移性椎体压缩骨折的情况下：放射性核素治疗肿瘤细胞簇并注射聚甲基丙烯酸甲酯以保护椎体。关于此类骨折最佳治疗方法的研究正在进行中。

# 第 82 章　其他肿瘤骨转移

## 一、支气管癌

骨髓活检表明，在确诊时，至少有15%的肺腺癌患者已发生骨髓转移。尸检研究表明其发生率为35%。这些转移引起了不同的骨反应。有关双膦酸盐类药物在肺腺癌骨转移中应用的疗效研究相对较少，这可能是因为一旦明确转移，支气管癌患者的生存期较短（约数月）。但是，已发表的研究表明，双膦酸盐对减少 SRE 具有积极作用，并延迟了第一个 SRE 的出现时间（图 82-1）。在这些患者中，首次 SRE 出现的时间能够延长，即使只延长几个月也很重要，并且无论 SRE 病史如何，双膦酸盐均可降低其骨病变的发生率。在这些患者中还观察到了双膦酸盐的快速镇痛作用（2 天之内）。最近的研究强调需要及早识别高危患者，以及双膦酸盐在晚期转移性骨病患者治疗管理中的益处。有趣的是，在"体外"实验研究中，双膦酸盐可诱导肺腺癌细胞的凋亡。这为未来研究新治疗方法提供了希望。

## 二、肾细胞癌

由于肾细胞癌的肿瘤细胞可逆行进入椎静脉丛，因此骨转移相对频繁（25%的病例）。在 3% ～ 17% 的肾细胞癌患者中观察到肿瘤诱发的高钙血症。尽管双膦酸盐有望在肾细胞癌骨转移中发挥积极作用，但尚未进行大规模的临床研究。如果出现骨痛、高钙血症或骨溶解，则需要静脉应用含氮双膦酸盐。实验数据表明，双膦酸盐还可以预防肾癌的转移。但是，由于肾癌患者的数量少，因此难以进行充分的临床研究。

当实体肿瘤患者出现骨转移并发症（骨痛、高钙血症、溶骨等）时，建议采取以下治疗方案。

| 氯膦酸盐 | 每天口服 1600 ～ 3200mg |
|---|---|
| 帕米膦酸盐 | 每月输注 90 ～ 120mg |
| 伊班膦酸盐 | 每月输注 6mg 或每天口服 50mg |
| 唑来膦酸盐 | 每月静脉注射 4mg |

每天口服伊班膦酸盐 50mg 的生物效应与每月静脉注射伊班膦酸盐 6 mg 的生物

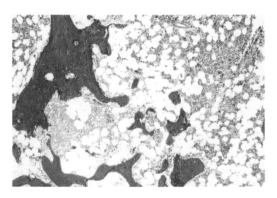

图 82-1　双膦酸盐治疗和化疗后的骨髓转移灶（左）周围的边缘性骨硬化。Gomori 染色

学效应相等。

## 三、其他骨骼相关肿瘤

### （一）神经母细胞瘤

骨是神经母细胞瘤第二常见的转移部位。与乳腺癌和多发性骨髓瘤一样，肿瘤细胞自身会激活破骨细胞，使骨再吸收，从而导致溶骨性病变。双膦酸盐对破骨细胞活化的抑制作用已在临床前试验中得到证实，临床研究结果尚未发表。

### （二）尤因肉瘤

尤因肉瘤占所有骨肉瘤的10%～15%，在10～20岁时发病率最高。疼痛通常是伴随肿块或病理性骨折出现的首发症状。X线表现为典型的"洋葱皮"样骨膜反应，伴有大量软组织肿块（图82-2）。这种疾病具有很强的侵袭性，被认为是一种伴肺和骨髓转移的系统性疾病（图82-3）。实验研究表明，唑来膦酸盐可诱导人尤因肉瘤细胞凋亡，抑制其增殖。

### （三）骨巨细胞瘤

这是一种侵袭性的原发性骨肿瘤。溶骨性病变是由肿瘤基质细胞刺激破骨样巨细胞产生的，基质细胞是骨巨细胞瘤的主要肿瘤细胞。双膦酸盐可以抑制破骨细胞活性，诱导破骨细胞凋亡（详见第97章）。

### （四）子宫内膜癌

这是一种通常不会转移到骨骼的癌症。原发肿瘤通常不会转移到骨骼，但在接受治疗的患者中偶尔会发现骨转移。

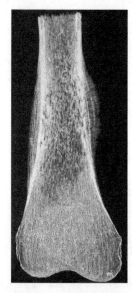

图82-2　尤因肉瘤，位于股骨远端，中央有不规则的骨质破坏区，皮质增厚。皮质有板层状的"洋葱皮"样骨膜反应和放射状骨膜反应（内侧区）

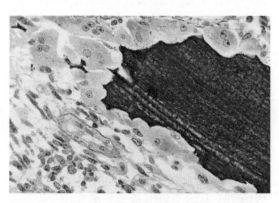

图82-3　髂骨活检显示破骨细胞被邻近的肿瘤细胞激活，导致转移性尤因肉瘤患者的骨溶解性病变。Gomori染色

# 第十五部分

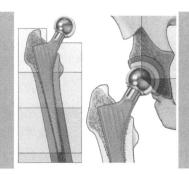

# 关节病和骨质疏松症

# 第83章 正常关节

人体内约有 327 个大小各异、功能各异的关节。活动关节具有关节囊，包裹在关节间隙中的骨端（图 83-1），骨端被关节软骨覆盖，关节间隙部分覆盖着滑膜，滑膜产生关节液。关节液主要为漏出液，成分为水和骨髓血管的溶质。滑膜的内衬细胞向关节液分泌透明质酸和糖蛋白。关节表面软骨是一种透明软骨，由散在软骨细胞的丰富细胞外基质组成（图 83-2）。Ⅱ型胶原蛋白是透明软骨中最丰富的有机成分，而和皮质下骨毗邻的深层软骨区域则被钙化。关节的支持组织保证了骨端在活动时不互相摩擦。关节活动和负重对于维持关节软骨健康十分必要，制动和石膏固定会引起软骨的萎缩和退变。

活动和负重对软骨的积极作用如下。

软骨组织无血供，适当压力对营养物质和养分从关节液进入软骨十分必要。

软骨细胞形变对于维持细胞外基质稳态十分必要，软骨没有神经支配，从而不接受身体的直接调控。

软骨无细胞或体液免疫。

作用于软骨细胞的机械应力是调控基质合成和分解平衡的重要因素。

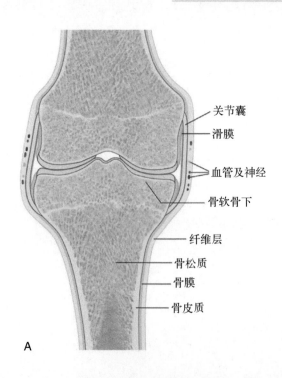

关节囊
滑膜
血管及神经
骨软骨下
纤维层
骨松质
骨膜
骨皮质

A

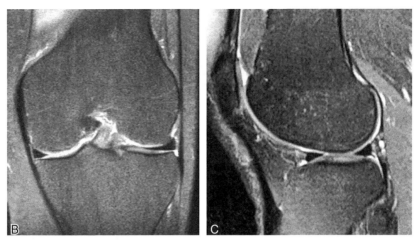

图 83-1    膝关节图示（A）和 MRI T$_2$ 加权像（B 和 C）。图中显示不同的结缔组织结构。由于软骨下骨矿物质含量较高、含水量低，MRI 呈低信号，上方可见一层很薄的呈灰色的软骨层

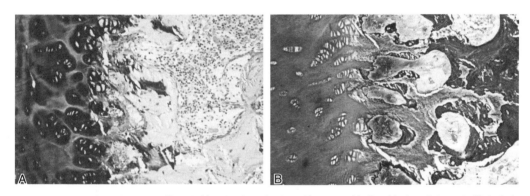

图 83-2    骨骺生长板，可见软骨和软骨细胞（左侧）、软骨下骨的成骨缝隙（中间）和带有造血功能和小血管的骨髓结构（右侧）。A 为 Giemsa 染色，B 为 Gomori 染色

# 第 84 章 关节疾病中骨骼病变的发病机制

关节功能的实现需要各结构间进行"无摩擦"运动（包括软骨层、滑膜、关节液、皮质下骨、邻近骨髓组织、韧带、肌肉和半月板）（图84-1）。关节-骨-滑膜-肌肉功能单位可受到多种因素（外伤性、退行性、感染性、自身免疫性、神经源性和代谢性）影响。

所有关节损伤的中心都是软骨损伤。

关节损伤的不同机制导致的结果类似。关节的过度使用并非一定导致骨关节炎。事实上长跑运动员和芭蕾舞演员虽然存在关节的过度使用，但其骨关节炎的发病率较低，可一旦存在关节外伤和关节机制受损，即可出现继发的骨关节炎。对于存在发生骨关节炎倾向的患者，过度使用不一定导致疾病，但可加速疾病进展。

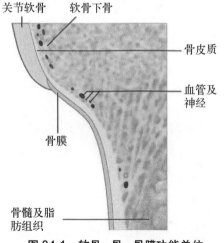

关节软骨　软骨下骨

骨皮质

血管及神经

骨膜

骨髓及脂肪组织

图84-1　软骨-骨-骨膜功能单位

对于骨关节炎的形成目前有两种主流理论。

关节软骨基质的缺陷导致早期破坏。

软骨下骨的原发异常引起软骨的继发异常。

年龄依赖、疾病相关的改变使软骨细胞分子结构改变，进而导致营养物质供应减少。炎性细胞因子和酶可导致软骨破坏和邻近组织的炎症反应，这些改变可见于X线片和MRI影像中。上述反应引起一系列修复过程被激活，如关节表面软骨下硬化或关节边缘的骨赘形成。

骨关节炎的影像学表现如下。

关节间隙变窄。

软骨下骨硬化。

软骨下囊性骨缺损和骨侵蚀。

MRI可见软骨下区域的骨髓水肿。

关节变形、四肢轴线偏倚。

由于软骨组织没有神经供应，即使软骨出现严重形态改变，也不一定引起疼痛。通常典型的疼痛是由邻近组织（滑膜炎、骨髓水肿）伴随的炎症反应所激发。

风湿性疾病可分为以下4组。

- 炎性、关节性：类风湿关节炎。
- 炎性、关节外：多发性肌炎、风湿性多肌痛。
- 非炎性、关节性：骨关节炎。
- 非炎性、关节外：纤维肌痛综合征。

## 第 85 章 软骨下囊肿

后天性软骨下囊肿主要由骨关节炎、软骨和软骨下骨外伤引起。这些病变包括以下几种。

- 骨关节炎囊肿。
- 骨内腱鞘囊肿。
- 外伤后囊肿。

关节软骨的损伤刺激软骨下区域骨髓中的肉芽组织增殖，形成黏液样物质堆积灶，后续发展为伴有局部骨重吸收的囊肿。这一退行性炎性过程就是软骨下辐射分解缺损。

- 骨关节炎囊肿是晚期类风湿关节炎的常见并发症。这一软骨下囊肿常出现在关节间隙极度狭窄处，并且常见于关节两端。这些囊肿常见于髋关节和膝关节（图

85-1）。它们小至几毫米，大至几厘米。软骨下囊肿的风险因素包括肥胖和吸烟，但具体机制不明。缓解急性和慢性症状的治疗选择包括非甾体抗炎药（NSAID）用于治疗疼痛；减重以减轻关节负荷；低强度锻炼以增强关节弹性；超声治疗；双膦酸盐治疗（推荐：静脉注射 6mg 伊班膦酸钠，每 2～3 个月一次）以缓解邻近组织的骨髓水肿。

- 骨内腱鞘囊肿被认为是一个单独的类别，因为患者无骨关节炎相关征象。骨内腱鞘囊肿常见于中年人群，胫骨远端内踝、胫骨近端和髋臼是最常受累的部位。影像学表现为骺端软骨下区域独特的骨溶解特征。通过外科手段对黏液组织进行刮

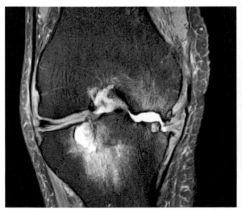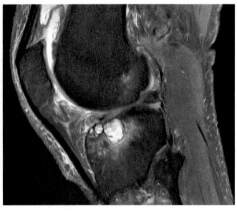

图 85-1 慢性活动性膝骨关节炎（MRT）。图示不同大小的软骨下囊肿，伴胫骨近端骨髓水肿

除十分有效。骨周腱鞘囊肿则更加罕见，主要出现于胫骨骨膜下。

• 外伤后囊肿常继发于严重的关节损伤，出现于软骨下骨，同时合并骨髓水肿。外伤后囊肿有时可引起骨软骨骨折，CT 和 MRI 是最有效的检查手段。该类型的囊肿常见于股骨远端、胫骨近端和距骨。手术过程中应刮除囊肿内壁的黏液组织。

软骨下骨囊肿由关节表面的外伤或炎症反应造成，血管瘤样骨囊肿以结缔组织增殖和多个充血腔隙为特征（图 85-2），亦可继发于外伤后骨膜下血肿或骨外科手术，具有较强的破坏性和占位效应。

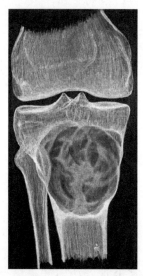

图 85-2　胫骨近端干骺段巨大血管瘤样骨囊肿，可见骨皮质变薄（摘自 Remagen et al，1980. 经 Springer 许可使用）

# 第 86 章 类风湿性疾病中的骨骼表现

## 一、类风湿性疾病中炎症诱导的骨丢失

炎性关节病是一类以炎症-破坏过程为特点的疾病的总称。这一类疾病可以引起关节与关节周围组织的结构与功能损伤，整个骨骼系统和关节外器官、组织均可受累。经典的例子有类风湿关节炎（RA）、系统性红斑狼疮（SLE）、强直性脊柱炎、克罗恩病和银屑病关节炎。

在 RA 和 SLE 中，滑膜受到自身免疫系统的攻击，造成滑膜增生，产生大量强效炎性细胞因子和炎性介质。炎症反应最终造成关节组织破坏。脊柱关节病则和 RA 不同，引起钙化增加和骨化反应。

"风湿病"一词指一类以结缔组织炎性、退行性疾病为特点的疾病，均具有"流动性"的疼痛特征（正如 rheumatism 风湿病一词的词根"rhine"，在希腊文中意指"流动"）。它包含超过 100 种不同发病机制和发病部位的疾病。

## 二、类风湿关节炎

类风湿关节炎（RA，又名原发性慢性多关节炎，PcP）是一种以对称性多关节炎为特征的系统性炎症反应。RA 是最常见的炎性关节炎，在白种人群中发病率约 1%，可造成严重残疾。女性的发病率是男性的 2～3 倍，多数关节损伤出现在发病后 4～5 年。约 10% 的患者表现为急性起病，在几天内发展为多关节疾病。最常用的非诊断性实验室指标为血清类风湿因子（RF）。

病理性骨重建包括以下四种类型。
- 局灶性关节边缘骨侵蚀（RA 的典型特征）。
- 软骨下骨丢失。
- 关节周围骨量减少、骨质疏松。
- 系统性骨质疏松。

炎性改变导致软骨下出现弥漫性骨量减少（图 86-1），血管翳和骨表面之间出现重吸收腔隙，多核细胞和破骨细胞在此聚集，破骨细胞还可能造成邻近骨髓的水肿。在组织学方面，关节周围骨髓中可见较多炎性细胞，引起水肿和血管炎征象。这些炎性细胞可以分泌一系列细胞因子和激素（RANKL；IL-1、IL-6、IL-11、IL-15、IL-16；脑脊液的单核细胞；TNF-$\alpha$、前列腺素和 TPHrP）。其中由滑膜成纤维细胞和 T 细胞产生的 RANKL 尤其重要，使用地诺单抗对类风湿关节炎患者进行的治疗中，地诺单抗有效抑制了关节骨侵蚀形成，这一结果更加突显了 RANKL 在致病机制中的作用。地诺单抗的积极"副作用"之一就是同时可以改善 RA 伴随的局部和系统

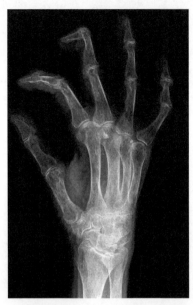

**图 86-1 类风湿关节炎患者的严重系统性和局部骨丢失**

性骨质疏松。

RA 的关节骨丢失存在以下三个原因。

• 关节疼痛常造成相邻骨的失用性萎缩。

• 炎性滑膜释放的细胞因子可以直接激活破骨细胞。

• 很多 RA 患者长期使用类固醇激素治疗，造成系统性骨质疏松。

RA 患者中软骨下骨丢失的另一个特点即骨修复的缺失。有炎症反应的滑膜细胞产生 TNF-α 和 DKK-1，可阻断骨形成。而制动、糖皮质激素治疗和邻近骨髓中的炎症细胞释放的细胞因子可引起关节周围骨侵蚀。

复杂的炎性细胞因子网络和淋巴细胞激活引起了 RA 中的骨破坏，导致滑膜慢性炎症。

发炎的滑膜和骨髓释放大量的炎症前细胞因子，进入血液并发挥激素样作用，破坏了系统性骨重建的进程。RA 患者血液中的循环 OPG/RANKL 可引起骨侵蚀的持续加重。在使用英利昔单抗进行抗 TNF 治疗的患者中可见血清 RANKL 水平的降低和骨量丢失水平的减少。

类风湿关节炎的主流治疗方式是药物治疗，几乎所有患者都需要使用类固醇或非类固醇的抗炎药物。DMARD 类药物（如甲氨蝶呤、环磷酰胺）和结合并中和 TNF 的生物制剂在一些患者中有效。如果出现了严重的关节破坏和功能限制，则具有手术指征。

## 三、强直性脊柱炎

强直性脊柱炎（AS，Bechterew-Marie-Strümpell 病）是一种以中轴骨（骶髂关节尤著）炎症为特征的系统性疾病，其与 *HLA-B27* 等位基因密切相关。HLA-B27 是一种仅在 8% 的人群中存在的抗原，血清阴性的脊柱关节病和 HLA-B27 的关系提示了这一系列疾病的共同致病机制。

强直性脊柱炎的患者以男性为主，约 90% 为 HLA-B27 阳性。存在一种致病机制假说，即耶尔森菌或克雷伯菌引起的抗菌免疫应答会和 HLA-B27 分子产生交叉反应。

和 RA 相似，强直性脊柱炎中也存在滑膜增生、淋巴细胞浸润和血管翳形成，但和 RA 不同的是，强直性脊柱炎患者可见关节区域的骨形成和软骨下骨形成，可能和 BMP-2 和 BMP-6 在这些区域的水平增高相关。脊柱关节病中，代表骶髂关节炎的放射学证据之一即骨侵蚀、花蕾样骨质增生和软骨下硬化，MRI 提示这一区域具有严重的骨髓水肿。进展期的骶髂关节炎可造成关节间隙的骨化强直，后期演化为整个脊柱的竹节样硬化改变（竹节样脊柱）（图 86-2）。骨赘形成尤见于发生炎性改变的椎体，但有效的抗 TNF 治疗无法延缓病程。

尽管病程中存在关节骨过度形成，但多数强直性脊柱炎患者存在脊柱骨量减少。小梁骨的过度丢失主要由强直患者的制动

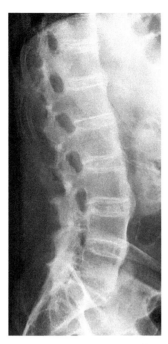

图 86-2　强直性脊柱炎患者中的竹节样脊柱硬化

引起，但在非强直患者中也可以观察到骨密度降低的现象。

这一发现可以解释炎症反应对系统性骨重建的作用。如果上述关节炎合并结膜炎、尿道炎、葡萄膜炎或银屑病样皮肤改变，则可诊断为 Reiter 综合征。

对于多数强直性脊柱炎患者可采取非手术治疗，使用非甾体抗炎药配合肌肉强度和姿势锻炼即可，无须使用长期类固醇药物，如果合并骨髓水肿和椎体疼痛，可加用静脉双膦酸盐。

## 四、系统性红斑狼疮

和 RA 类似，系统性红斑狼疮（SLE）是一种系统性炎症疾病，可伴随关节外受累。与 RA 不同的是，SLE 无关节侵蚀性改变或软骨受损，而以软组织炎症反应为主。软组织钙化过程中，可出现关节旁脱钙、关节畸形和骨骺骨坏死。研究发现，α 干扰素和 β 干扰素可以抑制破骨细胞生成，对于其基因和下游产物的高度调控可以预防

SLE 患者骨侵蚀的进展。

SLE 患者体内的炎症前细胞因子和 RANKL/OPG 通路失衡引起破骨活动活跃，造成骨破坏，受损的破骨活动或可参与 SLE 中骨质疏松的发病机制。

和 RA、AS 类似，SLE 患者具有更高的系统性骨质疏松风险，轻度外伤易诱发骨折。系统性炎症反应、制动、糖皮质激素治疗、肾功能不全和维生素 D 缺乏均可进一步造成骨丢失。

## 五、系统性硬化症

系统性硬化症（硬皮病）是一种以胶原生物合成调控受损、胶原在皮肤和内脏器官的结缔组织中积累为特征的结缔组织病。

CREST 综合征包括钙质沉着（calcinosis，C）、雷诺综合征（Raynaud syndrome，R）、食管运动功能障碍（esophageal dysmotility，E）、指端硬化（sclerodactyly，S）、毛细血管扩张（telangiectasis，T）。

皮肤与结缔组织的高张力引起关节畸形、指端骨溶解（"鼠咬现象"）和关节炎体征，手掌部可出现骨骼脱钙、骨溶解。组织学上可出现滑膜炎特征，但血管翳生成较少出现。

硬皮病中的骨质疏松是一种十分重要但不常见的骨病，可见于手、足及其他骨骼，并意味着系统性受累。严重的骨质疏松合并关节周围软组织钙化高度提示系统性硬皮病，即瑟 - 韦氏综合征（Thibierge-Weissenbach 综合征）。

## 六、银屑病关节炎

银屑病是一种最常见的皮肤疾病，人群发病率为 1% ～ 2%。约有 10% 的银屑病患者同时患有慢性多关节炎，关节中同时存在骨破坏与骨增殖改变。腕关节受累

的患者中，存在横向受累和轴向受累两种类型，前者存在一系列关节受到攻击，而后者为单一指骨受累。

银屑病关节炎的三种临床类型如下。
　• 非对称性多关节炎，累及指间关节。
　• 残毁性关节炎，手部严重侵蚀性病变。
　• 骶髂关节炎，类似强直性脊柱炎。

相较于 RA，银屑病关节炎更少出现受累关节旁组织矿物质脱失现象，偶尔可出现随着骨赘进展的强直性脊柱关节炎。

具有抗增殖作用的维生素 D 被证实在银屑病的治疗中有效。

## 七、骨骼系统结节病

结节病常表现为上皮样细胞肉芽肿对骨髓的广泛攻击（图 86-3），伴周围骨小梁不同程度受损，亦可见骨容积和局部骨硬化。

手部可见肢端溶骨、局部硬化和关节炎表现，尤见于指骨。

高钙血症是重要并发症之一，继发于肉芽肿中活性维生素 D 代谢物的形成。

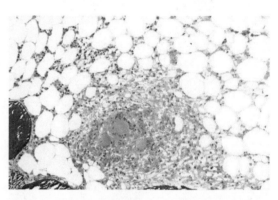

图 86-3　伴随上皮样细胞肉芽肿的结节病患者骨活检结果。Gomori 染色

# 第87章 退行性、代谢性及神经源性关节疾病

## 一、变形性关节炎

变形性关节炎（骨关节炎、退变性关节疾病）是最常见的关节疾病，其发病年龄主要集中于 40 ～ 60 岁。导致继发性关节炎的主要原因包括关节软骨不平整、关节应力不平衡、创伤、炎症及代谢异常。关节炎最早期的病理改变包括软骨弹性下降、软骨基质成分改变（胶原蛋白和蛋白聚糖）、软骨细胞丢失。全身关节包括脊柱（颈椎及腰椎）、膝关节、髋关节、手、足踝均会受到影响。当出现骨关节炎时，最早可见的影像学改变主要为软骨高度丢失、关节软骨破裂及软骨下骨硬化。当关节磨损进一步加重时则会出现骨赘形成、孤立性骨囊肿及炎症反应（继发性侵蚀性关节炎）。

骨关节炎暂无病因治疗（停止关节软骨破坏或增加胶原蛋白合成），因此骨关节炎的治疗以缓解疼痛及改善关节功能为主要目标。晚期骨关节炎是关节置换的手术指征。

## 二、剥脱性骨软骨炎

骨软骨炎通常出现在关节的一端，且多发于负重的关节面。股骨内侧髁及距骨头是最常见的受累部位。骨软骨损伤通常还伴有骨髓水肿引起的疼痛（图 87-1）。疾病早期的常见影像学表现为新月形软骨下骨硬化。

## 三、痛风性关节炎和软骨钙质沉着症（假性痛风）

这类疾病常见于 50 岁以上男性。高尿酸血症可以没有临床症状，但也有可能表现为急性痛风性关节炎。它可以导致软骨下骨骨溶解，也称为"痛风石"（图 87-2）。

当发现手部及足部尖锐的、鸟嘴状或圆形的软骨下骨溶解时，都应怀疑痛风的可能性，此时应当检测血液尿酸水平。

痛风石是慢性痛风的特征，且痛风石多在数年后形成。但有时结节可能为骨肿瘤。通常软骨下骨的边缘会高于溶解性病

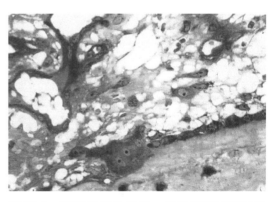

图 87-1　剥脱性骨软骨炎：皮质下区域可见骨髓水肿、血管聚集、破骨细胞介导的骨吸收。Giemsa 染色

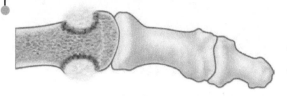

**图 87-2　痛风导致的手指尖锐的、鸟嘴状或圆形软骨下骨溶解**

损。与 RA 不同，痛风性关节炎较少出现骨质减少，骨质硬化是痛风性关节炎的常见特征。假性痛风与痛风不同，其主要受累关节为大关节。假性痛风的沉积物主要由焦磷酸钙构成，多数患者可能合并甲状旁腺功能亢进。

## 四、神经源性关节病

神经源性关节病是由关节失神经支配所导致的骨关节炎，其主要特征是关节破坏和大量骨赘形成。脊髓痨是该类关节病变的常见类型。脊髓空洞、麻风病、酒精中毒、淀粉样变性、脱髓鞘和糖尿病神经病也可以出现类似改变。

髋膝关节置换是骨科最常见、最有价值的手术之一。在全世界范围内，每年有超过100万个关节假体被植入体内。随着人类预期寿命的稳定增长，植入物周围骨折及植入物松动的发生率也逐渐增高。因此，维持植入物功能并提高植入物存活率是当前的热点研究问题。植入物整合进入周围骨质的主要挑战在于如何实现良好的负重传递。股骨柄植入股骨干后，负重主要被传递到了股骨远端。由于生物力学的改变及植入物刚度和正常骨骼的差异，假体周围骨骼经常会出现骨量减少（应力屏蔽）（图 88-1）。植入物周围骨萎缩是导致无菌性假体松动的潜在因素，无菌性假体松动是限制假体存活率的重要原因。

## 一、发病机制

假体在骨骼中的稳定性是保障植入物功能、延长植入物寿命的重要因素。假体周围骨量减少和假体周围骨质溶解是由机体、植入物和手术技术等多方面因素共同导致的。假体植入体内后，会有数十亿的磨损颗粒在材料界面产生并沿关节间隙进入骨骼并分布至邻近软组织，从而产生炎症反应，导致破骨细胞激活，最终引起骨溶解（图 88-2）。随着时间的进展，如果没

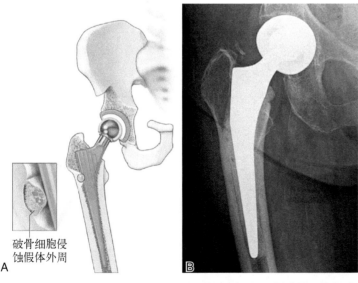

破骨细胞侵蚀假体外周

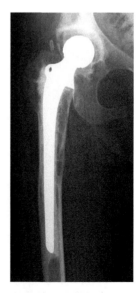

图 88-1　A. 骨骼 - 植入物界面诱导产生的破骨细胞激活导致的假体周围骨丢失；B. 由股骨柄应力屏蔽导致的股骨近端外侧 1 区骨丢失

图 88-2　股骨柄假体周围骨丢失伴骨溶解

有恰当的治疗，骨溶解可能会引起无菌性松动并最终导致植入物失效。患者在出现临床症状前可以在影像学检查中发现骨溶解或骨丢失的证据。只有在出现植入物松动、植入物失效或植入物周围骨折时才会出现临床症状。

导致关节置换术后植入物周围骨质流失进而引起假体无菌性松动的主要原因如下。

•应力遮挡：植入物会与周围骨骼产生新的生物力学关系。植入物周围骨骼承受应力较高，这会导致骨质沉积增多和骨密度升高，而在应力较低的区域则会出现骨质丢失（参见 Wolff 定律应力屏蔽）。良好的应力传递是保持骨量的重要因素。实现植入物的最佳负荷需要从植入物外形和材料刚度两方面入手。DXA 测量表明，在应力负荷较小的区域，植入假体的早期，应力屏蔽导致的假体周围骨质丢失最高可达原骨量的 50%（图 88-3）。

•磨损颗粒引起的骨溶解：巨噬细胞吞噬小颗粒后（主要为聚乙烯和金属磨损颗粒）会通过激活 RANKL 和 OPG 通路激发破骨细胞活性、刺激纤维组织的产生，这一过程引起的炎症反应会阻碍植入物整合进入周围的骨骼当中。植入物周围的软组

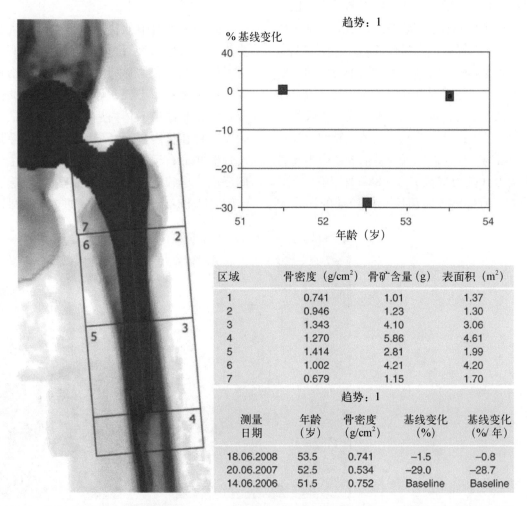

趋势：1

% 基线变化

| 区域 | 骨密度（g/cm²） | 骨矿含量（g） | 表面积（m²） |
|---|---|---|---|
| 1 | 0.741 | 1.01 | 1.37 |
| 2 | 0.946 | 1.23 | 1.30 |
| 3 | 1.343 | 4.10 | 3.06 |
| 4 | 1.270 | 5.86 | 4.61 |
| 5 | 1.414 | 2.81 | 1.99 |
| 6 | 1.002 | 4.21 | 4.20 |
| 7 | 0.679 | 1.15 | 1.70 |

趋势：1

| 测量日期 | 年龄（岁） | 骨密度（g/cm²） | 基线变化（%） | 基线变化（%/年） |
|---|---|---|---|---|
| 18.06.2008 | 53.5 | 0.741 | −1.5 | −0.8 |
| 20.06.2007 | 52.5 | 0.534 | −29.0 | −28.7 |
| 14.06.2006 | 51.5 | 0.752 | Baseline | Baseline |

图 88-3　DXA 监测股骨柄假体周围骨密度，术后第一年可见显著的骨丢失，在静脉双膦酸盐治疗后，术后第 2 年可见假体周围骨密度恢复正常

织是导致骨溶解的重要刺激因素。另一项导致骨溶解的因素是磨损颗粒引起的成骨细胞功能抑制。上述多种因素共同作用，导致了植入物周围骨溶解和骨丢失的发生。

• 聚乙烯：聚乙烯颗粒主要由股骨头和 PE 杯内衬之间的磨损产生，当聚乙烯颗粒大于 10μm 时就会产生异物反应。

• 甲基丙烯酸甲酯：主要由骨水泥界面的应力磨损产生，骨水泥颗粒可能会嵌入假体周围的软组织当中。

• 金属：金属离子会分布在软组织中并进入血液循环。钛和三氧化二铬可能会引起滑膜炎，并产生关节积液。

• 人工关节表面微动：手术未能实现良好固定的关节假体在受到应力时可能会产生微动。微动引发的摩擦面积越大，破骨细胞活化就越多，从而引起植入物周围骨溶解加重，最终导致关节界面疲劳失效。当骨骼和植入物之间的相对微动超过 150μm 时，就会在植入物和骨骼 / 骨水泥之间形成结缔组织薄膜，这些结缔组织薄膜会阻碍植入物的骨整合。有多种生化介质参与了这一过程：细胞因子、前列腺素、金属蛋白酶和胶原酶。

• 手术创伤：手术及骨水泥引起的热能损伤和机械应力导致的组织细胞坏死会影响骨骼质量。手术创伤还可能会导致肌肉及韧带对应力的分散作用降低。

• 术后制动：术后负重减少可以导致局部骨质丢失。总体而言，骨质丢失主要发生在术后 3 ~ 6 个月，骨丢失量最高可达原骨量的 50%。

## 二、诊断

植入物的轻微松动可长期没有临床表现。明显的植入物松动会在负重及突然运动时引起疼痛。髋关节置换的患者如果旋转腿部会引起疼痛，则提示股骨柄松动，而当轴向压迫会引起疼痛时，则可能提示臼杯松动。

负重及突然运动时产生的关节疼痛提示关节假体松动明显，这最终会导致关节置换失败。

在影像学检查中发现大于 2mm 的射线可透过的间隙则提示存在关节松动的可能（图 88-4），而局限性骨溶解及不连续的射线可透过的间隙并不能说明存在关节松动。随时间进展，假体逐渐出现移位是具有诊断性的：当移位超过 5mm 时提示存在假体松动。当存在由骨质丢失导致的假体移位时，翻修手术通常难度较高。在标准的前后位髋关节片中，根据 Gruen 的分类方法对股骨柄周围骨骼进行分区，并依照 DeLee 和 Charnley 的分类方法对臼杯周围的骨盆骨骼进行分区（图 88-5）。骨扫描可用于检测发现植入物周围骨转换较高的区域，而 CT 对于定量检测骨丢失具有一定优势。

## 三、治疗策略

病因治疗主要是更换假体。其手术指征包括持续性疼痛、功能受限及植入物移

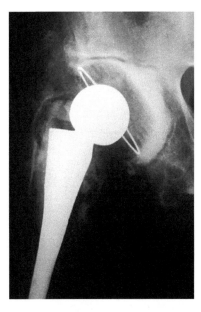

图 88-4　**植入物周围骨溶解，可见臼杯旁放射透亮线，提示无菌性松动**

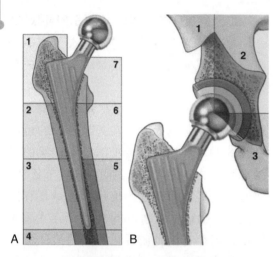

图 88-5　假体周围区域分类：A. 股骨柄（依据 Gruen）；B. 臼杯（根据 DeLee 和 Charnley）

位。但植入物周围的骨质丢失会导致翻修手术与初次手术相比难度大大提高。近年来随着骨水泥材料的提升，其长期疗效可能会得到改善。此外，目前也有更为深入的研究探索如何提升植入物存活率，可能的方法包括局部运用双膦酸盐或在植入物表面覆盖骨诱导因子涂层。对于骨质较好的年轻患者而言，建议选择非骨水泥植入物；这类植入物所需的截骨量较少，如需行翻修手术，手术难度相对较低。

此外还有多种方案用于提升植入物的骨整合能力。

- 优化假体设计使应力能更为合理地传递至骨骼（如短股骨柄假体）。
- 改进骨水泥技术。
- 局部应用成骨诱导因子 [ 羟基磷灰石 BMP] 或甲状旁腺激素提高植入物骨整合能力。

## 四、双膦酸盐

早期进行含氮双膦酸盐治疗可以抑制植入物周围破骨性重吸收。大量动物实验

显示植入物周围存在骨丢失，而目前的临床研究随访时间较短，证据等级受限。目前一项汇总了六项随机对照研究的荟萃分析显示，相较于对照组，术后立刻接受双膦酸盐治疗可以预防植入物周围骨丢失，且在研究随访期内，植入物周围骨矿物质密度增加。2009 年的一项随机对照研究显示，5mg 唑来膦酸单次给药可以降低无骨水泥全髋关节置换术后股骨柄和臼杯的早期位移。目前对于双膦酸盐的口服或静脉制剂的比较尚无共识。术后早期接受静脉双膦酸盐治疗可提高双膦酸盐在植入物周围外伤骨区域的浓度，或可改善结局。

可使用下列治疗方案。

阿仑膦酸钠 70mg，口服，每周一次。
利塞膦酸钠 35mg，口服，每周一次。
伊班膦酸钠 3mg，静脉给药，每 3 个月一次。
唑来膦酸 5mg，静脉给药，每年一次。

以下干预措施被用于监测治疗进程。

- 临床检查。
- 影像学对照。
- 骨密度测定。
- 骨标记物。

Teng 等在 2015 年发表的一项回顾四项研究的荟萃分析显示，双膦酸盐的长期使用可以明显降低全髋关节置换和全膝关节置换术后植入物翻修手术的风险。对于双膦酸盐在全关节置换手术后对骨丢失的作用，仍需要更多大样本量、长期随访并设立相关临床终点（功能性结局、翻修率、植入物松动率）的随机临床研究支持。现有的研究结果较为支持双膦酸盐对于预防植入物周围骨丢失的效果。针对关节和骨折后植入物周围骨丢失的新型破骨抑制治疗、骨合成治疗也正在研究中。

# 第十六部分

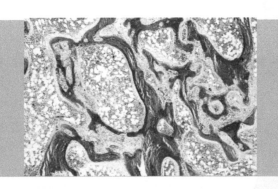

# 肾脏疾病和骨质疏松症

# 第 89 章　肾性骨营养不良症

## 一、定义

由于肾在钙和磷代谢中的重要性，肾脏疾病会对骨骼产生不利影响。慢性肾功能不全患者和长期透析患者会出现复杂的骨病，也称为肾性骨营养不良症（ROD）或肾性骨病，通常伴有严重的骨痛、多处骨折和异位骨化，这些改变大大降低了患者的生活质量。新术语慢性肾病-骨矿盐疾病（CKD-MBD）描述了一种与慢性肾病（CKD）相关的综合征，其中矿物质代谢紊乱和肾脏骨营养不良症是影响 CKD 病死率的因素。

在 CKD 中，多器官系统衰竭影响了肾脏、骨骼、甲状旁腺、脂肪组织和心血管系统。

CKD 引起的骨骼重塑异常导致异位矿化（尤其是血管钙化），以及矿物质代谢紊乱（尤其是磷酸盐和钙）。在轻度 CKD 中已经可以发现骨骼异常的表现（GFR 40～70ml/min）。在血清磷、骨化三醇或钙发生任何变化之前，已经可以观察到 PTH、骨硬化蛋白和成纤维细胞生长因子 23（FGF23）水平升高。FGF23 水平升高表明肾损伤已经影响骨重塑和骨细胞。因此，为了预防严重的骨病，肾病医师必须尽早开始治疗矿物质异常，以尽可能长时间地延缓症状出现和严重骨病发生。在终末期肾脏疾病中，几乎所有患者均被发现有明显的骨骼疾病。在进行肾脏透析之前，患者在出现严重的骨质改变之前已经死亡。然而，如今血液透析和肾脏移植对患有终末期肾脏疾病患者的支持时间足够长，足以使他们发展为严重的骨病。因此，ROD 可以被认为是医源性疾病。CKD-MBD 中最重要的致病因素如下。

- 骨硬化蛋白和 FGF23 水平升高：影响骨骼重塑。

- Klotho 缺乏症：与血管钙化有关。

- 高磷血症：由磷酸盐滤过分数减少所致。

- 骨化三醇缺乏症：由肾脏中维生素 D 代谢抑制引起。

- 低钙血症：由肠道钙吸收减少引起。

- 甲状旁腺功能亢进症：由上述因素导致。

- 性腺功能减退：雌激素和睾酮缺乏症会严重导致 ROD。

- 其他因素：如炎性介质、酸中毒、铝、瘦素和保留的分解代谢物，都促进了 CKD-MBD 的发展。

肾病使死亡率增加、降低患者生活质量和增加骨折风险的重要原因。疾病管理着重于保持钙、磷、维生素 D 和 PTH 的最佳水平。

更乐观的是，最近发现，他汀类药物疗法可抑制或防止肌酐清除率下降并减慢肾功能损害。他汀类药物也参与骨转换的调节。观察研究表明，磷、钙和 PTH 升高与死亡和心血管事件（动脉钙化）的风险增加相关。这些事件的死亡率很高，尤其是在血液透析患者中。

ROD 由以下三种组织学特征组成。

- 骨重塑。
- 骨矿化。
- 骨量。

ROD 的典型发现可在未脱钙的骨活检中发现。

- 高转换性骨病，继发性甲状旁腺功能亢进症。
- 骨软化症，具有严重抑制矿化的表现。
- 低转化性骨病，伴有严重的骨质疏松（无动力型骨病）。
- 混合型伴有纤维性骨炎的斑片区和类骨质增加。

目前已报道了骨活检中四种类型的 ROD。

- 纤维性骨炎。
- 骨软化症。
- 无动力型。
- 混合型。

## 二、病理生理学

许多因素都会影响骨病的类型和程度。

- 肾脏疾病本身。
- 存在相关疾病，如糖尿病和淀粉样变性。
- 肾功能不全的严重程度。
- 患者年龄：年轻患者尤其受到严重影响，特别是 40 岁以下的男性。其后两性之间没有区别。
- 维生素 D 缺乏症。

- 饮食限制。
- PTH 水平。
- 透析类型和患者进行透析的时间长度。
- 积累的有毒物质（如铝、氟化物、铁）。
- 糖皮质激素治疗。

在肾脏骨骼疾病的机制中，上述最重要的是以下几方面。

- 维生素 D 代谢异常。
- 继发性甲状旁腺功能亢进程度。
- 在矿化前端骨中的铝沉积（防止矿化，现在很少见）。
- 免疫抑制疗法导致骨骼负平衡。

## 三、诊断

### （一）症状

ROD 最重要的症状是年轻患者的骨痛、低能量性骨折、骨骼畸形、肌无力和生长异常。可以独立于组织学在所有 ROD 患者中观察到骨痛和骨折。然而，低转换性骨软化症和铝相关骨病具有最严重的骨痛和最高的骨折发生率。在儿童中，生长迟缓和骨骼变形可能是由维生素 D 缺乏症（佝偻病）或继发性甲状旁腺功能亢进引起的。在成年人中，骨骼畸形包括腰椎侧凸畸形、胸椎后凸畸形和反复的肋骨骨折。

### （二）生化检查

应测量以下骨代谢参数：钙和磷酸盐、碱性磷酸酶和骨碱性磷酸酶，PTH、维生素 D 的 25 羟基化和 1, 25 二羟基化代谢产物、铝和 Desferal 试验。

### （三）放射检查

这些可能表明出现了骨软化症（松弛区）或继发性甲状旁腺功能亢进症（如指 / 趾骨的骨膜下骨吸收）中的特征性变化，如皮下和动脉钙化，骨膜下侵犯和 "rugger jersey" 脊柱可以利用骨组织病理学对

ROD 进行鉴定和分类。

• 重塑改变：囊性纤维性骨炎或无动力型骨病。

• 矿物质干扰：骨软化症，以前与铝有关。

• 骨量减少：骨质减少、骨质疏松，部分归因于糖皮质激素。

骨软化症（假骨折线区）（图 89-1）和继发性甲状旁腺功能亢进的所有特征性体征（如皮下和动脉钙化、骨膜下糜烂、指骨的溶骨性病变）（图 89-2）都可能出现。"棕色肿瘤"是明确定义的溶解性病变，通常发生在干骺端。60%～80%的患者的椎体松质骨中有"rugger jersey"征（三层）（图 89-3）。但是，在日常实践中，由于生化和放射学结果并不总是匹配或准确反映出对骨骼的损害程度，因此诊断可能并不简单。

**（四）骨活检**

骨在需要明确确定治疗方案的肾脏骨营养不良类型时，如考虑进行甲状旁腺切除术，骨活检可能是必不可少的。肾性骨病根据骨活检中最好评估的三种组织学特征进行分类。

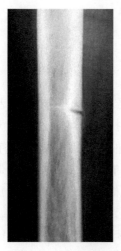

图 89-1 股骨假骨折线

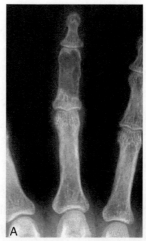
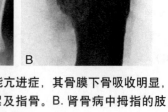

图 89-2 A. 甲状旁腺功能亢进症，其骨膜下骨吸收明显，小梁形式变粗，棕色瘤累及指骨。B. 肾骨病中拇指的肢短骨溶解症的显微放射线照相

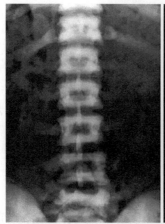
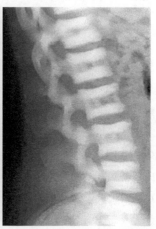

图 89-3 "rugger jersey"征（三层）体现了在椎体的上、下缘密集带骨量总丢失的诊断

• 矿化障碍（骨软化症，以前也与铝有关）（图 89-4）。

• 骨重塑异常（囊性纤维性骨炎或无动力型骨病）（图 89-5 ～图 89-7）。

• 骨量减少（骨质减少 / 骨质疏松，可能部分由糖皮质激素诱导）（图 89-8 和图 89-9）。

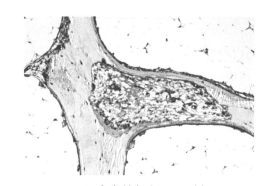

图 89-7　ROD 患者的解剖型骨破坏。Giemsa 染色

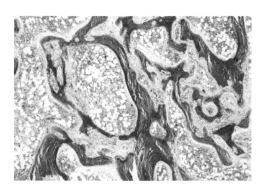

图 89-4　肾性骨病患者的髂嵴活检：骨软化症的特征（类固醇＝红色）和继发性甲状旁腺功能亢进症（"解剖样骨瓣"）。Ladwig 染色

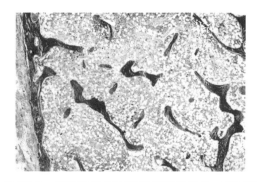

图 89-8　患有肾性骨病患者的髂嵴活检：明显的无动力型骨质疏松症，表现为低转换率、纽扣现象和骨髓发育不良。类骨质的体积或骨吸收没有增加。注意皮层非常薄（左）。Ladwig 染色

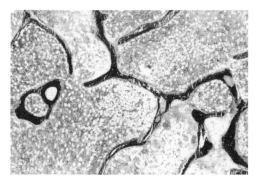

图 89-5　肾性骨病患者的髂嵴活检：骨小梁显示解剖性骨吸收。Gomori 染色

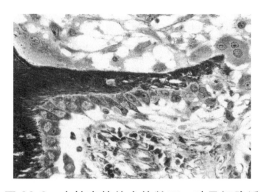

图 89-6　在较高的放大倍数下，破骨细胞活性（上半部分和右半部分）和成骨细胞的接缝（下半部分）增加，并伴有骨内膜纤维化和小血管。Gomori 染色

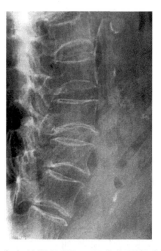

图 89-9　患有长期 ROD，无动力型骨病的患者腰椎严重骨质疏松和主动脉钙化

骨重塑具有多种组织形态计量学参数，如形成期（FP）和静止期（QP），可以使人们更清楚地识别骨软化症和低转换状态。此外，对骨活检的详细研究让人们认识到动力型骨病（ABD）的变体具有不依赖于PTH的破骨细胞吸收，暗示了在这些情况下其他有助于破骨细胞活化的因素。

## 四、治疗策略

ROD（CKD-MBD）的治疗目标如下。

• 达到中性磷平衡。

• 将PTH的水平控制在防止继发性或第三期甲状旁腺功能亢进进展的范围内。

• 提供足够的维生素D补充。

• 降低血管钙化、心血管疾病和死亡的风险。

在过去的20年间，透析技术的进步和活性维生素D的使用已从根本上改变了肾脏骨营养不良的表现和治疗方法。

以前，骨软化症及继发性和第三级甲状旁腺功能亢进是主要障碍，但如今，严重且难以治疗的骨质疏松症是一个主要问题。它的特征是由于先前铝沉积在骨骼上，导致骨重塑（无动力型骨病）显著减少。

肾脏疾病对骨骼的影响也会刺激心血管疾病，并主要导致与肾脏疾病相关的高死亡率。

应尽早使用双膦酸盐和活性维生素D，强调疾病预防，因为对继发性甲状旁腺功能亢进的早期管理将减少需要手术的患者数量。在高转换率的ROD中抑制骨吸收特别有益。在高水平PTH和甲状旁腺增大的耐药病例中，建议行切除术。

作为一项在拉丁美洲6个国家进行的CORES研究的一部分，最近的一项研究将口服维生素D在7203例血液透析患者中的生存获益与未接受维生素D的8801血液透析患者的生存获益进行了比较。这项研究进行了16个月。结果显示，血液透析患者每天低剂量（即1μg）的活性维生素D具有最高的生存优势。与对照组相比，服用活性维生素D的患者死亡率（与心血管疾病、感染性疾病和肿瘤性合并症相关）显著降低。这项研究的结果证实了有关维生素D作用推测的早期报道。然而，根据最近的研究，关于是否所有慢性肾脏病患者都应接受骨化三醇的问题还未得到明确的答案，尚待进行随机试验。

如今，由于静脉内含氮双膦酸盐和活性维生素D代谢物的应用不断增加，这种情况已发生改变。

治疗的目的是通过早期应用双膦酸盐和维生素D的活性代谢产物进行干预。由于透析患者需要胃肠道的保护，因此选择静脉内双膦酸盐治疗是可行的。建议遵循以下方案。

• 伊班膦酸：每3个月注射3mg。

• 唑来膦酸盐：每年输注5mg。

由于其在血清中的半衰期长达16小时，因此患者应在完成透析后接受双膦酸盐。当前的推荐建议不要在GFR < 35ml/min的患者中使用双膦酸盐。就肾功能而言，伊班膦酸已被证明是毒性较小的双膦酸盐。PTH水平高且甲状旁腺明显肿大的患者对双膦酸盐产生抗药性，在这些情况下应行甲状旁腺切除术。甲状旁腺切除术后应立即进行监测，以避免、发现或治疗有症状的低钙血症和低磷血症（"饥饿骨综合征"）。钙和磷酸盐的这些变化反映了由于从骨吸收到形成的过渡而增加了骨的摄取。ROD患者甲状旁腺切除术的适应证如下。

• 有症状或严重的高钙血症。

• 有自发性骨折的症状性骨病。

• 钙过敏症。

• 移植后持续的甲状旁腺功能亢进。

患有ROD的儿童需要进行特殊评估和个体化治疗，而欧洲指南已对此进行了公布。

# 第90章 血液透析相关淀粉样变性

淀粉样变性的一种形式——β₂微球蛋白，是肾透析患者的特征。淀粉样蛋白沉积在骨骼和骨膜组织中，是肾性骨疾病的进一步表现。每天在细胞表面上产生约 200 mg 的 $\beta_2$ 微球蛋白，通常通过肾小球过滤并在肾小管中分解代谢。但是，这种低分子量蛋白质不能很好地通过透析膜过滤，其结果是在组织中积累。透析 10 年或更长时间后，约 70% 的患者会受到影响。其主要特征如下。

- 骨关节表现（腕管综合征）。
- 肩膀软组织肿块。
- 肱骨头、股骨头、手和脊柱中的软骨下骨囊肿。
- 侵蚀性关节病。

在骨活检中，在 Giemsa 染色的切片中很容易观察到淀粉样蛋白。它表现为均匀的深蓝色沉积物，通常位于血管壁内（图 90-1），或更分散地分布在间质中（图 90-2）。刚果红（图 90-3）和免疫组化染色可用于进一步确认和分类。在笔者小组的系列研究中，经证实的淀粉样变性患者中 78% 的活检呈阳性，与直肠或肾脏活检中的检出率相仿。溶骨性病变与骨髓腔中密集的淀粉样蛋白沉积物一起出现。系统性血管淀粉样变性通常导致血细胞发育不全和广泛的低转换性骨质减少。

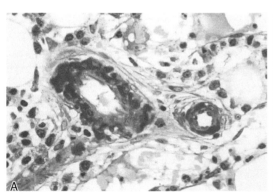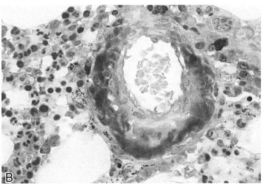

图 90-1　与血液透析相关的淀粉样变性：血管壁上有无定形物质沉积。Giemsa 染色

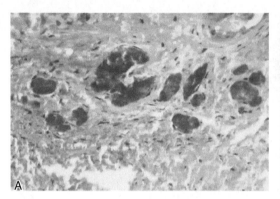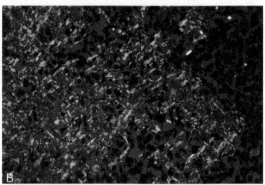

图 90-2 与血液透析相关的淀粉样变性：无定形物质在间质中的沉积。A 为 Giemsa 染色；B 为刚果红染色，偏振光

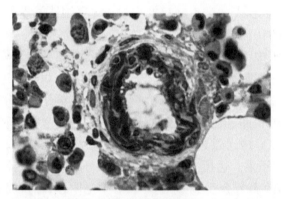

图 90-3 血管壁上的非晶淀粉样蛋白。刚果红染色

# 第91章 肾结石

## 一、肾结石的发病率

肾结石是一种常见疾病，在西方国家约占成年人口的10%。由于与肾结石有关的绞痛，每年约有1/1000的人必须接受治疗并住院。其中男女比例从5:1到2:1，男性比女性更容易受到影响。80%的结石由草酸或磷酸盐结晶形式的钙组成，尿酸结石只占10%，其余由胱氨酸或磷酸镁铵组成（"感染结石"）。钙结石的主要原因是尿中盐分浓度不均衡，这是钙排泄增加或尿量减少引起的。在35%的病例下，高钙尿性肾结石是一种家庭相关性疾病。

## 二、肾结石的危险因素

蛋白质、脂肪、盐和碳水化合物的摄入增加是肾结石的已知危险因素。其他危险因素包括液体摄入不足，尤其是在温暖和炎热的环境中。硬水（高钙含量）与肾结石的形成无关。钙吸收减少并非与肾结石减少有关。相反，每天摄入1200mg的高钙饮食可使草酸钙结石的风险降低51%。但是，补钙片对结石的风险没有影响。其他风险因素包括食用盐、动物蛋白和草酸盐。肥胖、糖尿病和遗传性因素是肾结石的另一个重要危险因素。

最近发表的一项研究表明，每天摄入1200mg钙、少量动物蛋白和少量盐的饮食可使尿中草酸盐的排泄量降低30%。应避免摄入高剂量的维生素C，因为它也可以代谢为草酸盐。目前，尚无FDA批准的抗高草酸尿症的药物。

## 三、肾结石和骨反应

对含钙肾结石患者的成功治疗包括四个目标。

- 尿路结石的清除与分析（肾结石的诊断）。
- 避免反复尿结石（预防肾结石）。
- 排除潜在的原发性甲状旁腺功能亢进症（pHPT）（鉴别诊断）。
- 保留或改善骨量，同时降低骨折风险（预防骨质疏松症）。

这种策略使人们认识到，与没有肾结石的人相比，结石载体在统计学上显示出降低的骨密度（DXA测量）和增加的骨折风险。男性和女性的尿钙排泄与骨密度之间均呈负相关。此外，结石载体显示出髋部、踝部和椎骨骨折的风险增加。大多数钙结石载体是高钙的，可从骨骼中提取尿液中增加的钙。通过提高骨标志物和PTH值的水平，可以验证石质载体中骨吸收增加的存在。

必须通过测定所有含钙石载体血清中

的钙和 PHT 进行鉴别诊断以排除 pHPT。pHPT 和维生素 D 储备量仍然充足的患者显示出肾结石的形成时，会大大增加肠道对钙的吸收，而 pHPT 和无维生素 D 储备的患者则从骨骼中动员了钙，这是由于骨骼独特性的甲状旁腺功能亢进（HPT）（图91-1）、骨质疏松和骨软化症的混合反应。肾结石形成风险更高的其他疾病还有克罗恩病、痛风、糖尿病、肥胖症和肾小管性酸中毒。

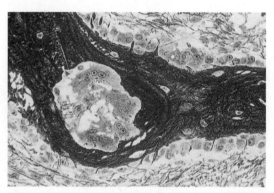

**图 91-1　HPT 中"解剖性破骨细胞"的经典外观。Gomori 染色**

## 四、肾结石的治疗

因此，可以理解的是，早期服用双膦酸盐会明显抑制从骨骼中调动钙，从而抑制肾脏的钙排泄。噻嗪类利尿剂的使用还可以减少肾脏的钙排泄（增加近端和远端小管中钙的重吸收），从而降低含钙肾结石复发的风险。"排出第一块结石"的患者有 40% 的概率在未来 5 年内会形成第二块结石。因此，对结石的准确分析对于有效的预防计划很重要。高钙血症患者应服用噻嗪类利尿剂或吲达帕胺，以减少钙排泄和草酸钙过饱和。每天的液体摄入量应 > 2L；枸橼酸钾的使用降低了低钙血症的风险。不建议低钙饮食，以避免长期的钙负平衡而增加骨质疏松的风险。在随机试验中，低钙饮食的患者草酸钙结石复发的风险比正常钙饮食（每天 1200mg）且盐和动物蛋白的消耗减少的患者更高。因此，建议摄入正常的钙。建议使用 DXA 方法每隔 1 ～ 2 年进行骨密度的监测，并应尽早开始双膦酸盐治疗，以免出现明显的骨质疏松症。

# 第十七部分

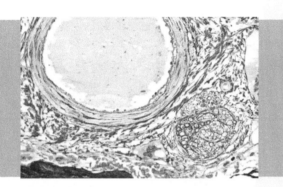

# 其他器官 / 组织和骨质疏松症

# 第 92 章　骨骼和肌肉

## 一、肌少症与骨量

肌肉和骨量减少及脂肪增加是年龄增长的特征性变化。"肌少症"包括与年龄有关的肌肉质量下降和肌力减退。

肌少症是与年龄相关的骨骼肌质量下降，是随着年龄的增长而出现的肌肉力量减退进而导致活动量的减少，是导致骨质疏松症、跌倒、骨折、制动和其他残疾的主要原因。肌少症是国际公认的人类衰老的特征性疾病。

肌量丢失也显著促进了各种代谢性和器质性老年综合征（如 2 型糖尿病）的发展。肌肉减少症从 35 岁开始发展，出现 II 型肌纤维减少和肌内脂质增加。骨骼肌可产生各种生长因子（IGF-1 和 MGF），这些生长因子可促进骨骼合成代谢及骨折愈合。最重要的是，这些"肌肉因子"通过肌肉锻炼刺激分泌。相反，在缺乏运动和肌肉萎缩时，肌肉会产生一种负调节剂——肌生成抑制蛋白，进而导致肌肉质量下降和肌力减退。同时，还有一些其他因素也会导致肌肉质量下降和肌力减退，包括恶病质、艾滋病、吸烟、蛋白质和维生素 D 缺乏症、慢性炎症（如 COPD）和应用糖皮质激素。除肌少症外，肌内脂质"肌脂肪变性"随着年龄的增长和体脂的增加而增加。

骨骼肌质量与骨质量紧密相关，年龄相关的肌力减退会进一步导致骨量丢失及增加老年骨折的风险。

随年龄增长而出现的骨骼肌肌力减退与骨质丢失密切相关。因此，骨密度和骨骼肌质量低是骨折的主要危险因素。这种关系在儿童、成人、男性和女性中均可见。

此外，老年人易跌倒，这大大增加了骨折风险。无论年龄和性别如何，针对老年人、住院患者和肢体固定患者，进行有针对性的肌肉训练是非常重要的。一方面，肌肉的增强可促进骨骼密度的增加；另一方面，可使跌倒的风险最小化并降低骨折的风险。

## 二、肌肉训练与骨量

大量研究证明体育锻炼对骨矿物质密度和骨折风险具有积极影响。对于老年女性，每周锻炼一次可以增加骨密度，减少跌倒的趋势及骨折的风险。但需要注意的是某些训练运动，如耐力运动、骑自行车、连续跑步或游泳，会导致骨密度降低。所有抵抗重力的运动，如力量运动（举重）和短跑训练，均能增加肌量和骨量。对于这种看似矛盾的肌肉行为的解释在肌肉的微观结构中可以找到。

肌肉纤维有两种类型，它们在大多数

人中或多或少地平均分布。

• 红肌纤维（Ⅰ型，ST 型）：缓慢工作的抗疲劳纤维。

• 白肌纤维（Ⅱ型，FT 型）：短时大功率快速工作，并且快速疲劳。

两种类型的肌肉纤维在每类运动训练中均活跃，根据活动的类型，会有不同的纤维类型占主导地位。因此，短跑运动员 Carl Lewis 的肌肉被认为由多达 90% 的白肌纤维组成。根据运动的类型，可以专门训练和增强两种纤维。

• 轻慢跑、步行、骑自行车和游泳训练等训练慢肌纤维，对骨骼系统的影响很小。

• 速度和力量训练及举重主要是增强快肌纤维，对骨骼系统尤其有利。

振动训练是增强肌肉和骨骼非常有效的方式。振动频率大于 32Hz 首先会刺激Ⅱa 型肌纤维，进而刺激骨骼结构。该锻炼方式推荐用于行动不便的老年人及患有帕金森病、多发性硬化症、风湿病和肌肉无力的人。较高的频率可避免产生对身体有破坏性的振动。

肌肉和骨量相互关联，形成一个功能单元。加强肌肉是预防骨质疏松症的重要措施，同时也是预防骨折的另一个重要因素。通过振动训练增强肌肉对行动不便的人极为有利。

## 三、肢体固定与骨质疏松症

活动量不足而导致肌肉丢失是骨质疏松症最重要的因素之一。尤其对于卧床不起的年轻患者，他们在几个月内可能会损失多达 30% 的骨量和肌量，然后需要数年骨密度才能恢复到原始状态。例如，如果骨折后 3 周内将手臂用石膏固定，受影响的骨骼密度将损失多达 6%。

### （一）截瘫

脊髓损伤后骨质流失非常明显，小幅度的活动即可能会导致骨折（如转移到轮椅上或穿上支撑袜时），42% 的截瘫患者在 1 年后出现股骨颈骨质疏松。与松弛性瘫痪患者相比，大多数脊髓损伤患者发生痉挛对骨密度有明显的正向作用。尽早开始训练，直立站立并进行跑步机锻炼对骨量有积极影响。

### （二）肌病和多发性神经病伴肌肉无力

例如，重症肌无力，这是一种自身免疫性疾病，表现为发作性的肌肉无力，由于骨骼负荷减少和应用糖皮质激素治疗，导致全身和局部骨质疏松。对这部分患者，建议使用 DXA 方法定期监测骨密度。

### （三）卧床

骨质疏松症患者因骨折卧床不起数周，在骨折恢复后经常发生骨折。应通过使用新的外科手术技术而尽可能缩短术后卧床休息的时间，并且应使用有效的药物（双膦酸盐）保护骨骼，防止骨质流失。

### （四）失重

由于太空中没有重力，宇航员必须进行特殊且规则的肌肉训练。然而，他们每月仍损失约 1% 的骨量。在太空条件下，宇航员的骨质流失比地面上骨质疏松症患者高出 10 倍。宇航员的骨质流失机制已得到详细研究，如今已成为制动骨质疏松症的研究模型。

在零重力条件下检测到三种机制，它们在地球上骨质疏松症的发生中也起着重要作用。

• 骨骼物质脱矿质。

• 成骨细胞活性的抑制。

• 破骨细胞的活化。

在治疗上，建议增加体育锻炼，如进行有针对性的体操运动和早期功能治疗。负重和阻力训练如橡筋带运动，对于卧床休息的患者非常有用。儿童和年轻人的骨质流失可以迅速恢复，老年人则通常需要很多年，而通常开始阶段的骨密度水平不会迅速恢复。根据骨密度测量的结果，早期应口服双膦酸盐类的预防药物，而且必须根据骨质疏松的结果选择双膦酸盐治疗方式。由瘫痪而致骨骼负载不足和大量骨质流失，应考虑采用更高效的静脉输注双膦酸盐治疗。选项如下。

- 阿仑膦酸钠，每周 70mg。
- 利塞膦酸，每周 35mg。
- 伊班膦酸，每 3 个月注射 3mg。
- 唑来膦酸盐，每年输注 5mg。

# 第 93 章　骨骼和皮肤

## 一、药物和维生素

在皮肤科，短期和长期治疗都经常需要糖皮质激素。欧洲和美国出版的指南特别提到在皮肤病治疗过程中应预防皮质类固醇诱发的骨质疏松症，当考虑治疗超过3个月时，建议应用钙、维生素 D 补充剂和双膦酸盐等，还建议补充维生素 A。

为了抵御微生物病原体，皮肤可产生抗菌肽（AMP），如速激肽，它们具有抗菌活性并刺激宿主反应，如炎症、血管生成和细胞因子释放。现已证明，维生素 D 直接参与调节组织蛋白酶抑制剂的活性，这在治疗各种皮肤病方面可能很重要。

维生素 D 类似物已被用于治疗过度增生性皮肤病牛皮癣及其他传染性和炎性皮肤疾病。但是，皮肤本身是维生素 D 合成的器官，也是其应用的目标，包括在皮肤的自身免疫性、传染性和炎性疾病中，抵消上述糖皮质激素的作用。皮肤，除了是维生素 D 产生器官，也是 $1,25(OH)_2D$ 的靶器官，角质形成细胞具有维生素 D 受体（VDR），并具有 $1,25(OH)_2D$ 响应性。维生素 D 代谢物还被证明可以保护人类皮肤免受紫外线辐射诱导所致的皮肤细胞损伤和细胞凋亡。皮肤色素沉着的程度（黑色素含量）也会影响皮肤中维生素 D 的产生。

因此，黑色素降低了皮肤维生素 D 的生产效率。类似于黑色素，局部防晒剂通过吸收紫外线辐射，成为光化学生产维生素 $D_3$ 的拮抗剂。年龄也是影响维生素 D 产生的影响因素，因为随着年龄的增长，维生素 D 的含量会减少。重要的是，虽然通过使用防晒霜可避免过度的日晒以防止严重的皮肤并发症，但是，中等程度的日晒可以安全有效地预防维生素 D 缺乏症。然而，除了适度的阳光照射外，还应服用维生素 D 补充剂（每天 $1000 \sim 2000IE$ 维生素 $D_3$）。一些研究者认为人类皮肤是"最大的外周内分泌器官"。

几种皮肤病具有较高的骨骼受累和骨骼并发症发生率，也以 SKIBO 疾病一词发表。

## 二、牛皮癣和骨

牛皮癣是最常见的皮肤疾病之一，影响了 $1\% \sim 2\%$ 的人口。约有 5% 的牛皮癣患者出现关节症状，这些症状可能在皮肤病变发生数月或数年之前出现。临床表现为三种临床类型的关节炎。

- 不对称多关节炎累及手关节。
- 手掌严重的糜烂性病变。
- 骶髂关节炎。

牛皮癣是一种表皮过度增殖性疾病，

其特征为异常的角质形成细胞分化和免疫细胞浸润真皮。因此，通过全身和（或）局部给予维生素 D 的方式治疗牛皮癣有效，是由于 $1,25(OH)_2D$ 激素具有抗增殖和免疫抑制作用。

### 三、结节病和骨

结节病是一种病因不明的慢性全身性疾病，会影响淋巴结、肺、皮肤和骨骼。该疾病的特征是非干酪样上皮样肉芽肿的积累，其会严重影响受累器官的正常结构（图 93-1）。

约有 25% 结节病患者出现关节和骨骼受累，结节病患者中约 30% 的骨髓活检中有特征性肉芽肿。

骨结节病患者常伴有皮肤和肺部病变，因此易于诊断。手是最常见的受累位置，病变通常是明确的溶解性病变，有时带有硬化边缘。除局灶性溶解性病变外，骨结节病还可能表现为全身性骨质疏松或局灶性骨硬化（"肢端骨硬化症"）。破骨细胞骨吸收增加可导致结节病伴随的高钙血症和高钙尿症。研

究表明，伴有高钙血症的结节病患者体内维生素 D 代谢物的血清水平升高。

### 四、色素性荨麻疹和骨

色素性荨麻疹是指以皮肤肥大细胞增殖为特征的疾病。色素性荨麻疹患者中约 20% 除皮肤病变外还患有全身性疾病。全身性肥大细胞增多症常伴有骨骼病变，部分是硬化性的，部分是溶骨性的，这取决于肥大细胞肉芽肿的扩散方式和形态（图 93-2）。骨髓中典型的组织学病变是位于骨内膜、血管周围和小梁间区域的肥大细胞肉芽肿（图 93-3）。

它由不同的颗粒组成，主要是纺锤形的肥大细胞，以及淋巴细胞、浆细胞、嗜

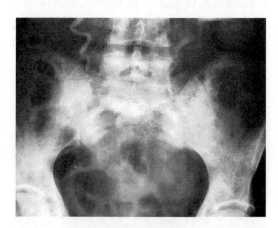

图 93-2　全身性肥大细胞增多症，脊柱和骨盆弥漫性累及，表现为骨硬化和骨质疏松的混合模式

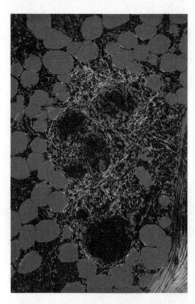

图 93-1　结节病患者骨髓中的非干酪样上皮样细胞肉芽肿（Gomori 染色，偏振光）

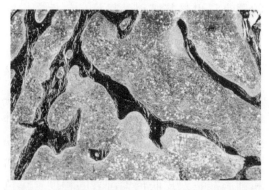

图 93-3　表现为小梁旁多发性肥大细胞肉芽肿的全身肥大细胞增多症。Ladwig 染色

酸性粒细胞、海蓝组织细胞和成纤维细胞组成，所有这些都在纤维和血管的框架内，类胰蛋白酶的免疫组化染色可以识别肥大细胞。肥大细胞浸润可分为以下 3 个阶段。

- 小孤立性肉芽肿。
- 多发性肉芽肿。
- 广泛的肉芽肿浸润并伴有纤维化、血细胞生成和骨重塑增加。

小梁旁肉芽肿引起局部骨反应：骨溶解、骨硬化或同时存在。

在 X 线检查中，70%的患者有骨骼病变：骨质疏松症占44%，多发性骨溶解症占 27%，骨硬化性病变占 17%。

此外，肥大细胞由于具有产生与分泌肝素和组胺的能力，可能参与了原发性骨质疏松症的发生。这些物质的释放亦会引起尿毒症、面色潮红、恶心和腹泻等局部或全身性症状。

系统性肥大细胞增多症，特别是在早期或隐匿阶段，通常需要采取骨活检以进行诊断。

以下三个指标可作为全身肥大细胞增多症的检测指标：血清类胰蛋白酶，尿 N-甲基组胺和 N-甲基咪唑。但是，现阶段仍建议进行活检以确认。维生素 D 参与了肥大细胞的发生、分化、成熟和功能调节，

肥大细胞在某些肉芽肿形成中的各种炎性疾病中起关键作用，并且还直接和（或）间接影响骨细胞的代谢，这可通过肥大细胞增多症伴随的骨骼表现证实。动物研究表明，维生素 D 或更有效的类似物可作为肥大细胞疾病的有效治疗剂。

骨髓中肥大细胞的增加可发生于多种情况下，其特征是典型肥大细胞弥散或血管周围浸润，但无肉芽肿的迹象。

## 五、系统性硬化病和骨

系统性硬化病（SSc）是一种病因不明的慢性系统性疾病，其特征是皮肤（硬皮病）和多个内部器官发生硬化。为调查硬皮病患者发生骨质疏松症的风险增加的可能性，对一组 SSc 的患者和另一组患有类风湿关节炎（RA）的患者进行了调查。结果表明，SSc 患者和 RA 患者的骨质疏松症患病率相同，此外，SSc 患者的 BMD 更低，这表明应筛查 SSc 患者的 BMD 值并进行相应治疗。此外，SSc 的许多临床表现常无法识别，因此诊断需要更加细致。对于骨性并发症也是如此，因此可能错过了预防性治疗的时间窗。此外，其他的并发症，如心血管、肝、甲状腺和神经系统疾病，可能也是造成骨质疏松的危险因素。

# 第 94 章　骨与脂肪组织

## 一、肥胖与骨量

在美国，超重或肥胖的人数比例达到39%，已达到流行病的标准，这一问题在欧洲同样存在。尽管肥胖与较高的骨量和骨密度有关，但研究表明，成年人和儿童在骨骼的某些区域骨质较差，伴有较高的骨折率。成骨细胞和脂肪细胞均由间充质干细胞（MSC）分化而来。脂肪生成增加通常会抑制成骨细胞的分化。

特征性激素谱、甲状旁腺激素水平持续升高、脂肪因子、低体力活动、跌倒的方式及生活方式对骨质和骨折风险有特定影响。

也有证据表明，老年人的骨量和成骨细胞生成减少与骨髓中骨髓脂肪的增加有关。令人惊讶的是，在骨活检中，随着年龄的增长，小梁周围区域的脂肪细胞增加，并沿着小梁形成沉积的脂肪细胞。

某些抗糖尿病药（如罗格列酮）可增加胰岛素敏感性，并伴有脂肪组织增加、骨量减少和骨折风险增加。糖皮质激素也导致脂肪组织增加（尤其是内脏脂肪组织），同时引起成骨细胞分化减弱。骨质疏松症及和年龄相关的骨质流失与骨髓中脂肪比例的增加并存，显示出基质细胞分化为成骨细胞或脂肪细胞的失衡。最近的研究已经观察到，骨髓中脂肪组织的增加伴随着较低的骨量。

## 二、肥胖和骨折风险

在骨折风险评估模型（FRAX®）中，"体重指数"（BMI）是重要的临床风险因素。肥胖患者的骨密度较高，但他们的骨质分布也有所不同：小梁骨增加，而皮质骨受到了损害。

肥胖与骨量呈正相关，但肥胖者与正常体重者相比，骨质有所不同。对于给定的 BMD 或 $T$ 评分，肥胖与较低的皮质BMD 与较高的骨折风险相关。

在这种情况下，与整体 DXA 测量相比，QCT 测量可以更好地评估骨骼的实际状况。此外，老年肥胖患者更常出现钙化性骨关节炎，因此在 DXA 测量中实际骨量可能被高估。骨骼结构的这些变化导致骨骼的某些区域（如肱骨和踝骨）发生骨折的风险更高（图 13-1）。相反，在髋部、椎骨、前臂和踝关节区域，骨折风险较低。

## 三、体重减轻和骨量

低体重和年龄相关体重减轻与较低的骨量和较高的髋部骨折风险有关。身体体重减少 5% 可能导致前臂骨折风险增加33%。这种骨质流失的原因可能蛋白质、维生素和钙的摄入减少、性激素水平的变化及体力活动的减少。

"瘦女人，瘦骨头"。原因在于脂肪组织减少、激素失调和雌激素生成减少。

# 第 95 章　骨与中枢神经系统

## 一、骨骼和骨髓的神经调节

过去 10 年的研究表明，中枢神经系统（CNS）可通过释放的神经递质和瘦素来控制骨重塑和代谢。如骨骼切片和免疫组织学所示，骨骼被自主神经和感觉神经纤维密集地支配（图 95-1）。其主要任务如下。

• 调节骨髓动脉、毛细血管和血窦中的血流。

• 调节造血细胞谱系的成熟。

• 调节成熟血细胞进入循环系统。

• 调节骨髓中的免疫系统。

• 调节间质结缔组织和微环境。

• 介导骨痛和炎症过程。

• 调节骨骼重塑。

骨细胞，尤其是成骨细胞，是神经递质和神经肽（如去甲肾上腺素、乙酰胆碱和物质）的受体。如今，最主要的大脑到骨通路是交感神经系统（SNS），它通过下丘脑 5- 羟色胺能传递瘦素和 5- 羟色胺介导和调节骨骼代谢作用（图 95-2）。交感神经末梢与成骨细胞形成突触样连接，成骨细胞可表达 $\beta_2$ 肾上腺素能受体（$\beta_2$AR），这些受体被交感神经末梢释放的去甲肾上腺素激活，从而抑制骨形成并刺激 RANKL 表达，导致破骨细胞吸收增加。同时，脑干来源的 5- 羟色胺会下调交感神经。

## 二、瘦素在骨骼调节中的作用

对超重个体不易患骨质疏松症的观察表明，肥胖与骨骼之间可能存在联系。最初提出增加体重可能会保护骨量。然而，实验研究表明瘦素（一种由脂肪细胞产生的激素）与大脑中的神经元相互作用，从而影响体重。然后发现瘦素在小鼠中具有抗成骨作用，据推测，肥胖者的骨量增加可能是由对瘦素的抗成骨活性的抵抗所致。

瘦素是由脂肪细胞（脂肪细胞）合成的肽激素。它刺激交感神经系统的活动，通过成骨细胞中的肾上腺素能受体导致骨量减少。

释放到血流中的瘦素量与体内脂肪量成正比。瘦素通过与下丘脑中特定神经元的某些受体蛋白结合来调节人体的能量平衡和骨量，进而激活交感神经。神经延伸到

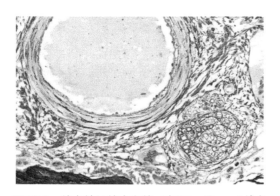

图 95-1　伴有神经的大血管（右下）。Gomori 染色

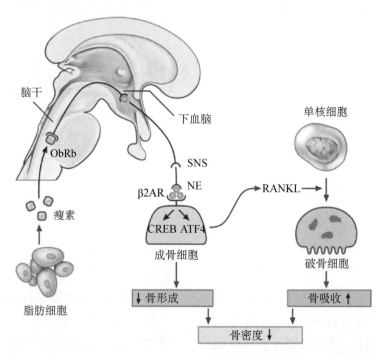

图 95-2　脑干和下丘脑 5- 羟色胺能神经元控制下的骨重塑交感神经信号激活骨吸收并抑制骨形成

骨组织，在那里刺激神经递质去甲肾上腺素的释放，然后激活成骨细胞上的 $\beta_2$ 肾上腺素受体，抑制成骨细胞活性。因此，瘦素通过对已分化的成骨细胞起作用来防止骨骼形成。它对破骨细胞的分化或功能没有明显的影响。这些结果表明，数以百万计的接受过"β 受体阻滞剂"（如普萘洛尔）治疗高血压的患者，其骨质应增加。体重和骨量的极端变化也部分由瘦素和性激素介导。瘦素被认为是一种强有力的骨形成抑制剂，无疑在未来具有潜在的治疗意义。

简言之，瘦素分泌具有昼夜节律性，在午夜时达到峰值，它反映了全身脂肪组织的质量。瘦素对能量代谢的调节通过与胰岛素的相互作用来调节。瘦素影响骨骼代谢，也参与肥胖、动脉粥样硬化、氧化应激和恶性肿瘤等病理过程。其他神经肽（如神经调节肽 U）也参与骨重塑的控制，破骨细胞和成骨细胞合成的内源性大麻素也参与其中。这些物质的受体存在于骨细胞附近的交感神经末梢，并构成大脑与骨骼之间的信号传导途径。内源性大麻素受体还参与骨量和破骨细胞功能的调节，如在去卵巢动物中增加骨质流失。内源性大麻素与食物摄入和能量代谢有关。这些系统影响从胰腺中的胰岛素信号传导到骨骼肌氧化过程的途径。总之，应该强调的是，骨骼配备了许多神经纤维，这些纤维参与了中枢神经系统对骨骼代谢的调节。骨骼中已经鉴定出 10 多种神经肽，包括 P 物质（SP）。SP 的受体位于破骨细胞上，SP 刺激骨吸收。

## 三、引起骨量变化的神经精神疾病

神经精神疾病是由神经系统病变（主要是脑部）引起的精神疾病。现已确定这些疾病中的一些（主要是抑郁症、神经性厌食症和脑外伤）与骨质流失和骨髓变化（如骨髓水肿）有关。最近的研究表明，精神分裂症和阿尔茨海默病也伴有骨质流失。

抑郁症：抑郁本身很可能不是继发性骨质疏松症的主要原因，但研究表明，患有严重长期抑郁症的女性的骨量比没有抑郁症的对照组低 6%。抑郁与低骨密度和骨折风险相关的主要原因如下。

- 高水平的应激激素。
- 性激素水平低。
- 各种抗抑郁药。
- 食欲缺乏和营养不足。
- 酗酒增加。
- 有合并症。
- 体育锻炼减少。
- 缺乏动力。
- 中枢系统的血 5- 羟色胺和肾上腺素能传递改变。

神经性厌食症是一种由过度担心体重增加而引发的饮食失调症。它会影响年轻女性并扰乱月经周期，降低雌激素水平，降低肌肉质量，从而减少正常的峰值骨量。多达 50% 的神经性厌食症患者的下椎骨骨密度低（骨质疏松症），骨吸收增加，骨髓小面积或大面积被无细胞的无定形凝胶状物质替代（图 95-3）。在所有精神疾病中，神经性厌食症患者的死亡率最高。改善骨骼变化的唯一可能性是防止体重丢失和改善月经功能。

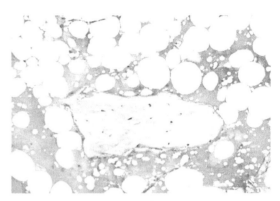

图 95-3　**年轻的严重神经性厌食症患者表现出明显的骨质疏松和全血细胞减少。在骨髓活检中，无细胞胶状物质替代血细胞生成**

# 第 96 章　骨与免疫系统

## 一、骨免疫学

近年来，已明确成骨细胞可调节破骨细胞前体（OPG）的分化和破骨细胞（OC）的激活。人们还认识到，炎症和传染性疾病可通过炎症因子影响骨骼，并产生局部性骨损伤或广泛性骨质疏松症。但是，产生骨破坏的免疫细胞和骨细胞之间的分子机制及联系尚不清楚。现已公认，破骨细胞来源于造血干细胞，它们也可产生免疫细胞。20 世纪 80 年代，已有研究证明 RANK/RANKL/OPG 系统在破骨细胞形成中起关键作用。还证实降钙素和某些炎症介质（如 $PGE_2$ 和 γ 干扰素）会抑制破骨细胞的骨吸收。破骨细胞受 TRANCE-TRANCE-R 信号正调控，而 OPG 受负调控。研究表明，活化的 T 细胞可通过 TRANCE（TNF 相关的活化细胞因子，TNF 家族的一员）的表达诱导成骨（图 96-1）。但是活化的 T 细胞也会产生 γ 干扰素，并通过这种途径抑制破骨细胞活性。这表明活化的 T 细胞可以正向和负向调节破骨细胞的骨吸收。这种平衡可能会受到局部和全身性因素的影响，包括感染、营养、代谢、机械因素、激素和细胞因子（TNF 和白细胞介素）。

自从发现 RANKL 通路以来，已知许多其他因素和机制可调节正常和病理条件下免疫细胞、间充质干细胞（MSC）和造血干细胞（HSC）之间的相互作用。骨骼组织不仅受中枢神经系统控制，还受免疫系统控制。

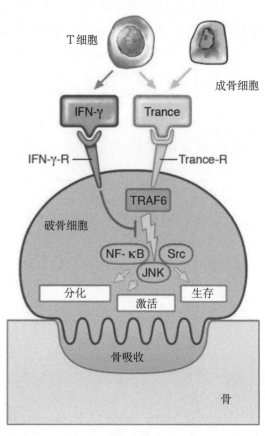

图 96-1　活化的 T 细胞和成骨细胞在破骨细胞活化中的复杂作用

同样，RANKL 系统是免疫细胞与骨细胞之间功能的关键环节。B 淋巴细胞和 T 淋巴细胞也可表达 RANKL，与成骨细胞协同作用，刺激破骨细胞并产生炎性细胞因子，如 TNF、IL-1、IL-6。TNF 尤其直接激活破骨细胞的分化和活性。相应的，在许多炎症疾病（包括类风湿关节炎、强直性脊柱炎和克罗恩病）中，阻断 TNF 的生物制剂都会增加骨量。此外，IL-17 和 Th17 T 细胞与基质细胞和成骨细胞一起激活破骨细胞的骨吸收。T 细胞可产生用于骨形成的生长因子，B 细胞也是 RANKL 的重要来源，并且在绝经后骨质疏松症的发病中起重要作用（图 96-2）。

众所周知，炎症会增加破骨细胞活性。T 细胞来源的 TRANCE 在炎症性骨丢失中起着核心作用。

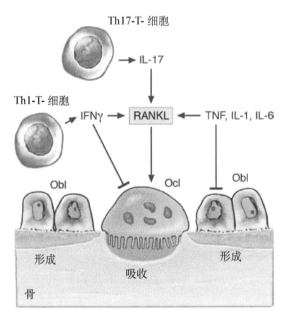

图 96-2　调节自身免疫性疾病的 T 淋巴细胞和细胞因子网络调节破骨细胞的骨吸收并触发骨质流失

## 二、骨髓炎和免疫系统

许多炎症过程会影响骨骼，并可能导致局部或全身性骨吸收。

炎症性骨丢失中的炎症细胞和细胞因子网络如下。

炎性细胞：T 细胞（Th1、Th2、Th17）、B 细胞、巨噬细胞、破骨细胞、单核细胞、树突状细胞、成纤维细胞、内皮细胞。

细胞因子：IL-1、IL-6、IL1-7、IL-21、IL-33、TNF-α。

常见的例子包括急慢性细菌性骨髓炎和类风湿关节炎（RA）。首先，在 RA 中，T 细胞（Th 和 Treg 细胞）、B 细胞、浆细胞和巨噬细胞起重要作用，并可在受影响关节的滑液中检测到。炎性滑膜细胞和活化的 T 细胞分泌 RANKL 并引起 RA 中炎症相关的骨破坏。浆细胞在慢性炎症中分泌抗体，并且在自身免疫性疾病中也可能产生自身抗体。

免疫细胞、成骨细胞和破骨细胞之间存在密切的相互作用，影响炎症性疾病的骨量。骨免疫学的进一步研究将有利于开发新药物来治疗影响骨骼和免疫系统的疾病。

在其他器官的炎症性疾病中，各种细胞类型均可产生 RANKL 并引起全身性骨丢失。例如，RANKL 可由胃肠道细胞、心血管疾病导致的动脉粥样硬化斑块细胞及骨转移细胞表达（图 96-3）。

综上所述，T 细胞在骨骼重塑中通过干扰素与 TRANCE 之间的信号传导，在破骨细胞的分化、活化和存活中起主要作用。

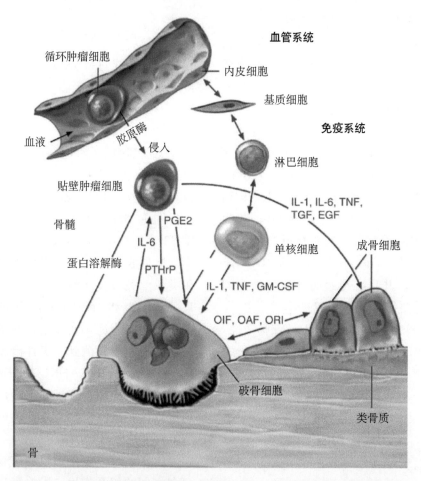

图 96-3 展示免疫系统与肿瘤细胞、血管、骨骼、骨髓和基质之间的相互作用

# 第 97 章　骨 和 牙 齿

## 一、老年口腔骨块

上颌骨和下颌骨的骨骼结构类似于整个躯体的骨骼结构。因此，可以认为这些骨骼成分会经历类似的伴随老化的骨质流失过程，表现为骨小梁减少、骨皮质变薄及孔隙率增加。自 20 世纪 60 年代以来，人们已知道上颌骨和下颌骨会遭受与年龄有关的骨骼萎缩，以牙齿脱落的形式表现出骨量的进一步减退。吸光测定研究表明，口腔骨质也与人体的整个钙质及前臂和椎骨的骨密度显著相关。

牙槽骨的丢失是骨质疏松综合征的一部分。

使用 DXA 或 CT 直接测量下颌骨密度表明，下颌骨质量在老年女性中每年减少 1.5%，在老年男性中减少 0.9%，并且与前臂区域的骨密度值密切相关。

## 二、牙齿脱落和骨质疏松

牙齿脱落和骨质疏松症之间的关系更难确定，因为还应考虑许多其他因素。然而，许多研究表明，较低的骨密度与较少的牙齿数量有关。骨质疏松症患者牙齿脱落更为常见。也有研究表明，牙齿脱落与下颌骨和椎骨质量明显降低及椎骨骨折的发生率显著相关。在实践中，能够根据牙科健康标准评估普遍性骨丢失程度的概念已被证明是不可靠的，因为尚不清楚可以将哪些标准归类为可靠的标准。由于考虑了太多其他原因，因此无法通过牙齿脱落而预测骨折风险。

## 三、骨质疏松症治疗和口腔骨骼健康

几项研究表明，维生素 D 对牙齿的健康具有积极作用。因此，与不使用钙和维生素 D 补充剂的患者相比，使用者的牙齿健康得多。此外，雌激素缺乏还与牙槽骨骨密度降低有关。

因此，雌激素替代对口腔及全身骨骼健康具有积极作用。现代双膦酸盐（BP）是有效的骨吸收抑制剂，理论上应该可同时预防全身性和牙槽骨的骨质流失，因为这两个过程基本相似。研究表明口服和局部使用阿仑膦酸钠可使口腔骨量增加，对牙齿有积极作用。一项较小规模的研究表明 BP 对胶原酶（金属蛋白酶）的抑制作用可成功治疗牙周炎（牙周疾病）。另请参见图 63-1。

JAMA 最近的一项研究首次揭示了牙周疾病与动脉粥样硬化之间的直接联系。通过成功治疗牙齿疾病，动脉钙化减缓了 3 年。该观察结果表明局部分泌的炎性因子在血流中的分布与类风湿关节炎的情况相当。

但是，这些对牙齿健康的积极影响被众所周知的 BP 和下颌骨坏死的关联所掩盖，这些在本书的其他地方进行了讨论。这种严重的并发症更常见于长期或大剂量 BP 治疗易感染的肿瘤患者（特别是多发性骨髓瘤和转移性乳腺癌）时。

研究发现，在骨质疏松症的治疗中，使用低剂量 BP（排除危险因素后）未观察到下颌骨坏死的发生。

## 四、其他骨病和口腔骨骼健康

Paget 骨病患者中多达 17% 表现出下颌骨和上颌骨感染。面部骨骼的扩张、牙根的过度增生和牙齿强直，以及溶骨阶段的牙齿脱落是口腔骨骼的典型变化。关于口服 BP 全身性治疗 Paget 骨病效果的信息很少。用阿仑膦酸钠治疗 6 个月的病例提示可能不会对 Paget 骨病患者的牙科植入物产生负面影响。在原发性甲状旁腺功能亢进和肾性骨营养不良的病例中，口腔骨区也有一些表现：齿槽骨板丢失、牙槽骨区骨膜下骨吸收，晚期出现"棕色肿瘤"。

# 主要参考文献